主审简介

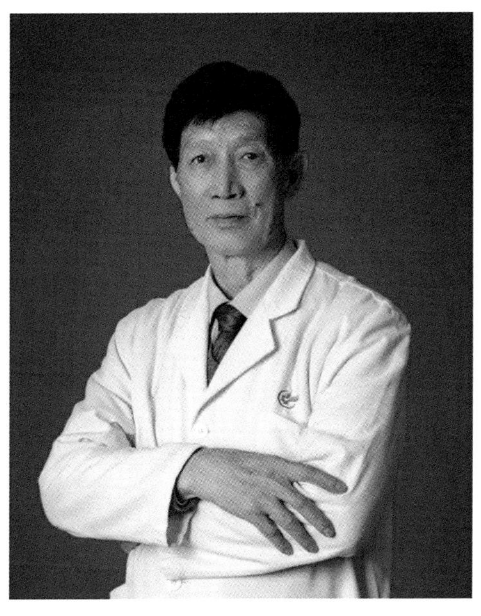

黄培新，广东省中医院脑病中心主任导师，教授，主任医师，博士研究生导师，博士后合作导师。广东省名中医，享受国务院特殊津贴。从事中医内科脑病的医疗、科研、教学工作50余年。中华中医药学会脑病分会终身名誉主任委员、广东省中医药学会终身理事、广东省中西医结合学会卒中专业委员会顾问。作为主要研究者主持“十五”国家科技攻关计划“中风病急性期综合治疗方案研究”项目，优化出中风病急性期综合治疗方案，提高了中医药规范化和临床疗效水平，获中华中医药学会科技进步奖一等奖及广东省科学技术奖二等奖；主导制定了中风病、失眠、头痛、震颤等10个病种的行业指南，主编《神经科专病中医临床诊治》，有效地指导临床实践。曾获“全国卫生系统先进工作者”称号。

主 编 简 介

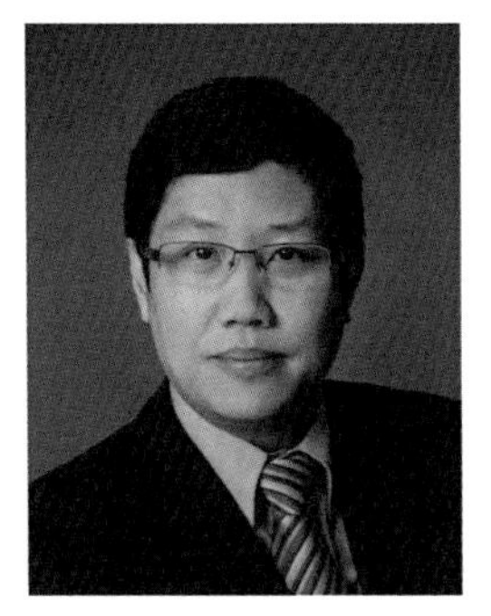

蔡业峰，广州中医药大学教授、博士研究生导师、博士后合作导师，广东省中医院主任医师、脑病大科主任，国医大师任继学教授学术经验继承人，美国约翰·斯霍普金斯大学（Johns Hopkins University）访问学者。中华中医药学会脑病分会主任委员，中国医师协会中西医结合医师分会神经病学专家委员会副主任委员，广东省中医药学会脑病专业委员会主任委员，广东省中西医结合学会卒中专业委员会主任委员。获中华中医药学会授予的全国首届中医药传承高徒奖、全国百名杰出青年中医提名奖，国家卫生健康委脑卒中防治工程委员会授予的“精英楷模奖”。

主持科技部重点研发计划子课题 1 项、国家自然科学基金面上项目 2 项，省部级课题 12 项，在 *Stroke*、*Neurology* 等被 SCI 收录的国内外知名神经科杂志以第一或通讯作者发表论文 39 篇，主编、副主编专著 11 部，授权专利 3 项，专利转化 1 项，软件著作权 2 项，荣获省部级科技奖 2 项，中华中医药学会科技奖励 3 项。

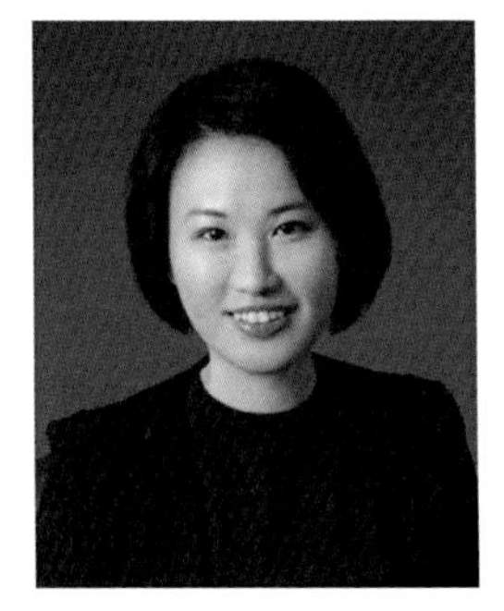

周子懿，临床医学博士，副主任医师，广州中医药大学硕士研究生导师。中华中医药学会脑病分会青年委员，广东省中医药学会脑病专业委员会委员，第二批广东省名中医师承项目学术继承人，国家自然科学基金委员会医学科学部通讯评审专家。从事神经内科疾病的中西医结合临床诊治、教学与科研十余年，主持国家自然科学基金青年项目 1 项，参与国家级、省部级科研项目 10 余项，参与国内外 GCP 项目 4 项，以第一或通讯作者发表 SCI 期刊论文 6 篇，中文核心期刊论文 7 篇，副主编专著 1 部，参与编写专著 4 部。

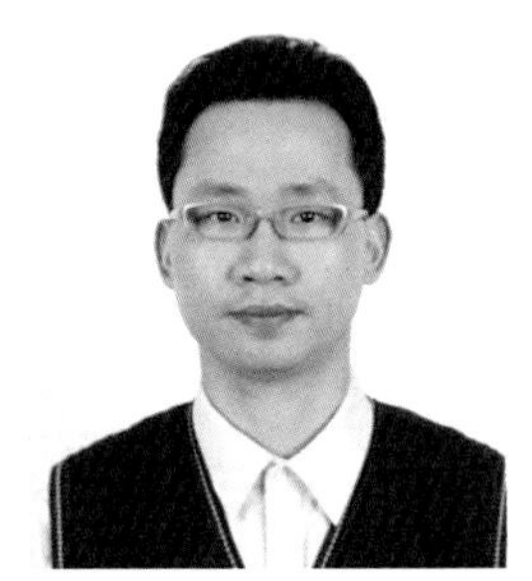

翁銮坤，临床医学硕士，主治医师。师从国医大师陈绍宏教授、广东省名老中医黄培新教授，坚持中医整体观和辨证论治相结合，长期从事中医脑病（神经内科脑血管病方向）临床医疗和科研工作，善于运用中医、中西医结合的方法诊疗脑血管病如脑梗死、脑出血等，擅长运用中医药手段治疗神经内科相关杂病，如失眠、头晕、头痛、面瘫、肢体麻木、记忆力减退等。临床科研经历丰富，参与多项国家级及省部级课题，发表中文核心期刊论文 10 余篇，副主编专著 2 部，参与编写专著 6 部。

黄培新神经内科常见病临证备要

主　审　黄培新

主　编　蔡业峰　周子懿　翁銮坤

副主编　苏巧珍　丘宇慧　李世勇

编　委　（以姓氏笔画为序）

万　灿　丘宇慧　包伯航　刘文琛

许浩游　苏巧珍　李世勇　吴光亮

周子懿　翁銮坤　蔡业峰

科学出版社

北　京

内 容 简 介

本书分为上篇、下篇两部分。上篇对黄培新教授关于神经内科的常用治法、常用方剂及中药，作了扼要论述；下篇以西医病名为索引，阐述29种神经内科常见病的中西医诊治要点，系统归纳各病的现代医学诊断要点及治疗概要，重点突出中医临证辨治关键点，介绍黄培新教授的核心思想、临证经验及诊治特色。

本书以临床实用为宗旨，可供西学中或中学西的神经科医生迅速掌握神经内科常见病的中医证治要点。

图书在版编目（CIP）数据

黄培新神经内科常见病临证备要 / 蔡业峰，周子懿，翁銮坤主编. —北京：科学出版社，2023.2

ISBN 978-7-03-073751-9

Ⅰ. ①黄… Ⅱ. ①蔡… ②周… ③翁… Ⅲ. ①神经系统疾病-中医临床-经验-中国-现代 Ⅳ. ①R277.7

中国版本图书馆 CIP 数据核字（2022）第 212421 号

责任编辑：刘 亚 / 责任校对：刘 芳

责任印制：徐晓晨 / 封面设计：蓝正设计

科学出版社 出版

北京东黄城根北街16号

邮政编码：100717

http：//www.sciencep.com

北京中科印刷有限公司 印刷

科学出版社发行 各地新华书店经销

*

2023年2月第 一 版 开本：787×1092 1/16

2023年2月第一次印刷 印张：24 1/4 插页：1

字数：566 000

定价：118.00 元

（如有印装质量问题，我社负责调换）

前　言

神经系统疾病是严重危害人类健康的常见病、多发病，给患者及其家庭、社会带来了沉重的负担，其发病率仍呈上升趋势。随着现代医学迅猛的发展，人们对疾病有了更深层的认识，疾病谱也发生深刻变化，学科分化进一步细化。中医脑病学是中医内科学的一个重要分支，它的诞生、成长乃至发展，是中医专科专病发展的缩影，是中医现代化的迫切需求。现代多学科、多途径的研究，使中医脑病学的内涵和外延不断向前发展。

中医学源远流长，博大精深，其独特的辨证论治体系优势在于个体化治疗，病证结合的辨证体系和中医专科专病临床诊治的建立，既进一步完善了辨证论治，又充分显示了学科特色，是中医学的一大发展。中医脑病学的发展，应激流勇进，传承发展，守正创新，运用现代科技，为中医赋能，充分发扬中医药特色技术优势。

本着一切从临床诊疗实际出发，强调以提高临床疗效为中心，积极吸取现代科技和中西医最新研究成果，力求反映当代专科专病中医临床诊治水平的宗旨，我们在体例上大胆创新，注重科学性、系统性、实用性，望能为中医脑病的专科专病发展尽微薄之力。

本书能顺利定稿付梓，除了各编著者的共同努力外，还与医界前辈的关心指导和各位同仁的支持帮助分不开，在此致以最诚挚的谢意。本书在编写过程中参阅了大量的文献，对这些文献的著作者及出版者，在此一并表示谢忱。

由于编著者水平有限，且时间仓促，书中不妥和疏漏之处在所难免。“路漫漫其修远兮，吾将上下而求索”是我们编委会全体成员的共同心声，我们恳切希望广大读者批评、指正。

编委会

2022 年 1 月

目　　录

上　　篇

下　　篇

上　篇

第一章

神经内科的常用治法

治法是在辨清证候，审明病因、病机之后，有针对性地采取的治疗方法。早在《黄帝内经》中已记载许多疾病治疗的理论和具体方法。至汉末，张仲景在“勤求古训，博采众方”的基础上，总结出较为系统的中医辨证论治体系，在治法的理论和方法运用等方面进一步作了充实和发展，丰富了治法的内容。其后，历代医家在临床实践中制订了许多新的治法。

下面，列举黄培新教授在神经内科常见疾病中比较常用的治法。

第一节　开　窍　法

开窍法，指利用各种方法以通窍开闭、苏醒神识从而治疗神昏窍闭证的方法。凡热毒内陷，痰蒙清窍，寒湿痰浊闭扰神明，或气机逆乱，或瘀阻清窍，或卒冒秽浊之气，以致脑窍被蒙，神明灵机丧失，即可发生窍闭神昏之证。开窍法能通过清解热毒、开泄痰浊、散寒化浊、通利气机等，以通窍开闭、苏醒神识，达到治疗窍闭神昏证的目的。

开窍法具体有清热开窍、温通开窍、涤痰开窍、化瘀开窍等方法，分述如下。

一、清热开窍法

清热开窍法即凉开法，具有清热开窍、泻热解毒的作用。本法适用于热性病，邪热犯脑，或中暑、疫毒痢、急黄等所引起的神昏、惊厥、谵语等症。可用于感染、代谢等引起的脑病、急性脑血管病、中毒性脑病等见阳闭者。

常见症状有神昏谵语或不语、身热烦躁，或痰盛气粗，或舌謇肢厥，或抽搐、惊厥、舌红（绛）、苔垢腻、脉数有力等。代表方有清宫汤、安宫牛黄丸、紫雪丹、至宝丹等。热邪内陷，痰热壅闭清窍，症见高热烦躁、神昏谵语、中风昏迷，或小儿惊厥等，可用清热开窍、豁痰解毒的安宫牛黄丸；神昏窍阻而又痉厥者，用开窍镇痉的紫雪丹；若秽浊之毒尤甚，且见痰盛气粗，则可用至宝丹。

二、温通开窍法

温通开窍法即温开法，具有温通气机、开窍解郁、化痰辟秽的作用。本法适用于寒邪或痰浊内闭，或中风、中毒而见神昏阴闭者，症见突然昏倒，不省人事，牙关紧闭，痰鸣气粗，面色苍白，口唇青紫，两手紧握，手足不温，舌质淡，苔白润，脉沉迟等。若寒痰阻窍，蒙蔽太甚者，宜用苏合香丸以芳香开窍；若秽恶痰浊壅闭太甚者，可选用玉枢丹。

三、涤痰开窍法

此法为痰闭心窍证而设。痰闭主要见症为神昏倒仆，喉中痰鸣，痰涎壅盛，苔腻脉滑。痰浊阻闭，气机逆乱，扰及神明，法宜涤痰开窍。本法可用于中风、痰厥、癫狂、痫证等病证。涤痰开窍法的代表方剂有涤痰汤、稀涎散、滚痰丸、通关散等。

四、化瘀开窍法

此法有破气逐瘀、通窍醒脑的作用。适用于“其人如狂”之太阳蓄血证，或“气血凝滞，脑气与脏腑气不接”之癫狂，或热入血室，或痰热互结等，而见神昏、谵语，或癫狂，或伴周身灼热，或少腹硬满急痛，大便秘结，或下利酱粪等症状。代表方有神犀丹、通窍活血汤等。

开窍法具体在运用时，应注意以下几点：

1）辨别虚实寒热。开窍法只宜用于闭证（实证），不宜用于脱证。如症见卒然昏倒，口开目合，手撒遗尿，气微汗出，脉微欲绝者，此为脱证，开窍法万不可用。即使同属闭证，也当分辨是寒闭、热闭。寒闭应温开，热闭当凉开，不能混淆。

2）对于表证未解、热盛神昏者，治宜透热解表，使表邪外出，不可误用开窍，免致“开门揖盗”，引邪深入。

3）阳明腑实证，症见高热神昏便秘者，治宜寒下救阴，作“釜底抽薪”之图，不可误用开窍法。即使阳明腑实而兼邪陷心包者，亦不可纯予开窍，当开窍与攻下合用，才能切合病情。

4）开窍法多适用于邪实神昏的闭证，但临证还应结合病情适当兼用清热、通便、凉肝、息风、化痰、辟秽等法。

（蔡业峰　翁銮坤　万　灿）

第二节　安　神　法

安神法具有安定神志的作用，是用于神志不安类疾病的治疗方法。

心神不安的临床表现，主要是指心悸怔忡、失眠多梦、神志躁扰等症状。虽然引起心神不安的原因很多，例如，因血虚，心失所养而神志不安者；因突受外惊，以致心悸神摇而神志不宁者；因水亏火盛而心神受扰者；因瘀血阻滞心络而致心神不安者；因胃不和而神不宁者。但是在临床上，治疗神志不安的病证，首当分辨虚实。表现为惊狂善怒，躁扰不安者，多属实证，治以重镇安神为主；表现为惊悸健忘，恍惚失眠者，多属虚证，治以养心安神为主。本节以虚实为纲，重点论述养心安神和重镇安神两法。至于其他原因，如因热而狂躁者，宜当泻火；因痰而惊狂者，治宜祛痰；因瘀而躁扰者，治宜祛瘀等。

神志不安的病证，也有虚实夹杂的情况。因此，在临床上，滋养与重镇亦可配合使用。此外，神志不安的病证，每与精神因素有关，因而在药物治疗的同时，宜辅以精神劝慰，方能取得更好的效果。

一、养心安神法

养心安神法适用于心血不足，心失所养，或心阴不足，虚火内扰，以致心悸怔忡、健忘多梦、虚烦不眠等症。常选用酸枣仁、柏子仁、五味子、首乌藤等养心安神药，配伍滋阴养血的当归、丹参、玄参、麦冬等。代表方有天王补心丹、酸枣仁汤等。

若心血衰少，又心气不足，以致心悸健忘，失眠多梦者，宜在养心安神的基础上，配伍党参、黄芪、茯苓、当归、川芎等补益气血药组合成方，代表方为养心汤。

二、重镇安神法

重镇安神法适用于突受惊恐，或心阳偏亢，心火上炎，扰乱心神所致的惊恐、躁扰不宁、哭笑无常等病证。此类证型偏实，故按“重可去怯”的原则，治宜重镇安神。其方多选用朱砂、磁石、龙骨、牡蛎、生铁落等重镇安神药，配伍黄连、连翘、远志、石菖蒲等泻火清热、化痰开窍之药。代表方有朱砂安神丸、磁朱丸等。

重镇安神方，多用金石类药物组成，容易损伤胃气，需中病即止，不宜久服，特别是脾胃虚弱者更应注意。

（翁銮坤　万　灿）

第三节　清　热　法

清热法是通过寒凉泄热的药物和措施，清除火热之邪的一种治法，又称清法。本法适用于里热证的治疗。《素问・至真要大论》中“热者寒之”、“温者清之”,《素问・五常政大论》中“治热以寒”是清法的理论依据之一。由于里热证有热在气分、营分、血分，热甚成毒及热留于某一脏腑之分，因此，清热法又有清气分热、清营凉血、清热解毒、气血两清和清脏腑热的不同。

在脑病学中，清热法的运用范围较广。凡发热性疾病除辨证用药外常可配合清热药物运用。其中清营凉血、清热解毒运用较多。

一、清气分热法

清气分热法，是针对气分热盛这一病机拟定的治法。

肺主气，肺气宣降，津液可散布于体表，下行于膀胱。故肺脏受邪，气与津液可受累而发生病变。阳明为水谷之海，是水谷、津液生化的源泉，邪犯阳明也必影响气与津液。所以，肺胃同属气分，而又关乎津液，故发生病变，多属气与津液为病。若寒邪传入阳明之经，自寒化热，或温邪上受首先犯肺，均可出现高热、汗出、烦渴、脉洪等气分热盛津伤证。热者寒之，热在气分，治宜辛寒。此时，津液已布，去热即可保津，用药总宜甘润。故本法常用辛寒的石膏、竹叶与清热生津的知母、芦根之类组合成方，取其辛以解肌，寒能清热，以达热去津回的目的，代表方为白虎汤。由于热邪易于伤津、耗气，故清气之方，每配益气生津的人参、麦冬、天花粉之属，如白虎加人参汤、竹叶石膏汤，即体现这种配伍法度。

按卫气营血辨证，此为治疗气分热盛的一个基本法则。临证之际根据证情，或与辛凉解表法同用，以清热透邪；或与清热凉血法合用，以气血两清；或与养阴增液法配合，以清热养阴。通过其余各法的相互配合，可扩大本法的应用范围。

虽气分包括太阳、阳明、少阳、太阴所属脏腑的病变，但本法仅就肺胃气分热盛津伤进行论治，未涉其他内容。

二、清营凉血法

清营凉血法，是针对热入营血这一病机拟定的治法。

心主血，属营。热传营分，可导致心、神、血、脉、舌各方面的病变，从而出现下述症状。①发热：以入夜尤甚为特征。邪初入营，可兼见口渴等气分症状，进一步深入营分则不渴。②神志异常：如心烦、躁扰、不寐、时有谵语等。时有谵语是神明为邪热所扰，欲乱而未乱的象征。③出现心、血、脉见证：如热扰于心，而心悸心慌；营阴受损，而唇焦舌燥，渴不引饮；血有外溢之势，而斑疹隐隐；营阴受损则脉细，心热鼓动则脉数。④舌质绛：叶天士《温热论》说："再论其热传营，舌色必绛。绛，深红色也。"舌为心之苗窍，热入心营，阴津被灼，血涩血稠，有诸内必形诸外，故舌绛。根据"入营犹可透热转气"的治疗原则，热入营分，宜用甘寒、咸寒的犀角（水牛角代）、生地黄、玄参、牡丹皮、丹参、大青叶、板蓝根等药，与辛凉宣透的金银花、连翘、竹叶之类组合成方，共呈清营泻热之效。代表方如清营汤。

配伍银、翘一类辛凉药物，有三种意义：①借其清热解毒之功，以消除致病之因，这是用本类药物的主要目的；②借其辛凉轻宣作用，因势利导以宣泄营热外透，体现透热转气之法；③热初传营，气热犹盛的气营两燔证候，可借此以清气分热邪，体现泄卫透营之法。

若病情继续发展，由心及肝，热入血分，其病变又以耗血、动血为特征。热盛邪深，阴血伤损，血滞血稠加重，舌质转为深绛或紫暗，多见心神失养而烦躁不安，或血不养筋而虚风内动；热逼血溢脉外，则斑疹显露；迫血外出，则吐衄下血。根据“入血就恐耗血动血，直须凉血散血”的治疗原则，常选用凉肝解毒的犀角、羚羊角和凉血养阴的生地黄、玄参、麦冬等药，与凉血散血的牡丹皮、赤芍、丹参、郁金之属组成方剂，共起凉血散血、解毒救阴之效。代表方剂如犀角地黄汤。

热入营血，每于凉血救阴方中，配入散血的牡丹皮、赤芍、丹参之属，有两种意义：①热入营血，血运不利，得此可使血行畅旺；②热入血分，迫血妄行的出血证，使用凉血法时，须防瘀血为患。若于凉血之中，伍以散血之品，可免热去瘀留的弊病。

热入营血，必然耗液伤阴。阴液的存亡，直接关系着温病病程中邪正双方的消长，所以对温病的治疗，特别重视津液，“留得一分津液，便有一分生机”。此时，宜一面使用凉血解毒之品消除病因，挫其热势，使热去而阴不受伤；一面用凉血滋液药物补充阴液。这种凉血解毒与救阴并重的配伍形式，是治疗温病热传营血的基本法则，充分体现出温病治法中扶正与祛邪的辩证统一。

本法虽用于出血证，但不强调用止血药，而是通过清营凉血的作用达到止血的目的，即“热清血自宁”之意。这种治病求本的原则应该特别注意。

三、清热解毒法

清热解毒法，是针对热毒这一致病因素拟定的治法。

清热解毒法具有清热、泻火、解毒等作用，适用于热毒亢盛、上扰神明之实热证，常用药物有黄连、黄芩、黄柏、石膏、连翘、苦参、升麻、板蓝根、紫花地丁等。

由于火热毒邪既可侵袭脑髓，以致神昏、惊厥、抽搐等，也可仅侵淫筋脉肌肤，故临床上应视情况不同，根据火毒邪气的轻重，而选用不同的泻火解毒醒神之剂。如阳明经证，邪热亢盛而见大热、大渴、大汗、脉洪大、面赤心烦、声高息粗、谵语妄言等，可用清热解毒之剂银翘白虎汤加减；若阳明腑实，见谵语妄言、循衣摸床，或登高而歌、弃衣而走、狂妄躁动、腹痛硬满拒按等，可用通腑泻热之大承气汤，使热去神安；若气血两燔，见头痛如裂、干呕狂躁、谵语神昏，可用清热解毒之清瘟败毒饮，使气血两清；若热毒内陷，见发热神昏、谵语等，可用清心解毒的清宫汤；若肝火扰神，见头目眩晕、神志不宁、谵语发狂等，则可用清肝解毒的当归芦荟丸等。

清热解毒法运用于脑病的理论基础，在于清热解毒药有消除邪热、解除邪毒的作用。现代研究表明，绝大多数清热解毒药能杀菌、抑菌，部分药物还有抗病毒、解毒、减毒、抗炎、增强免疫力或调节体温、降压、利尿、强心，甚至抗肿瘤等作用。

临床上，清热解毒法常用于传染性发热性疾病，如流行性乙型脑炎、流行性脑脊髓膜炎等；或非传染性发热性疾病，如散发性脑炎、病毒性（或细菌性、真菌性）脑膜炎、脑脓肿、脊髓炎、急性感染性多发性神经根炎等；或具有热证特点的非发热性疾病，如风湿性舞蹈症、肝豆状核变性、功能性下丘脑功能紊乱等。

临床运用的注意事项上，清热解毒法并无太多使用禁忌，只是在使用前当先辨热之虚、实、真、假；使用过程中，应注意苦寒药久服易伤胃气，必要时可佐以和胃健脾之品；若热盛者，清热药入口即吐，则可少佐辛温之姜汁，或采用凉药热服的方法，有一定效果。

四、气血两清法

气血两清法，是针对气血两燔这一病机拟定的治法。

“肺主气属卫，心主血属营。”肺、心两脏，一主卫，一主营，一属气分，一属血分。若温热病邪初传至营，舌绛兼见黄白苔，此为气分之邪未解，宜泄卫透营，营卫两治。代表方如清营汤，既用金银花、连翘等辛凉解表药，又用犀角、地黄等清营泻热药，即体现此种配伍形式。此法用于邪初传营之证，有透热转气之功。

若气血两燔，既见高热、烦渴、汗出的气分热盛症状，又见斑疹、失血、舌绛，甚至痉厥神昏等血热症状时，就宜选用清气分热邪的石膏、知母、金银花、栀子、黄芩、黄连之类，与凉血解毒的犀角、生地黄、牡丹皮、大青叶、板蓝根、紫草等药组成气血两清方剂治疗。代表方如清瘟败毒饮。

五、清脏腑热法

清脏腑热法，适用于热邪偏盛于某一脏腑而产生的火热证候。其临床表现根据热邪偏于何脏何腑而有所不同。其治疗亦应根据脏腑的不同特点，照顾脏腑之间的关系，采用不同的治法，并按照药物的归经而选择方药。如心经有热或移于小肠，宜清心利尿，方如导赤散；肝经有热宜清泻肝胆实火或湿热，方如龙胆泻肝汤；肺热喘咳宜泻肺消热，方如泻白散；胃热牙痛宜清胃凉血，方如清胃散；胆热下迫形成热利宜清热止利，方如黄芩汤；厥阴热利又当凉肝解毒，方如白头翁汤等。

（翁銮坤　万　灿）

第四节　理　气　法

理气法是针对脏腑功能失调，气机阻滞拟定的治法。

气分物质之气和功能之气。物质之气指清气与谷气而言；功能之气，指脏腑的气机而言。二者之间是相互联系的，前者是后者的物质基础，后者为前者的功能表现。物质之气有赖脏腑气机的升降出入，才能正常地运行，一旦脏腑功能失调，即会呈现气滞的病理表现。

气滞不仅与肺、心、肝、脾各脏有关，与少阳三焦的关系亦尤为密切。因三焦为中渎之府，是营卫运行之所，气机升降之枢。倘若气机升降出入的道路受阻，势必产生气滞的病理变化。所以无论何部气滞，均与少阳三焦紧密相关。

食、痰、湿常为导致气滞的原因。因为中焦是气机升降的枢轴，食积中焦，升降失常，则气机阻滞而生胀满。三焦水液失调，湿滞痰阻，阻碍气机升降出入亦然。故《素问·阴阳应象大论》说："浊气在上，则生䐜胀。"引起气滞的原因，除食积痰浊外，寒邪侵袭也是引起卫气逆行、气机阻滞的常见诱因。故《灵枢·胀论》说："卫气之在身也，常然并脉，循分肉。行有逆顺，阴阳相随，乃得天和……寒气逆上，真邪相攻，两气相搏，乃合为胀也。"所谓"真邪相攻，两气相搏，乃合为胀"，即指寒气与卫气相搏，引起卫气羁留的胀满。此外，情志不畅，瘀血阻滞，也常是气机郁滞的病因。

气滞，无论见于何脏，总以胀、痛为特征。见于上焦，则胸中憋闷疼痛；见于中焦，则脘腹胀满或疼痛；见于下焦，则胁、肋、腰、骶、少腹胀痛。根据上述病变部位，当分别采用不同的方法予以治疗。心阳痹阻不通的，当通阳宣痹；脾胃气滞的，宜行气导滞；肝气郁结的，宜调气疏肝。这些治法的配伍形式虽随各脏的生理功能和病理特点而异，使得气机通畅，则是所要达到的共同目的。

本类方剂除配伍行气药外，常针对引起气机阻滞的原因，随证配伍消积导滞、除湿祛痰、活血祛瘀、温阳散寒之品，使气滞之因消除，则气畅胀消。

气病的范围甚广，有气虚、气滞、气逆、气陷等不同病机，本节仅探讨气滞的治法。

一、通阳宣痹法

通阳宣痹法是针对胸阳痹阻这一病机拟定的治法。

胸阳痹阻，常由气滞、血瘀、痰浊凝聚所致。在正常情况下，气、血、津液是运行不息的。一旦发生病理变化，气、血、痰浊三者任何一种痹阻于胸，均可形成胸阳痹阻不通。不通则痛，故胸痹以胸部疼痛，甚至绞痛为主证。治疗此证常选用行气解郁的枳实、郁金、降香、香附、木香、檀香，活血行瘀的桂枝、丹参、川芎、赤芍、红花，涤痰泄浊的瓜蒌、薤白、半夏，振奋心阳的桂枝、白酒、附子、人参、干姜之类，组合成方以体现通阳宣痹之法。代表方如瓜蒌薤白白酒汤、瓜蒌薤白半夏汤、枳实瓜蒌桂枝汤、加减瓜蒌薤白汤等。

配伍此类方剂时，要注意气、血、痰浊三者的多少，用药有所侧重。或单行气，或单活血，或单豁痰，或几组药物并用，总应切中病情，才能收到良好效果。

二、行气导滞法

行气导滞法是根据中焦气滞这一病机拟定的治法。

脾胃主气，气贵流通。若中焦气滞而脘腹胀满，宜行气导滞、疏达气机，使气机通畅，则胀满可消，郁结可解。本法常以厚朴、陈皮、枳壳、木香、豆蔻、砂仁、良姜、紫苏叶、大腹皮、槟榔等为主药，再根据寒热虚实的不同见证，配伍其他药物而成。常用方如厚朴温中汤、半夏厚朴汤等。

临床所见，食、痰、湿常为导致中焦气滞的主要原因，故在配伍本类方剂时，不仅要照顾到寒热虚实，还应根据气滞的不同见证，配伍相应的药物。如气滞实证，可配槟榔、三棱、莪术等破气药；胀满而痛，可配乌药、檀香等行气止痛药；夹食积的，可配山楂、神曲、莱菔子等消导药；夹湿的，可配燥湿、化湿、淡渗之药；夹痰的，可配半夏、茯苓等。或增强行气作用，或与其他各法配合，以尽其用。

脾胃气滞常与肝气不舒的症状同时出现。因为肝气郁结，疏泄失常，每致脾气亦郁，故调气的方剂多肝脾同治，可与调气疏肝等法合参。

三、调气疏肝法

调气疏肝法是根据肝气郁结这一病机拟定的治法。

肝气郁结，以胁肋胀满疼痛，或脘腹胀痛，或月经不调、痛经、腰骶胀痛，或肝病及脾，肝脾失调而饮食减少、腹胀、腹痛为主证。根据"木郁达之"的治疗原则，常以香附、柴胡、香橼片、佛手片、青皮、枳壳、木香、乌药等疏达肝气药物为主，配入养血调肝的当归、白芍、川芎、丹参等药组成调气疏肝的方剂。代表方如逍遥散、柴胡疏肝散、加味乌药汤等。

肝气郁结的临床征象，以胀痛为特征。由于肝气郁结，疏泄失常，少阳三焦之气机阻滞，故见胀；气滞不通，不通则痛，故见痛。如肝气郁结，影响到经络，则胸满胁痛；犯及脾胃，则脘腹胀痛；妇女则可表现为月经不调、经行腹痛等症。抓住上述特点，认真地进行辨证治疗，多能收到较好的效果。

四、温肝解郁法

温肝解郁法是根据肝郁偏寒这一病机拟定的治法。

肝郁偏寒，临床常见疝气疼痛，小腹冷痛，或月经后期，经色晦暗，少腹腰部胀痛等证。因寒而致气血凝泣，须着眼于温通。本法用温药以散寒凝，振奋阳气；用行气活血之品以疏畅气机，通利血脉。此类证型，常选用温性的疏肝理气药，如吴茱萸、台乌、木香、小茴香等为主；或选用一般调气疏肝药，与温阳散寒的生姜、桂枝、附片组成解郁温肝方剂治疗。代表方如天台乌药散、暖肝煎等。

五、清热疏肝法

清热疏肝法是根据肝郁偏热这一病机拟定的治法。

肝郁偏热之证，除症见胁肋胀满、腹部胀痛、食欲不振等肝气郁结证候外，多兼见口苦、吞酸、心烦易怒、月经先期、舌红、苔黄、脉弦数等热象。针对气郁偏热的机理，临证宜以清热疏肝的金铃子、青蒿为主药，或用调气疏肝药配伍清热的山栀子、黄芩、黄连等组成清热疏肝的方剂治疗。代表方有金铃子散、丹栀逍遥散等。临床上也有用清热药配伍温肝解郁药，组成清热疏肝的方剂，如左金丸，用少量的吴茱萸与大剂量的黄连配伍，去吴茱萸辛热之性，取吴茱萸调肝止痛的作用，此种去性取用的配方法度，扩大了疏肝药的应用范围。

六、调气活血法

调气活血法是根据气滞血瘀这一病机拟定的治法。

临床不仅有气郁和血滞这两类单一的病机，气滞与血瘀同时并见亦十分常见。气滞血瘀既有气滞不舒的胁肋、胸腹胀满疼痛，也有血行不畅的月经不调、腹痛拒按等症状。此类证型，宜调气与活血并举，才能照顾到气滞和血瘀的两个方面，代表方剂如疏肝解郁汤、血府逐瘀汤。至于调气与活血两组药物的比例，应视气滞与血瘀的偏胜而定。气滞较甚的，以疏肝理气为主，活血行瘀为辅；反之，血瘀较甚的，以活血行瘀为主，疏肝理气为辅。

七、柔肝疏郁法

柔肝疏郁法是根据阴虚兼郁这一病机拟定的治法。

本法适用于肝阴不足又兼肝郁气滞的证候。其临床表现，既有肝郁不舒的胁肋疼痛、胸腹胀满，又有肝阴不足的咽干口燥、舌赤乏津、脉细弱等证。针对这一病机，宜用白芍、地黄、当归、枸杞子等养血柔肝药，配伍川楝子、刺蒺藜等疏肝解郁之品，组成柔肝疏郁之剂。代表方如一贯煎。

阴虚肝郁之证，忌用辛温香燥的疏肝理气药物。若不明辨阴津之盈亏，而恣用辛温香燥之品，势必更伤阴血，以致阴愈伤而郁愈甚，郁愈甚而胁肋疼痛更剧。此证唯宜滋阴养血，以复其受损之阴，俾阴血得养，阴能制阳，水能涵木，肝木才得柔和；在滋阴柔肝的基础上疏其郁滞，才是正确的治疗方法。此法别开生面，与前面数法截然不同，互相对照，自能领略其中奥妙。

（蔡业峰　翁銮坤　万　灿）

第五节　息　风　法

息风法是针对外风致病或肝风内动病机拟定的治法。

本法具有疏散外风或平息内风的作用。所谓风病，可概括为外风病和内风病两类。外风病是指外界风邪侵袭人体头面、肌肉、关节、经络、筋骨等处所致的病证，证候表现为头痛、肌肤瘙痒、肢体麻木、筋脉挛痛、屈伸不利等。内风病主要是指肝风内动所致的病证，证候表现为眩晕，震颤，或卒然昏倒，不省人事，口眼㖞斜，半身不遂等。由于外风、内风的病变机理不同，临床表现虽有相似之处，但亦有其不同点，因此，凡遇风病，应首先辨清情况，采用相宜的治风法，若属外风者，宜疏散外风；如属内风者，宜平息内风。

一、疏散外风法

疏散外风法，适用于外风所致的病证。在人体正气不足，腠理疏松时，极易感受外界风邪，导致风病。《灵枢・五变》说："肉不坚，腠理疏，则善病风。"由于外风侵袭人体的部位有别，感邪有轻重，体质有强弱，因而产生的证候也不同。风邪上犯头目或邪气留着头部，可致头痛、眩晕等；风邪与湿热相搏，内不得疏泄，外不得透解，郁于肌腠，可致风疹、湿疹；风邪与湿痰、瘀血阻滞于手足经络、筋脉之处，可致手足挛痛、麻木不仁、屈伸不利等症。治疗以上病证，常以羌活、防风、川芎、独活、白芷、白附子、胆南星等疏风散邪药为基础，配伍扶正、养血、活血药组方。代表方如小续命汤、独活寄生汤、消风散、川芎茶调散等。

二、平息内风法

平息内风法，适用于内风所致的病证。内风的发病机理，常见有肝阳偏亢，肝风内动；阳邪亢盛，热极动风；热病末期，阴虚风动三种情况，因此，宜分别选用镇肝息风、凉肝息风、滋阴息风等不同的治法。

（一）镇肝息风

镇肝息风适用于肝阳上亢所致的头目眩晕，或脑中时常作疼发热，或目胀耳鸣，或头面如醉，甚至眩晕而颠仆，昏不知人，移时始醒，醒后不能复原，脉弦长有力等。由于发生上述症状的机理，均为肝阳偏亢，肝风上旋，故常以平肝息风的龙骨、牡蛎、石决明、赭石、龟甲等金石重坠药和介类潜阳药为主，组成镇肝息风之方剂，俾风阳内潜而诸证自解。代表方如镇肝熄风汤。

此外，在组合镇肝息风方剂时，要注意两个问题：①风阳之所以上扰，多因肝阴不足，故本类方剂在镇肝息风的基础上，常伍用生地黄、玄参、白芍等凉血滋阴药，以养阴配阳，使阴充阳自潜。②肝喜条达，治疗时不宜一味镇肝，还应顺其条达之性。所以本类方剂常伍用条达肝气的川楝子、金铃子等为辅助。但柴胡、升麻等升提药则慎用。

（二）凉肝息风

凉肝息风适用于温热之邪，传入厥阴，症见壮热神昏、烦闷躁扰、头晕目眩、手足抽搐、舌焦起刺、脉弦等，既有热盛的现象，又有肝风内动征象的热极生风证。本证的病因为热，主证为手足抽搐等。手足之所以抽搐，是由热盛生风，风胜则动，以及热盛伤阴，筋脉失养所致。在配伍本类方剂时，常以兼具清热凉肝、息风解痉两种功效的羚羊角、钩藤、菊花等为主，养阴增液的玄参、生地黄、白芍等为辅，组成凉肝息风方剂。用清热凉肝之品，目的在于消除致病之因。而用息风解痉和养血滋阴药物，是治疗因热盛而产生的见证。代表方如羚角钩藤汤。

（三）滋阴息风

滋阴息风适用于阴虚风动的病证。热病末期，阴伤液耗，以致血虚不能养肝，肝风内动之证，必见脉细数、舌绛少苔、口燥唇焦、筋脉拘急、手足颤动等症。由于此种肝风内动的病机在于阴伤液耗，故治宜滋阴息风。其方常以阿胶、鸡子黄、地黄、白芍等滋阴养血药为主，配伍龟甲、鳖甲、牡蛎等潜阳息风药组成。代表方如阿胶鸡子黄汤、大定风珠等。

三、祛风解痉法

祛风解痉法适用于感受风毒邪气所致的牙关紧闭、口撮唇紧、身体强直、角弓反张、口眼㖞斜等症。其方常以解痉力量较强的全蝎、蜈蚣、僵蚕、蝉蜕、白附子等为主药，配入祛风散邪的羌活、防风、荆芥、白芷等药组成方剂。祛风的目的在于消除病因，使外来的风毒邪气仍从外出；解痉的目的在于治疗主要症状，使口撮唇紧、角弓反张等症缓解。代表方如玉真散、牵正散等。

古代和现代治疗破伤风的资料，都强调服药以得汗为度，或服药后盖被发汗，并认为汗出与否和疗效密切相关。由此可见，祛风药是本类方剂组成中不可缺少的部分，其作用为疏散风邪，排出毒素。如玉真散由六味药组成，其中三味是祛风发汗药，就是佐证。

（翁銮坤　万　灿）

第六节　祛　痰　法

祛痰法是针对痰饮为患拟定的治疗大法。

稠浊者为痰，清稀者为饮，痰与饮异名同类，均由水液凝聚而成。既然痰由湿聚，必然与水液运行障碍有关。体内水液运行，有赖脾的运化，肺的宣降，肾的气化功能正常。故肺、脾、肾三脏任何一脏的功能失常，均可使津液凝聚而成痰饮。

少阳三焦所涉范围极广，外而膜腠，内而脏腑，上至巅顶，下至足。三焦是气机升降出入之所，水液运行出入之区。肺、脾、肾三脏功能失调，水湿凝聚为痰饮，均可随三焦气机升降出入达于任何一部，三焦任何部分的水液亦可凝聚为痰，故其临床见证极为复杂。“百病皆因痰作祟”一语，就明确地指出了痰可以引起多种见证。例如，痰饮停滞胸胁，则为心下痞塞不舒，或胁肋作痛，或胃中嘈杂似饥，或背心一处常冷；阻碍阴阳升降之机，则为心肾不交，失眠不寐；随胃气上逆，则为恶心呕吐；下走肠间，则为泄泻；痰随气机升降出入，循少阳三焦上犯巅顶，则为眩晕，头痛；犯于肺则为喘咳；凌于心，则为惊悸，怔忡；蒙蔽心包，机窍被阻，则为痰中、癫痫；下注于前阴，则为带下；阻滞气血，则为月经不调；滞于肌腠，流注四肢，则麻痹不仁、肢体疼痛，或为痈肿、瘰疬、痰核等。

庞安时说：“人身无倒上之痰，天下无逆流之水，故治痰者，不治痰而治气，气顺则一身之津液亦随之而顺矣。”盖痰随三焦气机而升降，尤多上犯心、肺、巅顶，故本法多配伍陈皮、枳实、沉香等降气药，使痰随气降。《诸病源候论》说：“痰饮者，由气脉闭塞，津液不通，水饮气停在胸腑，结而成痰。”此述指出了气血闭塞，是津液凝聚成痰饮的原因。所以，此类方剂在配伍疏畅气机药物的同时，应当根据病机配伍活血药，使气血通畅而痰消。

痰病的见证不一，治法随之亦异。脾不健运，湿聚成痰者，治宜燥湿化痰；阴虚火炎，炼液为痰者，治宜润燥化痰；脾肾阳虚，寒饮内停，或肺寒留饮者，治宜温化寒痰；三焦热郁，灼津为痰者，治宜清热化痰；外邪袭肺，肺失宣降，液聚为痰者，治宜宣肺化痰；肝风夹痰，上扰清窍者，治宜息风化痰；痰阻清窍，神志异常者，治宜涤痰开窍；至于痰流经络、肌腠者，又宜以通络涤痰等法治之。痰与湿异名同类，二法合参，对水液病才能全面了解。

一、燥湿祛痰法

燥湿祛痰法是根据湿聚成痰这一病机拟定的治疗法则。

痰的生成，虽然与肺、脾、肾三脏都有关系，但脾不运湿，运化失司，是水液凝聚为痰的主要原因，故前人指出："脾为生痰之源。"这一理论，为治痰当先燥湿运脾提供了理论依据。

湿痰为患，常见咳嗽痰多、胸脘痞闷、恶心呕吐、头眩心悸、肢体困倦、舌苔白滑而腻、脉濡缓等症。因此，此一证型，常以燥湿化痰的半夏、胆南星为主药，配伍芳香醒脾的陈皮、砂仁；淡渗利湿的茯苓、泽泻之类组合成方，体现燥湿祛痰之法，如二陈汤、涤痰汤等，即为代表方。

临床上虽然有风痰、寒痰、热痰之分，但毕竟痰是水液凝聚的产物，所以，治痰的方法虽多，但都以治湿痰的燥湿化痰法为基础加味而成。掌握了本法的配方规律，其他各法也就不难组合。

二、清热化痰法

清热化痰法是根据热痰这一病机拟定的治法。

热痰为患，多由邪热内盛，炼液为痰，痰热互结而成。其痰生成于脾、肺，却随少阳三焦水道而无所不达，变生诸证。临床上既有痰的征象，亦有热的征象。此一证型，宜以祛痰的半夏、胆南星、瓜蒌、贝母等药为基础，配清热的黄芩、黄连、大黄之类而成；若系实热顽痰，则宜加入咸寒软坚的芒硝、海蛤，或竹沥、姜汁等，共奏清热化痰之效，代表方如清金化痰汤、清气化痰丸、温胆汤、小陷胸汤、滚痰丸等。

三、温化寒痰法

温化寒痰法是针对寒痰这一病机拟定的治法。

寒痰为患，常见吐痰清稀、背心常冷、头眩心悸、畏寒怯冷、手足不温、舌体淡胖、舌苔白滑、脉象沉弦等症。《金匮要略》指出："病痰饮者，当以温药和之。"故治疗此证，当选用干姜、白术、半夏之属温中阳以运化水湿，桂枝、附子之属温肾阳以化气行水，俾水液运行正常，自无痰饮停蓄之患。常用方如苓桂术甘汤、理中化痰丸等。

肺、脾、肾三脏功能失调，水液运行不利，是痰饮形成的根本原因，用温药恢复三脏功能，充分体现了正本清源之法。故病痰饮者，当以温药和之，是治一切痰饮的总则。即使平素阳虚，一旦感受外邪而成本寒标热之证，亦可以本法为基础加清热药物以体现寒热共用法。

四、润燥化痰法

润燥化痰法是根据燥痰为患拟定的治法。

燥痰的生成，或因外感燥热之邪，肺阴受损；或因肝肾阴虚火旺，炼液为痰。见于肺系病变，则咳喘痰稠而黏，咽喉干燥，声音嘶哑，甚则痰中带血，潮热盗汗，舌红苔黄；见于少阳三焦，则见瘰疬痰核。此一证型，既有液结为痰的水液失调之证，又有津液受伤，阴津不足等证，两种对立的矛盾同时存在，治疗应该化痰与润燥同时并举，才能照顾到矛盾的两个方面。故本法常由贝母、瓜蒌等化痰药，与百合、天花粉、生地黄、玄参等养阴清热、生津润燥药组合成方，如贝母瓜蒌散、消瘰丸等。

五、化痰息风法

化痰息风法是根据风痰这一病机拟定的治疗法则。

风痰为患，系由饮食不节，过食肥甘，脾失健运，液聚为痰；或肝阳素旺，横逆犯脾，脾运失司，内生痰浊，以致痰阻少阳三焦，使肝所主的筋膜发生病理变化；或痰浊留滞血脉，日久气血逆乱，遂成痰中。例如，痰涎随三焦气机逆而上行，蒙阻清窍，则为眩晕，或成为癫痫；阻滞经脉，则卒倒无知、㖞僻不遂、语言不利；客于膜腠，则筋膜弛纵而四肢不用。故风痰为患的病位虽在血脉、膜原、腠理，病根却在肝、脾。肝主身之筋膜，筋膜病变，自当责之于肝。风胜则动，故称肝风内动，亦即“诸风掉眩，皆属于肝”之谓。但此处引起肝风内动的原因，则由脾湿生痰所致。

此证有风和痰两组症状，治当化痰和息风同时进行，故本法常由息风的胆南星、白附子、僵蚕、全蝎、蜈蚣、天麻、羚羊角等药和燥湿化痰药物组合而成。代表方如导痰汤、半夏白术天麻汤、涤痰汤等。

六、宣肺祛痰法

宣肺祛痰法是根据肺失宣降，液聚成痰这一病机拟定的治法。

肺气宜宣发肃降，若外邪犯肺，宣降失常，津液凝聚，遂成咳嗽有痰之证。故本法每以桔梗、杏仁、枇杷叶、桑叶、荆芥、薄荷等开宣肺气之品，与前胡、紫菀、款冬花、百部、白前、半夏等止咳化痰之药配伍，俾肺气得宣，则咳嗽可止。代表方如止嗽散、杏苏散等。

（翁銮坤）

第七节　理　血　法

凡能调理血分，用以治疗血分疾病的方法，统称为理血法。本法具有调理血分，促进血行，消散瘀血及止血等作用。

血是营养人体的重要物质，以奉生身，莫贵于此。血运正常则内可灌注脏腑经脉，外可营养四肢百骸，故《难经・二十二难》谓“血主濡之”，即濡养全身之意。若血分受病，则脏腑经脉失养，从而变生诸证。血病有虚实、寒热之分，有瘀血、失血之异，但归纳而言，总不外乎血虚、血瘀、出血三种类型。因此理血之法，可分补血、活血、止血三个方面。

根据“心主血脉”、“肝藏血”、“脾生血”的理论，血分病大多与心、肝、脾三脏有关，所以调理血分亦大都从心、肝、脾三脏着手。有关补血的内容，将在“补益法”中详细叙述，本节重点介绍活血与止血两个方面。

一、活血祛瘀法

活血祛瘀法，是用以消散或攻逐体内瘀血的治疗方法。它具有畅通血行，消散瘀滞等作用。本法是根据《素问・阴阳应象大论》“血实宜决之”及《素问・至真要大论》“逸者行之”、“留者攻之”、“坚者削之”等原则立法，临床主要用于血行不畅的瘀血、蓄血证候。如热病下焦蓄血、妇女经闭不行、跌打损伤、血癥块硬及中风偏瘫等。“瘀伤则定而有象”，临床以痛处不移、唇目暗黑、舌质紫暗或有瘀点、脉弦细或涩等为辨证要点。本法常用的药物有赤芍、川芎、桃仁、红花、丹参、水蛭等。由于瘀血的病理归类不同，在应用活血祛瘀法时，应注意与其他治法相互结合，以使活血祛瘀法的运用更为具体。常用的配伍形式有以下几种。

（1）配伍理气药　使气行则血行，是为理气化瘀法。代表方如失笑散、血府逐瘀汤、复元活血汤。

（2）配伍补血药　使瘀去而正不伤，是为养血活血法。代表方如桃红四物汤。

（3）配伍清泻药　用治瘀热互结者，是为清热逐瘀法。代表方如桃仁承气汤。

（4）配伍温经散寒药　用于寒凝血滞者，使温则消而去之，是为温养祛瘀法。代表方如温经汤、生化汤。

（5）配伍补气药　气充则血行，是为补气活瘀法。代表方如补阳还五汤。

除以上几种类型以外，活血祛瘀一法还常与虫类通络之药配伍，此为活血通络法；与祛风湿药配伍，以治顽痹骨痛；与软坚消积药配伍，以治癥瘕痞块等。清代王清任用活血祛瘀之法治疗各类疾病达五十余种，提倡“百药不效，活瘀一法”，堪称活血祛瘀法的典范。近几年来，国内对本法的研究和运用，更趋深入和广泛，足以说明活血祛瘀法在临床运用中有重大的价值。

临床运用活血祛瘀法时，应注意病势的缓急；急证用汤，缓证用丸。还应注意掌握时机；熟悉方药的性味归经；照顾瘀血与正气两个方面的邪正关系。但本法究属克伐之剂，严禁漫无边际的滥用，以免耗伤正气。

二、止　血　法

止血法，主治各种失血证，如吐血、咳血、衄血、便血、崩漏等。形成出血的原因颇多，除因外伤损及血络之外，尚有热伤血络，迫血妄行；气虚不摄，阴血不守及瘀血阻络，血不归经等，均可导致血液不循常道，溢于脉外而发生出血。从出血途径来看，从上出者，势必假道肺胃；从下出者，势必假道二阴、膀胱或上逆于口鼻；或渗见于肌肤。然就其大体而言，失血证候不外寒、热两端。张景岳谓："动者多由于火，火盛则迫血妄行；损者多由于气，气伤则血无所藏。"所以止血之法，则可分凉血止血与温补止血两大类型。凉血止血法，适用于热迫血行者，多用清营凉血之品，如荷叶、柏叶、生地黄、大小蓟、茅根、茜草等，或生鲜使用，或煅炭存性，方如四生丸、十灰散等。虚寒出血者，当宜温补之法，多采用温养补涩之品，如灶心土、白术、附子、阿胶、艾叶等。其中脾虚失统者，宜温涩摄血，方如黄土汤；肝虚失藏者，又当养肝补血，方如胶艾汤。

总之，止血之法，首应辨别寒热，虚寒性出血，切忌苦寒；实热性出血，忌用温补。另外，临床应用止血法时，可根据出血部位，适当配伍一些引经之药，如上部出血加下降之牛膝、代赭石；下部出血加升提之升麻、柴胡等。还应注意止血而不留瘀，若瘀血导致出血者，更应配伍化瘀之品，使瘀去则血止，瘀去则新生。

（翁銮坤）

第八节　补　益　法

补益法是用于滋补人体气、血、阴、阳诸不足的治疗方法，即"八法"中的"补法"。《素问·三部九候论》谓"虚则补之"，《素问·阴阳应象大论》谓"形不足者，温之以气；精不足者，补之以味"，这些理论均是补益法的立法依据。以上述理论为指导，以补养药物为主组成的具有补虚作用的方剂，称为补益剂。

补益法针对各种虚损、虚劳证候而设。虚是正气亏虚，《素问·通评虚实论》谓"精气夺则虚"，说明虚是人体的气血阴阳不足。诚如《圣济总录》所云："夫人之气血与天地同流，不能无盈虚也，有盈虚矣，不能无损益也，治疗之宜损者益之，不足者补之，随其缓急而已。"补法具有补益人体气血阴阳、治疗各种虚证的作用。

补益法内容相当丰富。历代医家在补法的运用上，虽然各有侧重，但其大旨总不离乎五脏，而五脏之虚又不外乎气血阴阳之不足。若以气血阴阳为纲，五脏为目，可以提纲挈领，纲举目张。因此，本节根据这种观点，综合前人经验，将补益法分为补气、补血、气血双补、补阴、补阳五大类。临床应用时，必须根据病变的具体情况，灵活掌握，恰当运用方药。

补益法在运用时，还应注意以下几个方面。

1）应用补法，首先要辨清虚证的性质和具体病位。即分清气、血、阴、阳哪方面不足，发病脏腑在哪里，其脏腑间相互的影响如何，然后补益才有针对性，效果才能提高。

2）要注意虚损的程度，病势的缓急，恰当运用平补或峻补。

3）要注意脾胃功能，防止"虚不受补"。有些病久体虚患者，脾胃功能减退，不宜骤用大剂滋补，因补药性多壅滞，不易吸收，反而腻胃。要首先调理脾胃，使脾胃功能恢复，继而进行滋补，才能发挥补益剂的补益作用。

4）要注意辨别虚实的真假。所谓“大实如羸状”的假虚证候，误用补益，则邪愈留恋而不解；若“至虚有盛候”的假实证，当补反攻，则更虚其虚。因此，在治疗用药时必须辨清虚实。

5）邪气未尽，不可早用补益，以防误补益疾，邪恋不解，若正已伤者，可用扶正祛邪之法，即前人“补正不忘祛邪”之意。

6）克服见药不见人的错误观点，不要单纯迷信补药。补养剂并不是“有病治病，无病强身”的万应灵药。各种补养剂都有一定的治病范围，用之恰当才能生效，滥用补药亦能为害。因此，要正确对待补法，除了药物治疗外，应注意精神调养，加强体质锻炼。

7）煎服补益药时间可以稍长，并用文火，务使药味尽出；服药时间以空腹或饭前为佳，以利药物吸收。急证峻补不受此限。

一、补 气 法

补气法是治疗气虚证的方法。因脾为中气，后天之本，气血生化之源；肺主气，司呼吸。故气虚之证，主乎脾肺。脾肺气虚可见食少便溏，倦怠乏力，少气懒言，语言低微，动则气促汗出等。补气之法亦着重脾肺。本法以甘温益气之人参、黄芪、白术、炙甘草等为主，组成补气剂。在药物的配伍上，因脾喜燥而恶湿，故补气药常佐以渗湿之品，如茯苓、薏苡仁等，代表方剂如四君子汤、参苓白术散等。对于气虚严重，中气下陷，出现久利脱肛或内脏脱垂，又应当配伍升阳举陷药，如升麻、柴胡等，代表方剂为补中益气汤。

二、补 血 法

补血法是治疗血虚证的方法，适用于营血亏虚而见头晕目眩、心悸失眠、面色无华、舌淡脉细或涩，以及妇女月经失调等症。因心主血、肝藏血、脾生血，故补血当以心、肝、脾为主。《明医指掌》谓：“心肝不足，皆血虚也。”然肝为心母，根据“虚则补其母”的原则，血虚应重在养肝。补血的方剂以熟地黄、当归、何首乌、阿胶等甘温补血的药物为主。在具体配伍时，补血方剂常辅以行血药，如川芎等，可使补而不滞，且有祛瘀生新之功，方如四物汤；对于因气虚而致血虚者，又当采用补气生血法，即配伍人参、黄芪等，使气旺可以生血，方如当归补血汤、归脾汤等；阴虚血少者，又须加入滋阴药，如生地黄、麦冬等，代表方如炙甘草汤。总之，应随证而施，灵活运用。

三、气血双补法

气血双补法是补气与补血两法的结合，主治气血两虚的证候。补气重点在脾，养血重点在肝，故气血双补法重点是对肝、脾两虚而设，代表方剂如十全大补汤、八珍汤、安胎饮等。

四、补　阴　法

补阴法是治疗阴虚证候的方法，适用于身体羸瘦、头晕耳鸣、潮热颧红、五心烦热、盗汗失眠、膝酸遗精、咳嗽咯血、口燥咽干、舌红少苔、脉象细数等症。阴虚之证可见于五脏，但肾为元阴之本。《沈氏尊生书·杂病源流犀烛》曰："阴虚者，肾中真阴虚也。"所以一般说的补阴法，主要是以滋补肾中真阴为主。《素问·至真要大论》说："诸寒之而热者取之阴。"王冰说："壮水之主，以制阳光。"上述都是指补阴法而言。补阴的方剂，常以地黄、龟甲、天冬、麦冬等甘凉滋阴的药物为主，与其他治法的药物配合。如阴虚火旺者，常佐以泻火药，如知母、黄柏等，方如大补阴丸；滋阴药多为腻滞之品，又常与健脾渗湿药（如山药、茯苓、泽泻等）配伍，方如六味地黄丸；因肾为元阴之本，其他脏腑阴虚亦多与肾有关，故滋补他脏之阴，也常寓补肾阴之法在内，方如养心阴的补心丹，养肝阴的一贯煎，养肺阴的百合固金汤、生脉散等。另外，根据阴阳互根的道理，张景岳提出"善补阴者，必于阳中求阴，则阴得阳升而源泉不竭"的观点，代表方如左归饮和左归丸。总之，补阴宜以甘凉滋阴为法，切忌辛温燥烈及大剂苦寒之品。

五、补　阳　法

补阳法适用于阳虚的证候。《沈氏尊生书·杂病源流犀烛》曰："阳虚者，肾中真阳虚也。"因肾阳为元阳之本，故补阳法主要是补肾阳。属于肾阳衰微，阴寒内盛导致四肢厥逆、下利清谷或寒水内停，发为水肿者，方用四逆汤、真武汤等。

对于神经科的患者，见厥逆、水肿者偏少，临床上见肾中阳气不足之虚损杂病者偏多。这类疾病常见症状为面色苍白，腰膝酸痛，腰以下有冷感，下肢软弱，少腹拘急，小便不利或溺后余沥，或小便频数，或阳痿早泄，或羸瘦消渴，脉小弱尤以尺脉沉小为甚等。这属于肾阳虚弱，下元失于温养之证。《素问·至真要大论》说"诸寒之而热者取之阴，热之而寒者取之阳"，王冰说"益火之源，以消阴翳"，都是指温补肾阳法而言。补阳剂常用的药物如附子、肉桂、干姜、杜仲、肉苁蓉、仙茅、淫羊藿、巴戟天、菟丝子等。根据肾主藏精，阴阳互根的特点，补肾阳常须配伍熟地黄、山茱萸等补益精血之品。此即张景岳所谓"善补阳者，必于阴中求阳，则阳得阴助而生化无穷"之意，代表方为金匮肾气丸、右归丸等。

（蔡业峰　翁銮坤）

第二章

神经内科的常用方剂及中药

第一节　开窍醒神类

凡以辛香走窜药物为主组成，具有通关开窍作用，治疗窍闭神昏之证的方剂，统称开窍剂。

窍闭之证，有热闭与寒闭之别。热闭由邪热内陷心包所致，治宜凉开；寒闭由寒、湿、痰、浊蒙蔽心窍所致，治宜温开。因此，本章方剂又分为凉开与温开两类。

因本类方剂有凉开、温开之别，故使用时必先辨清是热闭还是寒闭。同时开窍剂的方药大都辛香走窜，有耗气之弊，故只宜于邪气盛实的闭证，不宜于大汗肢冷神昏气微的脱证。而且只宜暂用，不可久服过服，只宜为丸为散，不宜加热煎服。

一、中 成 药

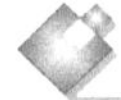

安宫牛黄丸 《温病条辨》

【组成】 牛黄一两（30g），郁金一两（30g），犀角一两（30g），黄连一两（30g），朱砂一两（30g），梅片二钱五分（7.5g），麝香二钱五分（7.5g），真珠五钱（15g），山栀一两（30g），雄黄一两（30g），黄芩一两（30g）。

【功效】 清热解毒，豁痰开窍。

【主治】 邪热内陷心包证。高热烦躁，神昏谵语，或昏愦不语，口干舌燥，喉中痰鸣，舌红或绛，脉数，以及中风神昏，小儿惊厥，属邪热内闭者。

现代主要用于流行性乙型脑炎，流行性脑脊髓膜炎，中毒性痢疾，尿毒症，脑血管意外，创伤性、中毒性、代谢性及其他因素所致脑病；高热不退，小儿高热惊厥等病属痰热内闭而致神昏者。

【用法】 每服一丸，大人病重体实者，日再服，甚至日三服；小儿服半丸，不知，再服半丸。

现代用法：口服，每次1丸，小儿3岁以内每次1/4丸，4～6岁每次1/2丸，每日1～3次。昏迷不能口服者，可鼻饲给药。

【临床运用】

（1）脑血管意外　本药为挽救脑血管意外证属阳热之证患者的理想药物。在兼用西医方法脱水、降压、对症治疗的同时，使用安宫牛黄丸鼻饲或点舌，临床上具有一定的疗效。

（2）各种原因导致的意识障碍　在临床使用中，本品具有一定的促醒作用。临床症见高热烦躁，神昏谵语，口干舌燥，痰涎壅盛，舌红或降，脉数等邪热内闭之证者，均可用之。

（3）小儿高热惊厥　本药灌肠对于小儿高热惊厥有一定的疗效。

（4）中枢性发热及顽固性高热　安宫牛黄丸对于中枢性发热以及顽固性高热确有较好疗效，具有退热的效果。

【使用注意】

1）本方为治热闭证的常用代表方剂，临床以高热烦躁、神昏谵语、舌红或绛、脉数为辨证要点。运用时，若邪闭心包，兼有腑实，症见神昏舌短，大便秘结，饮不解渴者，可将开窍与攻下并用，用安宫牛黄丸 6g，化开，调大黄末 9g，先服一半，不效再服。

2）热闭证见脉虚，是心气已虚，有内闭外脱之势，应用强心救脱的人参煎汤送服本方，以开窍启闭，补虚救脱。

3）若温病初起，邪在卫分，迅即内陷心包，神昏之症初显，用金银花、薄荷或银翘散煎汤送服本方，以增强解毒及透达热邪作用。

苏合香丸　《广济方》

【组成】　吃力伽即白术、光明砂研、麝香当门子、诃黎勒皮、香附子中白、沉香重者、青木香、丁子香、安息香、白檀香、荜茇上者、犀角各一两（各 30g），熏陆香、苏合香、龙脑香各半两（各 15g）。

【功效】　温通开窍，行气止痛。

【主治】　寒邪、秽浊或气郁闭阻机窍之证。中风、中气及感受时行瘴病之气，突然昏倒，不省人事，牙关紧闭，苔白，脉迟，以及气滞寒凝，心腹猝痛，甚则昏厥。

现代主要用于流行性乙型脑炎、脑血管意外、癔病性晕厥、癫痫、肝昏迷、心绞痛、心肌梗死、胆道蛔虫病、过敏性鼻炎等，属寒闭与寒凝气滞者。

【用法】　每朝取井华水，服如梧子四丸，于净器中研破服，老小每碎一丸服之，冷水、暖水，临时斟量。仍取一丸如弹丸，蜡纸裹，绯袋盛，当心带之。忌生血物、桃、李、雀肉、青鱼、酢等。

现代用法：口服，每次 1 丸，小儿酌减，每日 1～3 次，温开水送服。昏迷不能口服者，可鼻饲给药。

【临床运用】

（1）治疗中风寒闭　对猝然昏倒神志不清，牙关紧闭，痰涎壅盛，面白唇紫，四肢不温，舌苔白滑腻，脉象沉滑者，用本品辛温开窍醒神后再治其本。

（2）治疗癫痫　本方对痰迷心窍、神志不清、言语错乱者，可令其开窍醒神。因此，临床上可运用苏合香丸治疗癫痫。

（3）治疗中恶客忤、霍乱吐利、时疫瘴疟症　本方能开窍醒神、芳香辟秽、利气化浊、宣通内外、温中解毒，故可用于上症。

（4）治疗心腹疼痛　本方温通宣痹，理气止痛，可用于治疗因气滞血瘀寒凝而起心腹胁肋疼痛。

【使用注意】

1）脱证、热闭证忌用。孕妇慎用。

2）本方辛香走窜，不可过量服用。

牛黄清心丸 《痘疹世医心法》

【组成】 黄连生五钱（15g），黄芩、山栀仁各三钱（各 9g），郁金二钱（6g），辰砂一钱半（4.5g），牛黄二分半（0.75g）。

【功效】 清热解毒，开窍安神。

【主治】 温热之邪，内陷心包证。身热，神昏谵语，烦躁不安，舌质红绛，脉细数或弦数，以及小儿高热惊厥、中风窍闭等证。

现代主要用于流行性乙型脑炎、病毒性脑炎、流行性脑脊髓膜炎、百日咳并发脑膜脑炎、麻疹后并发支气管肺炎等，属于热邪内陷心包或痰热蒙蔽心包者，以及口腔黏膜溃疡等属于心经火盛者。

【用法】 每服七八丸，灯心汤下。

现代用法：共研细末，炼白蜜为丸，每丸重 1.5g，每次服 2 丸，每日 2～3 次，小儿酌减。

【临床运用】

（1）治疗高热　本方原用于温病热陷心包、小儿高热痉厥，故用于外感热病或心肝热盛所致高热效果甚佳。

（2）痰热之证　牛黄清心丸临床用于治疗肝火头痛、痰热扰心之不寐健忘、心火肝风之小儿舞蹈症等病证，都有很好的疗效。

【使用注意】

1）本方适用于痰热壅盛，邪盛气实的闭证，脱证禁用。

2）本方药多苦寒，当中病即止，不宜久服。

安 脑 丸

【组成】 人工牛黄、猪胆汁粉、朱砂、冰片、水牛角浓缩粉、珍珠、黄芩、黄连、栀子、雄黄、郁金、石膏、赭石、珍珠母、薄荷脑。

【功效】 清热解毒，醒脑安神，豁痰开窍，镇惊息风。

【主治】 痰热内闭证，临床应用以高热神昏、抽搐惊厥、头痛眩晕为辨证要点。

现代主要用于高血压、动脉硬化症、脑出血、脑血栓形成、脑梗死以及流行性脑膜炎、乙型脑炎、精神分裂症、急性感染性疾病见痰热内闭证候者。

【用法】 口服，每次 1～2 丸，每日 2 次，或遵医嘱，小儿酌减。

【临床运用】

痰热证　治疗高热神昏、头痛眩晕、中风窍闭、抽搐痉厥、烦躁谵语，对于高血压及一切急性炎症伴有高热不退、神志昏迷者均有显效。

【使用注意】　孕妇慎用。

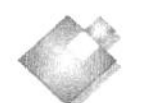

醒脑静注射液

【组成】　人工麝香、冰片、郁金、栀子。

【功效】　清热解毒，醒脑安神，豁痰开窍，镇惊息风。

【主治】　用于高热神昏，烦躁谵语，抽搐惊厥，中风窍闭，头痛眩晕。亦用于高血压及一切急性炎症伴有的高热不退、神志昏迷等。

【用法】　静脉滴注。醒脑静注射液10～20ml加入5%葡萄糖注射液或0.9%氯化钠注射液250～500ml中稀释，每日1次，或遵医嘱。

【临床运用】

1）适用于痰热内闭证，临床应用以高热神昏、抽搐惊厥、头痛眩晕为辨证要点。

2）用于高血压、动脉硬化症、脑出血、脑血栓形成、脑梗死以及流行性脑脊髓膜炎、乙型脑炎、精神分裂症、急性感染性疾病见痰热内闭证候者。

【使用注意】

1）孕妇慎用。

2）本方药多苦寒，当中病即止，不宜久用。

二、汤　　剂

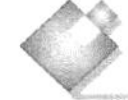

菖蒲郁金汤　《温病全书》

【组成】　石菖蒲炒三钱（9g），栀子三钱（9g），鲜竹叶三钱（9g），牡丹皮三钱（9g），郁金二钱（6g），连翘二钱（6g），灯心二钱（6g），木通一钱半（4.5g），竹沥冲五钱（15g），玉枢丹半钱（1.5g）。

【功效】　清营透热，开窍辟秽。

【主治】　伏邪风温，辛凉发汗后，表邪虽解，暂时热退身凉，而胸腹之热不除，继则灼热自汗，烦躁不寐，神识时昏时清，夜多谵语，四肢厥冷，舌质绛，脉细数等。

现代主要应用于流行性脑脊髓膜炎、流行性乙型脑炎、流行性感冒、风湿热、夏季发热、中暑、肺性脑病、血管性痴呆、小儿多发性抽动症、偏头痛、额颞叶痴呆、慢性重症肝炎、淤胆型肝炎、围绝经期抑郁症等证属痰热蒙蔽心包者。

【用法】　水煎服。

【临床运用】

1）本方以发表之后，胸腹之热不除、身体灼热汗出、烦躁不安、神志昏迷、夜寐不宁、妄语、舌红绛、脉细数为辨证要点。

2）加减法：若见烦躁不安、神昏谵语等热扰神明者，加天竺黄、莲子心、龙胆草、远志等；胸闷、纳呆、苔腻等夹湿者，可加六一散、薏苡仁、蔻仁、佩兰等；若胸腹灼热、四肢厥冷等热厥者，加黄芩、黄柏、黄连、柴胡等。

【使用注意】 凡表证未解，鼻塞，头痛，骨节酸痛，脉浮，以及暑病兼寒者禁用本方。

三、中　药

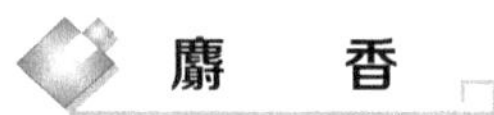

麝　香

【性味归经】 辛，温；归心、脾经。

【功效】 开窍醒神，活血通经，消肿止痛。

【用法用量】 入丸散，每次 0.03～0.1g。外用适量。不宜入煎剂。

【应用】

（1）闭证神昏　本品辛温气香，性善走窜，主入心经，长于通关开窍，为醒神回苏之要药。大凡闭证神昏，无论属寒属热均可作为首选。因其性温，为“温开”之品，以治寒闭神昏最宜。若治温病热陷心包，高热烦躁，神昏谵语，或小儿惊厥属邪热内闭者，常与牛黄、冰片、朱砂等同用，如安宫牛黄丸（《温病条辨》）。治寒邪秽浊蒙闭清窍、突然晕倒、不省人事等，常与苏合香、檀香、安息香等同用，如苏合香丸（《太平惠民和剂局方》）。

（2）血瘀证　本品辛散走窜，“内透骨窍脏腑，外彻皮肉及筋”（《本草经疏》），“盖麝香走窜能通诸窍之不利，开经络之壅遏”（《本草纲目》），行血脉之瘀滞，有活血通经、消癥、止痛、疗伤之效，可广泛用于瘀血阻滞的病证。若治血瘀经闭，常与丹参、川芎、红花等同用。治癥瘕痞块，可与水蛭、三棱等同用。治胸痹心痛，常与牛黄、苏合香、冰片等同用。治各种跌打损伤、瘀血肿痛、风湿瘀阻、关节疼痛等，可与红花、冰片、三七等同用。

（3）痈肿瘰疬，咽喉肿痛　本品味辛行散，能“除一切恶疮痔漏肿痛”（《本草正义》），有消肿止痛之功，内服、外用均可。治痈疽发背及诸恶疮，可与珍珠、雄黄、矾石为末，加猪膏调服。治咽喉肿痛，可与冰片、黄连为末，吹撒局部（《医学心悟》）。若与冰片、三七、珍珠等制成栓剂，早晚或大便后塞于肛门内，可用于各类痔疮和肛裂。

（4）其他　本品活血通经，辛香走窜，有催生下胎之效，传统用以治疗难产、死胎等，但现已少用。

（5）现代研究　本品对中枢神经系统有双向调节作用，小剂量兴奋，大剂量抑制；还能增加中枢神经系统的耐缺氧能力，抗脑水肿，改善脑循环，兴奋呼吸，强心，调节血压，抗炎，抗菌，抗早孕等。

【神经科运用】 此药气味芳香，首入脑经，主要用于邪蒙脑神，神志昏迷。

【使用注意】 孕妇禁用。

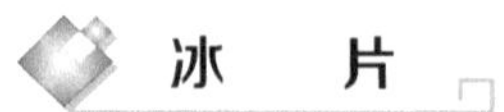

冰　片

【性味归经】 辛、苦，微寒；归心、脾、肺经。

【功效】 开窍醒神，清热止痛。

【用法用量】 入丸、散，每次 0.03～0.15g。研粉点敷患处。

【应用】

（1）闭证神昏　本品辛香芳烈，“性善走窜开窍，无往不达”（《本草经疏》）。凡“一切卒暴气闭，痰结神昏之病，非此不能治”（《本草汇言》）。其开窍醒神之功似麝香而力稍逊，治疗闭证神昏，每作辅助药用，无论寒闭、热闭皆宜。因其性偏寒凉，为“凉开”之品，以治热闭神昏为宜，常配麝香、牛黄、朱砂等同用，如安宫牛黄丸（《温病条辨》）。若治寒闭神昏，常与苏合香、檀香、安息香等同用，如苏合香丸（《太平惠民和剂局方》）。

（2）目赤口疮，咽喉肿痛，耳道流脓　本品外用有清热解毒、消肿止痛之功，为治五官科等多种热毒病证的常用药物。如治“目热赤疼，调膏点上即止；喉痹肿塞，擂末吹入立消”（《本草蒙筌》）。治咽喉肿痛，口舌生疮，常与硼砂、朱砂、玄明粉共研细末，吹敷患处，如冰硼散（《外科正宗》）。若“以油调冰片少许滴耳中，治耳内生耳聤”（《本草撮要》），可用于耳疖，耳道流脓。

（3）胸痹心痛　本品辛香走窜，通窍止痛效佳，用于气滞血瘀所致的胸痹心痛，可与丹参、三七为伍。

（4）现代研究　本品对中枢神经系统有双向调节作用，并有镇静、催眠、抗炎、抗菌、调节血脑屏障功能，还有促进神经胶质细胞生长、抗脑损伤等作用。局部应用对感觉神经有轻微刺激，有一定的止痛及温和的防腐作用。

【神经科运用】

1）主要用于温热毒邪导致的神昏痉厥症。临床见高热不退，神昏谵语，肢搐项强，口渴唇焦，便闭尿黄，舌红苔黄，脉实数有力等。还用于神志不清，痰盛气粗，口噤拳握，四肢厥冷，舌苔薄白或腻，脉沉弦或沉滑等气、痰厥证。常与麝香配伍成安宫牛黄丸或苏合香丸。

2）此药与麝香同为回苏开窍药，但前者为寒凉之品，后者为辛温之味。故冰片偏重凉开醒神。麝香香气凛冽，入脑经力专迅捷；冰片清香味凉，入脑经作用稍逊。二者协用，入丸剂内服。

【使用注意】 孕妇慎用。

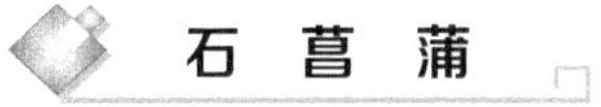

石菖蒲

【性味归经】 辛、苦，温；归心、胃经。

【功效】 开窍豁痰，醒神益智，化湿开胃。

【用法用量】 煎服，3～10g。

【应用】

（1）闭证神昏　本品辛香走窜，苦燥温通。“力能通心利窍，开郁豁痰”（《药性切用》）。“凡心窍之闭，非石菖蒲不能开”（《本草新编》）。其开窍醒神作用较为和缓，主要用于痰湿秽浊之邪蒙蔽心窍所致的神志昏乱、舌强不语等，常与半夏、天南星、橘红等同用，如涤痰汤（《济生方》）。若治湿热痰浊蒙蔽清窍，身热不甚、神昏谵语等，常与郁金、竹沥、栀子等配伍，如菖蒲郁金汤（《温病全书》）。治癫痫之风痰闭阻、痰火扰心、神昏抽搐、口吐涎沫者，常与僵蚕、胆南星、全蝎等同用，如癫痫康胶囊（《中国药典》）。

（2）湿阻中焦证　本品辛香苦燥，能化湿醒脾，开胃宽中，适用于湿浊中阻，运化失常所致的脘腹痞满，纳呆少食，苔腻者，常与藿香、厚朴、苍术等同用。若治湿热毒盛，下痢呕逆，食不得入之噤口痢，可与黄连、陈皮、石莲子等同用。

（3）健忘失眠，耳鸣耳聋　本品能宁神益智。治健忘，常与远志、人参、茯苓为伍，可增强记忆、令人不忘，如开心散（《备急千金要方》）。治心血不足、虚火内扰所致的心悸失眠、头晕耳鸣，常与丹参、五味子等同用。本品又能通窍聪耳，可治耳鸣耳聋。

（4）现代研究　本品有镇静、抗惊厥、抗抑郁、抗脑损伤、改善学习记忆、解痉、促进消化、抗心肌缺血、抗心律失常、平喘、祛痰、镇咳等作用。

【神经科运用】

1）用于痰浊上蒙清窍诸症。如头重如裹，胸腹满闷，纳呆不食，静而不烦，舌苔白腻，脉象濡滑等湿浊证；或见头晕且重，呕吐痰涎，胸闷恶心，舌苔白腻，脉象濡滑等痰饮证；或痰浊壅闭，神识昏迷，静而不烦，口噤不开，肢体强痉，舌苔白腻，脉沉滑缓等痰湿重证。

2）石菖蒲具有安养脑神之功，可治疗心胆气虚型不寐证。如胆怯心悸，遇事善惊，失眠多梦，气短倦怠，舌淡脉细等，临床常伍郁金、半夏、远志、厚朴等药灵活运用。

【使用注意】　孕妇慎用。

（翁銮坤　万　灿）

第二节　安　神　类

凡以安神药为主组成，具有安定心神作用，治疗神志不安之病证的方剂，统称安神剂。

神志不安证有虚实之分。实证表现为精神亢奋，惊狂善怒，躁扰不安，多责之肝，治宜重镇安神；虚证表现为惊悸健忘，失眠，恍惚，多由心血不足所致，治宜养心安神。

神志不安证虽然实证多责之于肝，虚证多责之于心，但心肝两经之病每多相互影响，故重镇与滋养亦可结合使用。又神志不安可由痰、火、气郁、惊恐、血虚、瘀血等多种因素引起，因此，使用安神剂时，应注意神志不安的发病因素，以求治本。情志抑郁者尚应结合思想开导，方能收到良好的效果。

一、中　成　药

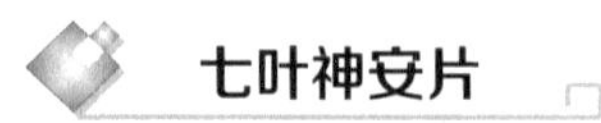

七叶神安片

【组成】　三七叶中提取的总皂苷。

【功效】　益气安神，活血止痛。

【主治】　用于心气不足、心血瘀阻所致的心悸、失眠、胸痛、胸闷。

现代主要运用于神经衰弱及神经衰弱综合征、偏头痛、脑外伤、高血压、冠心病、心绞痛等疾病证属心气不足、心血瘀阻者。

【用法】 口服。每次 1 片，每日 3 次，饭后服用或遵医嘱。

【临床运用】 七叶神安片临床上常用于治疗神经衰弱、焦虑状态和失眠，它可通过恢复生理性睡眠来治疗神经衰弱，还能起到一定的抗焦虑作用。因此，七叶神安片对于神经衰弱、焦虑和失眠等证属心气不足、心血瘀阻者，具有一定疗效。

【使用注意】 儿童、孕妇、哺乳期妇女、年老体弱者慎用。

天王补心丹

【组成】 人参去芦、茯苓、玄参、丹参、桔梗、远志各五钱（各15g），当归酒浸、五味子、麦冬去心、天冬、柏子仁、酸枣仁炒各一两（各 30g），生地黄四两（120g）。

【功效】 滋阴清热，养血安神。

【主治】 阴虚血少，心神不宁证。心悸怔忡，虚烦失眠，梦遗健忘，不耐思虑，大便干燥，舌红少苔，脉细数。

现代主要用于神经衰弱、精神分裂症、心脏病、甲状腺功能亢进等属心经阴血亏少，心神不安者。

【用法】 上为末，炼蜜为丸，如梧桐子大，用朱砂为衣，每服二三十丸（6～9g），临卧，竹叶煎汤送下。

现代用法：上药共为细末，炼蜜为小丸，用朱砂水飞 9～15g 为衣，每服 6～9g，温开水送下，或用桂圆肉煎汤送服；亦可改为汤剂，用量按原方比例酌减。

【临床运用】 神经衰弱是临床常见的以心悸、失眠、乏力和神经过敏等为突出表现的一组症候群，现代医学目前尚缺乏满意的治疗方法。天王补心丹对于神经衰弱、焦虑和失眠等证属阴虚血少，心神不宁者，具有一定疗效。

【使用注意】

1）本方为滋阴清热安神的代表方，以心悸失眠、梦遗健忘、舌红少苔、脉细数为辨证要点。

2）本方药味偏于寒凉滋腻，故脾胃虚弱者，应当慎用。

3）本方用朱砂为衣，或以朱砂水飞后掺入，而朱砂为汞的硫化物，长期服用含朱砂的制剂可致汞的蓄积，因此不宜久服。

朱砂安神丸

【组成】 朱砂另研，水飞为衣五钱（15g），黄连去须，净，酒洗六钱（18g），炙甘草五钱五分（16.5g），生地黄一钱五分（4.5g），当归去芦二钱五分（7.5g）。

【功效】 镇心安神，清热养血。

【主治】 心火上炎，阴血不足证。心神烦乱，怔忡，失眠多梦，舌尖红，脉细数。

现代主要用于神经衰弱所致的失眠、心悸、健忘，精神忧郁症引起的神志恍惚，以及心脏期前收缩所致的心悸、怔忡等属于心火亢盛，阴血不足者。

【用法】 上药除朱砂外，四味共为细末，汤浸蒸饼为丸，如黍米大。以朱砂为衣，每服十五丸或二十丸（3～4g），津唾咽之，食后服。或用温水、凉水少许送下亦得。

现代用法：以上五味，朱砂水飞或粉碎成极细粉，其余四味研成细末，过筛，和匀，炼蜜为丸，每服 6～9g，睡前温开水送下。亦可作汤剂，用量按原方比例酌情增减，朱砂水飞，药汤送服。

【临床运用】 临床多用于神经衰弱、精神抑郁症、精神分裂症、癫痫、心肌炎、心脏期前收缩等病属心火偏盛，心神不安者。

【使用注意】 方中朱砂含硫化汞，不宜多服、久服，以防汞中毒；阴虚或脾弱者不宜服。

二、汤　　剂

甘麦大枣汤 《金匮要略》

【组成】 甘草三两（9g），小麦一升（15g），大枣十枚（10 枚）。

【功效】 养心安神，和中缓急。

【主治】 脏躁。精神恍惚，常悲伤欲哭，不能自主，心中烦乱，睡眠不安，甚则言行失常，呵欠频作，舌淡红苔少，脉细略数。

现代主要应用于癔病、癫痫、神经衰弱、更年期综合征等多种精神神经性疾病及心脏神经官能症等辨证属脏阴不足，心肝失养者。

【用法】 上三味，以水六升，煮取三升，温分三服。

现代用法：水煎服。

【临床运用】

1）本方为治脏躁的常用方剂，临证以精神恍惚，悲伤欲哭，不能自主，舌红少苔，脉细数为证治要点。

2）加减法：若心烦失眠，舌红少苔，心阴虚明显者，可加生地黄、百合、柏子仁以养阴安神；头目眩晕，脉弦细，肝血不足者，加酸枣仁、当归以补肝养血安神；大便干燥，血少津亏者，加黑芝麻、何首乌、当归以养血润燥通便。

【使用注意】 本方为治脏躁证而设，脏躁与心、肝二脏关系密切，以脏阴不足为病机要点，因此，辨证为脏阴不足，心肝失养者均可使用。

酸枣仁汤 《金匮要略》

【组成】 酸枣仁二升（15g），甘草一两（3g），知母二两（6g），茯苓二两（6g），川芎二两（6g）。

【功效】 养血安神，清热除烦。

【主治】 肝血不足，虚热内扰之虚烦不眠证。虚烦失眠，心悸不安，头目眩晕，咽干口燥，舌红，脉弦细。

现代主要应用于神经衰弱、高血压、心脏神经官能症、阵发性心动过速、更年期综合征及精神障碍如抑郁症、焦虑性神经症、精神分裂症妄想型、肝豆状核变性精神障碍等，证属肝血不足，虚热内扰，心神不安者。

【用法】 上五味，以水八升，煮酸枣仁，得六升，内诸药，煮取三升，分温三服。

现代用法：水煎服。

【临床运用】

1）本方为治疗肝血不足，虚热内扰，心神失养所致虚烦失眠之重要方剂。临床以虚烦不眠、心悸、盗汗、头目眩晕、舌红、脉弦细为证治要点。

2）加减法：若心烦不眠，属肝血不足，阴虚内热较甚者，合二至丸或加生地黄、玄参、白芍等，以养血滋阴清热；兼见盗汗甚者，加五味子、白芍、浮小麦以安神敛汗；心悸较重者，加龙齿、龟甲、珍珠母等以镇惊安神；心悸多梦，时有惊醒，舌淡，脉细弦，属心胆气虚者，可加党参、龙齿以益气镇惊；如精神抑郁，心烦不眠较甚者，可合甘麦大枣汤加首乌藤、合欢皮以缓肝安神解郁，或加入合欢花、首乌藤、石菖蒲、郁金等解郁安神之品，疗效更好。

3）本方酸枣仁是生用抑或熟用，历来为医家所重视，《本草纲目》云："其仁甘而润，故熟用疗胆虚不得眠……生用疗胆热好眠。"一般认为酸枣仁炒用疏肝醒脾，引血归肝而养心，以收安眠之效；酸枣仁生用，治嗜睡。但从目前临床应用情况及药理学试验研究结果来看，二者治疗失眠同样有效，其主要药效在于所含油脂，故临床多微炒。在使用时，为使有效成分溶出，可捣碎入汤剂。

【使用注意】 便溏者慎用。

三、中　　药

（一）重镇安神药

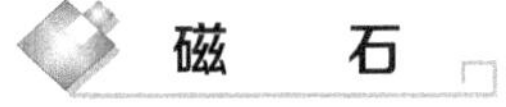

磁　　石

【性味归经】 咸，寒。归肝、心、肾经。

【功效】 镇惊安神，平肝潜阳，聪耳明目，纳气平喘。

【用法用量】 煎服，10～30g；宜打碎先煎。入丸散，每次1～3g。

【应用】

（1）心神不宁证　本品质重沉降，性寒清火，主入心、肝、肾经。能清心、肝之火，兼能益肾滋阴。为固护真阴、镇摄浮阳、安定神志之佳品。善"治肾虚之恐怯，镇心脏之怔忡"（《本草征要》）。本品适用于肾虚肝旺，扰动心神，或惊恐气乱，神不守舍之心神不宁、惊悸失眠等，常与朱砂、神曲同用，代表方如磁朱丸（《备急千金要方》）。

（2）肝阳上亢证　本品味咸质重，性善沉降，能滋养肾阴之不足，潜降上亢之肝阳。本品适用于阴虚阳亢之头晕目眩、头胀头痛、急躁易怒等，常与牛膝、珍珠母、赭石等同用。

（3）耳鸣耳聋，视物昏花　本品"性禀冲和，无猛悍之气，更有补肾益精之功"（《本草经疏》)。长于“治肾家诸病而通耳明目”(《本草纲目》),凡“肾虚耳聋目昏者皆用之”(《本草衍义》)。若治肾阴不足,耳鸣耳聋者,与熟地黄、山茱萸、山药等同用。治肝肾不足,目暗不明,视物昏花者,常与枸杞子、女贞子、菊花等同用。

(4)肾虚气喘　本品质重沉降,能“引金气以下行,气纳喘平”(《本草便读》),适用于肾不纳气之虚喘,宜与蛤蚧、五味子、胡桃肉等配伍。

(5)现代研究　本品能抑制中枢神经系统,有镇静、催眠及抗惊厥作用,且炮制品作用显著增强。此外,本品尚有抗炎、镇痛及促凝血等作用。

【神经科运用】

(1)诸多的心神不安证　如性情急躁,失眠多梦,口苦目赤,便结尿黄,舌红苔黄,脉弦数等实证;或虚烦不寐,心悸不安,耳鸣健忘,肢倦神乏,面色无华,舌淡脉细等症。临床常与朱砂配合应用。

(2)阳亢于上之眩晕证　如眩晕耳鸣,头痛且胀,腰膝酸软,五心烦热,面色潮红,睡眠不安,舌红苔黄,脉弦细数。临床常与龙骨、牡蛎、山茱萸、生地黄等配伍。

【使用注意】　不可多服、久服,脾胃虚弱者慎用。

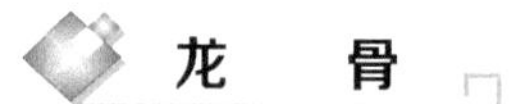

龙　骨

【性味归经】　甘、涩,平。归心、肝、肾经。

【功效】　镇惊安神,平肝潜阳,收敛固涩。

【用法用量】　煎服,15～30g,宜打碎先煎。外用适量。镇惊安神,平肝潜阳多生用;收敛固涩宜煅用。

【应用】

(1)心神不宁证,惊痫癫狂　本品甘平,质重沉降,善入心、肝二经,“于安神凝志之效尤多”(《神农本草经百种录》)。凡“小儿惊痫,大人癫狂,神志浮越不宁之证,以此坚重以镇之,所以能安心神,定魂魄,则惊痫狂乱之证,宜其专用之也”(《本草汇言》)。若治心神不宁、心悸怔忡、失眠多梦等,可与朱砂、磁石等同用。治癫狂惊搐,可与琥珀、天竺黄等同用。

(2)肝阳上亢证　本品入肝经,有较强的潜降肝阳作用,适用于肝阳上亢之头晕目眩、耳鸣耳胀、烦躁易怒等。常与赭石、牡蛎、白芍等同用。

(3)滑脱诸证　本品味涩而主收敛,适用于遗精滑精、尿频遗尿、崩漏带下、久泻久痢、自汗盗汗等体虚滑脱诸证。若治肾虚不固之遗精、滑精,常与沙苑子、芡实、牡蛎等同用。治尿频遗尿,可与益智仁、山药、乌药等配伍。治脾肾亏虚,冲任不固之崩漏、月经过多,可与黄芪、山茱萸、海螵蛸等同用。治脾虚泄泻不止,可与赤石脂为伍。治体虚汗出,可与黄芪、麻黄根等同用。

(4)湿疮痒疹,溃疡不敛　本品煅后外用,有收湿、敛疮、生肌之效。

(5)现代研究　本品有中枢抑制和骨骼肌松弛作用,所含钙离子能促进血液凝固、降低血管通透性。本品还具有镇静、催眠和抗惊厥作用,能调节机体免疫功能,有利于消除溃疡,促进伤口的恢复。

【神经科运用】　本品主要用于脑神不安所出现的失眠、郁证、癫狂、惊痫等。龙骨入脑经，重镇安神作用逊于朱砂、磁石；故多与牡蛎为对药使用。本品用量宜重，以先煎为好。

【使用注意】　不可多服、久服，脾胃虚弱者慎用。

牡　蛎

【性味归经】　咸，微寒。归肝、胆、肾经。

【功效】　潜阳补阴，重镇安神，软坚散结，收敛固涩，制酸止痛。

【用法用量】　煎服，9～30g，宜打碎先煎。外用适量。收敛固涩、制酸宜煅用，其他宜生用。

【应用】

（1）肝阳上亢证　本品咸寒沉降，入肝、肾经，“能益阴潜阳”（《本草便读》），适用于肝肾阴虚，肝阳上亢之头晕目眩、耳鸣耳胀、烦躁易怒等，常与代赭石、龙骨、白芍等同用。

（2）心神不宁证　本品有镇惊安神之功，功似龙骨而力稍逊。治疗心神不安、惊悸怔忡、失眠多梦，二者常相须为用。

（3）瘰疬瘿瘤，癥瘕痞块　本品寒咸，能清热软坚散结，凡“一切痰血癥瘕，瘿瘤瘰疬之类，得之则化”（《长沙药解》）。若治痰火郁结之瘰疬瘿瘤，可与浙贝母、玄参、夏枯草等同用。治痰瘀互结之胁下痞块，常配鳖甲、柴胡、桃仁等同用。

（4）滑脱诸证　本品煅后，“性多涩固”（《本草便读》），可用于体虚不固所致的多种滑脱证。若治自汗、盗汗，常与黄芪、麻黄根等同用。治肾虚不固之遗精滑泄，常与沙苑子、芡实、龙骨等同用。治尿频、遗尿，可与桑螵蛸、金樱子、益智仁等同用。治疗崩漏、带下，可与龙骨、海螵蛸、山药等配伍。

（5）其他　本品煅用有制酸止痛之功，可用于胃痛泛酸。

（6）现代研究　本品有镇静、抗惊厥、镇痛作用。煅牡蛎有抗实验性胃溃疡作用。

【神经科运用】　本品主要用于脑神不安所出现的失眠、怔忡、癫痫等，临床常配龙骨、朱砂、琥珀等药同用。牡蛎与龙骨都能入脑，都能重镇安神，功用亦相似，但牡蛎偏重养阴潜阳、软坚散结。

【使用注意】　脾胃虚弱者慎用。

（二）养脑安神

酸 枣 仁

【性味归经】　咸，微寒。归肝、胆、肾经。

【功效】　养心补肝，宁心安神，敛汗，生津。

【用法用量】　煎服，10～15g。

【应用】

（1）心神不宁证　本品味甘，入心、肝二经，能滋养心肝之阴血，“功专安神定志”（《本草撮要》)，为滋阴养性安神药。适用于心肝阴血亏虚，心失所养之虚烦不眠、惊悸多梦等，可单用，或与麦冬、制何首乌、茯苓等同用。若治心神不宁属心脾气血虚者，可配黄芪、当归、茯神等，如归脾汤(《济生方》)；属心肾两虚，阴血虚少，虚火内扰者，可与生地黄、麦冬、五味子等同用，如天王补心丹(《摄生秘剖》)。

(2)体虚多汗，津伤口渴　本品味酸，能敛阴止汗，生津止渴，适用于体虚汗出，津伤口渴。前者可与黄芪、五味子、山茱萸等同用，后者可与生地黄、麦冬、天花粉等同用。

(3)现代研究　本品有镇静、镇痛、催眠、抗惊厥、抗心律失常作用，能协同巴比妥类药物对中枢起抑制作用。此外，本品还有降体温、降血压、降血脂、抗缺氧、抗肿瘤、抑制血小板凝集、改善心肌缺血、增强免疫功能等作用。

【神经科运用】

1)主要用于失眠，悸忡之症。如善惊易恐，睡眠不安，头晕心悸，倦怠无力，面色不华，舌质淡红，苔薄白，脉细弱等血虚难于濡养脑神之症；或虚烦不寐，心悸不宁，五心烦热，腰酸耳鸣，头晕目眩，舌质偏红，脉细数等虚火扰神之症。本品常与朱砂、茯苓、柏子仁、丹参、远志等同用。

2)酸枣仁性平，入脑经作用柔和，是临床养脑安神的首选药物，特别是治疗失眠之证。

【使用注意】　本品炒后质脆易碎，便于煎出有效成分，可增强治疗效果。

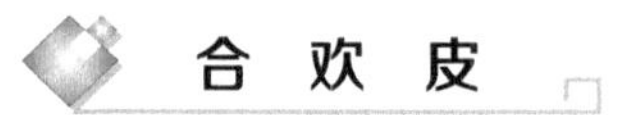

合欢皮

【性味归经】　甘，平。归心、肝、肺经。

【功效】　解郁安神，活血消肿。

【用法用量】　煎服，6～12g。外用适量。

【应用】

(1)心神不宁证　本品味甘性平，入心、肝经，能解肝郁，安心神，“令人事事遂欲，时常安乐无忧”(《本草蒙筌》)，适用于情志不遂、愤怒忧郁所致心神不宁，烦躁失眠。可单用，或与柏子仁、酸枣仁、首乌藤等配伍。

(2)跌仆伤痛　本品有“活血消肿止痛”(《本草纲目》)之功，用于跌打损伤，瘀肿疼痛，可单用为末，酒调服，醋滓外敷；或与乳香、没药、骨碎补等配伍。

(3)肺痈，疮痈肿毒　本品活血，能消散内外痈肿。若治肺痈胸痛，咳吐脓血者，可单用本品，或与白薇为伍。治疗疮痈肿毒，可与野菊花、蒲公英、紫花地丁等同用。

(4)现代研究　本品有镇静、增强免疫、抗肿瘤、抗炎等作用。

【神经科运用】

(1)用于失眠证　如治疗睡眠不香、虚烦不安、健忘不语、纳呆不食等症，本品临床常与酸枣仁、柏子仁、远志伍用。

(2)用于郁证　如愤怒忧郁、胸胁疼痛、失眠多梦、眩晕耳鸣、舌质偏红少苔，脉细弦，临床可与柴胡、丹参、郁金、白芍等配伍。

【使用注意】　孕妇慎用。

首乌藤

【性味归经】　甘，平。归心、肝经。

【功效】　养血安神，祛风通络。

【用法用量】　煎服，9～15g。外用适量，煎水洗患处。

【应用】

（1）心神不宁证　本品味甘，入心、肝二经，能益阴补血，“安神催眠”（《饮片新参》），适用于阴虚血少之心神不宁、失眠多梦，可单用水煎服，或与珍珠母、丹参同用。

（2）血虚身痛，风湿痹痛　本品既能养血祛风，又能“行经络，通血脉”（《本草再新》），适用于血虚经脉失养所致的肢体疼痛、肌肤麻木不仁，以及风湿痹痛、关节屈伸不利。前者可与鸡血藤、当归、川芎等同用，后者可与威灵仙、秦艽、桑枝等同用。

（3）其他　本品“用于风疮疥癣作痒，煎汤洗浴”（《本草纲目》），有祛风止痒之功。

（4）现代研究　本品有镇静、催眠作用，与戊巴比妥钠合用有明显的协同作用，并有降血脂、防治动脉粥样硬化、促进免疫功能及抗炎等作用。

【神经科运用】　首乌藤味甘而补，入心、肝二经，能补养阴血，养心安神，适用于阴虚血少之失眠多梦、心悸怔忡、头目眩晕等症，临床常与合欢皮、酸枣仁、柏子仁等养心安神药同用；若失眠而阴虚阳亢者，可加珍珠母、龙骨、牡蛎等以潜阳安神而取效。

远　志

【性味归经】　苦、辛，温。归心、肾、肺经。

【功效】　安神益智，交通心肾，祛痰，消肿。

【用法用量】　煎服，3～10g。外用适量。化痰止咳宜炙用。

【应用】

（1）心神不宁证　本品苦辛性温，主入心、肾经，性善宣泄通达，“能通肾气上达于心，使肾中之水，上交于离，成既济之象，故能益智疗忘”（《本草便读》）。本品为交通心肾、安定神志、益智强识之佳品。凡心神不宁、失眠多梦、健忘惊悸、神志恍惚等，“由心肾不交所致，远志能交心肾，故治之”（《本草从新》）。远志常与茯神、朱砂、龙齿等药同用。

（2）咳嗽痰多，咳痰不爽　本品苦温性燥，入肺经，“化痰止咳，颇有奇功”（《本草正义》），能使“肺中之呼吸于以调，痰涎于以化，即咳嗽于以止矣”（《医学衷中参西录》）。本品适用于咳嗽痰多，咳痰不爽者。

（3）疮痈肿毒，乳房肿痛　本品“善疗痈毒，敷服皆奇”（《本草征要》）。凡“一切痈疽背发，从七情忧郁而得。单煎酒服，其渣外敷，投之皆愈”（《本草求真》）。

（4）现代研究　本品有镇静、催眠、抗惊厥、祛痰、镇咳、降压、兴奋子宫等作用，对革兰阳性菌及多种杆菌有明显抑制作用。此外，本品还有抗衰老、抗突变、抗癌及溶血作用。

【神经科运用】

1）本品常用于失眠证，虚实型毋须考虑，临床常配伍酸枣仁、茯神、龙齿等药物。

2）本品味辛通利，利心窍、逐痰涎，故用治痰阻心窍之证。如精神错乱或恍惚不安，或喃喃独语或善悲欲哭，胸胁胀满疼痛，不食不眠，呕吐，女子月经紊乱，舌苔腻，脉弦滑等。或精神恍惚，卒然仆地，昏不知人，口吐涎沫，两目上视，四肢抽搐，移时苏醒等惊痫证。前者可与温胆汤、导痰汤合用；后者可配伍菖蒲、郁金等药。

【使用注意】 孕妇慎用。

（翁銮坤）

第三节 平肝息风类

凡以平肝潜阳、息风止痉为主要作用，主治肝阳上亢或肝风内动病证的药物（方剂），均称为平肝息风类。

素有“介类潜阳，虫类搜风”之说，质重之品可镇潜肝阳。肝为风木之脏，体阴而用阳，故肝阴易虚，肝阳易亢；阴虚阳亢，虚风内动。即《素问·至真要大论》所言：“诸风掉眩，皆属于肝。”本类药物皆入肝经，多为介类、昆虫等动物药及矿石类药物，有平肝潜阳、息风止痉之主要功效。

平肝息风药可分为以平肝阳为主要作用的平肝潜阳药和以息肝风、止痉厥为主要作用的息风止痉药两类。然因肝风内动以肝阳化风为多见，且息风止痉药多兼有平肝阳的作用，故两类药物常互相配合应用，主要用于治疗肝阳上亢、肝风内动及肝火上炎等证。

部分平肝息风药物以其质重、性寒沉降之性，兼有镇静安神、降逆、清肝明目、凉血等作用，又可用于治疗心神不宁、呕吐、呃逆、喘息、目赤肿痛、血热出血等症。某些息风止痉药物，兼可祛外风、通络，用于治疗中风（中经络）之口眼㖞斜、痹证疼痛、麻木、拘挛等疾病。

一、中 成 药

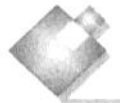

松龄血脉康胶囊

【组成】 鲜松叶、葛根、珍珠层粉。

【功效】 平肝潜阳，镇心安神。

【主治】 用于肝阳上亢所致的头痛、眩晕、急躁易怒、心悸、失眠。

现代主要运用于高血压及原发性高脂血症见上述证候者。

【用法】 口服，每次3粒，每日3次，或遵医嘱。

【临床运用】

（1）高血压 现代药理学研究提示本品具有降压作用，因此，可用于高血压患者辅助降压。

（2）高脂血症　药理学研究提示本品对高脂血症具有预防和治疗作用。因此，对于具有肝阳上亢表现的高脂血症患者甚为适宜。

【使用注意】

1）气血不足证者慎用。

2）服药期间忌食辛辣、生冷、油腻食物。

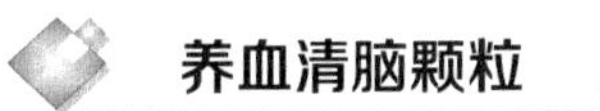

养血清脑颗粒

【组成】　当归、川芎、白芍、熟地黄、钩藤、鸡血藤、夏枯草、决明子、珍珠母、延胡索、细辛。

【功效】　养血平肝，活血通络。

【主治】　用于血虚肝旺所致的头痛眩晕、心烦易怒、失眠多梦。

现代主要运用于偏头痛、高血压、颈椎病、脑外伤等见上述证候者。

【用法】　口服。每次 1 袋，每日 3 次。

【临床运用】

（1）头晕头痛　本品具有养血平肝的作用，因此，对于血虚、肝阳上亢所致头晕头痛者，具有一定疗效。因此，临床上，对于偏头痛、高血压等疾病合并头晕头痛者，均可用之。因为含有活血化瘀之品，因此对于血瘀所致头痛头晕者，亦有疗效。

（2）失眠多梦　养血清脑颗粒的主要成分有当归、川芎、白芍、熟地黄、鸡血藤、珍珠母等，以四物汤为底方加减所得，具有养血平肝、活血通络的功效。养血清脑颗粒主要从血虚方面治疗失眠、多梦等症状，一般用于血虚所致心烦易怒、失眠多梦等症状。

【使用注意】

1）外感或者痰湿阻络所致头痛、眩晕者慎用。

2）本品含有活血药，孕妇慎用。

3）脾虚便溏者慎用。

4）本品有轻度降压作用，低血压者慎用。

天 智 颗 粒

【组成】　天麻、钩藤、石决明、杜仲、桑寄生、茯神、首乌藤、槐花、栀子、黄芩、川牛膝、益母草。

【功效】　平肝潜阳，补益肝肾，益智安神。

【主治】　本品用于肝阳上亢所致的中风引起的智能减退，记忆力差，思维迟缓，定向力差，计算力差，理解多误，伴头晕目眩、头痛、烦躁易怒、失眠、口苦咽干、腰膝酸软等。

现代主要运用于轻中度血管性痴呆、高血压、脑血管疾病属上述证候者。

【用法】　口服。每次 1 袋，每日 3 次。

【临床运用】

（1）痴呆　本品具有改善认知的作用，因此对于血管性痴呆证属肝阳上亢的患者，具有较好的临床疗效。

（2）头晕头痛　本品具有平肝潜阳的作用，因此，对于肝阳上亢所致的头晕头痛者，具有一定疗效。

【使用注意】

1）低血压患者忌服。

2）个别患者可出现腹泻、腹痛、恶心、心慌等症状。

3）孕妇忌服。

二、汤　剂

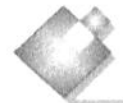

天麻钩藤饮 《中医内科杂病证治新义》

【组成】 天麻 9g，钩藤后下 12g，生决明先煎 18g，山栀、黄芩各 9g，川牛膝 12g，杜仲、益母草、桑寄生、首乌藤、朱茯神各 9g（原著本方无用量）。

【功效】 平肝息风，清热活血，补益肝肾。

【主治】 肝阳偏亢，肝风上扰证。头痛，眩晕，失眠，舌红苔黄，脉弦数。

本品主要应用于高血压之眩晕、头痛属肝阳上亢证者。此外，本品亦可用于眩晕、中风、中风后遗症以及更年期综合征等证属肝阳上亢者。

【用法】 水煎服。

【临床运用】

1）本方是肝阳偏亢、肝风上扰证的常用效方，临床应用以头痛、眩晕、舌红苔黄、脉弦为证治要点。

2）加减法：原书云："重症可易决明为羚羊角，则药力益著；若进入后期血管硬化之症，可酌入槐花、海藻。"阳亢化风，眩晕较甚，唇舌或肢体发麻者，除羚羊角外，尚可酌加赭石、牡蛎、龙骨、磁石等以镇肝潜阳息风；肝火偏盛，头痛较剧，面红目赤，舌苔黄燥，脉弦数者，可酌加龙胆草、夏枯草、牡丹皮，或加服龙胆泻肝丸以清肝泻火；便秘，可加大黄、芒硝以泻肝通腑；肝肾阴虚明显，可酌加女贞子、枸杞子、白芍、生地黄、何首乌等以滋养肝肾。

【使用注意】

1）现代研究证明，本方有一定的降血压作用，因此低血压患者慎用。

2）阴虚阳亢者慎用。

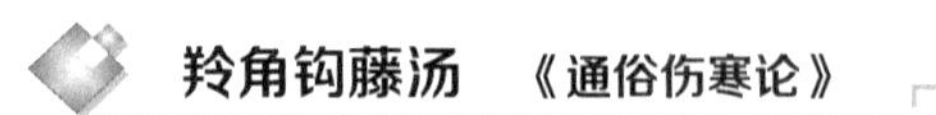

羚角钩藤汤 《通俗伤寒论》

【组成】 羚角片先煎一钱半（4.5g），霜桑叶二钱（6g），京川贝去心四钱（12g），鲜生地黄五钱（15g），双钩藤后入三钱（9g），滁菊花三钱（9g），茯神木三钱（9g），生白芍三钱（9g），生甘草八分（2.4g），淡竹茹鲜刮，与羚角先煎代水五钱（15g）。

【功效】 凉肝息风，增液舒筋。

【主治】 肝热生风证。高热不退，烦闷躁扰，手足抽搐，发为痉厥，甚则神昏，舌质绛而干，或舌焦起刺，脉弦数。

现代主要应用于流行性脑脊髓膜炎、流行性乙型脑炎、高血压脑病、脑血管意外、妊娠子痫等属肝热生风或肝阳化风者；对其他系统疾病引起的脑病、面肌痉挛等所致的抽搐或痉厥辨证为热盛或阳亢风动者，亦有良好疗效。

【用法】 水煎服。

【临床运用】

1）本方为凉肝息风的代表方，临床以高热、抽搐为证治要点。

2）目前，临床上常用羚羊角骨代替羚羊角，羚羊角骨须加重用量至30g。

3）凡热病过程中，出现高热烦躁，手足抽搐、痉厥，或高血压所致的头晕目眩、耳鸣心跳，而见有热极动风证候者，均可使用。若热邪内闭，神志昏迷者，应先选用安宫牛黄丸、至宝丹、紫雪丹等以清热开窍。

4）加减法：气分热盛而见壮热汗多、渴欲冷饮者，加石膏、知母等以清气分之热；营血分热盛而见肌肤发斑、舌质红绛者，加水牛角、牡丹皮、紫草等以清营凉血；兼腑实便秘者，加大黄、芒硝以通腑泄热；兼邪闭心包、神志昏迷者，加紫雪丹或安宫牛黄丸以凉开止痉；抽搐不易止息者，加全蝎、僵蚕、蜈蚣等以息风止痉；喉间痰鸣者，加鲜竹沥、生姜汁、天竺黄等以清热涤痰；高热不退，津伤较甚者，加玄参、天冬、麦冬等以滋补津液。

【使用注意】 若热病后期，热势已衰，阴液大亏，虚风内动者，不宜应用。

大定风珠　《温病条辨》

【组成】 生白芍六钱（18g），阿胶三钱（9g），生龟甲四钱（12g），干地黄六钱（18g），麻仁二钱（6g），五味子二钱（6g），生牡蛎四钱（12g），麦冬连心六钱（18g），炙甘草四钱（12g），鸡子黄生二枚（2枚），生鳖甲四钱（12g）。

【功效】 滋阴息风。

【主治】 阴虚风动证。温病后期，神倦瘛疭，舌绛苔少，脉弱有时时欲脱之势。

现代主要应用于急性脑血管病、乙脑后遗症、眩晕、风湿性舞蹈症、震颤麻痹、神经性震颤、放疗后舌萎缩、甲状腺功能亢进（甲亢）、甲亢术后手足抽搐症、过敏性荨麻疹、冠心病、伤寒、不宁腿综合征等辨证属阴虚风动者，以及失眠、小儿暴惊夜啼、咯血、坠积性肺炎、腰腿痛综合征等辨证属阴虚内热者。

【用法】 水八杯，煮取三杯，去滓，入阿胶烊化，再入鸡子黄，搅令相得，分三次服。

现代用法：水煎去渣，入阿胶烊化，再入鸡子黄搅匀，分3次温服。

【临床运用】

1）本方为滋阴息风的代表方，适用于阴虚风动之证，临床以瘛疭、神倦、舌绛苔少、脉象虚弱为辨证要点。

2）加减法：《温病条辨》于方后云："喘加人参，自汗者加龙骨、人参、小麦，悸者加茯神、人参、小麦。”喘为元气大亏，故加人参以益气而平喘；自汗因元气虚弱，卫表不固，故加龙骨、人参、小麦以益气敛汗；悸乃心气耗伤，故用人参、小麦以益气养心。兼低热者，酌加地骨皮、白薇、知母、牡丹皮以退虚热；有痰者，酌加天竺黄、贝母、半夏以清热化痰。

【使用注意】 阴液虽亏而邪热犹盛者，不宜使用本方。

牵正散 《杨氏家藏方》

【组成】 白附子、白僵蚕、全蝎去毒，并生用各等分（各 5g）。

【功效】 祛风化痰，通络止痉。

【主治】 风痰阻于头面经络所致的口眼㖞斜。

现代主要应用于面神经麻痹、面肌痉挛、三叉神经痛、偏头痛、中风后遗症等属于风痰痹阻经络者。

【用法】 上细为末，每服一钱（3g），热酒调下，不拘时候。

现代用法：共为细末，每次 3g，温酒送服，日服 2～3 次；亦可作汤剂，水煎服。

【临床运用】

1）本方适用于风痰阻络而有寒象者，以卒然口眼㖞斜、舌淡苔白为证治要点。

2）加减法：本方用作汤剂，可酌加天麻、白蒺藜、蜈蚣、地龙等祛风止痉通络之品，以增强疗效。

【使用注意】 本方偏于温燥，故对于肝阳化风、肝风内动或气虚血瘀引起的口眼㖞斜或半身不遂者，不宜使用。另外，方中白附子、全蝎为有毒之品，且方中药物均生用，药性更为剽悍，故使用时药量不宜过大。

川芎茶调散 《太平惠民和剂局方》

【组成】 薄荷叶不见火八两（240g），川芎、荆芥去梗各四两（各 120g），细辛去芦一两（30g），防风去芦一两半（45g），白芷、羌活、甘草爁各二两（各 60g）。

【功效】 疏风止痛。

【主治】 外感风邪头痛。偏正头痛或巅顶头痛，恶寒发热，目眩鼻塞，舌苔薄白，脉浮。

现代主要应用于血管神经性头痛，以及慢性鼻炎、鼻窦炎、感冒、脑外伤后遗症等引起的头痛，辨证属于外感风邪者。

【用法】 上为细末，每服二钱（6g），食后，清茶调下。

现代用法：共为细末，每服 6g，每日 2 次，饭后清茶调服；亦可作汤剂，水煎服。

【临床运用】

1）本方是治疗外感风邪头痛的常用方剂。以头痛，恶风寒（头部吹风则痛甚或头痛发作），鼻塞，脉浮为证治要点。

2）加减法：本方组成药物以辛温之品为多，故主要适用于风寒头痛，但对风热头痛亦可加减应用。若头痛属风寒者，可重用川芎，并酌加紫苏叶、生姜等以加强祛风散寒之功；属风热者，去羌活、细辛，加蔓荆子、菊花以散风热；若头痛日久不愈者，可配全蝎、僵蚕、桃仁、红花等以搜风活血止痛。

【使用注意】 本方辛散药物较多，故凡久病气虚、血虚，或肝肾不足、阳气亢盛之头痛，则非本方所宜。

三、中　　药

（一）平肝潜阳药

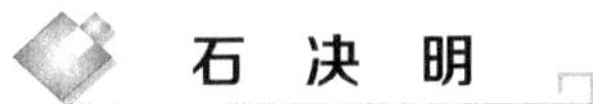

石 决 明

【性味归经】 咸，寒。归肝经。

【功效】 平肝潜阳，清肝明目。

【用法用量】 煎服，6～20g；应打碎先煎。平肝、清肝宜生用，外用点眼宜煅用、水飞。

【应用】

（1）肝阳上亢证　本品咸寒质重，专入肝经，能潜镇肝阳，清泄肝火，“为凉肝镇肝之要药”（《医学衷中参西录》），兼能滋养肝阴。本品适用于肝肾阴虚、肝阳上亢之头痛眩晕，常与夏枯草、牡蛎、白芍等同用。

（2）目赤翳障，视物昏花　本品长于清肝火，益肝阴，明目去翳。无论“内服外点，皆决能明目”（《本草便读》）。大凡目疾，无论属虚属实皆可运用，故为治目疾之要药。若治肝火上炎之目赤肿痛，可与黄连、车前子同用，如决明丸（《圣济总录》）。治目生翳障，可单用水飞点眼，或与木贼、蛇蜕、白菊花等同用，如石决明散（《证治准绳》）。治肝肾阴虚所致羞明畏光、视物模糊，可与熟地黄、枸杞子、谷精草等同用，如复明片（《中国药典》）。

（3）其他　本品煅用有收敛、制酸、止血等作用，可用于疮疡久溃不敛、胃痛泛酸及外伤出血等。

（4）现代研究　本品有中和胃酸、解热、镇静、解痉、抑菌、抗炎、止血等作用。

【神经科运用】 本品除用于肝阳上亢所致的眩晕、头痛外，还用于肾阴不足、风阳上扰于脑之惊痫、眩晕等。如眩晕神疲，腰膝酸软，遗精耳鸣，或痫证反复发作，健忘梦多，大便干燥，舌质红少津、苔少，脉细数等。常与生地黄、山茱萸、龟甲、枸杞子、牡蛎、鳖甲等伍用。

【使用注意】 本品咸寒，易伤脾胃，故脾胃虚寒，食少便溏者慎用。

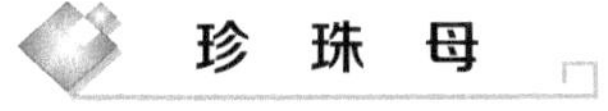

珍 珠 母

【性味归经】 咸，寒。归肝、心经。

【功效】 平肝潜阳，安神定惊，明目退翳。

【用法用量】 煎服，10～25g；宜打碎先煎。或入丸、散剂。外用适量。

【应用】

（1）肝阳上亢证　本品咸寒质重，能平肝阳，清肝火，适用于肝阳上亢之头痛眩晕。

其药性、功用与石决明相似，每常相须为用；或与夏枯草、煅磁石、钩藤等同用。

（2）心神不宁证　本品质重沉降，入心经，有镇惊安神之功。治心火亢盛之心神不安，烦躁不眠，可与黄连、朱砂等同用。若治心血不足、虚火内扰所致的心悸失眠、头晕耳鸣，可与五味子、石菖蒲、首乌藤等同用。

（3）目赤翳障，视物昏花　本品咸寒，主入肝经，能清肝明目退翳，亦为治目疾之常用药物。如治肝火上炎之目赤肿痛，羞明畏光，目生翳障，常与石决明、夏枯草、菊花等同用。若治肝肾亏虚之目暗不明，视物昏花，可与苍术、猪肝同煮食，或配菊花、枸杞子等同用。

（4）其他　本品煅用有收敛、制酸、止血等作用，可用于疮疡久溃不敛，胃痛泛酸及外伤出血等。

（5）现代研究　本品可对抗实验性白内障，对四氯化碳引起的实验性肝损伤有保护作用，对大鼠应激性胃溃疡有明显的抑制作用，并有镇静及抗惊厥作用。

【神经科运用】

1）用于脑神不安，阳气逆乱之证。毋需考虑虚、实病变，如失眠、惊悸、癫痫等。临床常与龙骨、牡蛎、朱砂、胆南星、僵蚕等伍用。

2）用于小儿惊风、啼哭不安等证。临床表现为起病急骤，肢体抽搐，发热或不发热，喉间痰鸣，两目上翻，神志短暂不清；或小儿夜啼不安，白日嗜睡，醒中时作惊惕，或目触异物，耳听异声，则心神不宁，哭闹不止。常与钩藤、蝉蜕、僵蚕等配伍。

【使用注意】　本品咸寒，易伤脾胃，故脾胃虚寒，食少便溏者慎用。

蒺　藜

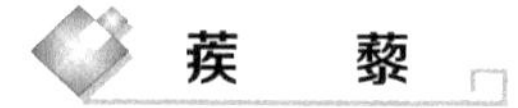

【性味归经】　辛、苦，微温；有小毒。归肝经。

【功效】　平肝解郁，活血祛风，明目，止痒。

【用法用量】　煎服，6～10g。外用适量。

【应用】

（1）肝阳上亢证　本品入肝经，能平抑肝阳，作用缓和，适用于肝阳上亢之眩晕头痛，每与钩藤、石决明、珍珠母等同用。

（2）肝郁气滞证　本品辛能行散，主入肝，长于疏理肝经之郁滞，兼能活血通络。适用于肝气郁滞之胸胁胀痛，乳房作痛等，常与香附、青皮、橘叶等同用。

（3）目赤翳障　本品能平肝散风，明目退翳，善“疗双目赤痛，翳生不已”（《本草蒙筌》），“为治风明目要药”（《本经逢原》），适用于风热上攻之目赤肿痛、翳膜遮睛、羞明多眵、眼边赤烂、红肿痛痒、迎风流泪等，常与密蒙花、决明子、蝉蜕等配伍。

（4）风疹瘙痒，白癜风　本品有祛风止痒之功，凡“遍身白癜瘙痒难当者，服此治无不效”（《本草求真》）。若治风疹瘙痒，常与防风、荆芥、白鲜皮等同用。治白癜风，症见白斑散在分布，色泽苍白，边界较明显者，常与补骨脂、乌梢蛇、白鲜皮等同用。

（5）现代研究　本品有强心、抗动脉硬化、降低血小板聚集性、降血糖、抗过敏、降压、利尿等作用。

【神经科运用】

1）用于肝阳上亢于脑的眩晕、头痛证。其味辛，具降泄、潜镇之力，为此型眩晕的首选药味之一。临床可与钩藤、珍珠母、菊花、白芍等伍用。蒺藜亦可用于其他类型的眩晕、头痛，其关键在于药物配伍以及用量的多少。

2）蒺藜性味辛、苦，辛开苦降调理气机，使风、火、痰、浊无法上亢于脑。肝阳潜降，肝气顺畅，燮调阴阳则诸症解除。

【使用注意】　孕妇慎用。

（二）息风止痉药

羚羊角

【性味归经】　咸，寒。归肝、心经。

【功效】　平肝息风，清肝明目，清热解毒。

【用法用量】　煎服，1～3g，宜另煎2小时以上；磨汁或研粉服，每次0.3～0.6g。

【应用】

（1）肝风内动证　本品性寒，主入厥阴肝经，善“清肝胆之热狂”，“治厥阴之风痉”（《本草便读》），为凉肝息风止痉之要药。因其清热力强，故尤善治热盛风动之惊痫抽搐。本品可单用锉粉，装胶囊服用，如羚羊角胶囊（《中国药典》）；或与钩藤、白芍、菊花等同用，如羚角钩藤汤（《通俗伤寒论》）。若治热闭心包，热盛动风之高热烦躁，神昏谵语，痉厥抽搐者，宜与水牛角、石膏、寒水石等同用。

（2）肝阳上亢证　本品质重沉降，“为平肝之妙药”（《医学衷中参西录》），用于肝阳上亢之头晕、头胀、头痛、耳鸣等，常与夏枯草、黄芩同用。

（3）肝火上炎，目赤翳障　本品“善入肝经以泻其邪热，且善伏肝胆中寄生之相火，为眼疾有热者无上妙药”（《医学衷中参西录》），适用于肝经火盛，上攻头目之头痛、目赤肿痛、羞明流泪、目生翳障等。本品可单用锉末服，或与决明子、黄芩、龙胆草等同用，如羚羊角散（《太平惠民和剂局方》）。

（4）温毒发斑，痈肿疮毒　本品“最能清大热，兼能解热中之大毒”（《医学衷中参西录》），有泻火解毒之功。治温毒发斑，可单用锉末服，或与生地黄、赤芍、大青叶等同用。治热毒疮肿，可与金银花、连翘、栀子等同用。

（5）现代研究　本品对中枢神经系统有抑制作用，能镇静、镇痛，并能增强动物耐缺氧能力，有抗惊厥、解热、降压作用。

【神经科运用】　用于温热病的高热、烦躁、神昏谵语等症。如高热不退，烦渴躁动，四肢厥冷，神昏谵妄，入夜尤甚，舌质深红或绛红，脉洪数等，常配伍生石膏、知母、连翘、犀角等。

【使用注意】　本品性寒，脾虚慢惊者忌用。本品药源匮乏，药价昂贵，临床多入丸、散剂。

牛　黄

【性味归经】 甘，凉。归心、肝经。

【功效】 凉肝息风，清心豁痰，开窍醒神，清热解毒。

【用法用量】 入丸、散剂，每次 0.15～0.35g。外用适量，研末敷患处。

【应用】

（1）肝风内动证　本品性凉，主入心、肝二经，能清热凉肝，息风止痉，主要适用于热极生风之惊痫抽搐，癫痫发狂，可使“风火息，神魂清，诸证自瘳”（《本草经疏》）。若治小儿惊风，高热抽搐，牙关紧闭，烦躁不安者，可与全蝎、僵蚕、天竺黄等同用。治癫痫，时时发动，不知人事者，常与珍珠、琥珀、钩藤等同用。

（2）窍闭神昏　本品性凉，入心经。功能清心豁痰，开窍醒神，为凉开之剂。若治痰火内盛所致烦躁不安，神志昏迷，常与水牛角、冰片、朱砂等同用。治温热病热邪内陷心包，或痰热蒙闭心窍之高热烦躁、神昏谵语及小儿惊厥属痰热内闭者，常与麝香、安息香、琥珀等同用。

（3）咽喉肿痛，口舌生疮，疮痈肿毒　本品性凉，为清热解毒之良药，既可内服，也可外用。对于上述诸症属火毒郁结者为佳。若治火热内盛、咽喉肿痛、牙龈肿痛、口舌生疮等，常与雄黄、石膏、大黄等同用。治热毒蕴结，疔痈疮疖，可与珍珠母、蟾酥、青黛等同用。

（4）现代研究　本品有镇静、抗惊厥、解热、降压、利胆、保肝、抗炎、止血、降血脂等作用。

【神经科运用】 用于中风、惊风、癫痫等出现痰热上蒙神明导致的昏厥，抽搐。临床常配伍郁金、犀角、黄连、珍珠等组成安宫牛黄丸服用。牛黄气清香，味先苦而后微甘，入脑经虽不如藿香力速，镇痉息风的效果仍然很好。况且它还具有豁痰开窍的功效，是其他药物不能相比的。

【使用注意】 非实热证不宜用。孕妇慎用。

天　麻

【性味归经】 甘，平。归肝经。

【功效】 息风止痉，平抑肝阳，祛风通络。

【用法用量】 煎服，3～10g。研末冲服，每次 1～1.5g。

【应用】

（1）肝风内动证　本品主入肝经，功能“息风平肝，宁神镇静”（《本草正义》），对于各种原因所致的肝风内动、惊痫抽搐均可配伍应用。若治小儿急慢惊风，大人中风涎壅、半身不遂、言语艰难等，可与半夏、茯苓、白术等同用。治破伤风，痉挛抽搐、角弓反张等，可与天南星、白附子、防风等配伍。

（2）眩晕头痛　本品既息肝风，又平肝阳。“诸风掉眩，眼黑头眩，风虚内作，非天麻不治”（《本经逢原》）。本品可用于多种原因所致的眩晕、头痛，尤以治肝阳上亢所致者最为适宜，可单用炖服，或与钩藤相须为用。若治风痰上扰之眩晕头痛，可与半夏、茯苓、白术等同用，如半夏白术天麻汤（《医学心悟》）。治肝肾阴虚之头晕目眩、头痛耳鸣等，可与何首乌、熟地黄、黄精等同用。

（3）肢体麻木，手足不遂，风湿痹痛　本品以治风见长。“内风可定，外风亦可定”（《本草便读》）。本品能祛风通络，“通关透节”（《本草撮要》）。治风湿麻木瘫痪，可与独活、羌活浸酒饮。治妇人风痹，手足不遂，可与牛膝、杜仲等浸酒饮。治风湿痹痛，肢体拘挛、手足麻木、腰腿酸痛等，常与独活、杜仲、牛膝等同用煎服。

（4）现代研究　本品有抗惊厥、抗癫痫、抗抑郁、镇痛及镇静催眠作用，能改善学习记忆、改善微循环，抗衰老，抗氧化，抗缺氧，抗辐射，扩血管，降血压，抗炎，抗凝血，抗血栓，抗血小板聚集等，天麻多糖还有增强机体非特异性免疫和细胞免疫的作用。

【神经科运用】

（1）用于癫痫及各种原因引起的抽搐　其中风痰阻窍、痰火上扰型均用天麻，常与僵蚕、全蝎、胆南星、天竺黄等伍用；高热抽搐的小儿用清热凉血药加用天麻或其他息风药；其他原因引起的抽搐，用天麻配伍柔肝缓急、解肌养筋之药，如木瓜、白芍、葛根等。

（2）用于偏正头痛、肢麻等症　如肝阳上亢型见头痛而晕，急躁烦怒，失眠梦多，舌质偏红苔薄黄，脉弦有力等；肝火偏旺型见头痛面红，口苦目赤，大便干结，小便黄，舌红苔黄，脉弦数等。前者用天麻配石决明、生龙骨、生地黄、磁石等；后者用天麻伍龙胆草、山栀子、夏枯草等。肢麻多为肝阳上亢、脉络瘀阻型。临床见肢体麻木，甚或半身不遂，患侧僵硬拘挛，眩晕头痛，耳鸣耳聋，舌红苔黄，脉弦硬有力等，常配伍山栀子、益母草、杜仲、牛膝等药。

天麻入脑经，平脑潜阳；入肝经，息风通络。二者相辅相成，对于上扰于脑之风、火、痰等致病因素均有覆盖，因此，可治疗脑病之要药。

【使用注意】　虚证眩晕、惊厥、痫证宜慎用或不用。

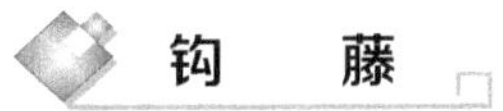

钩　藤

【性味归经】　甘，凉。归肝、心包经。

【功效】　息风定惊，清热平肝。

【用法用量】　煎服，3～12g。若“久煎便无力，俟它药煎熟，一二沸即起颇得力也”（《本草征要》），故宜后下。

【应用】

（1）肝风内动证　本品甘凉，入肝经，长于清肝热，息肝风，“专理肝风相火之病”（《本草正》）。本品为治肝风内动、惊痫抽搐之常用药物。尤宜于肝经热极风动之高热惊厥，四肢抽搐等，可使“风静火息，则诸证自除”（《本草纲目》）。常与羚羊角、白芍、菊花等同用，如羚角钩藤汤（《通俗伤寒论》）。若治小儿急惊风，症见壮热惊悸，牙关紧闭，手足抽搐者，可与羚羊角、天麻、全蝎等同用，如钩藤饮（《医宗金鉴》）。

（2）肝阳上亢证　本品既能清肝热，又善平肝阳，可用于肝阳上亢或肝火上炎所致的头痛头胀、眩晕等。前者常与夏枯草、石决明、珍珠母等同用；后者可与夏枯草、山栀子、菊花等同用。

（3）其他　本品息风定惊，兼能疏风透热，尚可用于感冒夹惊，风热头痛及小儿惊哭夜啼。

（4）现代研究　本品有抗癫痫、镇静、抗精神依赖、降血压、抗脑缺血等作用。

【神经科运用】

（1）用于虚实二证的眩晕　如肝阳上亢于脑的眩晕，配菊花、石决明、僵蚕、龙骨等；风火上扰于脑之眩晕，配夏枯草、黄芩、大黄、地龙等。黄培新教授认为，虚证眩晕仍可用钩藤，常与黄精、枸杞子、当归、白芍等同用，临床视气、血、阴、阳亏虚的程度而辨证配伍。

（2）用于高热抽搐　温病及外感高热常可引起肢体抽搐。特别是小儿，抽搐更容易发生。钩藤偏寒，入脑经息风镇痉，可作为治疗小儿抽搐的首选药物之一。临床与菊花、僵蚕、生石膏、羚羊角等伍用。

【使用注意】　其有效成分钩藤碱加热后易破坏，故不宜久煎。无风热及实热者应慎用。

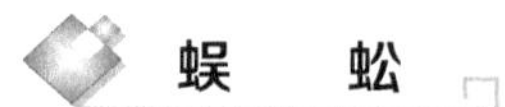

蜈　蚣

【性味归经】　辛，温；有毒。归肝经。

【功效】　息风镇痉，通络止痛，攻毒散结。

【用法用量】　煎服，3～5g。外用适量。

【应用】

（1）肝风内动证　本品性善走窜，内通脏腑，外达经络，搜风定搐，“内治肝风萌动，癫痫眩晕，抽掣瘛疭，小儿脐风；外治经络中风，口眼㖞斜，手足麻木”（《医学衷中参西录》）。功似全蝎而止痉之力尤甚，凡风动抽搐之证，二者常相须为用，协同增效。

（2）风湿顽痹，偏正头痛　本品长于搜风，“旁达经络”（《医林纂要》），具有较好的祛风通络止痛之功，与全蝎相似。如治风湿顽痹，疼痛麻木，多与蕲蛇、威灵仙、川乌等同用。治疗顽固性偏正头痛，可与地龙、川芎、僵蚕等配伍。

（3）疮痈肿毒，瘰疬痰核，蛇虫咬伤　本品以毒攻毒，解毒散结，功似全蝎而力强，“凡一切疮疡诸毒皆能消之”（《医学衷中参西录》）。如治疮痈肿毒，可与雄黄共为末，用猪胆汁调敷患处。治瘰疬痰核，可单用研末调服，或用夏枯草煎汤送服。治疗蛇虫咬伤，可配白芷、雄黄等，油调外搽患处。

（4）现代研究　本品有中枢抑制、抗惊厥和明显的镇痛作用，以及有溶血和组胺样作用，并能抗炎、抗菌、改善微循环、抗凝血、降低血黏度。

【神经科运用】

1）用于急慢惊风、破伤风，临床表现主要是肢体痉挛抽搐、角弓反张等。常与全蝎，僵蚕、钩藤、生龙骨等伍用。

2）用于顽固性头痛。其因是肝阳上亢于脑，风火上扰清阳所致。蜈蚣平脑潜阳，通络止痛，在此尤为适宜。临床常与全蝎、天麻、僵蚕、石决明、蒺藜等伍用。

蜈蚣与全蝎同为虫类药物，性善走窜，均能迅速入脑经，作用于各类内外风证。

【使用注意】 本品有毒，用量不宜过大。孕妇禁用。

全　蝎

【性味归经】 辛，平；有毒。归肝经。

【功效】 息风镇痉，通络止痛，攻毒散结。

【用法用量】 煎服，3～6g。研末吞服，每次0.6～1g。外用适量。

【应用】

（1）肝风内动证　本品性善走窜，主入肝经，搜风定搐之力较强，为息风止痉之要药。其可用于多种原因引起的动风抽搐，每与蜈蚣相须为用。若治小儿惊风、中风口眼㖞斜、手足偏废不举等，可与僵蚕、天麻、天南星等同用。治破伤风、痉挛抽搐、角弓反张，可配蜈蚣、天南星、蝉蜕等同用。治风痰阻于头面经络之口眼㖞斜，可与白僵蚕、白附子同用，如牵正散。治癫痫抽搐，口吐涎沫者，可与天麻、石菖蒲、僵蚕等同用。

（2）风湿顽痹，偏头痛　本品具有较强的搜风通络止痛之功，常用于痹证日久不愈，筋脉拘挛，甚则关节变形之顽痹。若治顽固性偏头痛，可单味研末吞服。

（3）疮痈肿毒，瘰疬痰核　本品味辛有毒，能以毒攻毒，解毒散结，用于疮疡肿毒、瘰疬痰核等，内服外用均可。

（4）现代研究　本品有抗惊厥、抗癫痫、镇痛、抗凝、抗血栓形成、抗肿瘤、降血压及抑菌等作用。

【神经科运用】

（1）用于高热抽搐或小儿急、慢惊风　高热抽搐配伍羚羊角、石膏、生地黄、黄连、贝母等；急惊风常与天麻、钩藤、僵蚕、知母等合用；慢惊风则与党参、白术、茯苓、天麻等同用。

（2）用于肝火上扰、阳亢于窍的顽固性偏头痛　症见偏头痛或头痛，其痛暴发，痛势甚剧，连及眼、齿，痛止则如常人，脉弦紧或弦数。临床常与菊花、天麻、川芎、地龙、葛根等伍用。

全蝎为虫类药物，入脑走窜的作用迅速，镇痉息风止痉力强，祛风止痛作用大。

【使用注意】 本品有毒，用量不宜过大。孕妇禁用。

（翁銮坤　万　灿）

第四节　活血化瘀类

凡以通畅血行，消除瘀血为主要作用的药物及方剂，称活血化瘀药。

活血化瘀药，味多辛、苦，性多温平，主归肝、心经，入血分。味辛能散瘀行滞，苦则能泄利通降，温可通行血脉、促进血行。故此类药善于走散通行，而有活血化瘀的作用。由于瘀血既是病理产物，又是多种疾病的致病因素，故本类药物及方剂，通过活血化瘀作用，而又分别具有行血、散瘀、通经、活络、续伤、定痛、消肿散结、破血消癥、活血消痈等功效。

一、中 成 药

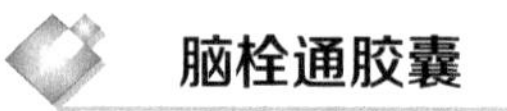

脑栓通胶囊

【组成】 蒲黄、赤芍、郁金、天麻、漏芦。

【功效】 活血通络，祛风化痰。

【主治】 用于风痰瘀血痹阻脉络引起的缺血性中风中经络急性期和恢复期。症见半身不遂，口舌㖞斜，语言不利或失语，偏身麻木，气短乏力或眩晕耳鸣，舌质暗淡或暗红，苔薄白或白腻，脉沉细或弦细、弦滑。

现代主要运用于脑梗死见上述证候者。

【用法】 口服。每次 3 粒，每日 3 次，4 周为 1 个疗程。

【临床运用】 本品多用于治疗急性期与恢复期缺血性卒中患者，能够减轻急性期症状并促进后遗症康复。

【使用注意】

1）少数患者服药后可出现胃脘部嘈杂不适感、便秘等。

2）产妇慎用。

3）孕妇禁用。

通天口服液

【组成】 川芎、赤芍、天麻、羌活、白芷、细辛、菊花、薄荷、防风、茶叶、甘草。

【功效】 活血化瘀，祛风止痛。

【主治】 用于瘀血阻滞、风邪上扰所致的偏头痛，症见头部胀痛或刺痛，痛有定处，反复发作，头晕目眩或恶心呕吐、恶风。

现代主要运用于偏头痛、血管神经性头痛，以及慢性鼻炎、鼻窦炎、感冒、脑外伤后遗症等引起的头痛。

【用法】 口服。第一日：即刻、服药 1 小时后、2 小时后、4 小时后各服 10ml，以后每 6 小时服 10ml。第二日、第三日：每次 10ml，每日 3 次。3 天为 1 个疗程，或遵医嘱。

【临床运用】

（1）头痛　本品治疗多种头痛均有较好的疗效。本品具有活血化瘀、祛风止痛、平肝息风的作用，因此，对于头痛为主要表现的患者，证属瘀血阻滞或风邪上扰者均可使用。

（2）周围性面神经麻痹　本品由川芎茶调散为底方化裁而成，因此，对于周围性面神经麻痹证属风邪外袭者，可运用。

【使用注意】 出血性脑血管病、阴虚阳亢患者和孕妇禁服。

银杏叶滴丸

【组成】　银杏叶提取物。

【功效】　活血化瘀通络。

【主治】　用于瘀血阻络引起的胸痹心痛、中风、半身不遂、舌强语謇。

现代主要运用于冠心病、稳定型心绞痛、脑梗死见上述证候者。

【用法】　口服。每次 5 丸，每日 3 次；或遵医嘱。

【临床运用】　本品具有活血化瘀之功效，对于心脑血管系统相关疾病证属瘀血阻络者均可运用。

【使用注意】　少年儿童、孕产妇慎用。

灯盏生脉胶囊

【组成】　灯盏细辛、人参、五味子、麦冬。

【功效】　益气养阴，活血健脑。

【主治】　用于气阴两虚、瘀阻脑络引起的胸痹心痛，中风后遗症，症见痴呆、健忘、手足麻木。

现代主要运用于心绞痛、缺血性心脑血管疾病、高脂血症见上述证候者。

【用法】　口服，每次 2 粒，每日 3 次，饭后 30 分钟服用。两个月为 1 个疗程，疗程可连续。巩固疗效或预防复发，每次 1 粒，每日 3 次。

【临床运用】　本品具有益气活血化瘀之功效，对于心脑血管系统相关疾病证属气虚血瘀者均可运用。

【使用注意】　脑出血急性期禁用。

华佗再造丸

【组成】　川芎、吴茱萸、冰片等。

【功效】　活血化瘀，化痰通络，行气止痛。

【主治】　用于痰瘀阻络之中风恢复期和后遗症，症见半身不遂、拘挛麻木、口眼㖞斜、言语不清。

现代主要运用于缺血性中风见上述证候者。

【用法】　口服。每次 4～8g，每日 2～3 次；重症每次 8～16g；或遵医嘱。

【临床运用】

（1）脑血管疾病　本品具有活血化瘀、化痰通络之功效，对于脑血管系统相关疾病证属痰瘀阻络者均可运用。

（2）头痛　本品含有吴茱萸、冰片等辛开之品，因此对于气滞、寒凝所致头痛者，临床用之亦有效。

【使用注意】

1）孕妇忌服。

2）凡阴虚阳亢、实火燥热、中风实证患者，忌用。

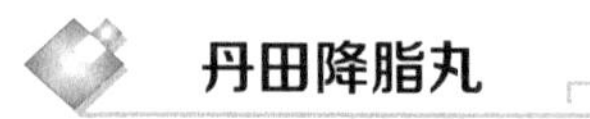

丹田降脂丸

【组成】 丹参、三七、何首乌、人参、黄精、泽泻、当归、川芎、肉桂、淫羊藿、五加皮。

【功效】 活血化瘀，健脾补肾。

【主治】 用于脾肾两虚、气虚血瘀所致的头目眩晕、胸膈满闷、气短、乏力、腰膝酸软。

现代主要运用于高脂血症见上述证候者。

【用法】 口服，每次1～2g，每日2次。

【临床运用】 本品主要用于高脂血症，能降低血清脂质，改善微循环；对于高脂血症以及脑动脉硬化、冠心病伴有高脂血症者，效果尚可。

【使用注意】

1）外感发热，阴虚火旺者忌用。

2）孕妇慎用，月经期及有出血倾向者禁用。

3）长期服用注意监测肝肾功能。存在肝肾功能损害者慎用。

大活络丸

【组成】 蕲蛇酒制、草乌炙、豹骨制、附子制、人工牛黄、乌梢蛇酒制、天麻、熟大黄、人工麝香、血竭、熟地黄、天南星制、水牛角浓缩粉等50味。

【功效】 祛风，舒筋，活络，除湿。

【主治】 用于风寒湿痹引起的肢体疼痛、手足麻木、筋脉拘挛、中风瘫痪、口眼㖞斜、半身不遂、言语不清。

现代主要运用于脑血管意外恢复期/后遗症期、慢性风湿性关节炎、类风湿关节炎、脊髓灰质炎、跌仆损伤及脊柱退行性病变见上述证候者。

【用法】 温黄酒或温开水送服。每次1～2丸，每日2次。

【临床运用】

（1）脑血管意外恢复期/后遗症期 本品具有祛风通络之效，对于脑血管意外恢复期/后遗症期证属寒湿痰瘀阻络者均可运用。

（2）肢体疼痛麻木 本方药物组成多达50味，其组方的主要意义在于邪正兼顾，祛风、散寒、除湿、清热、行气、活血、通络之品与补气、养血、补肝肾强筋骨药合用，祛风通络除邪而不伤正，益气血补肝肾而不恋邪。因此临床上，对于风寒湿痹引起的相关肢体疼痛麻木，效果甚佳。

【使用注意】

1）孕妇忌服。

2）肝肾阴虚者慎用。

中风回春丸

【组成】　当归、川芎、红花、桃仁、丹参、鸡血藤、忍冬藤、络石藤、地龙、土鳖虫、伸筋草、川牛膝、蜈蚣、茺蔚子、全蝎、威灵仙、僵蚕、木瓜、金钱白花蛇。

【功效】　活血化瘀，舒筋通络。

【主治】　用于痰瘀阻络所致的中风，症见半身不遂、肢体麻木、言语謇涩、口舌㖞斜。现代主要运用于脑血管疾病见上述证候者。

【用法】　用温开水送服，每次 1.2～1.8g，每日 3 次，或遵医嘱。

【临床运用】　本品具有活血化瘀，化痰通络之功效，对于脑血管系统相关疾病证属痰瘀阻络者均可运用。

【使用注意】　脑出血急性期忌服。

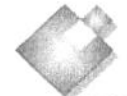

灯盏细辛注射液

【组成】　灯盏细辛提取物。

【功效】　活血化瘀，通络止痛。

【主治】　用于瘀血阻滞所致中风偏瘫、肢体麻木、口眼㖞斜、言语謇涩及胸痹心痛。现代主要运用于缺血性中风、心绞痛见上述证候者。

【用法】

1）静脉注射。每次 20～40ml，每日 1～2 次，用 0.9%氯化钠注射液 250～500ml 稀释后缓慢滴注。

2）穴位注射。每穴 0.5～1.0ml，多穴总量 6～10ml。

3）肌内注射。每次 4ml，每日 2～3 次。

【临床运用】　本品具有活血化瘀之功效，对于缺血性卒中属瘀血阻络者均可运用。

【使用注意】　脑出血急性期忌用。

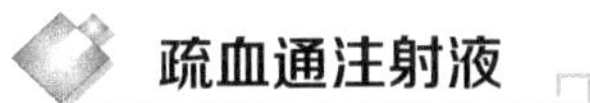

疏血通注射液

【组成】　水蛭，地龙。

【功效】　活血化瘀，通经活络。

【主治】　用于瘀血阻络所致的缺血性中风之中经络急性期，症见半身不遂、口舌㖞斜、语言謇涩。

现代主要运用于急性期脑梗死见上述证候者。

【用法】　静脉滴注，每日 6ml 或遵医嘱，加于 5%葡萄糖注射液（或 0.9%氯化钠注射液）250～500ml 中，缓缓滴入。

【临床运用】 本品具有活血化瘀之功效，对于缺血性卒中属瘀血阻络者均可运用。

【使用注意】

1）有过敏史及过敏性疾病史者禁用。

2）孕妇禁用。

3）无瘀血证者禁用。

4）有出血倾向者禁用。

二、汤　剂

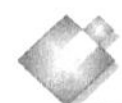

通窍活血汤 《医林改错》

【组成】 赤芍、川芎各一钱（各3g），桃仁研泥、红花各三钱（各9g），老葱三根（6g）切碎，鲜姜切碎三钱（9g），红枣去核七个（5g），麝香五厘绢包（0.15g），黄酒半斤（250g）。

【功效】 活血通窍。

【主治】 瘀阻头面之头痛昏晕，或耳聋年久，或头发脱落，面色青紫，或酒渣鼻，或白癜风，以及妇女干血痨，小儿疳积见肌肉消瘦、腹大青筋，潮热，舌暗红，或有瘀斑、瘀点。

现代主要应用于头痛、偏头痛、中风后遗症、阿尔茨海默病、脑震荡后遗症属于瘀阻头面者。

【用法】 前七味煎一盅，去滓，将麝香入酒内，再煎二沸，临卧服。

现代用法：除麝香外，余药加入适量黄酒与水，煎好后冲服麝香。

【临床运用】 本方是治疗上部瘀血之常用方剂。以瘀血证相关表现及头面部相关症状为证治要点。方中麝香货缺价昂，若无麝香，可加少量白芷、苍耳子，具有引经向上的作用。

【使用注意】 孕妇忌用。

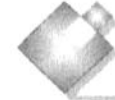

血府逐瘀汤 《医林改错》

【组成】 桃仁四钱（12g），红花三钱（9g），当归三钱（9g），生地黄三钱（9g），川芎一钱半（4.5g），赤芍二钱（6g），牛膝三钱（9g），桔梗一钱半（4.5g），柴胡一钱（3g），枳壳二钱（6g），甘草二钱（6g）。

【功效】 活血化瘀，行气止痛。

【主治】 胸中血瘀证。胸痛，头痛，日久不愈，痛如针刺而有定处，或呃逆日久不止，或饮水即呛，干呕，或内热瞀闷，或心悸怔忡，失眠多梦，急躁易怒，入暮潮热，唇暗或两目暗黑，舌质暗红或有瘀斑、瘀点，脉涩或弦紧。

现代运用方面，本方是王清任所创诸方中应用最广泛的一首，用以治疗“胸中血府血瘀之证”。这些病证虽各不相同，但只要有瘀血证据，就可用本方治疗。结合现代医学，这些病证基本属于神经系统和心血管系统两个方面的疾病。现代常加减用于治疗冠心病心绞痛、风湿性心脏病、胸部挫伤、肋间神经痛、肋软骨炎之胸痛、慢性肝炎、肝脾大、溃疡病、神经官能症，以及脑震荡后遗症之头晕头痛、精神抑郁，属于瘀阻气滞者，均取得一定疗效。

【用法】 水煎服。

【临床运用】

1）本方以治疗瘀阻胸部之证为主，以胸痛，痛有定处，舌暗红或有瘀斑，脉涩或弦紧为证治要点。

2）加减法：若瘀在胸部，宜重用赤芍、川芎，佐以柴胡、青皮；瘀在脘腹部，重用桃仁、红花，加乳香、没药、乌药、香附；瘀在少腹者，加蒲黄、五灵脂、官桂、小茴香等；瘀阻致肝肿胁痛者，加丹参、郁金、䗪虫、九香虫；瘀积肝脾肿硬者，加三棱、莪术、制大黄或水蛭、䗪虫等；血瘀经闭、痛经者，可用本方去桔梗加香附、益母草、泽兰等以活血调经止痛。

【使用注意】 孕妇忌用。

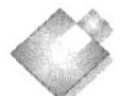

补阳还五汤 《医林改错》

【组成】 生黄芪四两（120g），归尾二钱（6g），赤芍一钱半（4.5g），地龙去土一钱（3g），川芎一钱（3g），红花一钱（3g），桃仁一钱（3g）。

【功效】 补气活血通络。

【主治】 气虚血瘀之中风。半身不遂，口眼㖞斜，语言謇涩，口角流涎，小便频数或遗尿不禁，舌暗淡，苔白，脉缓无力。

现代主要应用于脑血管病所致的偏瘫及其后遗症；小儿麻痹后遗症以及其他原因所致之偏瘫、截瘫、单瘫等辨证属气虚血瘀者。也用于治疗面神经麻痹、神经精神系统的各种神经痛、神经衰弱等；心血管系统的冠心病、高血压、肺源性心脏病（肺心病）、闭塞性动脉硬化、血栓闭塞性脉管炎、下肢静脉曲张，以及慢性肾炎、糖尿病、前列腺增生等属气虚血瘀者。

【用法】 水煎服。

【临床运用】

1）本方是治疗气虚血瘀证的常用方剂，常用于中风后的治疗，以半身不遂、口眼㖞斜、苔白脉缓或细弱无力为证治要点。

2）加减法：治疗中风偏瘫，偏寒者，可加肉桂、巴戟天等温肾散寒；脾虚者，可加党参、白术以健脾益气；痰多者，加法半夏、天竺黄以化痰；语言不利者，加菖蒲、远志以开窍化痰；口眼㖞斜者，加白附子、僵蚕、全蝎以祛风化痰通络；偏瘫日久，疗效不显者，加水蛭、虻虫以破瘀通络；下肢痿软者，加杜仲、牛膝以补益肝肾；头昏头痛者，加菊花、蔓荆子、石决明、赭石以镇肝息风。

【使用注意】

1）本方用于治疗中风，应以患者清醒，体温正常，出血停止，而脉缓弱者为宜。

2）使用本方需久服缓治，疗效方显，愈后还应继续服用一段时间，以巩固疗效，防止复发。

3）高血压者用之无妨，但阴虚血热者忌服。

桃核承气汤 《伤寒论》

【组成】 桃仁去皮尖五十个（12g），大黄四两（12g），桂枝去皮二两（6g），甘草炙二两（6g），芒硝二两（6g）。

【功效】 逐瘀泻热。

【主治】 下焦蓄血证。少腹急结，小便自利，至夜发热，其人如狂，甚则谵语烦躁；以及血瘀经闭，痛经，脉沉实而涩者。

现代应用方面，运用本方治疗的疾病涉及各科多个系统。例如，精神分裂症，反应性精神病，癔病，阿尔茨海默病，脑震荡后遗症；血管性头痛，肌紧张性头痛，坐骨神经痛，高血压病，动脉硬化，蛛网膜下腔出血等；跌打损伤，各种外伤肿痛；前列腺肥大，单纯性前列腺炎，肾、输尿管、膀胱结石，慢性肾炎，肾病综合征，手术后尿潴留，血淋，糖尿病；肠结核，粘连性肠梗阻，痉挛性便秘，弛缓性便秘；雀斑，湿疹，青年痤疮，冻疮，荨麻疹；盆腔炎，附件炎，继发性不孕症，子宫内膜炎，宫外孕，葡萄胎，经前期紧张症，更年期综合征，痛经，闭经，阴道血肿，产后恶露不下，产后血栓性静脉炎；慢性轴性视神经炎，中心性视网膜炎，虹膜炎，眼底出血等辨证为瘀热互阻者。

【用法】 上四味，以水七升，煮取二升半，去滓，内芒硝，更上火，微沸，下火，先食，温服五合，日三服，当微利。

现代用法：水煎服，芒硝冲服。

【临床运用】

1）应用本方，不论何处的瘀血证，只要具备瘀热互结这一病机，均可加减治疗。以少腹急结、小便自利、脉沉实或涩为证治要点。

2）加减法：若用于跌打损伤、瘀血留滞、疼痛不能转侧者，可加赤芍、当归尾、红花、苏木以活血祛瘀止痛；月经不调或经闭属实证者，可加当归、红花以活血调经；用于火热上攻之目赤、齿痛、头痛等，可加黄芩、黄连、栀子以泻火解毒。

【使用注意】

1）如表证未解者，当先解其表，而后再用本方。

2）本方功能破血下瘀，对孕妇忌用。

三、中　　药

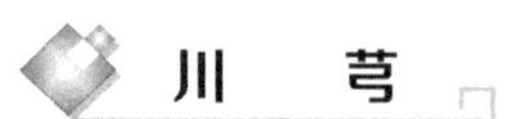

川　　芎

【性味归经】 辛，温。归肝、胆、心包经。

【功效】 活血行气，祛风止痛。

【用法用量】 煎服，3～10g。

【应用】

（1）血瘀气滞诸痛　本品辛散温通，既能活血祛瘀以通脉，又能行气化滞以止痛，为“血中气药”（《本草纲目》）。凡血瘀气滞所致的胸胁、心腹诸痛及跌打伤痛皆可运用。若治心脉瘀阻，胸痹心痛，常与三七、红花同用。治胸中瘀血，胸胁刺痛，常配桃仁、红花、桔梗等。治跌仆损伤，瘀肿疼痛，可配乳香、没药、三七等。因其下行血海，长于“下调经水”（《本草汇言》），尤多用于血瘀经闭，痛经，产后恶露不下，瘀阻腹痛等，故为妇科活血调经之要药。治疗血瘀经闭、痛经，常配桃仁、红花、当归等。治冲任虚寒，瘀血阻滞之月经不调，痛经，每与吴茱萸、桂枝、当归等同用。治产后恶露不下，瘀阻腹痛，则与桃仁、当归、炮姜等配伍。

（2）头痛，风湿痹痛　本品辛温升散，祛风止痛，能“上达头目，直透顶巅”（《本草正义》），为治头痛之要药。大凡头痛，无论风寒、风湿、风热、血虚、血瘀等多种原因所致者可配伍运用。若治风寒头痛，常配白芷、羌活、细辛等。治风热头痛，多与菊花、石膏、僵蚕配伍。治风湿头痛，常配羌活、藁本、蔓荆子等，如羌活胜湿汤（《内外伤辨惑论》）。治血瘀头痛，常与天麻为伍。治血虚头痛，可与当归、熟地黄、白芍等配伍。本品又能“旁行肢节，贯通脉络”（《本草正义》），可用于风湿痹痛，常配独活、秦艽、防风等。

（3）现代研究　本品有抗心肌缺血、改善血液流变、抗脑缺血、解热、镇静等作用。

【神经科运用】

1）用于脑脉瘀阻，临床多与当归、丹参、赤芍等药配合。

2）用于外感、内伤之偏正头痛。风寒型常与荆芥、防风、羌活等药合用；风热型多与菊花、僵蚕等药合用；与白芷、细辛等合用治疗偏、正头痛。

【使用注意】　本品辛温升散，阴虚阳亢之头痛忌用。多汗，月经过多者慎用。

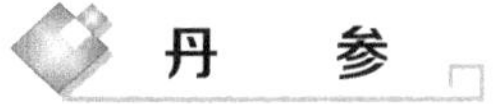

丹　参

【性味归经】　苦，微寒。归心、肝经。

【功效】　活血祛瘀，通经止痛，清心除烦，凉血消痈。

【用法用量】　煎服，10～15g。酒炒可增强其活血之功。

【应用】

（1）血瘀证　本品功擅活血祛瘀，“内之达脏腑而化瘀滞，故积聚消而癥瘕破；外之利关节而通脉络，则腰膝健而痹着行”（《本草正义》）。丹参药性平和，祛瘀而不伤正，为活血祛瘀要药，“凡血病凝结者无不治之”（《神农本草经百种录》）。若治瘀血闭阻之胸痹胸痛，可单用本品。治血瘀气滞之胸痹心痛，常与三七、冰片合用，即复方丹参滴丸（《中国药典》）。治血瘀气滞之心胃疼痛，常配檀香、砂仁，即丹参饮（《时方歌括》）。治癥瘕积聚，常与三棱、莪术等化瘀消癥药同用。治跌打损伤，瘀滞作痛，常配伍乳香、没药、川芎等化瘀止痛药。治风湿热痹，关节红肿疼痛，常与秦艽、忍冬藤、桑枝等同用。本品活血祛瘀，善通经止痛，“为调经产后要药”（《重庆堂随笔》），常用于月经不调、痛经、经闭及产后瘀阻腹痛等妇产科瘀血病证。因其性偏寒凉，以治血热痛滞者最宜。

（2）热病心烦　本品“专入心经。盖心恶热，如有邪热，则脉浊而不宁，以此清润之，使心神常清”(《药品化义》),故有清心、除烦、安神之效。本品适用于温热病热入营分之心烦少寐,常与水牛角、生地黄、玄参等药同用。

(3)疮痈肿毒 本品既可清热凉血解毒,又可活血祛瘀消痈,对于热毒瘀阻引起的疮痈肿毒,常与其他清热解毒药同用。

(4)现代研究 本品有改善血液流变性、抑制凝血和抑制血栓形成、改善冠状动脉循环、改善心肌缺血、改善微循环、降血脂和抗动脉粥样硬化作用,并有镇静、抗缺氧、抗氧化、抗菌、抗炎、抗肿瘤、促进肝细胞再生、抗肝纤维化等作用。

【神经科运用】

1)用于脑脉瘀阻证,常与当归、川芎、赤芍、郁金等药物同用。

2)用于心悸怔忡、失眠多梦证,临床多与酸枣仁、柏子仁、莲子心等药物同用。

3)用于温热疾病出血证。

【使用注意】 不宜与藜芦同用。

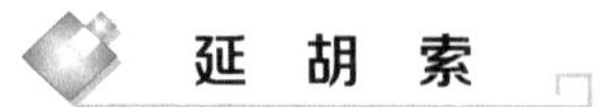

延 胡 索

【性味归经】 辛、苦,温。归肝、脾经。

【功效】 活血,行气,止痛。

【用法用量】 煎服,3～9g。研粉吞服,每次1.5～3g。

【应用】

(1)血瘀气滞诸痛 本品辛散温通,既活血,又行气。“无论是血是气,积而不散者,服此力能通达”(《本草求真》)。“故专治一身上下诸痛,用之中的,妙不可言”(《本草纲目》),为治血瘀气滞诸痛之要药,尤其对肝胃胸腹等内脏诸痛最为适宜。若治卒然心痛,或心痛经年不愈者,与甘草同用,如延胡索散(《世医得效方》)。治气滞血瘀之胃痛、胁痛、头痛及痛经,与白芷合用。治肝郁化火,气滞血瘀之胸腹胁肋疼痛,每与川楝子合用。治疗气滞血瘀所致的胃脘刺痛,常与海螵蛸合用。治疗气滞血瘀之痛经、月经不调、产后瘀滞腹痛,可与当归、益母草、香附等同用。治疗跌打损伤、瘀肿疼痛,常与乳香、没药、桃仁等同用。

(2)现代研究 本品有镇痛、改善血流动力学、抗心律失常、抗脑缺血、抗肝损伤等作用。

【神经科运用】 用于一切痛证。例如,脑部气滞血瘀证临床可见头部刺痛,部位固定,头晕目眩,近事遗忘,失眠多梦等症。常与当归、川芎、赤芍、桃仁等药物合用。

【使用注意】 孕妇忌服。

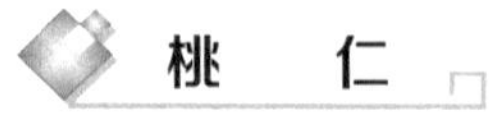

桃 仁

【性味归经】 苦、甘,平。归心、肝、大肠经。

【功效】 活血祛瘀,润肠通便,止咳平喘。

【用法用量】 煎服,5～10g。

【应用】

（1）血瘀证　本品味苦泄降，入心、肝血分，长于“通经而行瘀涩，破血而化癥瘕”（《长沙药解》）。其活血祛瘀力强，临床运用广泛，“为血瘀、血闭之专药”（《本经逢原》），适宜于血瘀经闭、痛经、产后瘀滞腹痛，以及跌打伤痛、癥瘕痞块等多种血瘀病证，每与红花相须为用。本品活血祛瘀，善泄血分壅滞，也可用于热壅血瘀之肺痈、肠痈。前者常与芦根、冬瓜仁、薏苡仁同用，即苇茎汤（《备急千金要方》）。后者常与大黄、牡丹皮、冬瓜仁等同用，如大黄牡丹汤（《金匮要略》）。

（2）肠燥便秘　本品为植物的种仁，富含油脂，“体润能滋肠燥”（《药品化义》），适宜于津亏肠燥便秘，常与当归、火麻仁、瓜蒌仁等同用。

（3）咳嗽气喘　本品味苦，能降肺气，有止咳平喘之功，可治咳嗽气喘。

（4）现代研究　本品有扩张血管、抗凝及抑制血栓形成、保肝、抗肝硬化、抗炎、抗过敏、镇咳、抗肿瘤等作用。

【神经科运用】　脑脉瘀阻证用桃仁活血要在稳定期用，量不宜大。瘀热上扰脑神，症见少腹急结，其人如狂，小便自利，甚至谵语烦渴，至夜发热，本品配大黄、桂枝、芒硝等组成桃核承气汤。

【使用注意】　孕妇及脾虚便溏者慎用。本品含苦杏仁苷，在体内可分解成氢氰酸，可麻痹延髓呼吸中枢，大量服用可引起中毒，不可过量服用。

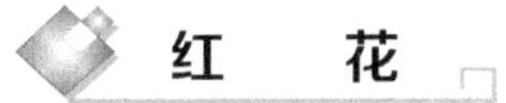

红　花

【性味归经】　辛，温。归心、肝经。

【功效】　活血通经，散瘀止痛。

【用法用量】　煎服，3～10g。

【应用】

（1）血瘀证　本品辛散温通，专入血分。“调血脉可去瘀生新，治折伤，理胎前产后”（《本草便读》），为活血祛瘀之要药。本品广泛用于临床各科的血瘀病证，尤以妇产科多用。治瘀血经闭、痛经，可单用酒煎服，亦可配伍当归、桃仁、川芎等药，如桃红四物汤（《医宗金鉴》）。治产后瘀滞腹痛，常与当归、蒲黄、牡丹皮等同用。治妇人血积癥瘕，常配大黄、虻虫。治跌打损伤，筋骨瘀痛，可与当归、天南星、白芷等研末内服，也可与三七、土鳖虫、冰片等熬膏贴敷患处。治胸痹心痛，常配丹参、三七、降香。

（2）现代研究　本品有扩张血管、抗凝及抑制血栓形成、保肝、抗肝硬化、抗炎、抗过敏、镇咳、抗肿瘤等作用。

【神经科运用】　本品常用于瘀阻头面证，如头痛、头晕、耳聋、脱发、面色青紫、近事健忘等。如血府逐瘀汤、通窍活血汤等活血化瘀之方剂，常配用红花。本品临床常用于治疗脑震荡后遗症等瘀血阻滞头面之证。

【使用注意】　孕妇忌用。月经过多者慎用。

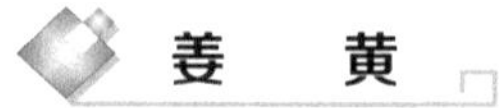

姜黄

【性味归经】 辛、苦，温。归肝、脾经。

【功效】 破血行气，通经止痛。

【用法用量】 煎服，3～10g。外用适量，研末调敷。

【应用】

（1）血瘀气滞诸痛　本品味辛能行，既入气分能行散气滞，又入血分能活血祛瘀，“性气过于郁金，破血立通，下气最速。凡一切结气积气，癥瘕瘀血、血闭痈疽，并皆有效，以其气血兼理耳”（《本草求真》）。治血瘀气滞，胸胁刺痛，常与当归、乌药等配伍，如姜黄散（《圣济总录》）；治气滞血瘀之痛经、闭经、产后腹痛，每与川芎、红花等同用；治跌打损伤，瘀肿疼痛，常配伍乳香、没药、苏木等，对于胸痹心痛，癥瘕积聚，也可随证配伍运用。

（2）痹证　本品辛散温通，外散风寒湿邪，内行气血郁滞，尤善行肩臂而除痹痛，为治风湿肩臂疼痛之良药，常与羌活、海桐皮等同用。

（3）现代研究　本品有抗心肌缺血、调脂、抗肿瘤、抗肺纤维化、抗组织损伤等作用。

【神经科运用】 本品辛散、苦泄、温通，既能入血分，亦能入气分，为血中之气药，使瘀散滞通而痛解，广泛用于血瘀气滞诸痛证。

【使用注意】 血虚无气滞血瘀者慎用，孕妇忌用。

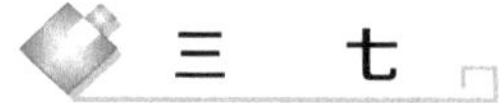

三七

【性味归经】 甘、微苦，温。归肝、胃经。

【功效】 散瘀止血，消肿定痛。

【用法用量】 煎服，3～9g。研末吞服，每次1～3g。外用适量。

【应用】

（1）出血　入肝经血分，既能止血妄行，又能活血散瘀，止血不留瘀，化瘀不伤正。“最止诸血，外血可遏，内血可禁”（《本草新编》）。凡血液不循常道，溢出脉外所致的内外各种出血，无论有无瘀滞，均可应用，尤以有瘀滞者为宜。单味内服外用，或配伍运用均有良效。治咯血，吐血，衄血，便血，崩漏，外伤出血，可单用本品。治咯血，吐血，衄血及二便下血，可与花蕊石、血余炭合用，如化血丹（《医学衷中参西录》）。

（2）胸腹刺痛，跌仆肿痛　本品“能于血分化其血瘀”（《本草求真》），通利血脉，促进血行，尤以止痛称著。为治瘀血诸痛之佳品，外伤科之要药。“若跌打损伤，内连脏腑经络作疼痛者，外敷、内服奏效尤捷；疮疡初起肿痛者，敷之可消”（《医学衷中参西录》）。用于气阴两虚，心脉瘀阻所致的心悸不宁、气短乏力、胸闷胸痛，常配党参、黄精、琥珀等。

（3）其他　本品尚能补虚强壮，可用治虚损劳伤。

（4）现代研究　本品能缩短出、凝血时间，促进多功能造血干细胞的增殖，降低血压，减慢心率，降低心肌氧耗量和氧利用率，扩张脑血管，增强脑血管流量，提高体液免疫功能，镇痛，抗炎，抗衰老，预防肿瘤，改善学习记忆，抗疲劳等。

【神经科运用】

1）用于各种出血，其中包括颅内出血。对于脑出血及蛛网膜下腔出血均有止血效果。

2）用于各种瘀滞证及跌打损伤，其中包括颅脑外伤、脑血管病等。临床可以单独服用，亦可配合理气、活血药物使用。

【使用注意】 孕妇慎用。

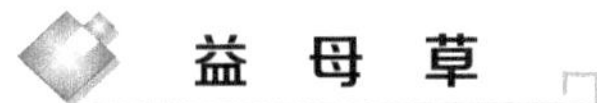

益母草

【性味归经】 苦、辛，微寒。归肝、心包、膀胱经。

【功效】 活血调经，利尿消肿，清热解毒。

【用法用量】 煎服，10～30g，鲜品12～40g；或熬膏服。外用适量。

【应用】

（1）血瘀证 本品辛行苦泄，主入血分，善行血通经，消瘀逐滞。为“治妇人经候不调，及胎前产后一切诸疾之要药”（《本草约言》），故有“益母”之名。本品适宜于瘀血所致的经闭、痛经、月经不调及产后恶露不绝等，可单用熬膏服，即益母草膏（《中国药典》）；或与当归、川芎、木香合用，即益母丸（《中国药典》）。本品活血祛瘀，也可用于跌打损伤，瘀肿疼痛，多与其他活血疗伤止痛药配伍使用。

（2）水肿尿少 本品苦降下行，入膀胱经，能利尿消肿，用于水肿、小便不利。因其药力较弱，又能活血祛瘀，故对水瘀互阻之水肿尤为适宜。本品可单用，或与白茅根、泽兰等同用。

（3）疮痈肿毒 本品苦寒能清热解毒，味辛能散瘀消痈，善“医各色疮疡”（《玉楸药解》），用于热毒疮疡初起，可单用捣敷，或配蒲公英、紫花地丁等同用。

（4）现代研究 本品有改善血液流变性、抗心肌缺血、调节子宫、利尿、改善肾功能等作用。

【神经科运用】

1）用于脑脉瘀阻，临床多与毛冬青、丹参、赤芍等药配合。

2）因对水瘀互阻之水肿尤为适宜，因此临床运用于治疗脑梗死、脑出血稳定期合并脑水肿、辨证合并瘀血阻滞的患者，效果尚可。

【使用注意】 孕妇及血虚无瘀者慎用。

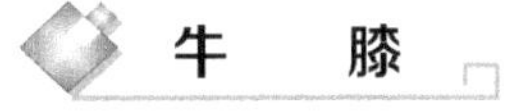

牛膝

【性味归经】 苦、甘、酸，平。归肝、肾经。

【功效】 逐瘀通经，补肝肾，强筋骨，利水通淋，引火（血）下行。

【用法用量】 煎服，5～12g。逐瘀通经、利尿通淋、引血下行宜生用，补肝肾、强筋骨宜酒炙用。

【应用】

（1）血瘀证 本品味苦降泄，性善下行，长于逐瘀血，通经脉，使“血行则月水自通，血结自散”（《本草经疏》）。故善治瘀滞经闭、痛经、产后瘀阻腹痛等妇科经产血瘀诸疾以及跌打损伤、瘀肿疼痛。治妇人月水不利，脐腹作痛者，常与当归、桃仁、川芎等同用。

治跌倒损伤、腰膝瘀痛，可与当归、乳香、没药等同用。

（2）腰膝酸痛，筋骨无力　本品主入肝、肾经，既能“益肝肾，强筋骨”（《本草从新》），又能通血脉，利关节，为治肝肾不足之腰痛、腰膝酸软常用之品，常与杜仲、续断、补骨脂等同用。若治肝肾不足，下焦虚寒所致的冷痹、足膝疼痛无力者，可与肉桂、山茱萸为伍。治湿热下注，足膝痿软肿痛者，常与苍术、黄柏、薏苡仁同用，如四妙丸（《成方便读》）。

（3）淋证，水肿　本品性主下行，能通利小便。若“五淋诸证，极难见效，惟牛膝一两，入乳香少许煎服，连进数剂即安”（《本草通玄》）。治腰重足肿、小便不利，配伍熟地黄、泽泻、车前子等，如加味肾气丸（《济生方》）。

（4）上部火热证　本品味苦泄降，能导热下泄，引血下行，以折上亢之阳，降上炎之火，止上逆之血。凡诸病“皆因其气血随火热上升所致，重用牛膝引气血下行，并能引其浮越火下行，是以能愈也”（《医学衷中参西录》）。治阴虚阳亢之头痛、眩晕，可与赭石、牡蛎、龟甲等同用，如镇肝熄风汤（《医学衷中参西录》）。治胃火上炎之齿龋肿痛，可配熟地黄、石膏、知母等，如玉女煎（《景岳全书》）。治气火上逆迫血妄行之吐血、衄血，可配生地黄、郁金、栀子等。

（5）其他　本品“能引诸药下行”（《本草衍义补遗》），“凡病在腰腿膝踝之间，必兼用之而勿缺也”（《药鉴》），故有“无膝不过膝”（《本草纲目》）之说。为临床治疗腰膝以下病证常用的引经药。

（6）现代研究　本品有兴奋子宫、抗生育、抗凝血、消炎镇痛、延缓衰老、增强免疫力、增强记忆力和耐力、降低血糖、抑制胃肠平滑肌、抗病毒等作用。

【神经科运用】　本品能导火热下行，以降上炎之火；能引气血下行，对于气血上亢于上所致之眩晕、头痛等症，效果甚佳。

【使用注意】　本品为动血之品，性专下行，孕妇及月经过多者慎用。

第五节　化　痰　类

凡以祛痰或消痰为主要作用的药物及方剂，称化痰药。痰的成因很多，外感、内伤、饮食不节皆能导致生痰，而痰又可引起咳嗽、心悸、眩晕、头痛、瘰疬痰核以及中风、癫痫、惊厥等病，故痰证范围较广。就痰的性质而言，有寒痰、湿痰、热痰、燥痰的不同。在治疗上寒痰、湿痰宜温、宜燥；热痰、燥痰宜清、宜润。同属化痰药，其性质有偏于温燥而宜于寒痰、湿痰者；有偏于凉润而宜于热痰、燥痰者。

（蔡业峰　翁銮坤）

一、中　成　药

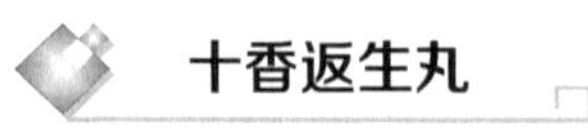

十香返生丸

【组成】　沉香、丁香、檀香、青木香、香附醋炙、降香、广藿香、乳香醋炙、天麻、僵蚕麸炒、郁金、莲子心、瓜蒌子蜜制、金礞石煅、诃子肉、甘草、苏合香、安息香、麝香、冰片、朱砂、琥珀、牛黄。

【功效】　开窍化痰，镇静安神。

【主治】　用于中风痰迷心窍引起的言语不清、神志昏迷、痰涎壅盛、牙关紧闭。

现代主要运用于脑血管疾病见上述证候者。

【用法】　口服。每次 1 丸，每日 2 次；或遵医嘱。

【临床运用】

（1）脑血管疾病　本品芳香开窍，化痰醒神，卒中之痰湿蒙塞心神、痰热内闭心窍者均可运用。

（2）其他脑病　本品化痰开窍，对于神经官能症、神经衰弱、癫痫、精神分裂症、抑郁症等属气郁内闭、痰浊蒙心者，辨证使用，具有一定疗效。

【使用注意】

1）本品处方中含朱砂，不宜过量久服，肝肾功能不全者慎用。

2）孕妇忌服。

3）忌气恼及慎食辛辣动火之品。

礞石滚痰丸

【组成】　金礞石煅、沉香、黄芩、熟大黄。

【功效】　逐痰降火。

【主治】　用于痰火扰心所致的癫狂惊悸，或喘咳痰稠、大便秘结。

现代主要运用于精神分裂症、脑炎后遗症、喘咳、失眠、顽固性便秘、腹痛、偏头痛、眩晕等见上述证候者。

【用法】　口服。每次 6～12g，每日 1 次。

【临床运用】

（1）脑血管疾病　本品能化痰降火，卒中之痰热内闭心窍、痰热腑实证的患者均可运用。

（2）精神分裂症　本品对于精神分裂症证属痰热扰心者，辨证使用，具有一定疗效。

【使用注意】

1）孕妇忌服。

2）非痰热实证、体虚及小儿虚寒成惊者慎用。

3）癫狂重症患者，需在专业医生指导下配合其他治疗方法。

4）忌食辛辣、油腻食物。

5）药性峻猛，易耗损气血，须病除即止，切勿过量久用。

二、汤　　剂

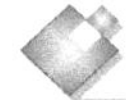

温胆汤　《三因极一病证方论》

【组成】　半夏汤洗七次、竹茹、枳实麸炒，去瓤各二两（各 6g），陈皮三两（9g），甘草炙一两

（3g），茯苓一两半（4.5g）。

【功效】 理气化痰，清胆和胃。

【主治】 胆胃不和，痰热内扰证。胆怯易惊，虚烦不宁，失眠多梦，或呕恶呃逆，或眩晕，或癫痫等，苔腻微黄，脉弦滑。

现代主要应用于神经官能症、急慢性胃炎、慢性支气管炎、梅尼埃病、妊娠呕吐等属痰热内扰与胆胃不和者。

【用法】 上为锉散，每服四大钱，水一盏半，姜五片，枣一枚，煎七分，去滓，食前服。

现代用法：加生姜 5 片，大枣 1 枚，水煎服。

【临床运用】

1）本方为治疗胆胃不和、痰热内扰证之常用方，以虚烦不眠、眩悸呕恶、苔白腻微黄、脉弦滑为辨证要点。

2）加减法：若心中烦热者，加黄连、麦冬以清热除烦；口燥舌干者，去半夏，加麦冬、天花粉以润燥生津；癫痫抽搐者，可加胆南星、钩藤、全蝎以息风止痉。

【使用注意】 本方适用于胆胃不和、痰热内扰之证，但其热象较轻者。若痰热重者，本方力有不逮，当随证化裁。

涤痰汤 《奇效良方》

【组成】 南星姜制、半夏汤洗七次各二钱半（各 7.5g），枳实麸炒二钱（6g），茯苓去皮二钱（6g），橘红一钱半（4.5g），石菖蒲、人参各一钱（各 3g），竹茹七分（2g），甘草半钱（1.5g）。

【功效】 涤痰开窍。

【主治】 中风痰迷心窍证。症见舌强不能言，喉中痰鸣，辘辘有声，舌苔白腻，脉沉滑或沉缓。

现代主要应用于中风、癫痫、眩晕等属痰迷心窍，以舌强不能言为主者。

【用法】 上作一服。水二盅，生姜五片，煎至一盅，食后服。

现代用法：加生姜 3 片，水煎服。

【临床运用】

1）本方主治中风痰迷心窍，以舌强不能言为证治要点。

2）加减法：若见高热烦躁，神昏谵语，舌质红绛者，为痰郁化热，内陷心包，可加黄连、天竺黄，以清热化痰；若舌质紫暗，为内有瘀血，可酌加丹参、桃仁、牡丹皮等，以活血化瘀通络。

【使用注意】 凡风邪直中经络或虚风内动等所致之舌强不能言，均非本方所宜。

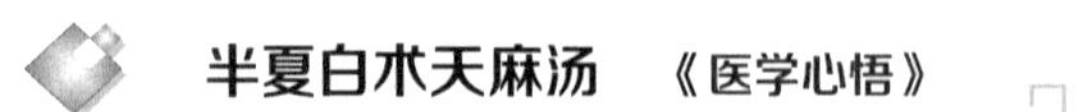

半夏白术天麻汤 《医学心悟》

【组成】 半夏一钱五分（9g），天麻、茯苓、橘红各一钱（各 6g），白术三钱（18g），甘草五分（3g）。

【功效】 化痰息风，健脾祛湿。

【主治】 风痰上扰证。眩晕，头痛，胸膈痞闷，恶心呕吐，舌苔白腻，脉弦滑。

现代主要应用于中风、耳源性眩晕、神经性眩晕属风痰上扰而见上述证候者。

【用法】 生姜一片，大枣二枚，水煎服。

现代用法：加生姜 1 片，大枣 2 枚，水煎服。

【临床运用】

1）本方为风痰眩晕而设。以眩晕，呕恶，舌苔白腻为证治要点。

2）加减法：若湿痰偏盛，舌苔白滑者，加泽泻、桂枝以利湿化饮；若肝阳偏亢者，加钩藤、赭石以潜阳息风。若合并瘀血阻络者，加丹参、赤芍、毛冬青等药以活血化瘀。

【使用注意】 对于肝肾阴虚、气血不足之眩晕，不宜应用。

三、中　药

法半夏

【性味归经】 辛，温；有毒。归脾、胃、肺经。

【功效】 燥湿化痰，降逆止呕，消痞散结。

【用法用量】 煎服，3～10g，内服一般宜制用。外用适量，磨汁涂或研末酒调敷患处。法半夏长于燥湿化痰而温性较弱，多用于咳嗽痰多之证；清半夏除善燥湿化痰外，还长于消痞和胃，用于胸脘痞满之证；姜半夏长于降逆止呕，多用于呕吐反胃之证。

【应用】

（1）湿痰、寒痰证　本品辛温而燥，主入脾、肺经，长于燥化湿浊，温化痰饮，兼能止咳。“统治痰症甚验”（《药性通考》），尤为治湿痰、寒痰之要药。治痰湿壅肺之咳嗽痰多，色白易咯者，常与陈皮、茯苓、甘草等同用，如二陈汤（《太平惠民和剂局方》）。治脾虚湿盛、痰浊内阻所致的眩晕、头痛，如蒙如裹，胸脘满闷者，则配天麻、白术、陈皮等，如半夏天麻汤（《中国药典》）。治寒饮咳喘，痰多清稀者，常与细辛、干姜等同用，如小青龙汤（《伤寒论》）。若配伍胆南星、瓜蒌仁等，也可用于咳嗽，咯痰黄稠之热痰证，如清气化痰丸（《医方考》）。

（2）呕吐　本品入胃经，长于降逆气，为止呕要药。各种原因所致的呕吐，皆可随证配伍使用，故有“呕家必用半夏”（《药品化义》）之说。如治胃热呕吐，可配黄连、竹茹等；治胃阴虚呕吐，可配石斛、麦冬等。因其性温，善除胃寒，化痰饮，故对痰饮或胃寒所致的呕吐最为适宜，前者每与生姜为伍，如小半夏汤（《金匮要略》）；后者常配丁香、干姜等，如丁香半夏丸（《济生方》）。若妊娠呕吐不止证属中气虚寒、痰湿内阻者，本品亦可使用，常与干姜、人参为伍，如干姜人参半夏丸（《金匮要略》）。

（3）心下痞，结胸，梅核气　本品辛开散结，化痰消痞。治寒热互结之心下痞，但满而不痛者，常配干姜、黄连、黄芩等，如半夏泻心汤（《伤寒论》）。治痰热互结，胸膈痞闷，按之则痛，或心胸闷痛之结胸证，每与瓜蒌实、黄连同用，如小陷胸汤（《伤寒论》）。治痰气搏结，咽中如有物阻之梅核气，常与厚朴、紫苏叶、茯苓等同用，如半夏厚朴汤（《金匮要略》）。

（4）痈疽肿毒，瘰疬痰核，毒蛇咬伤　本品内服外用均能散结消肿。如治瘿瘤痰核，常与海藻、连翘、贝母等同用；治痈疽肿毒、无名肿毒初起或毒蛇咬伤，可用生品研末调敷或鲜品捣敷。

（5）其他　本品具有化痰和胃之功，尚可用治痰饮内阻，胃气不和，夜寐不安者，每与秫米为伍，如半夏秫米汤（《灵枢经》）。

（6）现代研究　本品有镇咳、祛痰、镇吐、抑制胃液、抗肿瘤、抗心律失常和室性期前收缩、降低眼内压、镇静催眠、降血脂、抑菌、抗炎、增强免疫、利尿等作用。

【神经科运用】　半夏与其他化痰浊药物组方，能化痰涤浊以醒脑神，常用于痰浊壅滞证。若痰浊上蒙清窍则临床可见心悸失眠，易怒善惊，咽喉不利，似有物阻，太息常作，精神恍惚或失常，或突然仆地，呕吐痰涎，肢体抽搐等。临床加陈皮、郁金、石菖蒲、礞石等化痰开窍。若痰浊壅阻他脏，临床则根据具体情况辨证用药。

【使用注意】　本品辛温燥烈，故阴虚燥咳、血证、热痰、燥痰应慎用。不宜与川乌、草乌、附子同用。生品内服宜慎。

天南星（附：制南星）

【性味归经】　辛，温；有毒。归脾、胃、肺经。

【功效】　燥湿化痰，降逆止呕，消痞散结。

【用法用量】　煎服，3～9g。外用适量，研末以醋或酒调敷患处。《中国药典》（2010年版）将天南星与制天南星作为两个品种单列，并明确规定天南星仅作外用，制天南星既可内服，亦可外用。

【应用】

（1）湿痰、寒痰、顽痰证　本品气温而燥，“功用与半夏相似，而燥烈过之”（《本草正义》），有较强的燥湿化痰之功。本品也可用于湿痰、寒痰证，但不及半夏之常用，尤善治顽痰证，症见喘急痰嗽，常与半夏、枳实、橘红等同用，如导痰汤（《济生方》）。

（2）风痰证　本品入肝经，走经络，长于祛风痰而止痉。“为开涤风痰之专药”（《本经逢原》），可用于各种风痰证。若治风痰上扰之头痛眩晕，可配半夏、天麻等；治风痰留滞经络，半身不遂、手足顽麻、口眼㖞斜等，常与白附子、半夏、川乌同用。治破伤风，角弓反张，痰涎壅盛者，则配白附子、天麻、防风等。治痰浊上蒙清窍之癫痫，可与半夏、全蝎、僵蚕等同用。

（3）疮痈肿毒，蛇虫咬伤　本品外用能攻毒消肿，散结止痛，可单用或配伍使用。如治疮痈肿毒，瘰疬痰核，可研末醋调外敷；治毒蛇咬伤，可配雄黄外敷。

（4）现代研究　本品有祛痰、镇静、抗惊厥、抗心律失常、抑制肿瘤等作用。

【神经科运用】　天南星苦温辛烈，专入脑中经络，涤痰化浊，祛风解痉。用苦寒胆汁制，更能入脑清热化痰，息风除痫。

【使用注意】　阴虚燥痰及孕妇忌用。

胆南星

【性味归经】　苦、微辛，凉。归肺、肝、脾经。

【功效】　清热化痰，息风定惊。

【用法用量】　煎服，3～6g。

【应用】　用于痰热咳嗽，咯痰黄稠，中风痰迷，癫狂惊痫。

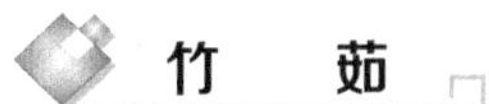

竹　茹

【性味归经】　甘，微寒。归肺、胃、心、胆经。

【功效】　清热化痰，除烦，止呕。

【用法用量】　煎服，5～10g。清化痰热宜生用，清胃止呕宜姜汁炙用。

【应用】

（1）痰热咳嗽，心烦不寐　本品甘寒，专清热痰。既可清化肺之痰热，用于痰热壅肺之咳嗽，痰黄黏稠，常与桑白皮、川贝母、黄芩等为伍，又可治“胆胃热痰之症，悉能奏效”（《药品化义》）。竹茹适用于胆热犯胃、痰火内扰之胆怯易惊，心烦不寐，常配伍半夏、陈皮、枳实等，如温胆汤（《三因极一病证方论》）。若与胆南星、牛黄、生姜汁等同用，也可用于中风痰迷，舌强不语者。

（2）胃热呕吐　本品凉而能降，主入胃经，专清胃腑之热，降上逆之气，为治胃热呕逆之要药，每与黄连、生姜为伍。若治胃虚有热，气逆不降，呃逆或呕吐者，常配伍人参、橘皮、生姜等，如橘皮竹茹汤（《金匮要略》）。治怀胎蕴热，恶阻呕逆者，可与黄芩、枇杷叶、陈皮等同用。

（3）其他　本品甘寒入血，尚能清热凉血而止血，可治血热妄行之吐血、衄血、尿血及崩漏等。

（4）现代研究　本品有祛痰、止咳、抗菌、止吐、抑菌、抗氧化等作用。

【神经科运用】　本品甘寒，清心火而除热痰，痰火清除，则心神得安，烦热自解。治痰火内扰心烦不眠者，常与理气健脾化痰药配伍。

【使用注意】　寒痰咳嗽、胃寒呕吐勿用。

天竺黄

【性味归经】　甘，寒。归心、肝经。

【功效】　清热豁痰，凉心定惊。

【用法用量】　煎服，3～9g。

【应用】

（1）痰热咳喘　本品性寒，长于清热豁痰。若治小儿痰涎上壅，喘咳不休者，可与胆南星、半夏、白附子等同用。

（2）中风痰迷，惊痫癫狂　本品“甘寒能清热豁痰，镇心有效”（《本草便读》）。“功同竹沥，而性和缓，无寒滑之患。治大人中风不语，小儿客忤惊痫为尤宜”（《本草备要》）。

若治痰热惊风咳嗽痰盛，烦躁不安，昏睡神迷等，可与胆南星、牛黄、朱砂等同用。治痰迷心窍，癫痫等，可与郁金、石菖蒲、白矾等同用。治热病神昏谵语，可与牛黄、大黄、黄连等同用。

（3）现代研究　本品有镇痛、抗炎、减慢心率、扩张微血管、抗凝血等作用。

【神经科运用】　天竺黄甘寒，能清上壅清窍之痰，息上亢于脑之风，多用于痰热、风痰壅阻清窍证。本品主要用于癫狂、痫证、小儿惊风等。临床多配合朱砂、郁金、黄连、僵蚕、地龙等药物同用。

【使用注意】　寒嗽者忌服。

（翁銮坤）

第六节　补　益　类

凡能补充人体气血阴阳之不足，改善脏腑功能，增强体质，提高抵抗疾病的能力，消除虚证的药物，称为补益药。

本类药物的作用大抵有二，一是补虚扶弱，二是扶正祛邪。补虚扶弱，主要用治久病、大病之后，正气虚弱的病证，以之扶助正气，改善虚弱的症状，促进机体恢复健康。扶正祛邪，主要用于正虚邪实或正气虚弱而病邪未尽的病证，以之配合祛邪药，通过扶正祛邪而达到祛除病邪，促进疾病痊愈的目的。虚者补之，损者益之，扶正祛邪为指导本类药物使用的原则。

所谓虚证，概括起来不外气虚、阳虚、血虚、阴虚四大类。气虚与阳虚表示机体活动能力减退，在临证中表现为“形不足”；血虚与阴虚表示机体精血津液的耗损，在临证中表现为“精不足”。《素问·阴阳应象大论》说：“形不足者，温之以气；精不足者，补之以味。”本类药物，既有甘温助阳之药，以温补形体之虚寒；又有甘寒滋润之物，能滋养津液之不足。总而言之，本类药物能补充人体气血阴阳之亏损而治疗各种虚弱的病证。

一、中　成　药

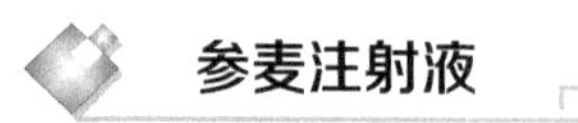

参麦注射液

【组成】　红参、麦冬。

【功效】　益气固脱，养阴生津，生脉。

【主治】　主治气阴两虚之面色苍白、心烦不舒、神疲乏力、头晕肢乏、手足心热、小便淡黄、大便干燥、舌红、苔少边有齿印、脉细数者。

现代主要运用于休克、冠心病、心律失常、慢性肺源性心脏病、慢性粒细胞减少症、病毒性心肌炎、心力衰竭及恶性肿瘤患者化、放疗后见上述证候者。

【用法】　肌内注射，每次2～4ml，每日1次。静脉滴注，每次20～100ml（用5%葡萄糖注射液 250～500ml 稀释后应用）或遵医嘱，也可直接滴注。

【临床运用】 本品能益气养阴，用于各类脑病，治疗恢复期或后遗症期，辨证属于气阴两虚者，均可使用。

【使用注意】

1）本品不宜与藜芦、五灵脂及其制剂配伍使用。

2）对本品或含有红参、麦冬制剂及其成分中所列辅料过敏或有严重不良反应病史者禁用。

3）新生儿、婴幼儿禁用。

4）孕妇、哺乳期妇女禁用。

5）对药物有家族过敏史或过敏史者、过敏体质者禁用。

黄芪注射液

【组成】 黄芪。

【功效】 补益脾肺，益气升阳。

【主治】 主治气虚诸症。

现代主要运用于病毒性肝炎、消化性溃疡、萎缩性胃炎、胃下垂、病毒性心肌炎、慢性肾炎及肾衰竭、支气管哮喘、慢性支气管炎、流行性出血热、心脏病等属于气虚不足者。

【用法】 肌内注射，每次 2～4ml，每日 1～2 次。静脉滴注，每次 10～20ml，每日 1 次，或遵医嘱。

【临床运用】 本品能大补脾气，益气升阳，对于运动神经元病、重症肌无力辨证属于脾气不足者，均可使用。

【使用注意】

1）对本品有过敏反应或严重不良反应病史者禁用。过敏体质者禁用。

2）本品为温养之品，心肝热盛，脾胃湿热者禁用。无气虚之实证忌用。

3）新生儿、婴幼儿禁用。

4）家族对本品有过敏史者禁用。

二、汤　　剂

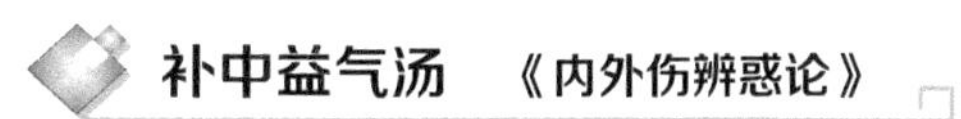

补中益气汤　《内外伤辨惑论》

【组成】 黄芪五分，病甚、劳役、热甚者一钱（15g），甘草炙五分（7.5g），人参去芦三分（4.5g），当归酒焙干或晒干二分（3g），橘皮不去白二分或三分（3g 或 4.5g），升麻二分或三分（3g 或 4.5g），柴胡二分或三分（3g 或 4.5g），白术三分（4.5g）。

【功效】 补中益气，升阳举陷。

【主治】

（1）脾胃气虚证　饮食减少，体倦肢软，少气懒言，面色萎黄，大便稀薄，脉虚软。

（2）气虚下陷证　脱肛、子宫脱垂、久泻、久痢、崩漏等，伴气短乏力，舌淡，脉虚。

（3）气虚发热证　身热自汗，渴喜热饮，气短乏力，舌淡，脉虚大无力。

现代主要应用于肌弛缓性疾病，如子宫脱垂、胃肝脾肾等内脏下垂、胃黏膜脱垂、脱肛、疝气、膀胱肌麻痹之癃闭、重症肌无力、肠蠕动弛缓引起的虚性便秘等，以及内伤发热，泄泻，慢性肝炎，原发性低血压，心律不齐，失眠，头痛，健忘，阿尔茨海默病，耳鸣，汗证，乳糜尿，崩漏，带下，滑胎，恶性肿瘤及其放、化疗后毒副作用明显者，麻痹性斜视，视神经及视网膜病变，慢性鼻炎，鼓膜内陷，复发性口疮，慢性咽炎等辨证属于中气不足，清阳不升的多种疾病。

【用法】 上㕮咀，都作一服，水二盏，煎至一盏，去滓，食远稍热服。

现代用法：水煎服。

【临床运用】

1）本方为补气升阳、甘温除热的代表方，凡见有脾胃虚弱，清阳不升，或中气下陷，或长期发热的任何一个症状或体征，并伴体倦乏力、面色萎黄、舌淡脉弱等脾胃气虚征象者，即可使用本方。

2）加减法：若头痛者，加蔓荆子、川芎、细辛等以祛风止痛；若中气虚而见自汗多者，可加五味子、麻黄根、煅牡蛎、浮小麦等以收敛止汗；若用治内脏下垂，可加枳壳（或枳实）以助益气升提。

【使用注意】 阴虚火旺及实证发热者，禁用本方。

归脾汤　《济生方》

【组成】 白术、茯神去木、黄芪去芦、龙眼肉、酸枣仁炒，去壳各一两（各 30g），人参、木香不见火各半两（各 15g），甘草炙二钱半（7.5g），当归一钱（3g），远志蜜炙一钱（3g）（当归、远志从《内科摘要》补入）。

【功效】 益气补血，健脾养心。

【主治】

（1）心脾气血两虚证　心悸怔忡，健忘失眠，自汗虚热，食少体倦，舌淡，苔薄白，脉细弱。

（2）脾不统血证　便血、皮下紫癜以及妇女崩漏，月经超前，量多色淡，或淋漓不止，舌淡，脉细弱。

现代主要应用于胃及十二指肠溃疡出血、功能性子宫出血、再生障碍性贫血、血小板减少性紫癜、神经衰弱、心脏病等属心脾气血两虚及脾不统血证者。

【用法】 上㕮咀，每服四钱（12g），水一盏半，加生姜五片，枣一枚，煎至七分，去滓温服，不拘时候。

现代用法：加生姜、大枣，水煎服。

【临床运用】

1）本方是治疗心脾气血不足的常用方，临床运用时应以心悸失眠、体倦食少、便血及崩漏、舌淡、脉细弱为辨证要点。

2）加减法：崩漏下血偏寒者，加艾叶炭、炮姜炭以温经止血；偏热者，加生地炭、阿胶珠、棕榈炭以清热止血。

【使用注意】 阴虚火旺者慎用。

六味地黄丸 《小儿药证直诀》

【组成】 熟地黄炒八钱（24g），山茱萸、干山药各四钱（各 12g），泽泻、牡丹皮、茯苓去皮各三钱（各 9g）。

【功效】 填精滋阴补肾。

【主治】 阴精不足证：腰膝酸软，头晕目眩，视物昏花，耳鸣耳聋，盗汗，遗精，消渴，骨蒸潮热，手足心热，舌燥咽痛，牙齿动摇，足跟作痛，以及小儿囟门不合，舌红少苔，脉沉细数。

现代主要应用于慢性肾炎、高血压、糖尿病、肺结核、肾结核、甲状腺功能亢进、中心性视网膜炎以及无排卵功能性子宫出血、更年期综合征等辨证属肾阴不足为主者。

【用法】 上为末，炼蜜为丸，如梧子大，空心温水化下三丸。

现代用法：蜜丸，每服 9g，每日 2～3 次；亦可作汤剂，水煎服。

【临床运用】

1）本方是治疗肾阴虚证的基本方，临床以腰膝酸软、头晕目眩、口燥咽干、舌红少苔、脉沉细数为证治要点。

2）加减法：阴虚而火盛者，加知母、玄参、黄柏等以加强清热降火之功；兼纳差腹胀者，加焦白术、砂仁、陈皮等以理气健脾。

【使用注意】 本方虽有山药、茯苓补脾助运，但毕竟熟地黄味厚滋腻，有碍运化，故脾虚食少以及便溏者当慎用。

大补阴丸 《丹溪心法》

【组成】 黄柏炒褐色、知母酒浸，炒各四两（各 120g），熟地黄酒蒸、龟甲酥炙各六两（各 180g）。

【功效】 滋阴降火。

【主治】 阴虚火旺证。骨蒸潮热，盗汗遗精，咳嗽咯血，心烦易怒，足膝疼热或痿软，舌红少苔，尺脉数而有力。

现代主要应用于肺结核、肾结核、甲状腺功能亢进、糖尿病等辨证属肾阴虚火旺之证。

【用法】 上为末，猪脊髓蜜丸。服七十丸，空心盐白汤下。

现代用法：蜜丸，每服 9g，淡盐汤送服；亦可作汤剂，水煎服。

【临床运用】

1）本方为滋阴降火的常用方，临床以骨蒸潮热、舌红少苔、尺脉数而有力为证治要点。

2）加减法：阴虚较重者，加天冬、麦冬以润燥养阴；阴虚盗汗者，加地骨皮以退热除蒸；咯血、吐血者，加仙鹤草、墨旱莲、白茅根以凉血止血；遗精者，加金樱子、芡实、桑螵蛸、沙苑子以固精止遗。

【使用注意】 脾胃虚弱，食少便溏，以及火热属于实证者不宜使用。

龟鹿二仙膏 《医便》

【组成】 鹿角用新鲜麋鹿杀角，解的不用，马鹿角不用，去角脑梢，角二寸截断，劈开净用十斤（5000g），龟甲去弦，洗净，捶碎五斤（2500g），人参十五两（450g），枸杞子三十两（900g）。

【功效】 滋阴填精，益气壮阳。

【主治】 真元虚损，精血不足证。全身瘦削，阳痿遗精，两目昏花，腰膝酸软，久不孕育。

现代主要应用于内分泌障碍引起的发育不良、重症贫血、神经衰弱以及性功能减退等辨证属真元不足，阴阳两虚者。

【用法】 上前二味袋盛，放长流水内浸三日，用铅坛一只，如无铅坛，底下放铅一大片亦可。将角并板放入坛内，用水浸高三五寸，黄蜡三两封口，放入锅内，桑柴火煮七昼夜，煮时坛内一日添热水一次，勿令沸起，锅内一日夜添水五次，候角酥取出，洗，滤净去滓。其滓即鹿角霜、龟霜也。将清汁另放。另将人参、枸杞子用铜锅以水三十六碗，熬至药面无水，以新布绞取清汁，将滓置石臼水捶捣细，用水二十四碗又熬如前；又滤又捣又熬，如此三次，以滓无味为度。将前龟、鹿汁并参、杞汁和入锅内；又火熬至滴水成珠不散。乃成胶也。每服初起一钱五分（4.5g），十日加五分（1.5g），加至三钱（9g）止，空心酒化下。

现代用法：熬胶，初服每日 4.5g，渐加至 9g，空心以酒少许送服。

【临床运用】

1）本方为滋养阴阳气血之剂，临床以腰膝酸软、两目昏花、阳痿遗精为证治要点。

2）加减法：头晕目眩者，加杭菊花、明天麻以息风止眩；遗精频作者，加金樱子、沙苑子以补肾固精。

【使用注意】 本方味厚滋腻，脾胃虚弱而食少便溏者不宜。本方药性偏温，阴虚而有内热之征者亦不宜使用。

地黄饮子 《医便》

【组成】 熟干地黄 18g，巴戟天去心、山茱萸、石斛、肉苁蓉酒浸，焙各 9g，附子炮、五味子、官桂、白茯苓、麦冬去心、石菖蒲、远志去心，等分各 6g（原著本方无用量）。

【功效】 滋肾阴，补肾阳，开窍化痰。

【主治】 喑痱。舌强不能言，足废不能用，口干不欲饮，足冷面赤，脉沉细弱。

现代主要应用于晚期高血压、脑动脉硬化、中风后遗症、脊髓炎等慢性疾病过程中出现肾阴阳两虚之证者。

【用法】 上为末，每服三钱（9g），水一盏半，生姜五片，枣一枚，薄荷，同煎至八分，不计时候。

现代用法：加生姜 5 片，大枣 1 枚，薄荷 2g，水煎服。

【临床运用】

1）本方为治肾虚喑痱的主方，以舌喑不语，足废不用为证治要点。

2）加减法：若用于肾虚之痱证，减去石菖蒲、远志等宣通开窍之品；喑痱以阴虚为主，而痰火盛者，去温燥的附、桂，酌加川贝母、竹沥、陈胆南星、天竺黄等以清化痰热；兼有气虚者，适当加黄芪、人参以益气。

【使用注意】　本方偏于温补，对气火上升，肝阳偏亢之证，不宜应用。

三、中　　药

（一）补气药

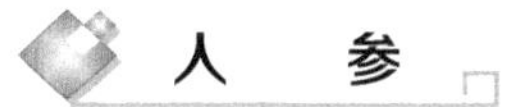

人　　参

【性味归经】　甘、微苦，微温。归脾、肺、心、肾经。

【功效】　大补元气，复脉固脱，补脾益肺，生津养血，安神益智。

【用法用量】　煎服，3～9g；挽救虚脱可用 15～30g。宜文火另煎分次兑服。研末吞服，每次 2g，每日服 1～2 次。

【应用】

（1）元气虚脱证　本品味甘补虚，能大补元气，复脉固脱，"能回阳气于垂绝，却虚邪于俄顷"（《本草经疏》），故为拯危救脱之要药。对于元气虚极欲脱、气短神疲、脉微欲绝之急危重证，可单用人参大量浓煎服，如独参汤（《景岳全书》）。若气虚欲脱兼见汗出，四肢逆冷等亡阳征象者，常与附子为伍，如参附汤（《正体类要》）。

（2）脾肺气虚证　本品甘温，"职专补气"（《本草通玄》）。"凡脏腑之气虚者，皆能补之"（《本草利害》），尤为补肺脾气之要药。治脾气虚弱，运化失职之食少倦怠、腹胀便溏等，每与白术、茯苓、甘草配伍，如四君子汤（《太平惠民和剂局方》）。治脾气虚弱，失于统血而致便血或崩漏者，可与黄芪、白术、当归等同用，如归脾汤（《济生方》）。治肺气不足，咳嗽无力，气短喘促者，常与黄芪、五味子、紫菀等配伍，如补肺汤（《备急千金要方》）。若治喘促日久，肺肾两虚者，常与胡桃仁同用，即人参胡桃汤（《济生方》）。

（3）津伤口渴，内热消渴　本品补气，可使"气回则津液生，津液生则渴自止"（《本草经疏》），故有益气生津止渴之效。本品适用于气津两伤之口渴及消渴见气阴两伤者。若治热病气津伤，身热烦渴，口舌干燥者，常与石膏、知母等配伍，如白虎加人参汤（《伤寒论》）。治气阴两亏之消渴，症见口渴喜饮、自汗盗汗、倦怠乏力、五心烦热等，常与黄芪、天花粉、五味子等同用。

（4）气血亏虚，久病虚羸　本品"惟其味甘纯正，所以能补血"（《景岳全书》）。其又能益气，使"气盛自能生血也"（《医学衷中参西录》），故有气血双补之效。本品适用于气血两虚，久病虚羸者，每与白术、当归、熟地黄等配伍，如八珍汤（《正体类要》）。

（5）心神不宁证　本品入心经，能补益心气，可使心得所养，心神得宁，心智得聪，适用于心气虚弱、失眠多梦、健忘等，可与茯苓、远志、石菖蒲等同用，如定志丸（《备急千金要方》)。若治心脾两虚，气血不足，心悸怔忡，健忘失眠，体倦食少者，常配黄芪、当归、龙眼肉等，如归脾汤(《济生方》)。治阴虚血少，心悸失眠，虚烦神疲，梦遗健忘者，常配地黄、当归、酸枣仁等。

（6）其他　本品善能补气，可使元气充沛，脾肺气足，阴血津液得以化生，故凡一切气、血、阴津不足之证皆可应用，素有“治虚劳内伤第一要药”(《本草纲目》)之称。

（7）现代研究　本品有增强免疫、增强非特异性抵抗力、影响心血管、促进造血、降血糖、提高记忆力、延缓衰老、促进食欲和蛋白质合成、性激素样作用及抗骨质疏松、抗肿瘤等作用。

【神经科运用】

1）用于气虚欲脱的危急病证。

2）本品大补元气，益心气，气足则神旺，既补气以安定心神，又益智而振奋精神，因而，临床常用于失眠健忘、心悸怔忡。

3)《薛氏医案》云：“人参，但入肺经，助肺气而通经活血，乃气中之血药也。”故人参对“因虚致瘀”之中风、胸痹甚为相宜。气为血帅，气虚行血无力，瘀血阻于脉络，导致中风偏瘫，口眼㖞斜，常用人参配当归、川芎等药益气活血，祛瘀通络。

4)《素问·灵兰秘典论》云“心者，君主之官”，心气不足，神明失主，风痰入于心经，志乱神昏，手足抽搐，口吐痰涎，临床常用人参益气安神，常配天南星、白附子、酸枣仁、茯苓、天麻、远志祛风化痰安神。

【使用注意】　实证、热证而正气不虚者忌用。不宜与藜芦、五灵脂同用。

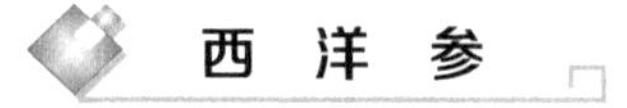

西洋参

【性味归经】　甘、微苦，凉。归心、肺、肾经。

【功效】　补气养阴，清热生津。

【用法用量】　另煎兑服，3～6g。

【应用】

（1）气阴两虚证　本品性凉而补，既能补气，又能清热养阴生津，为补气药中“清养”之品。“凡欲用人参而不受人参之温补者，皆可以此代之”(《医学衷中参西录》)，因其主入肺、胃经，对于肺胃气阴（津）两伤，“虚而有火者相宜”(《本草从新》)。若治阴虚肺热之干咳少痰、胸闷气短、口燥咽干者，可与五味子、川贝母、玄参等同用。治胃热津伤之身热汗多、口渴心烦、小便短赤、体倦少气者，常与西瓜翠衣、麦冬、石斛等同用，如清暑益气汤(《温热经纬》)。若治消渴属气阴两伤有热者，可与麦冬、天花粉等同用。

（2）气阴两脱证　本品补气力强，功似人参而力稍逊；兼能清火养阴生津。对于元气虚脱，阴津耗损之神疲乏力、气短息促、自汗热黏、心烦口渴、脉细数无力等，可与麦冬、五味子等同用。

（3）现代研究　本品有增强免疫、增强非特异性抵抗力、降血糖、降血脂、改善血液指标等作用。

【神经科运用】

1）用于气阴不足之头晕目眩，脑鸣或耳鸣，虚烦不寐。

2）人参、西洋参虽同为补气良药，但人参味甘微温，能大补元气，补脾益肺，生津，安神，乃治虚劳内伤第一要药，补益之力强于西洋参，但药性偏温，故对虚劳内有火热者不宜；西洋参味甘、微苦而性凉，功能补气养阴，清肺火、生津液，适用于气阴虚而有火之证。故张锡纯云"西洋参性凉而补"，凡欲用人参而不受人参之温补者，皆可以此代之。

【使用注意】　本品不宜与藜芦同用。凡中阳虚衰、寒湿中阻及气郁化火等一切实证、火郁之证均忌服。

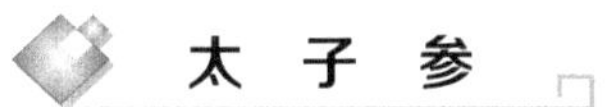

太　子　参

【性味归经】　甘、微苦、平。归脾、肺经。

【功效】　益气健脾，生津润肺。

【用法用量】　煎服，10～30g。

【应用】

（1）气阴两虚证　本品味甘苦，性平偏凉，主入脾肺二经。既能益脾肺之气，又能生津润。因其作用平和，药力较弱，故为补气药中"轻补"之品。对于热病后期或体质虚弱，气阴伤而不受峻补或温补者，用之较为适宜。若治脾气虚弱、胃阴不足所致的纳呆厌食、口干口渴、大便久泻、面黄体弱、精神不振，盗汗等，常与北沙参、白扁豆、山药等同用。治肺虚燥咳，可与麦冬、甘草同用。本品治儿童气阴两虚、虚汗较多有良效，故亦名孩儿参，常与沙参、石斛、白薇、青蒿等药配伍应用，以增强疗效。

（2）现代研究　本品有改善脾虚模型症候、提高免疫力、延缓衰老、保肺、降血糖等作用。

【神经科运用】

1）用于气虚证。症见倦怠乏力，头晕脑鸣，自汗易醒，纳食减少，面色皖白，舌淡脉弱等。临床常伍黄芪、白术、茯苓、黄精等药品。

2）用于气阴亏虚证。症见虚烦不安，易惊易醒，口干饮水不多，五心烦热，头晕耳鸣，舌质偏红少苔，脉细数等。脑中津液不足可出现以上症状，临床不可忽视。此证多与乌梅、麦冬、生地、黄精等药物配伍。

3）西洋参、太子参均为清补之品，均能补气养阴生津，用治气阴（津）两伤之证，但西洋参性寒，故清热（火）之力较太子参强；太子参药性平和，其补气益阴生津之效均较西洋参弱，故尤适用于体虚不受峻补之证。

【使用注意】　邪实正气不虚者慎用。

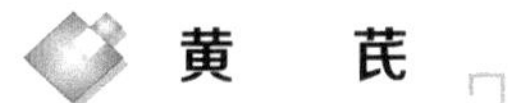

黄　芪

【性味归经】　甘，微温。归脾、肺经。

【功效】 补气升阳，固表止汗，利水消肿，生津养血，行滞通痹，托毒排脓，敛疮生肌。

【用法用量】 煎服，10～30g。补气升阳宜炙用，其余多生用。

【应用】

（1）脾虚气陷证 本品甘温，以补气见长。主入脾经，为补中益气之要药，又能升举阳气。凡“中阳不振，脾土虚弱，清气下陷者最宜”（《本草正义》）。

（2）肺气虚证，表虚自汗 本品入肺经，能补益肺气，用于肺气虚弱，咳嗽无力、气短喘促、咳痰清稀、声低懒言者，常配人参、紫菀、五味子等，如补肺汤（《备急千金要方》）。其又“其皮直达人之肌表肌肉，固护卫阳，充实表分，是其专长”（《本草正义》）。本品适用于卫虚不固、腠理不密之自汗，常与白术、防风为伍，如玉屏风散（《丹溪心法》）。

（3）气虚水肿 本品长于补脾肺之气，使肺气得补则水道通调，脾气得补则水津四布，有利水消肿之效。本品主要适用于气虚不运，水湿停聚之水肿、小便不利。

（4）血虚萎黄，消渴 本品“功用甚多，而其独效者，尤在补血”（《本草新编》），为气血双补之剂。本品适用于血虚及气血两虚所致的面色萎黄、神倦脉虚等，每与当归为配，即当归补血汤（《兰室秘藏》）；或与制何首乌、女贞子、白芍等同用；本品补气，使气旺则津生。治气虚津亏之消渴，口渴引饮，常与地黄、黄精、天花粉等同用。

（5）半身不遂，痹痛麻木 本品功擅补气，能使营卫之气充足，方能鼓动血脉，使气旺则血行，而收行滞通络之效。“凡脉无力而痿废者，多服皆能奏效”（《医学衷中参西录》）。本品用于气虚血滞，因虚致瘀之中风不遂及风湿痹痛。

（6）疮疡难溃或溃久不敛 本品甘温补气，能“内托阴证疮疡必用之药”（《医学启源》）。凡“痈疡之证，脓血内溃，阳气虚而不愈者，黄芪可以生肌肉；又阴疮不能起发，阳气虚而不愈者，黄芪可以生肌肉”（《本草汇言》）。本品适用于正虚毒盛，不能托毒外达，疮疡难溃，以及溃疡后期，毒势已去，因气血虚弱，脓水清稀，疮口难敛者。

（7）现代研究 本品有提高免疫和机体非特异性抵抗力、促进胃肠运动、利尿与抗肾损伤、抗肝损伤、促进造血、延缓衰老、降血糖、降血脂、降血压等作用。

【神经科运用】

（1）气虚血痹，肌肤麻木 气为血帅，气虚则血行无力，气血闭阻，肌肤失养，而成肌肤麻木不仁之血痹。

（2）气虚血瘀，中风偏瘫 《本草逢原》云“黄芪，性虽温补，而能通调血脉”，故为治疗气虚血滞引起的中风偏瘫、口眼㖞斜的要药。治中风偏瘫，常配当归、川芎、红花、地龙等以药补气活血，祛瘀通络，如《医林改错》补阳还五汤。

（3）脾胃亏虚，痿废不用 脾胃虚弱，气血化源不足，筋肉失养，以致肢体痿软乏力，废弱不用。《黄帝内经》云：“治痿独取阳明。”黄芪甘温健脾益气以振奋后天本源，直中病机，常与人参、龟甲、牛膝等药配伍，益气健脾养血，滋肝补肾壮筋。

【使用注意】 凡表实邪盛、内有积滞、阴虚阳亢、疮疡阳证实证等，均不宜用。

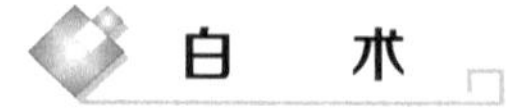

白 术

【性味归经】 甘、苦，温。归脾、胃经。

【功效】　健脾益气，燥湿利水，止汗，安胎。

【用法用量】　煎服，6～12g。

【应用】

（1）脾气虚证　本品甘温，主入脾、胃经，“其性温补，为脾脏补气第一要药”（《本草求真》）。若“脾虚不健，术能补之；胃虚不纳，术能助之”（《本草汇言》）。本品适宜于脾胃气虚，运化无力，食少便溏，脘腹胀满，肢软神疲等，每与人参、茯苓、甘草同用，如四君子汤（《太平惠民和剂局方》）。

（2）痰饮眩悸，水肿尿少　本品“专主脾胃，以补土胜湿见长”（《本草正义》），可使“土旺自能胜湿，痰水易化”（《本草征要》）。故“凡水湿诸邪，靡不因其脾健而自除”（《本草求真》）。若治中阳不振，脾失健运，痰饮内停之胸胁支满、目眩心悸、短气而咳者，常与桂枝、茯苓等配伍，如苓桂术甘汤（《金匮要略》）。治脾虚不运，水湿内停之水肿、小便不利等，可与黄芪、茯苓、猪苓同用。治脾虚湿浊下注，带下量多清稀者，常配伍山药、苍术、车前子等，如完带汤（《傅青主女科》）。

（3）气虚自汗　本品能补气固表止汗，凡“有汗因脾虚，故能止之”（《雷公炮制药性解》），用于卫气不固，表虚自汗，每与黄芪、防风同用，如玉屏风散（《丹溪心法》）。

（4）胎动不安　本品“妊娠养胎，依赖脾土，术能健脾，故主安胎”（《本草正义》）。本品益气健脾，使脾气健旺，则胎儿得养而自安，故有安胎要药之称，可用于各种原因所致的胎动不安，尤宜于脾气虚弱之妊娠恶阻、胎动不安。

（5）现代研究　本品有提高免疫功能、促进胃肠运动、抑制子宫平滑肌收缩、利尿等作用。

【神经科运用】　本品常用于治疗痰饮上蒙清窍、阳气不得升发所致眩晕。“脾为生痰之源”，脾虚水湿停滞，聚为内生痰饮。白术补气健脾绝其源，燥湿利气开其流，故为治痰饮水肿良药。痰饮上蒙清窍之眩晕头昏者，可单配泽泻以健脾利水除饮，如《金匮要略》之泽泻汤；若脾虚生痰、风痰上扰之眩晕头痛、胸闷呕恶者，当与半夏、天麻、陈皮等配伍，以燥湿化痰，平肝息风，如《医学心悟》之半夏白术天麻汤。

【使用注意】　本品温燥，阴虚有热及燥热伤津者慎用。

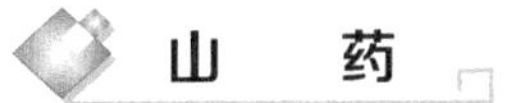

山　药

【性味归经】　甘，平。归脾、肺、肾经。

【功效】　补脾养胃，生津益肺，补肾涩精。

【用法用量】　煎服，15～30g。麸炒山药可增强补脾止泻作用。

【应用】

（1）肺、脾、肾诸虚证　本品甘平，既能补气，又能益阴，归肺、脾、肾经，作用平和，补而不滞，养而不腻，为平补三焦之剂，且略兼涩性。“凡脾虚泄泻，肺虚咳嗽，肾虚遗滑等证，皆可用之”（《本草便读》）。若治脾胃虚弱，食少便溏，肢倦乏力者，可与人参、白术、白扁豆等同用，如参苓白术散（《太平惠民和剂局方》）。治肺虚久咳或虚喘，常与太子参、麦冬、沙参等同用。治肾阴精亏虚之腰膝酸软、头晕耳鸣等，常与熟地黄、山茱萸、茯苓等同用，如六味地黄丸（《小儿药证直诀》）。治下元虚寒之尿频、遗尿等，可与乌药、益智仁同用，如缩泉丸（《魏氏家藏方》）。对慢性久病或病后虚弱羸瘦者，可作为营养调补品长期服用。

（2）消渴　本品"生捣，最多津液而稠黏"（《神农本草经读》），有生津止渴之效，适用于气阴两虚所致的消渴。

（3）现代研究　本品有调节胃肠功能和降血糖、增强免疫、延缓衰老、保肝等作用。

【神经科运用】　本品用于肾气不足、脑精亏乏之证。例如，症见齿摇，眩晕耳鸣，甚则耳聋，遗精腰酸，两足痿软，舌质偏红少津，脉细或细数者，临床常与熟地黄、山茱萸、茯苓、菟丝子、怀牛膝等同用。

【使用注意】　本品养阴能助湿，故湿盛中满及有积滞者不宜。

（二）补血药

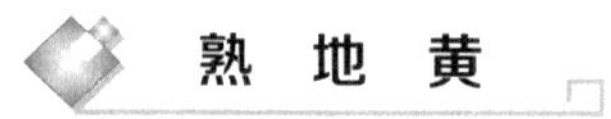

熟地黄

【性味归经】　甘，微温。归肝、肾经。

【功效】　补血滋阴，益精填髓。

【用法用量】　煎服，10～15g。

【应用】

（1）血虚证　本品味甘微温，"质又重厚，味最浓郁，而多脂膏，故为补中补血良剂"（《本草正义》），为治血虚证之要药。本品适宜于血虚萎黄、头眩心悸、月经不调或经闭不行等，每与当归相须为用，如四物汤（《太平惠民和剂局方》）。

（2）肝肾阴虚证　本品味甘滋润，入肝、肾经，能"滋肾水，补真阴，填骨髓，生精血，聪耳明目，黑发乌髭"（《本草备要》），善"治一切肝肾阴亏虚损百病"（《本草分经》）。若治肝肾阴虚之腰膝酸软、头目眩晕、视物昏花、耳鸣耳聋、骨蒸潮热、盗汗遗精、内热消渴等，常配山药、山茱萸、牡丹皮等同用，如六味地黄丸（《小儿药证直诀》）。治肝肾不足，精血亏虚之须发早白，常与制何首乌同用。

（3）现代研究　本品有促进造血、增强记忆、增强免疫、降血糖等作用。

【神经科运用】

（1）心肝血虚，眩晕心悸　本品甘温滋润，养血力强，乃养血补虚之要药。用治血虚心肝失养，面色萎黄或苍白、眩晕心悸、失眠等症，常与补血活血的当归同用，既能增强补血之效，兼有补而不滞之妙。

（2）精亏髓少所致头晕目眩、五迟五软　本品味甘微温，入肝、肾二经，能补血滋阴，生精填髓，故还可用治肝肾不足，精血亏虚诸证。若精血亏虚，眩晕耳鸣者，常与枸杞子、菊花、山茱萸、山药等药同用；若治精血不足，健忘早衰，须发早白，常配制何首乌、怀牛膝、菟丝子、枸杞子等药，有益精血乌须发之功。若精亏髓少致小儿发育迟缓，五迟五软，常配狗脊、龟甲、锁阳等药以补精益髓，强筋壮骨，如《医方集解》虎潜丸。

（3）其他　《黄帝素问宣明论方》地黄饮子，熟地黄配巴戟天、山茱萸、石斛等药治喑痱，舌强不能言，足废不能用，脉沉细而弱者，有滋阴补阳、开窍化痰之效。

【使用注意】　本品性质黏腻，有碍消化，凡气滞痰多、脘腹胀痛、食少便溏者忌服。

何首乌

【性味归经】　苦、甘、涩，微温。归肝、心、肾经。

【功效】　制何首乌：补肝肾，益精血，乌须发，强筋骨，化浊降脂。生何首乌：解毒，消痈，截疟，润肠通便。

【用法用量】　煎服，6～12g。治疗神经科疾病多用制何首乌。

【应用】

（1）血虚证　本品味甘微温，入肝、心经，为补血之佳品，用于血虚萎黄、心悸怔忡等，常与熟地黄、当归、酸枣仁等配伍。治肝血不足，目失涵养，两目干涩，视力减退等，常与熟地黄、枸杞子、女贞子等同用。

（2）肝肾阴虚证　本品“气温味苦涩。苦补肾，温补肝，色能收敛精气。所以能养血益肝，固精益肾，健筋骨，乌髭发”（《本草纲目》），“为平补阴血之良药”（《药性切用》）。本品用于肝肾不足、精血亏虚所致的精神疲惫、失眠多梦、头晕目眩、体乏无力、记忆力减退等，常与人参、熟地黄、山药等配伍。本品补肝肾，益精血，尤善乌发，适用于肝肾不足、气血亏虚所致的头发早白、斑秃等，常与地黄、女贞子、桑椹子等同用。

（3）其他　制何首乌还能化浊降脂，用于高脂血症。

（4）现代研究　本品有促进造血、增强记忆、增强免疫、降血糖等作用。

【神经科运用】

精血亏虚所致头晕眼花、须发早白　制何首乌味甘性温，入肝、肾经，善补肝肾，益精血，且微温不燥，补而不腻，实为滋补良药。本品用治肝肾不足、精血亏虚所致头晕眼花、须发早白、腰膝酸软等早衰诸症，常配枸杞子、菟丝子、当归、牛膝等药，补肝肾、益精血；若治肝肾不足，耳鸣重听，头昏眼花，四肢酸麻，腰膝无力者，常配桑椹子、黑芝麻、地黄、杜仲等药。

【使用注意】　本品制用补益力强，且兼收敛之性，湿痰壅盛者忌用。生用滑肠，大便溏泄者忌用。

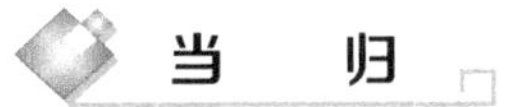

当　归

【性味归经】　甘、辛，温。归肝、心、脾经。

【功效】　补血活血，调经止痛，润肠通便。

【用法用量】　煎服，6～12g。酒炒可增强活血通经之力。

【应用】

（1）血虚证　本品味甘质润，入心、肝经，功擅补血，“为养血之要品”（《神农本草经百种录》），适用于心肝血虚之头晕、心悸、面色无华等，每与熟地黄、白芍、川芎配伍，即四物汤（《太平惠民和剂局方》）。若治气血两虚之证，每与黄芪同用，即当归补血汤（《兰室秘藏》)。

(2)月经不调，经闭痛经　本品“味甘而重，故专能补血；其气轻而辛，故又能行血，补中有动，行中有补，诚血中之气药，亦血中之圣药也”(《本草正义》)，“既不虑其过散，复不虑其过缓”(《本草求真》)。尤善调经止痛，为妇科之要药。大凡妇女月经不调、经闭痛经等，无论寒热虚实，皆可运用，尤以血虚、血滞所致者最宜，常与熟地黄、白芍、川芎配伍，即四物汤。若治冲任虚寒，瘀血阻滞之月经不调、小腹冷痛等，每与人参、吴茱萸、桂枝等同用，如温经汤(《金匮要略》)。治气滞血瘀所致的经前、经期腹部胀痛或痉挛性疼痛，以及经期伴头痛，可与川芎、白芍、香附等同用。

(3)各种痛证　本品性温，既能补血活血，又能温散寒凝。凡血滞能通，血虚能补，血寒能散，止痛效佳。凡血虚、血瘀、血寒所致诸痛，皆可随证配伍应用。若治血虚寒凝之腹痛，与桂枝、白芍、生姜等同用，如当归建中汤(《千金方》)。治风寒湿痹，肢体关节疼痛，常与羌活、独活、桂枝等同用，如蠲痹汤(《医学心悟》)。治跌仆损伤，瘀肿疼痛，常与桃仁、乳香、没药同用，如复元活血汤(《医学发明》)。治疮疡初起，肿胀疼痛，常配金银花、赤芍、天花粉等，如仙方活命饮(《校注妇人良方》)。

(4)肠燥便秘　本品味甘质润，“最能滑肠”(《医学衷中参西录》)。凡“大便燥结，非君之以当归，则硬粪不能下”(《本草新编》)。本品常用于年老体弱、妇女产后血虚津枯之肠燥便秘，可与肉苁蓉、火麻仁、地黄等同用。

(5)其他　本品尚能止咳平喘，“主咳逆上气”(《神农本草经》)。

(6)现代研究　本品有促进造血、增强记忆、增强免疫力、降血糖等作用。

【神经科运用】　血虚、血瘀、血寒所致神经科诸症，皆可随证配伍应用。

【使用注意】　湿盛中满、大便溏泻者忌用。

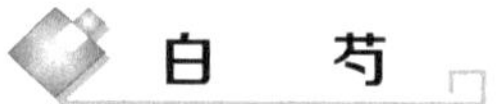

白　芍

【性味归经】　苦、酸，微寒。归肝、脾经。

【功效】　养血调经，敛阴止汗，柔肝止痛，平抑肝阳。

【用法用量】　煎服，6～15g。

【应用】

(1)血虚证　本品味酸入肝，长于养血调经，适宜于血虚萎黄、头眩心悸、月经不调或经闭不行等，每与熟地黄、当归等同用，如四物汤(《太平惠民和剂局方》)。

(2)自汗盗汗　本品味酸收敛，能敛阴津，固腠理，止虚汗。如治气虚自汗，常与白术、黄芪等同用。治阴虚盗汗，常与牡蛎、浮小麦等同用。若治营卫不和，表虚自汗，每与桂枝配伍，如桂枝汤(《伤寒论》)。

(3)腹胁、四肢挛急疼痛　本品味酸，入肝、脾二经。“一以益脾阴而收摄至阴耗散之气，一以养肝阴而和柔刚木桀骜之威”(《本草正义》)。本品有调和肝脾、柔肝止痛之功，适用于肝郁血虚之两胁作痛、肝脾失和之脘腹挛急疼痛，以及肝血亏虚、筋脉失养四肢挛急作痛等。尤为“治腹中痛之圣药”(《药类法象》)，每与甘草为伍，即芍药甘草汤(《伤寒论》)。“惟力近和缓，必重用之始能建功”(《医学衷中参西录》)。

（4）肝阳上亢证　本品味酸入肝，养血敛阴，平抑肝阳，适用于肝阳上亢之眩晕、头痛，常与生地黄、牛膝、赭石等同用，如建瓴汤（《医学衷中参西录》）。

（5）现代研究　本品有抗肾损伤、抗肝损伤、抗抑郁、抗脑缺血、抗炎、镇静、调节胃肠功能、调节免疫等作用。

【神经科运用】　白芍甘能养血和血，酸能敛阴柔肝，苦以泻肝抑阳，故常用治阴虚阳亢、血虚风动诸证。

【使用注意】　不宜与藜芦同用。

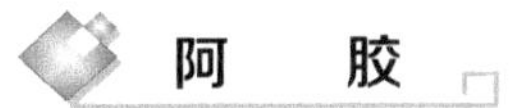

阿　胶

【性味归经】　甘，平。归肺、肝、肾经。

【功效】　补血滋阴，润燥，止血。

【用法用量】　烊化兑服，3～10g。

【应用】

（1）血虚证　本品味甘性平，质地滋润，“专入肝经养血”（《本草求真》），“为补血圣药，不论何经，悉其所任”（《本草思辨录》），故可广泛用于血虚诸证。若治久病体弱、血亏目昏等，可与熟地黄、黄芪等同用。治气血双亏，四肢无力，腰膝酸软，面黄肌瘦，健忘失眠，妇女产后诸虚，可与人参、熟地黄、制何首乌等同用。

（2）阴虚证　本品味甘质润，入肺经，能“滋润肺家阴虚，亦能降逆定喘，而止燥咳，疗咯血”（《脏腑药式补正》）。若治燥伤肺阴，干咳无痰、鼻燥咽干等，常与麦冬、桑叶、苦杏仁等同用，如清燥救肺汤（《医门法律》）。治肺阴虚有热之咳嗽气喘、咽喉干燥、痰中带血等，可与牛蒡子、马兜铃、苦杏仁等同用，如补肺阿胶汤（《小儿药证直诀》）。本品又入肾经，能滋肾阴以补水，“养血治风”（《本草求真》），用于热病伤阴，肾水亏而心火亢，虚烦不眠等，每与黄连、白芍、鸡子黄等同用，如黄连阿胶汤（《伤寒论》）。若治温热病后期，真阴欲竭，阴虚风动，手足瘛疭等，常与龟甲、白芍、牡蛎等同用，如大定风珠（《温病条辨》）。

（3）出血　本品质黏，能凝络而止血，“为诸失血要药”（《饮片新参》），可用于各种原因所致的多种出血。因其长于补血、滋阴，故对于出血兼有血虚、阴虚者尤宜，常与当归、地黄等同用。

（4）现代研究　本品有促进造血、降低血黏度、抗肺损伤、增强免疫力等作用。

【神经科运用】

1）阿胶味甘质润，入肾滋阴，用于热病伤阴，虚风内动：治阴液亏虚之五心烦热、心烦失眠、虚风内动等症经常选用，常与其他滋阴药同用，以增强疗效。

2）当归、阿胶均为补血良药，但当归味辛，偏行偏散，补中有动，功善补血活血，兼能化瘀止痛；阿胶甘平，偏静偏守，补中寓守，长于补血止血，兼能滋阴润肺。熟地黄味甘微温，与阿胶同为滋阴养血要药，但熟地黄偏补肝肾精血虚亏之证，为生精补髓良药，阿胶长于滋阴润肺，补血止血。

【使用注意】　脾虚便溏者慎用。

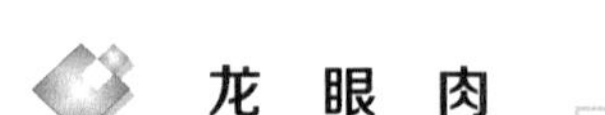

龙 眼 肉

【性味归经】 甘，温。归心、脾经。

【功效】 补益心脾，养血安神。

【用法用量】 煎服，10～15g。亦可熬膏、浸酒或入丸剂。

【应用】

（1）气血亏虚证 本品甘温，入心、脾经，“于补气之中，又更存有补血之力”（《本草求真》），且不滋腻，不壅气，为滋补良药，“功专补心长智，悦胃培脾，疗健忘与怔忡，能安神而熟寐”（《本草撮要》）。本品适用于思虑过度，劳伤心脾，气血两虚而致惊悸怔忡、失眠健忘等，常与当归、酸枣仁、黄芪等同用，如归脾汤（《济生方》）。若治过度疲劳或病后气血虚弱所致的心悸气短、四肢酸痛、全身无力、精神疲惫、烦躁失眠、食欲不振等，常与人参、当归、山楂等同用。

（2）现代研究 本品有延长小鼠常压耐缺氧存活时间、减少低温下死亡率，并有抗应激、抗焦虑、抗菌、抗衰老等作用。

【神经科运用】

1）本品甘温，善补益心脾，既不滋腻，又无壅滞之弊，为滋补良药，故可用治思虑过度，劳伤心脾引起的惊悸怔忡、失眠健忘、头晕目眩等。

2）本品甘温入脾，又能补后天之源而益气养血，且甘甜平和，宜于久服。故亦可用治气血不足所致诸症。

【使用注意】 湿盛中满或有停饮、痰、火者忌用。

（三）补阴药

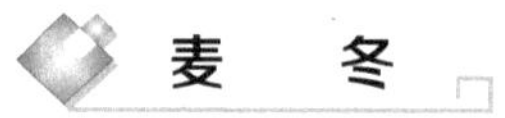

麦 冬

【性味归经】 微苦，微寒。归肺、胃、心经。

【功效】 养阴生津，润肺清心。

【用法用量】 煎服，6～12g。

【应用】

（1）肺阴虚证 本品甘寒入肺，能“退肺中隐伏之火，生肺中不足之金”（《药性解》），长于润肺清金，“果是肺有燥热，斯为润燥滋液之要药”（《脏腑药式补正》）。若治阴虚肺燥，咽喉干痛、干咳少痰或痰中带血等，常与地黄、玄参、川贝母等同用。治阴虚火旺，虚火上浮之口鼻干燥、咽喉肿痛等，常与玄参、甘草、桔梗同用。

（2）胃阴虚证 本品“津液浓厚……能入胃以养胃液开胃进食”（《医学衷中参西录》），兼“清胃中之热邪”（《本草新编》）。“凡胃火偏盛，阴液渐枯，及热病伤阴，病后虚羸，津液未复，火炎暑燥津，短气倦怠，秋燥逼人，肺胃液耗等证，麦冬寒润，补阴解渴，皆为必用之药”（《本草正义》）。若治胃阴不足所致的胃脘隐隐灼痛、口干舌燥、纳呆干呕等，常与北沙参、石斛、玉竹等同用。治津伤口渴，或内热消渴，常与天花粉、太子参、乌梅等同用。治肠燥津伤之便秘，每与生地黄、玄参同用，如增液汤（《温病条辨》）。

（3）心神不宁　本品甘寒养阴，苦寒清火，入心经，既养心阴，清心火，兼能除烦安神。若治阴血虚少之心悸失眠，常与生地黄、酸枣仁、柏子仁等同用，如天王补心丹（《摄生秘剖》）。治邪热初入营分之身热夜甚、神烦少寐等，每与黄连、生地黄、玄参等合用，如清营汤（《温病条辨》）。

（4）现代研究　本品有提高免疫功能、降血糖、抗心肌缺血、耐缺氧、增加冠状动脉流量、镇静、抗菌等作用。

【神经科运用】　本品甘寒养阴，入心经，既用治心之气阴不足所致心烦失眠、惊悸健忘等症，还可用治外感热病，温邪入营，神昏谵语，心烦不寐。

【使用注意】　凡脾虚便溏、肺胃有痰饮湿浊及初感风寒咳嗽者忌服。

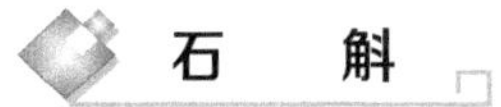

石　斛

【性味归经】　甘，微寒。归胃、肾经。

【功效】　益胃生津，滋阴清热。

【用法用量】　煎服，6～12g。鲜品15～30g。

【应用】

（1）胃阴虚证　本品甘寒，主入胃经，能“清胃除虚热，生津已劳损”（《本草纲目拾遗》），“清中有补，补中有清”（《得配本草》），“为胃虚挟热伤阴专药”（《药性切用》）。本品适用于胃阴不足所致的胃脘隐隐灼痛、口干舌燥、纳呆干呕等，常与北沙参、玉竹、麦冬等同用。治病后虚热口渴，可用鲜石斛与麦冬、五味子煎水代茶饮。

（2）肾阴虚证　本品既能滋养肾阴，又能清退虚热。治阴火虚旺，骨蒸劳热者，可与知母、黄柏等同用。治肾虚精亏之筋骨痿软，常与牛膝、山茱萸、续断等同用。治肝肾阴虚之目暗不明、视物昏花等，常与枸杞子、菊花、决明子等同用。

（3）现代研究　本品有促进胃液分泌、延缓衰老、抗肿瘤、抗突变、抗骨质疏松、镇痛、解热等作用。

【神经科运用】

1）用于诸脏津亏阴虚证。

2）用于肾虚痿痹，腰脚软弱。本品能补肝肾，强筋骨，用于肝肾不足，筋骨痿软，腰膝无力者，可与熟地黄、牛膝、杜仲、续断、桑寄生、五加皮等同用。若产后肝肾不足，阴血亏虚，腰腿酸痛者，本品又可与牛膝、地黄、枸杞子、木瓜、白芍、酸枣仁等同用，如《妇科玉尺》中石斛牛膝汤。

【使用注意】　本品能敛邪，故温热病不宜早用；其又能助湿，若湿温病尚未化燥伤津者，以及脾胃虚寒，大便溏薄，舌苔厚腻者均忌用之。

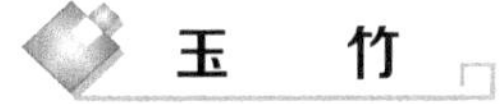

玉　竹

【性味归经】　甘，微寒。归肺、胃经。

【功效】　养阴润肺，生津止渴。

【用法用量】 煎服，6～12g。

【应用】

（1）肺阴虚证 本品性微寒，“味甘多脂，为清热滋润之品”（《本草正义》），入肺金，长于“清肺金而润燥”（《长沙药解》）。本品适用于肺燥咳嗽，咽喉干痛。

（2）胃阴虚证 本品“甘寒润泽，谓能滋养脾胃，正以甘能滋阴，润能养液耳”（《脏腑药式补正》）。本品适用于胃阴虚证，症见胃脘灼热隐痛、饥不欲食、口干咽燥、大便干结，或干呕、呃逆等，常与沙参、麦冬、生地黄等同用，如益胃汤（《温病条辨》）。

（3）其他 本品药性平和，养阴而不碍邪，对于阴虚外感之身热、微恶风寒等，每常配伍用之，如加减葳蕤汤（《重订通俗伤寒论》）。

（4）现代研究 本品有降血糖、降血脂、抗肿瘤、抗突变、缓解动脉粥样斑块形成、扩张外周血管和冠状动脉、延长耐缺氧时间、强心、抗氧化、抗衰老等作用。

【神经科运用】 玉竹甘寒质润，善长阴亏津乏的治疗，常用于诸脏津乏阴伤之证。

【使用注意】 本品微寒质润，故脾胃虚弱、痰湿内蕴、中寒便溏者不宜服用。

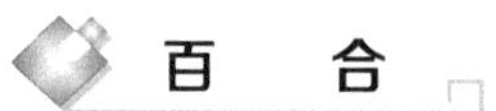

百 合

【性味归经】 甘，寒。归肺、心经。

【功效】 养阴润肺，清心安神。

【用法用量】 煎服，6～12g。清心宜生用；润肺宜炙用。

【应用】

（1）肺阴虚证 本品甘寒质润，入肺经，“功专补虚清热”（《本草便读》），长于补肺阴之虚，兼清肺经之热。本品适宜于阴虚肺燥有热之干咳少痰、劳嗽久咳、痰中带血等，常与生地黄、桔梗、贝母等同用，如百合固金汤（《慎斋遗书》）。

（2）心神不宁证 本品甘寒，入心经，能养阴清心，宁心安神。其药性平和，补虚不碍邪，祛邪不伤正。本品适用于阴虚内热之百合病，症见精神恍惚、行住坐卧不定等，每与生地黄为伍，如百合地黄汤（《金匮要略》）。

（3）现代研究 本品有止咳、祛痰、耐缺氧、抗疲劳、抗肿瘤、降血糖、免疫调节、镇静等作用。

【神经科运用】

1）百合归心经，养心阴，益心气，清心热而安心神，故可用于热病伤阴，气津不足，心烦口渴，虚烦惊悸，失眠多梦，甚则神志恍惚，沉默寡言等。

2）百合、玉竹二者皆为甘寒之品，均能清肺养阴，清热生津，常相须为用。然百合尚归心经，具清心安神之功，可用于虚烦惊悸、失眠多梦之证，为治百合病之要药；玉竹兼归胃经，功善滋胃阴，润胃燥，生津止渴，常用于热病伤阴，津亏液少，烦热口渴之证。

【使用注意】 脾肾虚寒便溏者忌用。

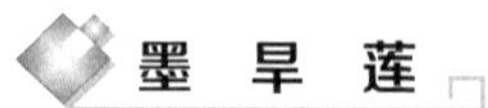

墨 旱 莲

【性味归经】 甘、酸，寒。归肝、肾经。

【功效】　滋补肝肾，凉血止血。

【用法用量】　煎服，6～12g。外用适量。

【应用】

（1）肝肾阴虚证　本品甘寒，入肝、肾经，能“益肝肾，乌须发”（《玉楸药解》）。本品适用于肝肾阴虚所致的须发早白、眩晕耳鸣、腰膝酸软等，每与女贞子相须为用，如二至丸（《医方集解》）。

（2）出血　本品寒凉入血，能清血分之热邪而止血，为“止血凉血要剂”（《本草求真》），可“止一切失血”（《玉楸药解》）。本品适用于血热或阴虚血热所致的咳血、衄血、便血、尿血等多种出血，可单用捣汁饮，或与其他止血药同用。若用鲜品捣烂外敷，还可用于外伤出血。

（3）现代研究　本品有提高机体非特异性免疫功能、保肝、增加冠状动脉流量、延缓衰老、促进毛发生长、止血、抗菌、抗阿米巴原虫、抗癌等作用。

【神经科运用】　本品甘酸性寒，善滋阴益肾养肝，故常用于肝肾阴虚所致头晕目眩、视物昏花、须发早白、腰膝酸软等症，并多与补益肝肾的女贞子相须为用以增强药力。

【使用注意】　脾胃虚寒者忌用。

女 贞 子

【性味归经】　甘、苦，凉。归肝、肾经。

【功效】　滋补肝肾，明目乌发。

【用法用量】　煎服，6～12g。

【应用】

（1）肝肾阴虚证　本品味甘能补，长于补益肝肾，“有变白明目之功”（《本草经疏》），主要适用于肝肾阴虚所致的须发早白、目暗不明等。

（2）阴虚发热　本品“甘苦性凉，入少阴而益阴退热，为阴虚有火，不胜腻补之良药”（《药性切用》）。本品适用于肝肾阴虚，虚热内扰之头晕失眠、心悸乏力、低热或午后发热等，可与当归、熟地黄、墨旱莲等同用。

（3）现代研究　本品有增强非特异性免疫功能、升高白细胞、降低胆固醇、预防和消减动脉粥样硬化斑块、保肝、抗衰老、强心、利尿、降血糖、缓泻、抗菌、抗肿瘤等作用。

【神经科运用】　本品滋补肝肾，益阴培本，并能上荣头面，而收明目之能。每与墨旱莲、珍珠母、菟丝子等同用，治疗阴血不足，肝阳上亢之心神不安、头晕目眩、耳鸣健忘等症。

【使用注意】　脾胃虚寒泄泻者忌用。

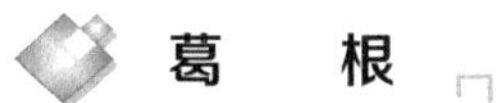

葛　根

【性味归经】　甘、辛，凉。归脾、胃、肺经。

【功效】　解肌退热，生津止渴，透疹，升阳止泻，通经活络，解酒毒。

【用法用量】 煎服，10～15g。解肌退热、透疹、生津宜生用，升阳止泻宜煨用。

【应用】

（1）外感发热，项背强痛 本品辛散透表，凉而不寒，具有解肌退热之功。凡外感发热，无论风寒、风热所致者，服之可奏热退身凉之效。因其“善达诸阳经，而阳明为最”（《本草正》），长于“解经气之壅遏”（《长沙药解》），缓颈背之强痛，故对于外感表证兼有项背强痛者尤为适宜，常与麻黄、桂枝等同用，如葛根汤（《伤寒论》）。

（2）热病口渴及消渴 本品入胃经，能生津止渴。大凡口渴，无论外感内伤皆宜。因其性凉，长于清热生津，“凡热而兼渴者，此为最良”（《本草正》），故常用于热病津伤口渴及内热消渴。前者常与天花粉、知母等同用，后者常配伍黄芪、麦冬、天花粉等。

（3）麻疹不透 本品辛凉透邪，既能解肌退热，又能透发麻疹。对于麻疹初起，疹发不出或出而不畅者，常与升麻相须为用，如升麻葛根汤（《太平惠民和剂局方》）。

（4）脾虚泄泻 本品其气轻浮，功能升发清阳，鼓舞脾胃清阳之气上行而奏止泻之效，适用于脾虚清阳下陷之泄泻，常配伍白术、人参、木香等，如七味白术散（《小儿药证直诀》）。本品“只以升举陷下之气，并非为清里而设”（《本草正义》）。若治湿热泻痢，当与黄连、黄芩等同用，如葛根黄芩黄连汤（《伤寒论》）。

（5）中风偏瘫，胸痹心痛 本品味辛能行，“主宣通经脉之正气以散邪”（《本草崇原》），具有活血通经之功。对于中风偏瘫，胸痹心痛，可单用，或与丹参、川芎同用。

（6）其他 本品尚能解酒毒，可用于饮酒过度，头痛头晕、烦渴、呕吐等。

（7）现代研究 本品有解热、扩张冠状动脉、抗心肌缺血、改善心功能、改善脑循环、降血压、抑制血小板凝集、降血糖、降血脂、抗氧化、抗肿瘤等作用。

【神经科运用】

1）本品透热解肌作用良好，故可用于高热引起的肌肉抽搐。

2）本品归脾、胃二经，功可升举清阳之气，故可治疗清阳不足所致头痛头晕、项强、耳鸣、肢麻等症，临床常配白芍、川芎、天麻等。

【使用注意】 易于动呕，胃寒者当慎用。

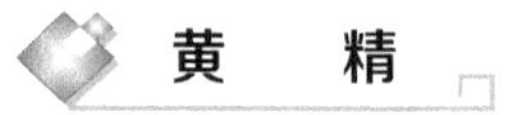

黄 精

【性味归经】 甘，平。归脾、肺、肾经。

【功效】 补气养阴，润肺，健脾，益肾。

【用法用量】 煎服，10～15g。

【应用】

（1）肺气阴两虚证 本品甘平质润，入肺经，既能滋阴润肺，又能补益肺气，适用于咳嗽日久，或虚劳久咳，属气阴两虚者，可单用，或与北沙参、麦冬、苦杏仁等同用。

（2）脾胃气阴虚证 本品味甘如饴，能补脾气，养胃阴，适用于气阴两亏、内热津伤所致的消渴，症见少气乏力、口干多饮、易饥、形体消瘦等，常与红参、黄芪、葛根等同用。

（3）肾精亏虚证 本品味甘入肾，能补肾精，强腰膝，乌须发。如治肾虚腰痛，可与黑豆煮食。治肝肾不足，精血亏虚之腰膝酸软、失眠多梦、耳鸣健忘、头发脱落及须发早白等，可与制何首乌、女贞子、墨旱莲为伍。

（4）现代研究　本品有提高机体免疫功能、改善动物学习记忆功能、增加冠状动脉流量、降血压、降血脂、降血糖、抗氧化、延缓衰老、抗病原微生物等作用。

【神经科运用】

1）用于诸脏腑之气阴不足证。本品既可补气，又可生津养阴，是气阴双补的佳品。

2）黄精甘平，能补诸虚，填精髓，具有壮筋骨、益精髓、乌须发之功。用治病后虚羸，精血亏虚，眩晕心悸，须发早白，腰膝酸软，常与熟地黄、枸杞子、制何首乌、当归等同用。

【使用注意】　本品性质黏腻，易助湿滞气，故凡脾虚湿阻，痰湿壅滞者宜慎用。

北　沙　参

【性味归经】　甘、微苦，微寒。归肺、胃经。

【功效】　养阴清肺，益胃生津。

【用法用量】　煎服，5～12g。

【应用】

（1）肺阴虚证　本品甘润苦寒，“专补肺阴、清肺火”（《本草从新》），为“肺经轻清淡补之品”（《药笼小品》），凡“肺虚劳热者，最宜之”（《药性切用》）。本品适用于阴虚肺燥之咳嗽、咽喉痛痒、声音沙哑等，常与川贝母、枇杷叶等同用。

（2）胃阴虚证　本品甘寒养阴，苦寒清热，主入胃经，功能滋养胃阴，润燥生津，兼清胃热，且“清而不腻”（《本草正义》），“无寒中败土之弊”（《玉楸药解》），适用于胃阴虚或热伤胃阴，津液不足之口渴咽干，舌质红绛，或胃脘隐痛、嘈杂、干呕等，常与石斛、玉竹、麦冬等同用。

（3）现代研究　本品有镇咳、祛痰、平喘、解热、镇痛、免疫调节、抗胃溃疡、抗肿瘤、抗菌、抗氧化等作用。

【神经科运用】　本品能入胃经，而性微寒，可养胃阴，生津液，兼能清热，可用于温热病，邪热伤津。

【使用注意】　感受风寒而致咳嗽及肺胃虚寒者忌服。本品反藜芦，恶防己。

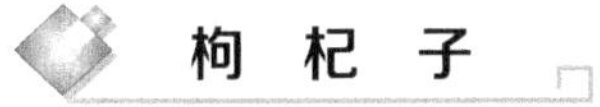

枸　杞　子

【性味归经】　甘，平。归肝、肾经。

【功效】　滋补肝肾，益精明目。

【用法用量】　煎服，6～12g。

【应用】

（1）肝肾阴虚证　本品甘润滋养，药性平和，滋而不腻，补而不峻，“为滋补肝肾最良之药”（《医学衷中参西录》），使“精血充则目可明，渴可止，筋骨坚利，虚劳等证悉除矣”

(《本草便读》)。若治肝肾不足之虚劳羸瘦、腰膝酸软等，可与熟地黄、黄精、百合等泡酒饮。治肝肾阴虚之两目昏花、视物模糊，或眼睛干涩等，常与菊花、熟地黄、山茱萸等同用。治肾虚腰痛、尿后余沥、遗精早泄、阳痿不育等，可与菟丝子、覆盆子、五味子等同用。

（2）现代研究　本品有免疫调节、延缓衰老、抗肿瘤、降血脂、保肝、抗脂肪肝、降血糖、降血压、抑菌、促进造血的功能。

【神经科运用】

（1）中风头眩　本品能补血生营，血足则风灭，故可治风，如《医醇剩义》中滋阴息风汤即以之配熟地黄、当归、菊花、天麻、独活等治疗肾风，头目眩晕，惊恐畏人，常欲蒙被而卧者；用于肾阴虚，风阳上亢，致头旋脑转，目系急，忽然倒仆，配伍茯苓、麦冬、人参、生地黄、菊花等以滋阴息风。

（2）虚烦失眠，易惊善恐　本品甘平，补肝血，益肾精，精血充足，则神明自安。常以本品与柏子仁、当归、石菖蒲、茯神、熟地黄等同用，以安神定志，养阴育血，主治心血亏损，精神恍惚，失眠多梦，健忘虚烦，如《体仁汇编》中柏子养心丸；胆虚常多畏恐，不能独卧，头目不利，则与人参、五味子、山茱萸、茯神、柏子仁、熟地黄等相伍，如《医学入门》中仁熟散。

【使用注意】　脾虚便溏者不宜用。

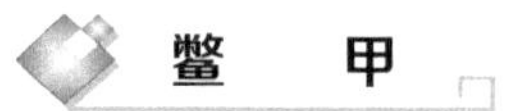

鳖　甲

【性味归经】　咸，微寒。归肝、肾经。

【功效】　滋阴潜阳，退热除蒸，软坚散结。

【用法用量】　煎服，10～25g。先煎。

【应用】

（1）肝肾阴虚证　本品咸寒质重，入肝、肾经，能滋补肝肾，潜阳息风，清退虚热，适用于肝肾阴虚所致的阴虚内热、阴虚阳亢、阴虚风动诸证。功用与龟甲相似，每常相须为用，但滋养之力不及，尤善退虚热、除骨蒸，为治阴虚发热之要药。若治肝肾阴虚，虚火内扰之骨蒸潮热，或低热日久不退者，常与秦艽、知母、胡黄连等同用，如清骨散（《证治准绳》)。治温病后期，阴液已伤，余热未尽之夜热早凉，热退无汗者，多与青蒿、生地黄、牡丹皮等配伍，如青蒿鳖甲汤（《温病条辨》)。

（2）癥瘕积聚　本品味咸，善能软坚散结，凡“癥瘕坚积之在心腹者可除”(《本经疏证》)。其适用于癥块积于胁下，推之不移，久疟不愈，胁下痞硬，女子血瘀经闭等，常与土鳖虫、大黄、桃仁等同用，如鳖甲煎丸（《金匮要略》)。

（3）现代研究　本品有增强免疫功能、促进造血功能、提高血红蛋白含量、抗肝纤维化、防止细胞突变、抑制结缔组织增生、镇静等作用。

【神经科运用】

（1）用于阴虚阳亢于上或阴虚风动之证　前者与龟甲、生地黄、山茱萸、知母、黄柏等药物配伍；后者配白芍、生地黄、生牡蛎、龟甲、钩藤等药物。

（2）用于精血不足证 临床常配伍枸杞子、鹿角胶、山茱萸、紫河车、鹿茸等药物。

【使用注意】 孕妇慎用。

龟 甲

【性味归经】 咸、甘，微寒。归肝、肾、心经。

【功效】 滋阴潜阳，益肾强骨，养血补心，固经止崩。

【用法用量】 煎服，10～25g。先煎。

【应用】

（1）肝肾阴虚证 本品甘寒质重，入肝肾经，“大有补水制火之功”（《本草通玄》），能“壮肾水，退骨蒸，通任脉，潜虚阳”（《本草便读》）。凡肝肾阴虚所致的阳亢、内热及风动诸证均可运用。若治阴虚阳亢之头晕目眩，常与白芍、天麻、夏枯草等同用。治阴虚内热之骨蒸盗汗，常与熟地黄、知母、黄柏等同用，如大补阴丸（《丹溪心法》）。治虚风内动之手足蠕动，常与阿胶、鸡子黄、白芍等同用，如大定风珠（《温病条辨》）。

（2）肾虚骨痿、囟门不合 本品“专补阴衰，善滋肾损”（《本草蒙筌》），有滋肾养肝、健骨强筋之功，适用于肝肾不足之腰膝酸软、下肢痿弱、步履艰难等，常与熟地黄、狗脊、当归等同用。若治小儿先天不足，精血亏损之行迟、齿迟、囟门难合、发育迟缓等，常与黄芪、龙骨、牡蛎等同用。

（3）心神不宁证 本品入心经，能滋养阴血而安神定志，适用于阴血亏虚、心神失养所致的惊悸、失眠、健忘等，常与石菖蒲、远志等同用。

（4）崩漏 本品入下焦，能滋阴制火，固冲止血，适用于阴虚血热、冲脉不固之月经先期，血量多、色紫黑等，常与白芍、黄芩等配伍。

（5）现代研究 本品有增强免疫功能、兴奋离体和在体子宫、解热、补血、镇静等作用。

【神经科运用】

（1）用于阴虚阳亢于上诸证 本品甘寒滋润，咸寒沉降，有滋阴潜阳之能。每用治阴虚阳亢，肝阳上扰，头晕目眩、面红目赤、急躁易怒等症。常与白芍、玄参、赭石等滋补肝肾、平肝潜阳之品同用，以增强药力，如《医学衷中参西录》中镇肝熄风汤。

（2）虚风内动，手足瘛疭 本品甘寒质重，既善补肝肾之阴，又善镇潜上越之浮阳，且咸寒沉降，凉血息风，为治疗阴虚液亏，筋脉失养，手足瘛疭常用之品，每与鳖甲、牡蛎，以及滋阴养血的白芍、地黄、阿胶等同用。

（3）心虚惊悸，失眠健忘 本品滋阴养血，补心安神，故可用治劳伤阴血，心虚惊悸、失眠健忘等症，常与石菖蒲、远志、龙骨等安神定志之品同用，如《备急千金要方》中孔圣枕中丹。

【使用注意】 脾胃虚寒者慎用。

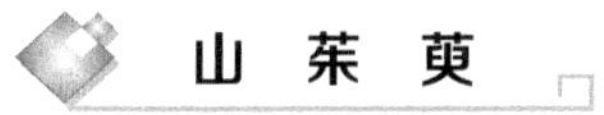

山 茱 萸

【性味归经】 酸、涩，微温。归肝、肾经。

【功效】 补益肝肾，收涩固脱。

【用法用量】 煎服，6～10g，急救固脱 20～30g。

【应用】

（1）肝肾亏虚证 本品味酸质润，主入肝、肾经，温而不燥，补而不峻，既能益精，又可助阳，“在阴则能使阴谐而阳不潜，在阳则能使阳秘而阴不耗”（《本经疏证》），故为平补肝肾阴阳之要药。凡肝肾亏虚诸证均可配伍运用。若治肝肾阴虚之腰膝酸软、头晕耳鸣等，常与熟地黄、山药、茯苓等药同用，如六味地黄丸（《小儿药证直诀》）。治肾阳不足之腰膝冷痛，或阳痿早泄等，可与附子、肉桂、熟地黄等同用，如肾气丸（《金匮要略》）。

（2）体虚滑脱证 本品既补益虚损，又收涩固脱，能补能涩，标本兼顾。“凡人身之阴阳气血将散者，皆能敛之。故救脱之药，当以萸肉为第一”（《医学衷中参西录》）。本品可用于多种体虚滑脱之证。如治肾虚精关不固之遗精、滑精，或膀胱失约之遗尿、尿频等，有固精缩尿之功。前者可与金樱子、芡实等同用，后者可与益智、山药等配伍。治肝肾亏虚，冲任不固之崩漏下血，或带脉失约之带下不止，有固崩止带之功。前者常与熟地黄、白芍、当归等同用，如加味四物汤（《傅青主女科》）；后者常与莲子、芡实等同用。治阳虚腠理不密之遍身汗出，或冷汗不止，元气耗散，气息欲断者，有敛汗固脱之功。前者可与黄芪、熟地黄、白芍等同用，后者宜与人参、附子、龙骨等同用，如来复汤（《医学衷中参西录》）。

（3）其他 本品尚可用于肝肾亏虚、内热消渴及肾不纳气之虚喘。

（4）现代研究 本品有免疫调节、降血糖、抗心律失常、抗氧化、抗肿瘤、改善认知能力、防治骨质疏松等作用。

【神经科运用】

用于肝肾不足诸症 本品酸温质润，入肝、肾经，善能补益肝肾，其性温而不燥，补而不腻，既能补肾益精，又能温肾助阳。《药性论》曰其能“补肾气，兴阳道，添精髓，疗耳鸣”。治肝肾不足，精血亏虚之腰膝酸软、头晕耳鸣者，常与滋阴补肾之熟地黄、山药等同用。

【使用注意】 本品温补收敛，故命门火炽，素有湿热而致小便淋涩者，不宜使用。

（四）补益精髓药

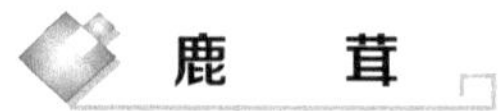

鹿 茸

【性味归经】 甘、咸，温。归肾、肝经。

【功效】 壮肾阳，益精血，强筋骨，调冲任，托疮毒。

【用法用量】 1～2g，研末冲服。

【应用】

（1）肾阳虚证 本品甘温能补，味咸入肾，“为峻补命门真元之专药”（《本经逢原》），适于肾阳虚衰所致的阳痿遗精、宫冷不孕、腰膝酸软、畏寒肢冷、夜尿频数等。可单用；或与山药、山茱萸、熟地黄等同用。

（2）肝肾亏虚，筋骨不健　本品入肝、肾经，能补肝肾，益精血，“健骨有功”（《本草便读》），适用于肝肾不足、精血亏虚所致的筋骨痿软，或小儿发育不良、骨软行迟、囟门不合等，常与熟地黄、怀牛膝、山茱萸等同用。

（3）崩漏带下　本品能补肝肾，调冲任，固崩止带，适用于肝肾亏虚、冲任不固之崩漏不止，以及下焦虚寒、带脉失约之白带过多等。前者可与乌贼骨、蒲黄炭同用，如鹿茸散（《备急千金要方》）；后者可与白蔹、狗脊为伍，如白蔹丸（《济生方》）。

（4）疮疡内陷不起或久溃不敛　本品长于温补，能托毒外出，适用于阳气不足、精血亏虚之阴疽疮肿内陷不起，肤色暗淡，或疮疡久溃不敛、脓出清稀等，可与黄芪、当归、肉桂等同用。

（5）现代研究　本品有性激素样作用，能促进子宫发育、提高性功能、增强免疫力、抗肿瘤、增强记忆力、延缓衰老、抗应激、抗氧化、促进红细胞和血色素新生、促进体内蛋白质和核酸合成、抗溃疡、抗辐射及化学药物损伤等作用。

【神经科运用】

（1）肾阳不足诸症　本品甘温壮阳，益精填髓，为补肾壮阳要药。故可用治肾阳不足诸症。

（2）精血不足诸症　本品味咸入血，且为血肉有情之品，入肝、肾经，“肾藏精主骨，肝藏血主筋”。本品滋补肝肾，生精益血，强筋健骨，诚为要药。用治精血不足所致筋骨痿软或小儿五迟五软等症；可用治诸虚百损。

【使用注意】　服用本品宜从小量开始，缓缓增加，不宜骤用大量，以免阳升风动，头晕目赤，或伤阴动血。凡阴虚阳亢，血分有热，胃火炽盛，肺有痰热，外感热病者均当忌用。

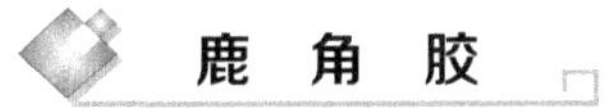

鹿角胶

【性味归经】　甘、咸，温。归肾、肝经。

【功效】　温补肝肾，益精养血。

【用法用量】　宜烊化兑服，3～6g。

【应用】

1）用于肝肾不足所致的腰膝酸冷，阳痿遗精，虚劳羸瘦，崩漏下血，便血尿血，阴疽肿痛。

2）现代研究认为，本品有性激素样作用，有补血、抗疲劳等作用。

【神经科运用】

1）用于精髓亏虚、肾阳不足之证。临床配龟甲胶、紫河车、山茱萸、肉苁蓉等。

2）鹿角胶补精血力量较补肾阳为强，故多用于髓海不足之证，临床喜用龟、鹿二胶配伍，取补阳益阴、养阴补阳、燮调阴阳之义。

【使用注意】　阴虚火旺者不宜。

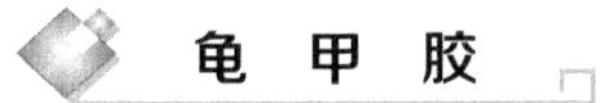

龟甲胶

【性味归经】　咸、甘，凉。归肝、肾、心经。

【功效】 滋阴，养血，止血。

【用法用量】 宜烊化兑服，3～9g。

【应用】

1）用于阴虚潮热，骨蒸盗汗，腰膝酸软，血虚萎黄，崩漏带下。

2）现代研究认为，本品有促进细胞增殖、抑制细胞凋亡、提高血清雌二醇水平等作用。

【神经科运用】

（1）用于阴虚阳亢之证　临床见眩晕面红，虚烦不安，睡眠不熟，五心灼热，腰膝酸软，舌红无苔少津，脉细数等，常伍生地黄、白芍、生牡蛎、阿胶等药物。

（2）用于精髓不足之证　临床常与山茱萸、紫河车、枸杞子、黄精等伍用。

（3）用于阴虚风动之证　临床见头晕目眩，肢体拘挛或强直，时或抽搐，五心灼热，舌光无苔，质红而干等，常与白芍、阿胶、生地黄、生牡蛎等伍用。

【使用注意】 湿浊内盛或脾胃虚寒者慎用。

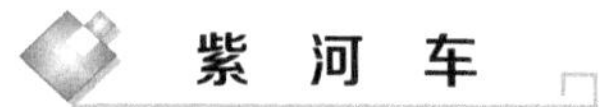

紫河车

【性味归经】 甘、咸，温。归肺、肝、肾经。

【功效】 温肾补精，益气养血。

【用法用量】 研末吞服，2～3g。

【应用】

（1）虚劳　本品甘温，为血肉有情之品，能温肾补精，益气养血，作用平和，为平补气血阴阳之品。“治一切虚劳损极，大有奇效”（《本草分经》）。“凡精血不足之证，用此精血所化之物，而补精血所亏之地，则精血完足而诸虚之证自除矣。设男子精气虚寒，子嗣难成，女人血气有亏，胎孕不育，以此修制服之，则精血充足，自能有子矣”（《本草汇言》）。单用即可，但须久服方能奏效。

（2）肺肾两虚之咳喘　本品既能补益肺气，又能温肾纳气，适用于肺肾两亏，虚劳咳嗽、骨蒸潮热等，常与熟地黄、天冬、麦冬等同用。因其药力和缓，也可作预防用药，平素单用久服，能扶正固本，防止发作。

（3）气血不足诸证　本品能补益气血，用于面色萎黄、食少气短、体倦乏力及产后乳汁缺少等，可单用，或与党参、黄芪、当归等同用。

（4）现代研究　本品有增强免疫功能、抗癌、抗过敏、延缓衰老的作用，能促进乳腺、子宫、阴道、卵巢、睾丸的发育等。

【神经科运用】

1）本品禀受人之精血，甘温平补，善能补益肝肾，养益精血，为助阳补精上品。用治肾气亏损，先天不足之诸症。

2）癫痫日久之虚证：本品益肾精，养气血，用治癫痫日久，气血大伤，失志恍惚之症，常与远志、茯神、人参等同用，如《医学心悟》河车丸。

【使用注意】 阴虚内热者不宜使用。

（五）补阳药

淫羊藿

【性味归经】　辛、甘，温。归肝、肾经。

【功效】　补肾阳，强筋骨，祛风湿。

【用法用量】　煎服，6～10g。

【应用】

（1）肾阳虚证　本品味辛甘，性温燥烈，主入肾经，长于“温补命门之火，故能兴阳”（《本草新编》）。“治男子绝阳不兴，治女子绝阴不产。却老景昏耄，除中年健忘”（《本草蒙筌》），为温肾强阳起痿之要药。本品适用于肾阳不足所致的阳痿遗精、腰酸腿软、精神倦怠等。可单味使用，或与肉苁蓉、阳起石、补骨脂等同用。

（2）风湿痹痛，筋骨痿软　本品甘温，入肝、肾经，能“强筋健骨，除关节拘挛之急，驱风逐寒，疗皮肤麻木之痹”（《本草易读》）。“凡下焦一切风寒湿痹之病，皆可治之”（《本草便读》）。尤以“火衰风冷麻痹，则必用以淫羊藿”（《本草求真》）。可单用浸酒服，或与枸杞子、丹参同用。

（3）现代研究　本品有性激素样作用，能抗骨质疏松、促进骨折愈合、增强免疫功能、抗肝肾损伤、改善心脑功能、延缓衰老等。

【神经科运用】

（1）肝肾不足，腰膝酸软　本品味甘气香而温，善能益精气，强筋骨，用治肝肾不足，腰膝酸软等症。

（2）风湿痹痛，肢体麻木　本品甘温补益肝肾，气香而散，补肝肾，强筋骨，祛风湿，用治风湿痹痛，肢体拘挛麻木，有标本并治之功。

（3）肝肾亏虚，头晕目眩　本品甘温，善能补益精气，填补肾之真阳，用治肝肾亏虚所致头晕目眩。

【使用注意】　阴虚火旺者忌用。

巴戟天

【性味归经】　甘，辛，微温。归肾、肝经。

【功效】　补肾阳，强筋骨，祛风湿。

【用法用量】　煎服，3～10g。

【应用】

（1）肾阳虚证　本品甘温，“功专温补元阳”（《本草撮要》），“扶男子阳绝不兴而子嗣难成，启女子阴器不举而胎孕少育”（《本草汇言》）。若治肾阳不足，命门火衰而致的神疲不振、阳痿不举或早泄等，常与淫羊藿、肉苁蓉等同用。治下元虚冷、宫寒不孕、月经不调、少腹冷痛等，常与肉桂、吴茱萸、高良姜等同用，如巴戟丸（《太平惠民和剂局方》）。

（2）风湿痹痛，筋骨痿软　本品甘温能补，辛温能散，能补肾阳，强筋骨，祛风除湿，且“补而不滞，宣而不燥，故凡一切风寒湿痹于下焦腰膝诸证，皆可治之”(《本草便读》)，尤宜于肾阳不足，兼有风湿痹痛、筋骨酸软、肢体拘挛等。本品常与杜仲、肉苁蓉、菟丝子等配伍，如金刚丸(《张氏医通》)。

（3）现代研究　本品有增加体重、抗疲劳、抗衰老、抗自由基的作用，并有雄性激素样作用。

【神经科运用】　本品补肾助阳，温润不燥，用治肾阳虚弱，命火不足所致诸症。

【使用注意】　阴虚火旺或有湿热者忌用。

补骨脂

【性味归经】　辛、苦，温。归肾、脾经。

【功效】　温肾助阳，纳气平喘，温脾止泻；外用消风祛斑。

【用法用量】　煎服，6～10g。外用20%～30%酊剂涂患处。

【应用】

（1）肾阳虚证　本品性温，入肾经，“能固下元，暖水脏”(《景岳全书》)，有温肾助阳之功。如治肾虚阳痿，常与淫羊藿、鹿角胶等同用。治肾气虚冷、遗精尿频等，可与小茴香为伍，如补骨脂散(《圣济总录》)。治肾虚腰膝疼痛无力等，可与杜仲、胡桃肉、牛膝等同用。

（2）肾虚作喘　本品既能补肾助阳，又“能纳气归肾”(《本草分经》)，适用于肾阳虚衰、肾不纳气之虚喘，常与附子、肉桂、熟地黄等同用。

（3）五更泄泻　本品入脾、肾二经，能“温暖水土”(《玉楸药解》)，适用于脾肾阳虚，久泻不止，或五更泄泻，常与吴茱萸、肉豆蔻、五味子配伍，如四神丸(《证治准绳》)。

（4）现代研究　本品有性激素样作用，能促进成骨细胞增殖，有调节免疫、调节内分泌、抗氧化、延缓衰老、平喘、抗急性心肌缺血、扩张冠状动脉等作用。

【神经科运用】　本品补益脾肾，暖脏腑，益元气，用治元气不足，脏腑虚损，身体羸瘦，神疲志衰之虚劳诸证。且因其性味辛温，补肾壮阳，可用治肾阳不足，命门火衰诸症。

【使用注意】　本品温燥，能伤阴助火，故阴虚火旺及大便秘结者忌服。

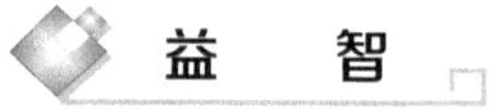

益智

【性味归经】　辛，温。归肾、脾经。

【功效】　暖肾固精缩尿，温脾止泻摄唾。

【用法用量】　煎服，3～10g。

【应用】

（1）肾气不固证　本品性温入肾，能补肾助阳；性兼收涩，能固精缩尿，有标本兼顾之效。如治肾气不固之遗精滑泄，可与金樱子、芡实等同用。治下元虚冷，膀胱气化失司之小便频数、遗尿不止等，可与乌药、山药同用，如缩泉丸(《魏氏家藏方》)。治下焦虚寒之小便频数，浑浊不清，白如米泔，凝如膏糊等，可与萆薢、乌药、石菖蒲同用，如萆薢分清饮（《杨氏家藏方》）。

（2）脾胃寒证　本品性温而涩，能温中焦之寒凝，止虚泻，摄涎唾。如治脾胃虚寒所致的脘腹冷痛、呕吐泄泻等，常与干姜、白术等配伍。治脾阳不振，摄纳失职，水液上溢之口多涎唾或小儿流涎不禁，常与党参、白术、陈皮等配伍。

（3）现代研究　本品有延缓衰老、强心、抗利尿作用，能抑制前列腺素合成酶活性，有抗过敏、镇静、镇痛等作用。

【神经科运用】

痰壅惊痫　本品与天麻、僵蚕、沉香等息风止痉，通阳疏经之品同用，治疗小儿脾弱痰盛，因惊致痫，时发抽搐、项背强急、痰涎壅盛、神情如痴等症，共收祛风定惊、疏经消痰、兼顾护脾肾之本之功，如《卫生宝鉴》中沉香天麻汤。

【使用注意】　阴虚火旺及大便秘结者忌用。

菟　丝　子

【性味归经】　甘，平。归肝、肾、脾经。

【功效】　补益肝肾，固精缩尿，安胎，明目，止泻；外用消风祛斑。

【用法用量】　煎服，6～12g。外用适量。

【应用】

（1）肾气不固证　本品甘平，主入肾经。“补而不峻，温而不燥”（《本草汇言》），既能补肾阳，又能益肾精，“为肾虚平补良药”（《药性切用》），兼能固精，缩尿，止带。若治肾虚精亏所致的阳痿遗精，常与枸杞子、覆盆子、五味子等同用，如五子衍宗丸（《丹溪心法》）。治小便过多或失禁，可与茯苓、石莲子同用，如菟丝子丸（《世医得效方》）。治肾虚不固之遗精、带下、尿浊，常与茯苓、石莲子为伍，如茯菟丸（《太平惠民和剂局方》）。

（2）胎漏，胎动不安　本品能补益肝肾而安胎，治疗肝肾不足、胎元不固之胎动不安，常与桑寄生、续断、阿胶等配伍，如寿胎丸（《医学衷中参西录》）。

（3）目暗耳鸣　本品入肝、肾经，能益肾养肝，善能明目，适宜于肝肾不足所致的目暗耳鸣、眼睛干涩不舒、视物模糊等，常与熟地黄、枸杞子、黄精等同用。

（4）脾肾虚泻　本品能补肾益脾而止泻，治疗脾肾两虚之便溏泄泻，常与山药、茯苓、莲子同用。

（5）现代研究　本品有性激素样作用，能促进造血功能、增强免疫力、抗氧化、延缓衰老、抗骨质疏松、保肝、增加冠状动脉血流量、改善动脉硬化、降血脂、软化血管、降血压等。

【神经科运用】

1）本品甘温入肾，善补益肾阳、肾阴，为平补阴阳之品。用治肾气不足，下元虚损所致诸症。

2）本品补肝肾，添精益髓，强健筋骨，用治肝肾不足，腰痛足痿。

【使用注意】　本品为平补之药，但偏补阳，故阴虚火旺，大便燥结、小便短赤者不宜服。

肉苁蓉

【性味归经】 甘、咸，温。归肾、大肠经。

【功效】 补肾阳，益精血，润肠通便。

【用法用量】 煎服，6～10g。

【应用】

（1）肾阳不足，精血亏虚证　本品甘温质润，入肾经，能补肾阳，益精血，起阳痿，暖腰膝，且温而不燥，补而不腻，滑而不泄，为“平补之剂”（《本草汇言》）。本品适用于肾阳亏虚、精血不足所致的腰膝酸软、精神萎靡、畏寒怕冷、阳痿遗精等，可与淫羊藿、熟地黄、鹿角胶等同用。

（2）肠燥便秘　本品性温质润，“善滑大肠而下结粪”（《玉楸药解》），“通腑而不伤津液”（《本草正义》），适用于老年人肾虚肠燥、产后血虚、病后津液不足之便秘，可单用大剂量煎服，或与当归、何首乌、蜂蜜等同用。

（3）现代研究　本品有增强记忆力、强壮、抗衰老、抗疲劳、调整内分泌、促进代谢、抗应激、通便、降血压、抗动脉粥样硬化等作用。

【神经科运用】 本品甘温助阳，味咸入血益精补血，且温而不热，补而不腻，为平补之剂，滋补和缓从容，不峻不烈，用治肾虚耳聋、耳内虚鸣及髓海空虚、健忘失眠等症。

【使用注意】 阴虚火旺及便溏泄泻者忌服。肠胃实热、热结便秘者不宜用。

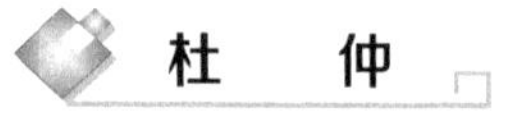

杜仲

【性味归经】 甘、温。归肝、肾经。

【功效】 补肝肾，强筋骨，安胎。

【用法用量】 煎服，6～10g。

【应用】

（1）肝肾亏虚证　本品甘温，“补肝益肾，诚为要剂”（《本草汇言》）。“补肾则精充而骨髓坚强，益肝则筋健而屈伸利”（《本草通玄》），故能强筋健骨。本品适用于肝肾亏虚之腰膝酸痛、筋骨无力、起坐不利等。其中，以治腰痛不能屈伸者最为擅长，可用于各种原因所致的腰痛，尤为治肾虚腰痛之要药。

（2）胎漏，胎动不安　本品甘温，能补肝肾，固冲任，“因其气温，故暖子宫；因其性固，故安胎气”（《本草正》）。本品适用于肝肾不足，冲任不固之妊娠下血、胎动不安等，可单用为末，煮枣肉为丸服，如杜仲丸（《圣济总录》），或与白术、菟丝子、续断等同用。

（3）其他　本品尚能补肾平肝，用于肾虚肝旺之头晕目眩，常与钩藤为伍。

（4）现代研究　本品有降血压、增强免疫、促进骨细胞增殖、延缓衰老、降血脂、镇痛、镇静、抗炎等作用。

【神经科运用】 本品甘温，入肝、肾二经，善补益肝肾，助火壮阳，用治下元虚冷、肝肾不足所致诸症。

【使用注意】　阴虚火旺者慎用。

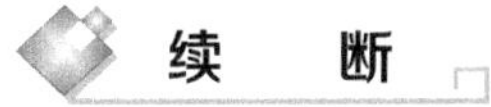

续　断

【性味归经】　苦、辛，微温。归肝、肾经。

【功效】　补肝肾，强筋骨，续折伤，止崩漏。

【用法用量】　煎服，10～15g。酒续断多用于风湿痹痛、跌仆损伤、伤筋骨折。盐续断多用于腰膝酸软。

【应用】

（1）肝肾亏虚证　本品能补益肝肾，“宣行血脉，通利关节。凡经络筋骨血脉诸病，无不主之。而通痹起痿，尤有特长”（《本草正义》）。本品适用于肝肾不足，腰背酸痛、足膝痿软、关节痹痛等，常与杜仲、牛膝、补骨脂等同用，如续断丸（《扶寿精方》）。

（2）跌仆损伤，筋伤骨折　本品辛散温通，能“续筋骨调血脉，专疗跌扑折损”（《本草蒙筌》）。“大抵所断之血脉非此不续，所伤之筋骨非此不养”（《本草汇言》）。“凡跌扑折伤痈肿，暨筋骨曲节血气滞之处，服此即能消散”（《本草求真》）。本品适用于跌打损伤、瘀血肿痛、筋骨折伤等，常与土鳖虫、自然铜、骨碎补等同用。

（3）胎漏，胎动不安　本品能补益肝肾，调理冲任，且“补而不滞，行而不泄”（《本草分经》），有固经安胎之效，适用于肝肾不足、冲任不固所致的滑胎及胎漏下血、胎动不安。常与桑寄生、菟丝子、阿胶等为伍，如寿胎丸（《医学衷中参西录》）。

（4）现代研究　本品有促进组织再生、促进骨损伤愈合的作用，能延缓衰老，抗氧化，有促进子宫发育、抗炎、镇痛等作用。

【神经科运用】　本品甘温助阳，辛温散寒，用治肝肾不足、下元虚冷所致诸症。

【使用注意】　风湿热痹者忌服。

附　子

【性味归经】　辛、甘，大热；有毒。归心、肾、脾经。

【功效】　回阳救逆，补火助阳，散寒止痛。

【用法用量】　煎服，3～15g。先煎，久煎。

【应用】

（1）亡阳证　本品辛甘大热，为纯阳燥烈之品，能逐退在内之阴寒，急回外越之阳气，素有“回阳救逆第一品药”（《神农本草经》）之称。凡属阳虚阴极之候，服之有起死之殊功。本品适用于阳气衰微、阴寒内盛之亡阳证，症见大汗淋漓，四肢厥冷，脉微欲绝。常与干姜、甘草同用，如四逆汤（《伤寒论》）。若亡阳兼气脱者，常与人参同用，如参附汤（《正体类要》）。

（2）阳虚证　本品辛甘助阳，能益火消阴。上助心阳以通脉，中温脾阳以散寒，下补肾阳以益火，外达皮毛除表寒。“凡三焦经络、诸脏诸腑，果有真寒，无不可治”（《本草正义》）。故为补火助阳之要药。大凡心、脾、肾诸脏阳气衰弱诸证均可应用。治肾阳不足，命门火衰，症见腰膝酸软、畏寒肢冷、神疲乏力者，常与肉桂、山茱萸、熟地黄等同用，如右归丸（《景岳全书》）。治脾胃虚寒较甚，或脾肾阳虚，脘腹冷痛、呕吐泄泻、畏寒肢冷者，常与干姜、党参、白术等同用，如附子理中丸（《太平惠民和剂局方》）。治脾肾阳虚，水肿、小便不利者，常与茯苓、白术、生姜等同用，如真武汤（《伤寒论》）。治心阳衰弱，胸痹心痛、心悸气短，可与人参、红花、三七等同用，如益心丸（《中国药典》）。若素体阳虚，复感风寒，症见恶寒发热，脉反沉者，常与麻黄、细辛同用，如麻黄细辛附子汤（《伤寒论》）。

（3）痹证　本品气雄性悍，走而不守，能温通经络，散寒止痛。凡风寒湿痹、周身骨节疼痛者皆可运用。因其性大热，故尤善治寒痹痛剧者。常与桂枝、白术、甘草同用，如甘草附子汤（《伤寒论》）。

（4）现代研究　本品有强心、扩张血管、镇痛、抗炎、抗溃疡等作用。

【神经科运用】

虚寒头痛证　本品味辛、甘，性热，补火助阳，温经散寒止痛力强，治风寒流注，偏正头痛，经久不愈，可与生姜、高良姜等同用，如《三因极一病证方论》中必效散。

【使用注意】　阴虚阳亢及孕妇忌用。不宜与半夏、瓜蒌、瓜蒌子、瓜蒌皮、天花粉、川贝母、浙贝母、平贝母、伊贝母、湖北贝母、白蔹、白及同用。

吴茱萸

【性味归经】　辛、苦，热；有小毒。归肝、脾、胃、肾经。

【功效】　散寒止痛，降逆止呕，助阳止泻。

【用法用量】　煎服，2～5g；外用适量。

【应用】

（1）寒滞肝脉诸痛　本品辛散苦泄，性热温通，主入肝经，善“散厥阴之寒”（《本草便读》），“疏肝气有偏长”（《本草征要》），为治寒凝肝脉诸痛之要药。因足厥阴肝经上达巅顶，下绕阴器。故本品主要用于厥阴头痛，寒疝腹痛。前者每与生姜、大枣、人参同用，如吴茱萸汤（《伤寒论》）。后者常与川楝子、木香、小茴香等同用，如疝气丸（《中华人民共和国卫生部药品标准—中药成方制剂》，简称《中药部颁标准》）。若治冲任虚寒、瘀血阻滞之月经不调，小腹冷痛，可与桂枝、当归、川芎等配伍，如温经汤（《金匮要略》）。治寒湿外侵，脚气肿痛，配木瓜、槟榔、紫苏叶等，如鸡鸣散（《类编朱氏集验医方》）。

（2）呕吐吞酸　本品“辛温暖脾胃而散寒邪”（《本草经疏》），“下气最速”（《本草衍义》），长于降逆止呕，可用于外寒内侵、胃失和降之呕吐。因其“又能顺折肝木之性，治吞吐酸水如神”（《药鉴》）。故尤宜于肝寒犯胃之呕吐吞酸，常与生姜、半夏等同用。若治肝火犯胃，胁肋疼痛、嘈杂吞酸、呕吐口苦者，则与黄连配伍，即左金丸（《丹溪心法》）。

（3）五更泄泻　本品性热能温脾肾而散阴寒，味苦能“燥肠胃而止久滑之泻”（《医宗必读》，用于脾肾虚寒之五更泄泻。如“四神丸中用吴茱萸者，非尽去寒也，亦借其性燥以去湿耳”（《本草新编》）。

（4）现代研究　本品有抑制胃肠运动、抗溃疡、止泻、抗心肌损伤、降血压、抗炎、镇痛、抗肿瘤、抗血栓等作用。

【神经科运用】 吴茱萸味辛性热，辛温散脑中寒，苦泄降逆上之气，常用于厥阴寒气上逆于脑所导致头痛，临床表现为巅顶头痛、呕吐涎沫等。

【使用注意】 本品辛热燥烈，易耗气动火，故不宜多用、久服。阴虚有热者忌用。孕妇慎用。

干　姜

【性味归经】 辛，热。归脾、胃、肾、心、肺经。

【功效】 温中散寒，回阳通脉，温肺化饮。

【用法用量】 煎服，3～10g。

【应用】

（1）脾胃寒证　本品辛热燥烈，主入中焦，专散里寒，“为暖中散冷专药”（《药性切用》）。凡中焦寒证，无论外寒内侵的寒实证，抑或阳气不足、寒从内生的虚寒证，均可使用。若治脾胃虚寒，腹痛吐泻，畏寒肢冷，常与党参、甘草、白术同用，如理中丸（《伤寒论》）。治脾胃实寒之腹痛吐泻，单用研末服有效，或与高良姜同用，如二姜丸（《太平惠民和剂局方》）。

（2）亡阳证　本品辛热，入心、肾经，有回阳通脉之功，用于心肾阳虚、阴寒内盛之亡阳厥逆，脉微欲绝者，“合以附子同投，则能回阳立效，故书则有附子无姜不热之句”（《本草求真》），如四逆汤（《伤寒论》）。

（3）寒饮喘咳　本品辛热，入肺、脾经，上能温肺以散寒化饮，中能温脾以行水消痰，常用于寒饮伏肺，咳嗽喘满、形寒背冷、痰多清稀者。

（4）现代研究　本品有抗胃溃疡、调节胃肠运动、利胆、镇吐、镇痛、抗炎等作用。

【神经科运用】 用于亡阳及脾肾阳虚证。前者临床多配附子、甘草、人参等以回阳救逆；后者常与党参、白术、薏苡仁等药物同用。

【使用注意】 本品辛热燥烈，阴虚内热、血热妄行者忌用；孕妇慎用。

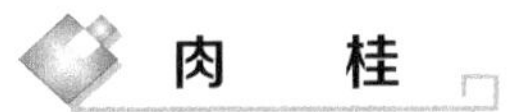

肉　桂

【性味归经】 辛、甘，大热。归肾、脾、心、肝经。

【功效】 补火助阳，引火归原，散寒止痛，温通经脉。

【用法用量】 煎服，1～5g。

【应用】

（1）肾阳虚证　本品辛甘大热，纯阳温散，入肾经，能“益火消阴，大补阳气，下焦火不足者宜之”（《本经逢原》），为治命门火衰之要药。若治肾阳不足、命门火衰之腰膝冷痛、阳痿宫冷、夜尿频多、滑精遗尿等，常与附子、熟地黄、山茱萸等同用，如肾气丸（《金匮要略》）。

（2）虚阳上浮诸证　本品大热入肾，能引下元虚衰所致上浮无根之火回归于肾中。“若下焦虚寒，法当引火归原者，则此为要药”（《本草正》）。用于元阳亏虚，虚阳上浮之眩晕、面赤、虚喘、脉微弱等，每于辨治方中少佐以本品即可。

（3）寒凝诸痛　本品辛热温散，能温通经脉之寒凝而止痛，凡诸痛“因寒因滞而得者，用此治无不效”（《本草求真》），故为治寒凝诸痛之要药。若治胸阳不振、寒邪内侵之胸痹心痛，常与附子、干姜、川椒等同用。治胃寒脘腹冷痛，常与丁香为伍，如丁桂温胃散（《中药部颁标准》）。治寒疝腹痛，常与小茴香、沉香、乌药等同用，如暖肝煎（《景岳全书》）。治寒凝气滞血瘀之妇女痛经、少腹冷痛、月经不调、经色暗淡者，常与当归、丹参、红花等同用，如痛经宝颗粒（《中国药典》）。

（4）其他　对于久病体虚，气血不足者，在补益气血方中少量加入本品，能鼓舞气血生长，增强或提高补益药的效果。如十全大补汤（《太平惠民和剂局方》）中肉桂之用，即是此义。

（5）现代研究　本品有抗消化性溃疡、止泻、利胆、镇痛、降血糖、抗血小板聚集、抗菌等作用。

【神经科运用】　用于肾阳不足，命火衰微之诸证，临床见畏寒肢冷、头晕目眩、腰膝酸软、阳痿尿频、精神萎靡等症。常与附子、黄芪、山茱萸、枸杞子等药物配伍。

【使用注意】　本品大热，耗阴动血，故阴虚火旺者忌服，有出血倾向者及孕妇慎用，不宜与赤石脂同用。

（蔡业峰　翁銮坤　万　灿）

第七节　清　热　类

凡药性寒凉，以清解里热为主要作用，主治里热证的药物，称为清热药。

里热的成因很多，六淫之邪入里多能化热，五志过极亦能化热，故外感、内伤皆可导致火热证。再者，温、热、火三者，虽然有轻重程度的差异，即温盛为热，热极为火，但从广义上讲，同属热的范畴，所以热病在临床上较为多见。由于发病原因不一，病情发展变化的阶段不同，以及患者体质的差异，里热证既有气分与血分之分，又有实热与虚热之异。因此，就有多种类型的临床表现。清热药具有清热泻火、燥湿、凉血、解毒及清虚热等功效。本类药物主要用于表邪已解、里热炽盛，而无积滞的里热病证，如外感热病、高热烦渴、湿热泄痢、温毒发斑、痈肿疮毒及阴虚发热等。

一、中　成　药

新　癀　片

【组成】　肿节风、红曲、人工牛黄、三七、珍珠层粉、肖梵天花、水牛角浓缩粉、猪胆汁膏、吲哚美辛。

【功效】　清热解毒，活血化瘀，消肿止痛。

【主治】　用于热毒瘀血所致的咽喉肿痛、牙痛、痹痛、胁痛、黄疸、无名肿毒。

现代主要运用于咽喉炎、牙周炎、神经疼痛等见上述证候者。

【用法】 口服或外用。口服，每次 2～4 片，每日 3 次；外用适量，用冷开水调化，涂患处。

【临床运用】

神经性疼痛　本品具有较好的止痛作用，临床上，对于带状疱疹所致神经疼痛、周围神经病、肋间神经痛、三叉神经痛等各种神经性疼痛，具有热象者，均可辨证使用。

【使用注意】

1）活动性溃疡病、消化道出血及有本病病史者，溃疡性结肠炎及有本病病史者，癫痫，帕金森病及精神病患者，支气管哮喘者，血管神经性水肿者，肝肾功能不全者，对本品、阿司匹林或其他非甾体抗炎药过敏者禁用。

2）孕妇、哺乳期妇女禁用。

3）本品苦寒，非实热证不宜用。

西　黄　丸

【组成】 牛黄或体外培育牛黄、麝香或人工麝香、乳香醋制、没药醋制。

【功效】 清热解毒，消肿散结。

【主治】 用于热毒蕴结所致的痈疽疔毒，瘰疬，流注，癌肿。

现代主要运用于肿瘤、化脓性骨髓炎、淋巴结结核、急性白血病、耐药金黄色葡萄球菌感染等见上述证候者。

【用法】 口服。每次 3g，每日 2 次。

【临床运用】

（1）脑血管疾病　本品含有牛黄、麝香等辛开之品，亦有乳香、没药等活血逐瘀之品，因此，对于脑血管疾病患者具有瘀热之象者，可辨证用之。

（2）疼痛　本品具有消肿止痛的作用，因此对于各种具有热毒蕴结兼有血瘀之象的疼痛，具有一定的疗效。

（3）肿瘤　本品清热解毒、消肿散结，现代研究证明具有抗肿瘤作用，因此可用于各种癌症的治疗及辅助治疗，改善中晚期癌症患者的临床症状。

【使用注意】 孕妇忌服。

二、汤　　剂

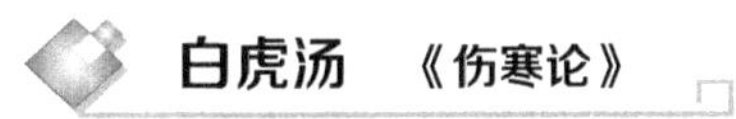

白虎汤　《伤寒论》

【组成】 石膏碎一斤（50g），知母六两（18g），甘草炙二两（6g），粳米六合（9g）。

【功效】 清热生津。

【主治】 气分热盛证。壮热面赤，烦渴引饮，汗出恶热，脉洪大有力。

现代主要应用于流行性乙型脑炎、流行性脑脊髓膜炎、大叶性肺炎、夏季热、流行性出血热、麻疹合并肺炎、糖尿病、脑卒中、中暑等证属阳明经热或气分大热者，以及胃热亢盛的各科病证。

【用法】 上四味，以水一斗，煮，米熟汤成，去滓，温服一升，日三服。

现代用法：水煎，米熟汤成，温服。

【临床运用】

1）本方是清法的代表方，为治疗伤寒阳明经证的主方，也是治疗温病气分热证的代表方，以大热、大汗、大渴、脉洪大有力为辨证要点。

2）加减法：热甚而津气耗损，背微恶寒，脉洪大而芤者，加人参以清热益气生津；温热病气血两燔，见高热烦渴、神昏谵语、抽搐等症，加羚羊角、犀角以清热凉血，息风止痉；气分热甚，复有风寒外束者，加葱白、豆豉、细辛，以增发散风寒的作用；胃火炽盛，高热烦躁，大汗出，口渴多饮，大便燥结，小便短赤，甚则谵语狂躁，或昏不识人，舌苔老黄起刺，脉弦数有力者，加生大黄、玄明粉，以泻热攻积，软坚润燥。若兼便秘者，可加大黄，以泻热通便；若渴甚唇干，可加沙参、天花粉、玄参以养阴生津润燥。

【使用注意】 表未解而恶寒发热，或虽发热而不烦渴，或汗虽多而面色㿠白，或脉虽大而重按无力，或真寒假热的阴盛格阳证，都不宜用本方。

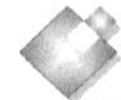

犀角地黄汤 《外台秘要》

【组成】 芍药三分（9g），地黄半斤（24g），牡丹皮一两（12g），犀角屑一两（水牛角代，30g）。

【功效】 清热解毒，凉血散瘀。

【主治】 热入血分证。身热谵语，斑色紫黑，或吐血、衄血、便血、尿血，舌深绛起刺，脉数；或喜妄如狂，或漱水不欲咽，或大便色黑易解。

现代主要应用于重症肝炎、肝性脑病、弥散性血管内凝血、尿毒症、过敏性紫癜、急性白血病、败血症等属血分热盛者。

【用法】 上四味切，以水一斗，煮取四升，去滓，温服一升，日二三服。

现代用法：作汤剂，水煎服，水牛角镑片先煎，余药后下。

【临床运用】

1）本方为主治温热病热入血分的基本方，以各种失血、斑色紫黑、神昏谵语、身热舌绛为证治要点。

2）加减法：若蓄血，喜妄如狂者，系热燔血分，瘀热互结，加大黄、黄芩；郁怒而夹肝火者，加柴胡、黄芩、栀子；心火炽盛者，加黄连、黑栀子；若吐血者，加侧柏叶、茅根、三七；衄血者，加茅根、黄芩；便血者，加槐花、地榆；尿血者，加茅根、小蓟；发斑者，加青黛、紫草。原方中芍药现用赤芍；犀角现用水牛角代替。

【使用注意】 阳虚失血及脾胃虚弱者禁用。

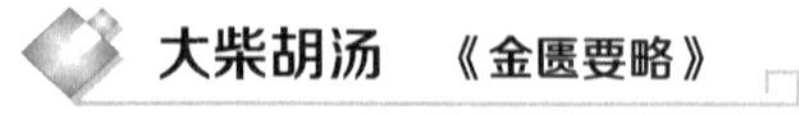

大柴胡汤 《金匮要略》

【组成】 柴胡半斤（24g），黄芩三两（9g），芍药三两（9g），半夏洗半升（9g），枳实炙四枚（9g），大黄二两（6g），大枣十二枚（12枚），生姜五两（15g）。

【功效】 和解少阳，内泻热结。

【主治】 少阳阳明合病。往来寒热，胸胁苦满，呕不止，郁郁微烦，心下痞硬，或心下急，大便不解或协热下利，舌苔黄，脉弦数有力。

现代主要应用于胆系急性感染、胆石症、胆道蛔虫病、急性胰腺炎、胃及十二指肠溃疡等急腹症属少阳、阳明合病者，还可用于肝炎、高血压及脑血管意外、急性扁桃体炎、腮腺炎、小儿高热等多种疾病。

【用法】 上八味，以水一斗二升，煮取六升，去滓，再煎，温服一升，日三服。

现代用法：水煎服。

【临床运用】

1）本方为治疗少阳阳明合病之代表方，以往来寒热、胸胁苦满、心下满痛、呕吐、便秘、苔黄、脉弦数为辨证要点。

2）加减法：发热较重，可加栀子、石膏、金银花以清其里热；呕吐较重，可加赭石、竹茹以降逆止呕；大便硬结不通，可加芒硝以软坚润燥通便；气痞心下痞满较重，可加木香、厚朴以理气消滞；胁肋胀痛可加延胡索、青皮、川楝子以疏肝理气止痛；出现黄疸可加茵陈、栀子以清热利湿退黄。

【使用注意】 本方为少阳与阳明合病而设，单纯少阳证或阳明证非本方所宜；使用时尚需根据少阳证与阳明热结的轻重，斟酌方中药量的比例。

大承气汤 《伤寒论》

【组成】 大黄酒洗四两（12g），厚朴去皮，炙半斤（24g），枳实炙五枚（12g），芒硝三合（9g）。

【功效】 峻下热结。

【主治】

（1）阳明腑实证　大便不通，频转矢气，脘腹痞满，腹痛拒按，按之硬，甚或潮热谵语，手足濈然汗出，舌苔黄燥起刺，或焦黑燥裂，脉沉实。

（2）热结旁流证　下利清水，色纯青，其气臭秽，脐腹疼痛，按之坚硬有块，口舌干燥，脉滑实。

（3）里实热证而见热厥、痉病、发狂者　现代主要应用于急性单纯性肠梗阻、粘连性肠梗阻、蛔虫性肠梗阻、急性胆囊炎、急性胰腺炎、急性阑尾炎等见便秘、苔黄、脉实者，以及某些热性病过程中出现高热、神昏谵语、惊厥、发狂等而见阳明腑实证者。

【用法】 上四味，以水一斗，先煮二物，取五升，去滓，内大黄，更煮取二升，去滓，内芒硝，更上微火一两沸，分温再服，得下，余勿服。

现代用法：水煎服。先煎枳实、厚朴，后下大黄，溶服芒硝。

【临床运用】

1）本方为寒下峻剂，是治疗阳明腑实证的常用方剂。以心下痞塞坚硬（痞）、脘腹胀满（满）、燥屎内结（燥）、大便不通腹痛拒按（实）、苔黄厚而干或黄燥或焦黄或焦黑燥裂、脉沉实（即燥、实、痞、满皆备）为辨证要点。临床上，凡伤寒入里化热，或温病热入中焦，而见有上述证候者，均可使用本方。但临床应用，不可拘泥于四字俱全，应以大便秘结腹胀满硬痛拒按、苔黄、脉实为证治要点。

2）加减法：可根据四症的主次轻重，适当加减变化，亦可根据其兼症，作一些必要的加减。如热盛加黄芩、金银花、连翘以清其热；兼血瘀者，加牡丹皮、丹参以凉血散瘀血；兼气虚者，宜加人参补气，以防泻下气脱；兼阴亏者，宜加玄参、生地黄以滋阴润燥。

【使用注意】

1）本方为泻下峻剂，如气虚阴亏，六脉沉微，或胃肠无热结者，均不宜应用。

2）本方作用峻猛，应中病即止，慎勿过剂。

3）本方的煎法应加以注意，大黄、芒硝宜后下，煎煮的时间不应太长。以免减缓其泻下作用。

青蒿鳖甲汤 《温病条辨》

【组成】 青蒿二钱（6g），鳖甲五钱（15g），细生地四钱（12g），知母二钱（6g），牡丹皮三钱（9g）。

【功效】 养阴透热。

【主治】 温病后期，邪伏阴分证。夜热早凉，热退无汗，舌红苔少，脉细数。

现代主要应用于各种传染病恢复期低热、原因不明的发热、慢性肾盂肾炎、肾结核等属阴虚内热，低热不退者。

【用法】 上药以水五杯，煮取二杯，日再服。

现代用法：水煎服。

【临床运用】

1）本方最宜于温热病后期余热未尽，阴液不足之虚热证。以夜热早凉、热退无汗、舌红苔少、脉细数为证治要点。

2）加减法：若暮热早凉，汗解渴饮，去生地黄，加天花粉以清热生津止渴；治疗肺痨骨蒸，阴虚火旺者，可加沙参、墨旱莲以养阴清肺；对于小儿夏季热属于阴虚有热者，酌加白薇、荷梗等以解暑退热；对于阴虚火旺者，加石斛、地骨皮、白薇等以退虚热。

【使用注意】 阴虚欲动风者，不宜用此方。

三、中　　药

（一）清热泄火药

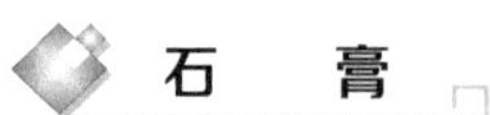

石　　膏

【性味归经】 甘、辛，大寒。归肺、胃经。

【功效】 生用：清热泻火，除烦止渴；煅用：收湿，生肌，敛疮，止血。

【用法用量】 煎服，15～60g，宜先煎。煅石膏外用适量，研末外撒患处。

【应用】

（1）气分实热证　本品“辛能解肌，甘能缓热，大寒而兼辛甘则能除大热”（《本草经疏》），故为清泻气分实热之要药。其清热泻火力强，能使热清火除，津液复而烦渴止。本品适用于温热病邪在气分，邪正剧争，里热蒸迫，津液受伤所致的壮热、不恶寒、汗多、烦渴引饮、脉洪大等气分实热证。常与知母相须为用，如白虎汤（《伤寒论》）。若温热病气血两燔，症见高热、发斑者，常与玄参、知母等同用，如化斑汤（《温病条辨》）。

（2）肺热喘咳　本品性寒入肺经，善清肺经之实热，适用于邪热壅肺之身热不解，咳逆喘促。常与麻黄、杏仁、甘草同用，如麻杏石甘汤（《伤寒论》）。

（3）胃火亢盛，头痛牙痛　本品入胃经，能清阳明有余之热，凡胃中积热，循经上犯之头痛如裂，壮热皮如火燥，以及牙龈红肿疼痛，或牙周出血，甚至腐臭溃烂者，皆可用之。常与黄连、升麻等配伍，如清胃散（《外科正宗》）。

（4）湿疹瘙痒，溃疡不敛，水火烫伤，外伤出血　本品煅后研末外用，能收湿，使创面保持干燥；能敛疮生肌，促进疮面愈合；能收敛止血，可控制外伤出血。若治湿疹瘙痒，可配枯矾外用，如二味隔纸膏（《景岳全书》）。治溃疡不敛，可与红粉共为末，撒于患处，如九一散（《中国药典》）。治水火烫伤，可单用，配青黛外用。治外伤出血，可单用研末外撒。

（5）现代研究　本品有解热、解渴、增强免疫力、降血糖及一定的解痉、抗炎作用；煅石膏有生肌作用。

【神经科运用】

1）气分实热证。临床可见高热，头痛，烦躁不眠，甚至神昏谵语等。临床常与知母、葛根、金银花、连翘等药物配用。

2）本品功能清泻胃火，用于胃火上炎所致的头痛、牙痛。

【使用注意】　脾胃虚寒及非实热者不宜使用。

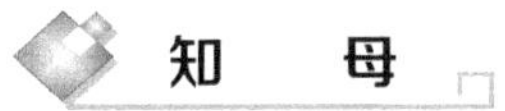

知　母

【性味归经】　苦、甘，寒。归肺、胃、肾经。

【功效】　清热泻火，滋阴润燥。

【用法用量】　煎服，6～12g。

【应用】

（1）气分实热证　本品苦寒，主入气分，善“清阳明独胜之热”（《本草便读》），功似石膏而力稍逊，亦为治阳明气分邪热之要药，用于热病之在阳明，高热烦渴者，常与石膏相须为用，如白虎汤（《伤寒论》）。

（2）肺热燥咳　本品入肺经，苦寒能“清肺金而泻火”（《本草纲目》），甘寒能滋肺阴以润燥，凡肺热咳嗽或阴虚燥咳均可配伍使用。若治肺热咳嗽，咯痰黄稠者，常与贝母、黄芩、桑白皮等同用，如二母宁嗽汤（《古今医鉴》）；治肺热阴伤，燥咳无痰或少痰者，常与贝母、麦冬等同用，如二冬二母汤（《症因脉治》）。

（3）内热消渴　本品苦寒，能“清胃以救津液”（《本草正义》），甘寒质润，能滋胃阴以生津液。凡津伤口渴或消渴，无论胃火内盛，或阴虚燥热所致者皆可选用。若治气阴不足，内热消渴，症见烦热口渴、多食多饮、倦怠乏力者，可与黄芪、玉竹、地黄等同用，如养阴降糖片（《中国药典》）。

（4）骨蒸潮热　本品既能“润肾燥而滋阴”（《本草纲目》），又能“泻无根之肾火，疗有汗之骨蒸”（《用药法象》），为滋阴降火之要药。本品适用于肾阴不足、阴虚火旺证，症见骨蒸潮热，遗精盗汗等，常与黄柏、地黄等配伍，如知柏地黄丸（《医宗金鉴》）。

（5）其他　本品滋阴润燥，可用于肠燥便秘。

（6）现代研究　本品有解热、抗炎、抗病原微生物、免疫调节、降血糖、抑制肾上腺皮质激素分解、改善学习记忆、改善动脉粥样斑块病变、保护脑缺血损伤、抗肿瘤等作用。

【神经科运用】　本品甘寒质润，既善清肺胃气分实热，而除烦止渴，又能滋肾阴、润肾燥而退骨蒸，有滋阴降火之功。因此，临床见火热之象，即可运用，毋须考虑虚实之证。

【使用注意】　本品性寒质润，有滑肠作用，故脾虚便溏者慎服。

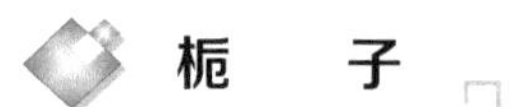

栀　子

【性味归经】　苦，寒。归心、肺、三焦经。

【功效】　泻火除烦，清热利湿，凉血解毒；外用消肿止痛。

【用法用量】　煎服，6～10g。外用生品适量，研末调敷。

【应用】

（1）热病心烦　本品味苦气寒，主入心经，“功专除烦泻火”（《本草撮要》），为治热病心烦、躁扰不宁之要药。每与淡豆豉同用，如栀子豉汤（《伤寒论》）。因其善能清泻三焦火热之邪而解毒，又治热病火毒炽盛，三焦俱热而见高热烦躁、口燥咽干者。常与黄芩、黄连、黄柏同用，如黄连解毒汤（《外台秘要》）。

（2）湿热黄疸，热淋涩痛　本品沉降下行，通利三焦，能导湿热从小便而出，具有清利湿热、退黄通淋之效，适用于湿热黄疸、一身面目俱黄及湿热淋证、尿频尿急、溺时涩痛者。前者常与茵陈、大黄同用，如茵陈蒿汤（《伤寒论》）；后者常与木通、车前子、滑石等同用，如八正散（《太平惠民和剂局方》）。

（3）血热出血　本品入血分，“炒黑则能清血分郁热”（《本草便读》），以止血，适用于火热炽盛，灼伤血络，血热妄行所致的出血诸症。若治吐血、衄血、咯血等，常与大黄、侧柏叶、茜草等同用，如十灰散（《十药神书》）。治血淋、尿血等，常与小蓟、白茅根、生地黄等同用，如小蓟饮子（《济生方》）。

（4）热毒证　本品苦寒沉降，能清热泻火，凉血解毒，可用于多种热毒证。若治火热炎上之口舌生疮、牙龈肿痛、目赤眩晕、咽喉肿痛等，常配金银花、大黄、黄连等，如栀子金花丸（《中国药典》）。治疮痈肿毒，红肿热痛者，常与金银花、连翘、蒲公英等同用。

（5）其他　本品研末，醋调外敷，对于扭挫伤痛有消肿止痛之效。

（6）现代研究　本品有保肝、利胆、解热、抗炎、镇静、镇痛、抗胰腺炎、抗病毒、抗内毒素等作用。

【神经科运用】　栀子轻清上行，入心经，能泻火下行除烦安神；苦寒泄降，能清热凉血以祛邪，主要用于火热病邪上犯之证。

【使用注意】　本品苦寒伤胃，脾虚便溏者不宜用。

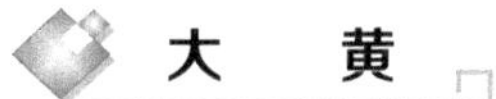

大　黄

【性味归经】　苦，寒。归脾、胃、大肠、肝、心包经。

【功效】　泻下攻积，清热泻火，凉血解毒，活血逐瘀，利湿退黄。

【用法用量】　煎服，3～15g；外用适量，研末敷于患处。泻下攻积宜生用，入汤剂宜后下，或用开水泡服；活血宜酒炙用；止血多炒炭用。

【应用】

（1）积滞便秘　本品味苦通泄，“专入阳明胃府大肠”（《本草求真》），能“荡涤肠胃，推陈致新”（《神农本草经》），有斩关夺门之力，为“除实热燥结，下有形积滞之要品”（《本草经疏》）。凡胃肠积滞，大便秘结，无论寒热虚实，皆可配伍使用。因其性寒，故尤宜于实热积滞便秘，常与芒硝、厚朴、枳实配伍，如大承气汤（《伤寒论》）。若治寒实积滞，腹痛便秘者，可与附子、细辛同用，如大黄附子汤（《金匮要略》）。治脾阳不足，冷积便秘者，可与附子、干姜等同用，如温脾汤（《备急千金要方》）。治热结便秘，兼有气血不足者，常与人参、当归、甘草等同用，如黄龙汤（《伤寒六书》）。治热结阴亏，肠燥便秘者，常与麦冬、生地黄、玄参等同用，如增液承气汤（《温病条辨》）。

（2）热毒证　本品苦寒沉降，既能直折上炎之火，又能导热下行，有釜底抽薪之妙，常用于目赤、咽喉肿痛等上部的火热病证，无论有无便秘皆宜，每与黄芩、栀子等同用，如凉膈散（《太平惠民和剂局方》）。本品“又善解疮疡热毒”（《医学衷中参西录》），外可治热毒痈肿疔疮，常与金银花、蒲公英、连翘等同用，内可治肠痈腹痛，常与牡丹皮、桃仁、芒硝等同用，如大黄牡丹汤（《金匮要略》）。此外，本品单用，或配地榆粉，用麻油调敷，也可治水火烫伤。

（3）出血　本品寒凉入血分，既能止血，又能“大泻血分实热”（《医学指归》），有凉血止血之功，兼能化瘀，“止血而不留瘀，尤为妙药”（《血证论》），可用于体内外多种出血。因其苦寒降泄，故对于吐血、衄血等上部血热出血尤宜，常与黄连、黄芩同用，如泻心汤（《金匮要略》）。

（4）血瘀证　本品入血分，善能活血逐瘀，为治疗瘀血证的常用药物。大凡血滞诸疾，无论新瘀、宿瘀皆宜。若治妇女产后瘀阻腹痛，或恶露不尽，以及瘀血阻滞、经水不利等，常与桃仁、土鳖虫同用，如下瘀血汤（《金匮要略》）；治跌打损伤，瘀血肿痛，常与当归、红花、穿山甲等同用，如复元活血汤（《医学发明》）。

（5）湿热证　本品苦寒，沉而下行，能通畅肠腑，兼利小便，导湿热从二便分消，可用于湿热蕴结诸证。若治湿热泻痢，腹痛里急后重者，与黄连、木香等配伍，如芍药汤（《素问病机气宜保命集》）。治湿热黄疸，一身面目俱黄者，常配茵陈、栀子，如茵陈蒿汤（《伤寒论》）。治湿热淋证，小便淋沥不畅者，常配木通、车前子、栀子等，如八正散（《太平惠民和剂局方》）。

（6）现代研究　本品有增加肠蠕动、促进排便、抗急性胰腺炎、抗病原微生物、抗肾衰竭、保肝、利胆、抗溃疡、抗纤维化、降脂、抗动脉粥样硬化、抗炎、抗肿瘤等作用。

【神经科运用】 大黄能荡涤上攻于清窍之火热毒邪，主要用于实热火毒之邪上亢导致的神明失用，临床见高热不退、烦躁不安、头痛如劈、神志恍惚或谵妄不寐、口干喜冷饮、大便干结、小便黄且短、舌红苔黄燥、脉数等。

【使用注意】 脾胃虚弱者慎用；孕妇及月经期、哺乳期慎用。

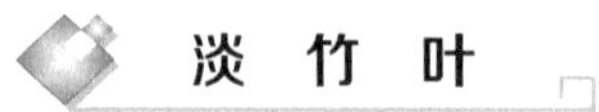

淡竹叶

【性味归经】 甘、淡，寒。归心、胃、小肠经。

【功效】 清热泻火，除烦止渴，利尿通淋。

【用法用量】 煎服，6～10g。

【应用】

（1）热病烦渴 本品甘寒，入心、胃经。能泻心火，清胃热，除烦止渴，适用于热病伤津，心烦口渴。因其作用缓和，轻证多用；若重证则功力不济，多入复方，可与黄芩、知母、麦冬等同用，如淡竹叶汤（《医学心悟》）。

（2）口舌生疮，热淋涩痛 本品甘淡性寒，上能清心经之火，下能导小肠之热，为“泄火利水之良品”（《本草正义》），适用于心火上炎之舌尖红赤，口舌生疮，或心热下移小肠的小便赤涩、尿道灼痛等。常与木通、栀子、生地黄等同用。

（3）现代研究 本品有退热、利尿、抗肿瘤、抑菌等作用。

【神经科运用】 淡竹叶轻清上升，能除烦安神。本品药性平淡，作用较轻，临床多作辅助药物治疗。

【使用注意】 阴虚火旺，骨蒸潮热者忌用；孕妇勿服（《本草品汇精要》）。

（二）清热凉血药

水牛角

【性味归经】 苦，寒。归心、肝经。

【功效】 清热凉血，解毒，定惊。

【用法用量】 镑片或粗粉煎服，15～30g，宜先煎3小时以上。水牛角浓缩粉冲服，每次1.5～3g，每日2次。

【应用】

（1）营血分证 本品苦寒，入心肝血分，长于凉血解毒、清心定惊，适用于温热病邪深入血分、内扰心神、迫血妄行以及动风所致的高热，躁扰不宁，甚或神昏谵语，斑疹紫暗，吐血衄血，或惊风抽搐等，可单用，如浓缩水牛角片（《中药部颁标准》），也可与石膏、玄参、羚羊角等同用，如紫雪散（《中国药典》）。

（2）其他 本品苦寒，泻火解毒力强，也可用于热毒壅盛之疮痈肿毒、喉痹咽痛。

（3）现代研究 本品有抗炎、解热、抗内毒素、镇惊、降压、强心、止血等作用。

【神经科运用】 本品苦寒，清热泻火，咸入血分，善清心、肝、胃三经之火，而有凉血解毒之效，为解营分、血分热毒之品，常用于温病热入营血所致诸症。

【使用注意】　脾胃虚寒者忌用。

生地黄

【性味归经】　甘，寒。归心、肝、肾经。

【功效】　清热凉血，养阴生津。

【用法用量】　煎服，10～15g。

【应用】

（1）营血分证　本品甘寒，入心肝血分，为清热凉血之要药。治温热病热入营分，身热夜甚、心烦不寐、斑疹隐隐、舌绛脉数者，可与玄参、丹参、连翘等同用，如清营汤（《温病条辨》）。若治热入血分，身热发斑、各种出血、神昏谵语、舌深绛者，常与水牛角、赤芍、牡丹皮等同用。

（2）血热出血　本品寒凉入血，善“通彻诸经之血热”（《药品化义》），“凉血为最”（《本草约言》）。凡吐血、衄血等出血，“审其症果因于热成者，无不用此调治”（《本草求真》）。若治血热妄行之吐血、衄血，血色鲜红者，常与生侧柏叶、生荷叶、生艾叶同用，如四生丸（《妇人大全良方》）。治肠热便血，肛门灼热，痔疮肿痛，常与黄连、槐角、地榆炭等同用，如脏连丸（《中国药典》）。

（3）热病伤阴，口渴消渴，津伤便秘　本品滋润寒凉，能清热养阴，滋胃生津。治热病伤阴之口干咽燥，常与麦冬、沙参、玉竹等药同用，如益胃汤（《温病条辨》）。治阴虚燥热之消渴，常与葛根、天花粉、黄芪等同用，如玉泉丸（《杂病源流犀烛》）。本品又能润燥滑肠，对“老人津液枯绝，大肠燥结不润者，皆当用之”（《药鉴》）。可配玄参、麦冬同用，如增液汤（《温病条辨》）。

（4）阴虚发热　本品入肾经，“能滋阴清火”（《医学衷中参西录》）。大抵因真阴亏损，相火不能潜藏，“病人虚而有热者，宜加用之”（《本经逢原》）。本品适用于阴虚内热，潮热骨蒸。常与知母、地骨皮、牡丹皮等同用，如地黄膏（《古今医统》）。对于温病后期，余热未尽，阴津已伤，邪伏阴分，症见夜热早凉、舌红脉数者，常与青蒿、鳖甲、知母等同用，如青蒿鳖甲汤（《温病条辨》）。

（5）现代研究　本品有降压、镇静、抗炎、抗过敏、强心、利尿、增强免疫功能及缩短凝血时间等作用。

【神经科运用】　本品甘寒质润，苦寒清热，入营分、血分，常用于温热病营、血分阶段所致脑神改变，临床常见烦躁不安，睡眠不宁，甚则谵语发狂或神志昏迷等。

【使用注意】　脾虚湿滞，腹满便溏者不宜使用。

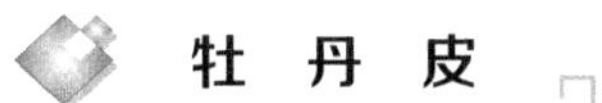

牡丹皮

【性味归经】　苦、辛，微寒。归心、肝、肾经。

【功效】　清热凉血，活血化瘀。

【用法用量】 煎服，6～12g。清热凉血宜生用，活血祛瘀宜酒炙用。

【应用】

（1）营血分证 本品苦寒清热，入血分，“专清血分之热”（《脏腑药式补正》），“凉血热之要药”（《本草经疏》），适用于温热病热入营血，迫血妄行所致的斑色紫暗、吐血衄血等。常与猪蹄甲、地黄、赤芍同用，如血美安胶囊（《中国药典》）。

（2）血瘀证 本品辛行苦泄，善通血脉中壅滞，且“用其行血滞而不峻”（《本草正》），适用于经闭痛经、跌打损伤等多种血瘀证。前者可与桃仁、川芎、桂枝等同用，如桂枝茯苓丸（《金匮要略》）；后者可与血竭、当归、红花等配伍，如正骨紫金丹（《医宗金鉴》）。因其性寒，既能散瘀，又能凉血，故对血热瘀滞之证最为适宜，也可用于热毒壅滞之疮痈肿痛，常配金银花、蒲公英等。

（3）阴虚发热 本品辛寒入血，长于清透阴分之伏热，适用于温病后期，热伏阴分，阴液已伤，症见夜热早凉，热退无汗者，常与青蒿、鳖甲、生地黄等同用，如青蒿鳖甲汤（《温病条辨》）。本品又入肝、肾经，能清相火，退虚热，为“治骨蒸之圣药”（《本草新编》）。阴虚发热，骨蒸潮热，常与知母、黄柏、熟地黄等同用。

（4）现代研究 本品有抗菌、抗炎、镇静、降温、解热、镇痛、解痉、抗肿瘤、利尿、降压、抗血小板凝聚、抗动脉粥样硬化、增加冠状动脉血流量及抗溃疡等作用。

【神经科运用】 《神农本草经》云：“主寒热，中风瘈疭、痉、惊痫邪气……”牡丹皮善清脑经血热，并可治脑中瘀塞，常用于温热病营、血分阶段所致脑神改变，临床常见烦躁不安，睡眠不宁，甚则谵语发狂或神志昏迷等。

【使用注意】 血虚有寒、月经过多及孕妇不宜用。

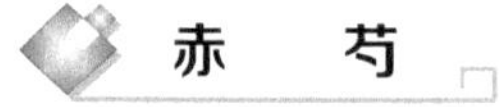

赤芍

【性味归经】 苦，微寒。归肝经。

【功效】 清热凉血，散瘀止痛。

【用法用量】 煎服，6～12g。

【应用】

（1）营血分 本品苦寒清热，入血分，能清热凉血，其功用与牡丹皮相似而力稍逊。对于温热病热入营血，迫血妄行所致的斑色紫暗、吐血衄血等。二者常相须为用。

（2）血瘀证 本品“赤则能于血中活滞”（《本草求真》），其活血散瘀功似牡丹皮而力胜，尤善止痛。“故有瘀血留著作痛者宜之”（《本经逢原》）。因其“能凉血逐瘀”（《本草求真》），故尤宜于血热瘀滞之证。若治肝郁血滞之胁痛，可与柴胡、牡丹皮等同用，如赤芍药散（《博济方》）。治血滞经闭痛经，癥瘕腹痛，可与当归、川芎、延胡索等同用，如少腹逐瘀汤（《医林改错》）。治跌打损伤，瘀肿疼痛，可与乳香、没药等同用。本品既能清解热毒，又能散瘀消痈，故可用于热毒痈肿之疮疡，常配金银花、白芷、天花粉等，如仙方活命饮（《校注妇人良方》）。

（3）目赤肿痛 本品苦寒，入肝经，“专泻肝火”（《药品化义》），能“除热明眼目”（《药性解》），适用于肝经热盛之目赤肿痛，羞明多眵，或目生翳障，常与菊花、决明子等配伍。

（4）现代研究　本品有抗菌、抗炎、镇静、抗惊厥、解痉、止痛、抗血栓及扩张冠状动脉、增加冠状动脉血流量等作用。

【神经科运用】　本品苦寒，主入肝经，善走血分，能清肝火，除血分郁热而有凉血止血、散瘀消斑之功，亦有活血通经、行滞止痛之效。与牡丹皮一样，赤芍善清脑经血热，并可治脑中瘀塞，二者常相须而用。

【使用注意】　孕妇及月经过多者不宜用。不宜与藜芦同用。

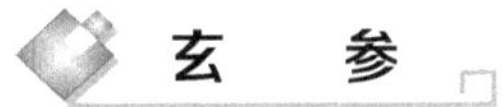

玄　参

【性味归经】　甘、苦、咸，微寒。归肺、胃、肾经。

【功效】　清热凉血，滋阴降火，解毒散结。

【用法用量】　煎服，10～15g。

【应用】

（1）营血分证　本品咸寒，入血分，“清泄血热，洵是专长”（《脏腑药式补正》），主要用于温热病热入营分，身热夜甚，心烦不寐，斑疹隐隐，舌绛脉数者，可与生地黄、丹参、连翘等同用，如清营汤（《温病条辨》）。若治温热病气血两燔，发斑发疹者，可与水牛角、石膏、知母等同用，如化斑汤（《温病条辨》）。

（2）骨蒸劳嗽，津伤便秘　本品甘寒质润，苦寒清泄。“入肺以清肺家燥热，解毒消火，最宜于肺病结核、肺热咳嗽”（《医学衷中参西录》）。若治阴虚肺燥，咽喉干痛，干咳少痰或痰中带血者，常与麦冬、地黄、川贝母等同用，如养阴清肺膏（《中国药典》）。治肺肾阴虚，劳嗽骨蒸，可与百合、生地黄、贝母等同用，如百合固金汤（《慎斋遗书》）。本品质地滋润，能养阴增液，适用于肠燥津亏，水不足以行舟，而结粪不下者，每与生地黄、麦冬同用，如增液汤（《温病条辨》）。

（3）咽喉肿痛，瘰疬痰核，疮痈肿毒　本品既能清热解毒，又能滋阴降火，为治“咽喉肿痛之专药”（《本经逢原》）。大凡咽喉肿痛，无论热毒壅盛，还是虚火上炎所致者皆宜。前者可与黄芩、栀子、桔梗等同用，如玄参解毒汤（《外科正宗》）；后者常与麦冬、桔梗、甘草同用，如玄麦甘桔含片（《中国药典》）。本品苦寒泻火解毒，咸寒软坚散结，能“散周身痰结热痈”（《本草正》），“为治瘰疬结核之主药”（《本草正义》）。治痰火郁结之瘰疬痰核，常配浙贝母、牡蛎同用，如消瘰丸（《医学心悟》）。治热毒蕴结之痈肿疮毒，可配伍金银花、连翘、蒲公英等。若治热毒脱疽，症见患肢暗红微热灼痛，疼痛剧烈者，可配金银花、当归、甘草等同用，如四妙勇安汤（《验方新编》）。

（4）其他　本品滋阴降火，也可用于肝火上炎之目赤肿痛。

（5）现代研究　本品有降血压、抗菌、抗炎、镇静、抑制血小板聚集、镇痛、保肝、脑保护、抗心室重构、解热、抗惊厥及增加心肌血流量等作用。

【神经科运用】　本品咸寒，入血分，功能清热凉血，用于温病邪陷心包，神昏谵语，多与水牛角、连翘心、竹叶卷心等同用，如《温病条辨》中清宫汤。

【使用注意】　脾胃虚寒，食少便溏者不宜服用。反藜芦。

紫　草

【性味归经】 甘、咸，寒。归心、肝经。

【功效】 清热凉血，活血解毒，透疹消斑。

【用法用量】 煎服，5～10g。外用适量，熬膏或用植物油浸泡涂搽。

【应用】

（1）血热毒盛，斑疹麻疹　本品咸寒入血分，善能"清理血分之热"（《本草正义》)，并能行血解毒，主要适用于斑疹、麻疹属血热毒盛者。若治温毒发斑，斑疹紫暗者，可与芍药、蝉蜕等同用，如紫草快斑汤（《张氏医通》)。治麻疹不透，疹色紫暗，兼咽喉肿痛者，可配牛蒡子、山豆根、连翘等，如紫草消毒饮（《张氏医通》)。

（2）疮疡湿疹，水火烫伤　本品清热解毒，凉血活血，"凡外疡家血分实热者，皆可用之"（《本草正义》)。若治疮疡初起，红肿热痛者，可与金银花、连翘、蒲公英等同用。治溃疡疮面疼痛，疮色鲜活，脓腐将尽者，可与白芷、乳香、没药等同用，如紫草膏（《中国药典》)。治湿疹，可配黄连、黄柏等同用，如紫草膏（《仁斋直指方论》)。治烧伤烫伤，可与冰片、黄连、甘草等同用，如紫花烧伤膏（《中国药典》)。

（3）现代研究　本品有抗菌、抗炎、解热、抗肿瘤、抗生育、兴奋心脏等作用。

【神经科运用】 本品主入肝经血分，有凉血活血、解毒透疹之效，因此临床上带状疱疹早期患者常用之。

【使用注意】 本品性寒而滑利，脾虚便溏者忌服。

（三）清热解毒药

金银花

【性味归经】 甘，寒。归肺、心、胃经。

【功效】 清热解毒，疏散风热。

【用法用量】 煎服，6～15g。疏散风热、清泄里热用生品；炒炭多用于热毒血痢；露剂多用于暑热烦渴。

【应用】

（1）疮痈肿毒　本品甘寒，能清解热毒，为"外科治毒通行要剂"（《本草求真》)。大凡外疡内痈，热毒壅盛者皆宜。故有"疮疡必用金银花"（《本草新编》）之说。若治疮痈初起，红肿热痛者，可单用，如金银花合剂（《中药部颁标准》)；或与穿山甲、白芷、当归等同用，如仙方活命饮（《校注妇人良方》)。治疔疮肿毒，坚硬根深者，常与蒲公英、紫花地丁、野菊花等同用，如五味消毒饮（《医宗金鉴》)。治肺痈咳吐脓血者，常与桔梗、白及、薏苡仁等同用，如加味桔梗汤（《医学心悟》)。治肠痈腹痛，常与当归、黄芪、连翘等配伍，如排脓散（《外科发挥》)。

（2）风热表证，温病发热　本品甘寒质轻，又能"散热解毒"（《本草纲目》)，为表里双解之剂。大凡热证，无论表、里皆宜。若治外感风热，或温病初起，发热，微恶风寒，咽痛口渴者，常与连翘、薄荷、牛蒡子等同用，如银翘散（《温病条辨》）、双黄连口服液（《中国药典》）。治温热病气分热盛，壮热烦渴者，常与石膏、知母等同用。治温热病热入营分，身热夜甚，心烦少寐，舌绛者，常与生地黄、玄参等清热凉血药同用，如清营汤（《温病条辨》）。本品能使营分热邪从气分转出而解，有“透热转气”之效。

（3）热毒血痢 本品清热解毒力强，又入血分，能凉血止痢，适用于热毒血痢，大便脓血，可单用本品浓煎频服；或配伍黄连、白头翁、秦皮等。

（4）其他 本品经蒸馏制成金银花露，有清解暑热作用。“暑月以之代茶，饲小儿无疮毒，尤能散暑”（《本草纲目拾遗》），可用于暑热烦渴以及小儿热疖、痱子等。

（5）现代研究 本品有广谱抗病原微生物、抗病毒、解热、抗炎、增强免疫、抗过敏、保肝、抗氧化、降血糖、降血脂、抗肿瘤等作用。

【神经科运用】 用于外感热邪或温病气血分阶段脑神受扰者，临床见发热头胀痛、烦躁不寐、神志恍惚、谵语狂妄等。临床常伍连翘、薄荷等疏散风热止头痛，温病气血分阶段配生地黄、犀角、玄参等药物。

【使用注意】 脾胃虚寒及气虚疮疡脓清者忌用。

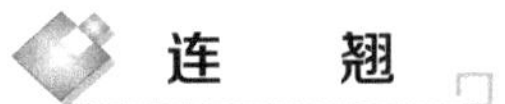

连 翘

【性味归经】 苦，微寒。归肺、心、小肠经。

【功效】 清热解毒，消肿散结，疏散风热。

【用法用量】 煎服，6～15g。

【应用】

（1）疮痈肿毒，瘰疬痰核 本品苦寒，主入心经，既能清心火，解疮毒，又能消散痈肿结聚。凡“瘰疬结核，诸疮痈肿，热毒炽盛。未溃可散，已溃解毒”（《本草汇言》）。故有“疮家圣药”（《本经逢原》）之称。无论外疡内痈，还是热毒壅盛者，皆可运用，尤以治外痈擅长。若治热毒蕴结肌肤所致的疮疡，症见红、肿、热、痛而未溃者，以及乳痈肿痛，乳房结块等，可与黄芩、生天南星、白芷等制成涂膏，局部外敷，如伤疖膏（《中国药典》）。治痰火郁结，瘰疬痰核，常与海藻、昆布、青皮等同用，如海藻玉壶汤（《外科正宗》）。

（2）风热表证，温病发热 本品轻清升散，苦寒降泄，外可疏风热，内能解热毒，适用于风热表证，温病发热，常与金银花、黄芩同用，既可内服，如双黄连片（《中国药典》），也可直肠给药，如双黄连栓（《中国药典》）。因其“泻心经客热殊功”（《本草蒙筌》）。故可用于热入心包之高热神昏，常配伍水牛角、莲子心、竹叶卷心等，如清宫汤（《温病条辨》）。

（3）其他 本品苦寒通降，“又能利小水，导下焦湿热”（《本草正义》），常用于热淋尿闭。

（4）现代研究 本品有广谱抗菌、抗病毒、抗辐射损伤、强心、升压、抑制毛细血管通透性、保肝、解热、镇吐、抗肿瘤等作用。

【神经科运用】 用于温热病和外感风热证之热扰脑神者。临床证明其作用同金银花类似，故常相须而用，但是它长于清心经之火热，故常用于热邪陷入心包出现的高热、烦躁、神昏等症状。临床与犀角、莲子心等配合则清热醒神解毒的作用更为明显，如清宫汤。

【使用注意】 脾胃虚寒及气虚疮疡脓清者忌用。

蒲 公 英

【性味归经】 苦、甘，寒。归肝、胃经。

【功效】 清热解毒，消肿散结，利尿通淋。

【用法用量】 煎服，10～15g。外用鲜品适量，捣敷或煎汤熏洗患处。

【应用】

（1）疮痈肿毒 本品苦寒，“善能消疮毒，而又善于消火”（《本草新编》），善治一切热毒疮疡。若治疗痈疮肿毒，常与蒲公英、紫花地丁、野菊花等同用，如五味消毒饮（《医宗金鉴》）。治肺痈、肠痈等，常与金银花、玄参、当归同用，如立消汤（《洞天奥旨》）。因其主入肝、胃经，兼能疏郁通乳，“治乳痈乳疖，红肿坚块，尤有捷效”（《本草正义》），故尤为治乳痈之要药。本品可单用，如蒲公英片（《中药部颁标准》），或与忍冬藤、生甘草同用，如英藤汤（《洞天奥旨》）。

（2）湿热黄疸，热淋涩痛 本品有清利湿热之功。治湿热黄疸，常与茵陈、大黄、栀子等同用。又“为通淋妙品”（《本草备要》）。凡“淋症多属热结，用此可以通解”（《本草求真》）。常与车前子、滑石等同用。

（3）其他 本品尚能清肝明目，可用于肝火上炎所致的目赤肿痛。可单用，如蒲公英汤（《医学衷中参西录》），也可配菊花、夏枯草等同用。

（4）现代研究 本品有抗病原微生物、抗溃疡、抗氧化、抗肿瘤、保肝利胆、利尿、提高免疫力等作用。

【神经科运用】 本品苦寒，既有清热解毒之功，又有清肝之效，可用于肝火上炎之头痛者。

【使用注意】 用量过大，可致缓泻。

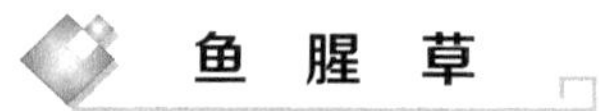

鱼 腥 草

【性味归经】 辛，微寒。归肺经。

【功效】 清热解毒，消痈排脓，利尿通淋。

【用法用量】 煎服，15～25g，不宜久煎。鲜品用量加倍，水煎或捣汁服。外用适量，捣敷或煎汤熏洗患处。

【应用】

（1）肺痈吐脓，肺热咳嗽 本品味辛能散，性寒入肺，长于清解热毒，“散热消痈”（《药性切用》），为“治痰热蕴肺，发为肺痈吐脓血之要药”（《本草经疏》）。本品可单用捣汁饮用，或与天花粉、芦根、桔梗等同用。因其善清肺热，故也常用于肺热咳嗽，每与金荞麦、麻黄、紫菀等配伍，如急支糖浆（《中国药典》）。

（2）疮痈肿毒 本品清热解毒，消痈排脓，也常用于外痈。如治热毒疮肿，可单用鲜品捣烂外敷；或与连翘、野菊花、蒲公英等同用。

（3）热淋热痢　本品能清热利湿，可收通淋、止泻之效。如治湿热淋证，常与车前子、滑石、海金沙等同用。治湿热泻痢，常与白头翁、黄连等同用。

（4）现代研究　本品有抗病原微生物、抗病毒、解热、抗炎、镇痛、镇咳、抗肿瘤、抗辐射、提高机体免疫力等作用。

【神经科运用】　本品辛寒，擅长清热解毒，对于脑炎患者证属于热毒壅盛者，可用之。

【使用注意】　虚寒证及阴性疮疡忌服。

土茯苓

【性味归经】　甘、淡，平。归肝、胃经。

【功效】　解毒，除湿，通利关节。

【用法用量】　煎服，15～60g。

【应用】

（1）梅毒及汞中毒　本品甘淡性平，长于“清湿热，利关节，止拘挛，除骨痛”（《本经逢原》），专“解杨梅疮毒，及轻粉留毒，溃烂疼痛诸证”（《本草正》），为治梅毒之要药，适用于梅毒或因梅毒服汞剂中毒而致肢体拘挛、筋骨疼痛者。因其为“淡而无味，极其平和之物，断非少数所能奏绩”（《本草正义》）。故以单用大剂量水煎频服，如土萆薢汤（《景岳全书》）；或与白鲜皮、金银花、薏苡仁等同用，如搜风解毒汤（《本草纲目》）。

（2）湿淋带下，湿疹疥癣　本品平而偏凉，能利湿去热，“搜剔湿热之蕴毒”（《本草正义》），适用于湿热下注或蕴结皮肤所致的多种病证，如治热淋，常与车前子、滑石、木通等同用。治湿热带下，常与黄柏、苦参等同用，如妇炎康片（《中国药典》）。治湿疹、疥癣瘙痒，常与白鲜皮、苦参等同用。

（3）其他　本品解毒除湿，也用于痈疮红肿溃烂、瘰疬溃疡。

（4）现代研究　本品有抗病原微生物、抗炎、抗肿瘤、解汞毒、拮抗棉酚中毒等作用。

【神经科运用】　本品甘淡，解毒利湿，又能通利关节，对于湿热下注所致肢体萎缩麻木者效果尚佳。

【使用注意】　本品为渗利之品，故肝肾阴亏而无湿者，宜慎用。

白花蛇舌草

【性味归经】　微苦、甘，寒。归胃、大肠、小肠经。

【功效】　清热解毒，散结消肿，利湿通淋。

【用法用量】　煎服，6～30g。外用适量。

【应用】

（1）痈肿疮毒，毒蛇咬伤　本品苦寒，既能解火热之毒，又能解蛇虫之毒，可用于多种热毒证及毒蛇咬伤，内服外用皆宜。如治痈肿疮毒，可单用鲜品捣烂外敷，或与金银花、连翘、野菊花等同用。治肠痈腹痛，常与红藤、败酱草、牡丹皮等同用。治毒蛇咬伤，可单用鲜品捣烂绞汁内服或水煎服，渣敷伤口；或与半边莲、夏枯草等同用，如云南蛇药（《中药部颁标准》)。因其解毒散结力强，也可用于各种癌肿而热毒壅盛者。

（2）热淋涩痛，湿热黄疸　本品苦寒，有清热除湿、利尿通淋之功，用于下焦湿热所致的热淋，症见尿频、尿急、尿痛、腰痛、小腹坠胀等，可与泽泻、车前子、黄柏等同用，如癃清片（《中国药典》)。若配茵陈、金钱草等，也可用于湿热黄疸。

（3）现代研究　本品有抗肿瘤、抑菌、增强白细胞吞噬能力、抗炎、保肝利胆等作用。

【神经科运用】　本品苦寒，有较强的清热解毒作用，以治热毒诸症。

【使用注意】　阴疸及脾胃虚寒者忌用。

（四）清热燥湿药

黄　连

【性味归经】　苦，寒。归心、脾、胃、肝、胆、大肠经。

【功效】　清热燥湿，泻火解毒。

【用法用量】　煎服，2～5g；外用适量。生用清热力较强，炒用能降低其苦寒之性，酒黄连善清上焦火热，用于目赤、口疮；姜黄连清胃和胃止呕，用于寒热互结、湿热中阻、痞满呕吐；萸黄连疏肝和胃止呕，用于肝胃不和、呕吐吞酸。

【应用】

（1）湿热证　本品苦寒，“能泄降一切有余之湿火”（《本草正义》)。“凡药能去湿者必增热，能除热者必不能去湿。惟黄连能以苦燥湿，以寒除热，一举两得，莫神于此”（《神农本草经百种录》)。其清热燥湿之力胜于黄芩，可广泛用于湿热诸证。因其主入中焦，善除脾胃、大肠湿热，故中焦湿热病证多用，尤为治湿热泻痢之要药。可单用，如黄连胶囊（《中国药典》)；或与木香为伍，如香连丸（《太平惠民和剂局方》)。若治湿热蕴结中焦，胸脘痞闷，呕吐泄泻者，可与厚朴、石菖蒲、栀子等同用，如连朴饮（《霍乱论》)。

（2）心、胃火炽盛证　本品苦寒，清热泻火力强，作用范围广泛，可用于各脏腑的火热病证。因其以清泄心、胃之火见长，故尤多用于心火亢盛及胃火炽盛诸证。如治心火上炎之口舌生疮，可与栀子、竹叶等同用。治心火亢盛之心烦不寐，心悸不宁，可与朱砂、甘草为伍，如黄连安神丸（《仁斋痘疹全书方论》)。治热入心包、热盛动风证，症见高热烦躁、神昏谵语及小儿高热惊厥者，常与牛黄、栀子、黄芩等同用，如万氏牛黄清心丸（《中国药典》)。治胃热呕吐，可与竹茹、半夏等同用。治胃火牙痛，常与生地黄、升麻、牡丹皮等同用，如清胃散（《脾胃论》)。治胃热炽盛，消谷善饥，烦渴多饮，常与麦冬、石膏、知母等同用。若治肝火犯胃之呕吐吞酸，每以本品为主药，佐以吴茱萸，如左金丸（《丹溪心法》)。

本品泻火解毒力强。对于火毒炽盛，迫血妄行所致的吐血、衄血，常与大黄、黄芩同用，如泻心汤（《金匮要略》)。

（3）疮痈肿毒　本品有良好的泻火解毒作用。凡“诸疮肿毒必用之”（《本草集要》)。用于疮痈疔肿，热毒炽盛而见红肿热痛者，可与黄芩、黄柏、栀子同用，如黄连解毒汤（《外台秘要》)。

（4）其他　本品研末外掺，或调敷，可用治湿疹、湿疮、耳道流脓。

（5）现代研究　本品有较强而广泛的抗菌作用；能兴奋心脏，增强其收缩力，增加冠状动脉血流量，抗心律失常；有解热、抗炎、降血糖、利胆、保肝、抗溃疡、抗腹泻、抗肿瘤等作用。

【神经科运用】　黄连苦寒，清热泻火，多用于热病出现的烦躁、神昏、谵语等症。醒神：本品苦以降火，寒以胜热，尤善泻心经实火，用于心火亢盛扰及心神所致惊厥、烦躁不眠等症。临床常配黄芩、栀子、石膏、知母等药物。

【使用注意】　本品大苦大寒，过服久服易伤脾胃，脾胃虚寒者忌用；苦燥易伤阴津，阴虚津伤者慎用。

黄　芩

【性味归经】　苦，寒。归肺、胆、脾、大肠、小肠经。

【功效】　清热燥湿，泻火解毒，止血，安胎。

【用法用量】　煎服，3～10g。清热多生用，安胎多炒用，清上焦热可酒炙用，止血可炒炭用。子芩偏泻大肠火，清下焦湿热；枯芩偏泻肺火，清上焦热。

【应用】

（1）湿热证　本品味苦能燥湿，性寒能胜热，有较强的清热燥湿作用，能“通治一切湿热”，凡“内外女幼诸科之湿聚热结病证，无不治之”（《本草正义》）。若治湿温病，发热身痛，口不渴，或渴不多饮者，常与滑石、豆蔻、通草等同用，如黄芩滑石汤（《温病条辨》）。治暑湿蕴结，身热肢酸、胸闷腹胀者，可与滑石、石菖蒲、藿香等同用，如甘露消毒丸（《中国药典》）。治湿热泻痢，常与葛根、黄连等同用。治湿热黄疸，常配茵陈、栀子等。

（2）肺热咳嗽　本品苦寒，能直折火邪，清热泻火力强，可用于多种火热证。因其主入肺经，“最善清肺经气分之热”（《医学衷中参西录》），“定肺热之喘嗽”（《本草正义》）。本品适用于邪热壅肺之咳嗽，可单用，即清金丸（《丹溪心法》）。若治肺热燥咳，可与知母、贝母、麦冬等同用，如清肺汤（《医宗金鉴》）。治痰热阻肺所致的咳嗽，痰黄稠黏者，常与知母、浙贝母、桔梗等同用，如清肺抑火丸（《中国药典》）。

（3）疮痈肿毒　本品有清解热毒作用，常用于热毒疮疡，可配黄连、连翘、甘草等，如芩连片（《中国药典》）。

（4）血热出血　本品能泻亢盛之火热，“止上炎之失血”（《本草正义》），有凉血止血之功，适用于火毒炽盛，迫血妄行所致的吐血、衄血等出血。可单用黄芩炭，或与大黄、黄连同用，如泻心汤（《金匮要略》）。

（5）胎动不安　本品能清胞宫之热，使“火退则胎安”（《本草便读》），常用于妊娠胎中有火热不安者，可与知母、白芍、白术等同用，如孕妇清火丸（《中药部颁标准》）。

（6）现代研究　本品有解热、抑菌、抗炎、缓解气管收缩、保肝、利胆、降压、抑制血小板聚集、降血脂、抗氧化、抗肿瘤、抗过敏等作用。

【神经科运用】　黄芩苦寒，善泻上焦热火，善治上焦郁热所致诸症。

【使用注意】 本品苦寒伤胃，脾胃虚寒者不宜使用。

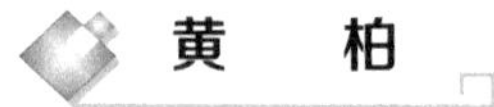

黄　柏

【性味归经】 苦，寒。归肾、膀胱经。

【功效】 清热燥湿，泻火除蒸，解毒疗疮。

【用法用量】 煎服，3～12g，外用适量。

【应用】

（1）湿热证　本品苦寒，“清热之中，而兼燥湿之效”（《神农本草经读》），可用于多种湿热病证。因其性沉降，故尤善治下焦湿热诸证。若治湿热泻痢，可与黄连、秦皮等同用。治湿热郁蒸之黄疸、尿赤，可与栀子、甘草同用，如栀子柏皮汤（《伤寒论》）。治湿热下注膀胱之小便浑浊，尿有余沥者，可与萆薢、茯苓、车前子等同用，如萆薢分清饮（《医学心悟》）。治下焦湿热之痿痹、脚气、带下、湿疮等，每与苍术为伍，如二妙散（《丹溪心法》）。

（2）阴虚火旺证　本品既能清实热，又能退虚火。其清热泻火，功似黄连、黄芩，用于多种火热病证，每常相须为伍，协同增效。因其主入肾经，以泻肾火，退虚热擅长，“专治阴虚生内热诸证”（《本草经疏》）。本品适用于肾阴不足，虚火上炎所致的骨蒸潮热、盗汗遗精等。常与知母、地黄、山药等同用，如知柏地黄丸（《医宗金鉴》）。

（3）疮痈肿毒　本品泻火解毒之功与黄连相似而力稍逊。治热毒疮疡，红肿热痛者，可与大黄同用为散，醋调外搽；或与大黄、白芷、天花粉等同用，如如意金黄散（《外科正宗》）。

（4）现代研究　本品有抗病原微生物、抗炎、抗变态反应、降压、抗溃疡、降血糖、抗痛风等作用。

【神经科运用】 本品苦寒沉降，善清下焦湿热而消肿止痛，用于湿热下注，脚气痿躄，足膝肿痛，多与苍术、牛膝配用，如《医学正传》中三妙丸；若肝肾不足，筋骨痿软，可与知母、熟地黄、龟甲等同用，如《丹溪心法》中虎潜丸。

【使用注意】 本品苦寒伤胃，脾胃虚寒者忌用。

龙 胆 草

【性味归经】 苦，寒。归肝、胆经。

【功效】 清热燥湿，泻肝胆火。

【用法用量】 煎服，3～6g。

【应用】

（1）湿热证　本品苦寒，清热燥湿力强，可用于多种湿热病证。因其性沉降，“善清下焦湿热”（《药品化义》），故尤宜于下焦湿热诸证。若治肝胆湿热所致的胁痛口苦、尿黄、身目发黄，常与茵陈、栀子等同用，如茵胆平肝胶囊（《中国药典》）。治肝经湿热下注所致的阴肿阴痒、湿疹瘙痒、带下黄臭等，可与栀子、泽泻、车前子等同用，如龙胆泻肝汤（《兰室秘藏》）。

（2）肝经热盛证　本品大苦大寒，纯泻无补，“专清肝胆一切有余之邪火”（《本草便读》）。“凡属肝经热邪为患，用之神效”（《药品化义》），适宜于肝胆火盛之胁痛口苦、头痛目赤、耳肿耳聋等，可与柴胡、黄芩、栀子等同用，如龙胆泻肝汤（《兰室秘藏》）。若治肝经热盛风动，高热惊厥、手足抽搐者，可与牛黄、钩藤等同用，如凉惊丸（《小儿药证直诀》）。

（3）现代研究 本品有抗病原微生物、解热、抗炎、利胆、保肝及健胃作用，亦有镇静作用。

【神经科运用】 本品能清泻肝胆实火，而平息肝风，用于肝经热盛，热极生风，高热惊厥，手足抽搐诸症，亦可用于肝胆实火所致胁痛口苦、头痛耳鸣等症。

【使用注意】 脾胃寒者不宜用，阴虚津伤者慎用。

（翁銮坤）

第八节 其　他

一、汤　剂

羌活胜湿汤 《脾胃论》

【组成】 羌活、独活各一钱（各 6g），藁本、防风、甘草炙各五分（各 3g），蔓荆子三分（2g），川芎二分（1.5g）。

【功效】 祛风胜湿止痛。

【主治】 风湿犯表之痹证。肩背痛不可回顾，头痛身重，或腰脊疼痛，难以转侧，苔白，脉浮。

现代主要应用于感冒、风湿性关节炎、颈椎病、风湿性心肌炎、神经性头痛等属风湿在表者。

【用法】 上㕮咀，都作一服，水二盏，煎至一盏，去滓；食后温服。

现代用法：水煎服。

【临床运用】

1）本方为治疗风湿在表痹证之常用方，以头身重痛，或腰脊疼痛、苔白脉浮为辨证要点。

2）加减法：若身重以腰部为甚者，乃寒湿较重，可加防己、制附片，重者再加川乌，以温经散寒，助阳化湿；若湿热身重，关节热痛者，可加苍术、黄柏、防己、薏苡仁等以清热祛湿。

【使用注意】 阴虚明显者慎用。

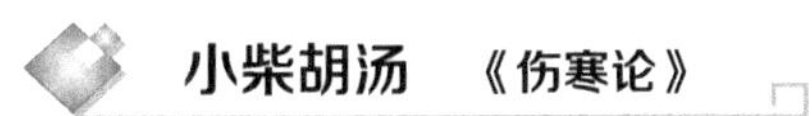

小柴胡汤 《伤寒论》

【组成】 柴胡半斤（24g），黄芩三两（9g），人参三两（9g），甘草炙三两（9g），半夏洗半升（9g），生姜切三两（9g），大枣擘十二枚（12 枚）。

【功效】 和解少阳。

【主治】

1）伤寒少阳证。往来寒热，胸胁苦满，默默不欲饮食，心烦喜呕，口苦，咽干，目眩，舌苔薄白，脉弦。

2）妇人中风，热入血室。经水适断，寒热发作有时。

3）疟疾、黄疸等病而见少阳证者。

4）现代主要应用于感冒寒热不解、流行性感冒、疟疾、功能性低热、传染性肝炎、药物性肝炎、慢性肝炎、肝硬化、急慢性胆囊炎等属邪在少阳证者。

【用法】 上七味，以水一斗二升，煮取六升，去滓，再煎，取三升，温服一升，日三服。

现代用法：水煎服。

【临床运用】

1）本方是治疗少阳病的常用代表方剂，以往来寒热、胸胁苦满、苔白、脉弦为辨证要点。少阳病，邪在半表半里之间，未有定处，往来无常，故其见证多少不一。虽有“伤寒中风，有柴胡证，但见一证便是，不必悉具”之说。然而总以寒热往来，苔白脉弦为主。具体应用时又当灵活化裁。

2）加减法：若胸中烦而不呕，为热聚于胸，去半夏、人参，加瓜蒌以清热理气宽胸；渴者，为热伤津液，去半夏，加天花粉以生津止渴；腹中痛，为肝木乘脾，去黄芩加芍药以柔肝缓急止痛；胁下痞硬，为气滞痰郁，去大枣，加牡蛎以软坚散结，化痰消痞；心下悸，小便不利为水气凌心，去黄芩加茯苓以渗湿利水定悸；不渴，外有微热，为表邪仍在，宜去人参，加桂枝以解表；咳者为肺寒气逆留饮，宜去人参、大枣、生姜，加五味子、干姜以温肺散寒化饮止咳；若妇人伤寒，热入血室，少腹疼痛而兼瘀血症状者，可加当归、桃仁、延胡索等以活血祛瘀止痛；如为疟疾寒热往来者，可加常山、青蒿以增强其截疟作用。

【使用注意】 对肝阳上亢，肝火上炎者，不宜服。阴虚血少者忌用本方。

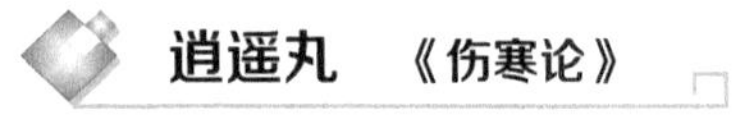

逍遥丸 《伤寒论》

【组成】 甘草微炙赤半两（4.5g），当归去苗，锉，微炒、茯苓去皮，白者、芍药白者、白术、柴胡去苗各一两（各9g）。

【功效】 疏肝解郁，养血健脾。

【主治】 肝郁血虚脾弱证：两胁作痛，头痛目眩，口燥咽干，神疲食少，或往来寒热，或月经不调，乳房胀痛，脉弦而虚。

现代主要应用于慢性肝炎、慢性胆囊炎、慢性胃炎、胸膜炎、神经衰弱、胃肠神经官能症、中心性视网膜炎、经前期紧张综合征、乳腺小叶增生、更年期综合征、盆腔炎、子宫肌瘤等，证属肝郁、血虚、脾虚三者兼见者。

【用法】 上为粗末，每服二钱（6g），水一大盏，烧生姜一块切破，薄荷少许，同煎至七分，去渣热服，不拘时候。

现代用法：加生姜 3 片、薄荷 6g，水煎服；丸剂，每服 6～9g，日服 2 次。

【临床运用】

1）本方为调肝养血的代表方，又是妇科调经的常用方，临床应用时应以两胁作痛、神疲食少、月经不调、脉弦而虚为证治要点。

2）加减法：肝郁气滞较甚，加香附、陈皮以疏肝解郁；血虚甚者，加熟地黄以养血；肝郁化火者，加牡丹皮、栀子以清热凉血。

【使用注意】

1）本方所用生姜宜烧，以减少辛散之性；薄荷用量不宜大，重则发表；轻用则协助疏肝理气。

2）肝郁多因情志不遂所致，治疗时须嘱患者心情达观，方能获效。否则，药“逍遥”而人不逍遥，终无济也。

二、中　　药

七　叶　莲

【性味归经】　微苦，温。

【功效】　祛风除湿，活血止痛。

【用法用量】　内服：煎汤，9～15g；或浸酒。外用：适量，捣敷；研末调敷；或煎水熏洗。

【应用】

1）用于治风湿痹痛，胃痛，跌打骨折，外伤出血。

2）止痛：对于各种类型的疼痛，如尿路结石感染、胆道结石感染、骨折、溃疡病、肠蛔虫病、胰腺炎、风湿痛，各种癌肿及手术后的疼痛等，均有一定的镇痛效果。

3）现代研究认为，本品可降低血压，切断迷走神经，降压作用不受影响；加强心肌收缩力，剂量加大可出现传导阻滞；对抗组胺和乙酰胆碱引起的气管和回肠收缩；大剂量时兴奋离体妊娠子宫，而对离体非妊娠子宫则呈现抑制作用。此外，还有明显的镇静、镇痛、抗惊厥作用。

【神经科运用】　七叶莲有较好的止痛作用；黄培新教授常用于神经性疼痛，临床效果尚可。

【使用注意】　孕妇禁服。

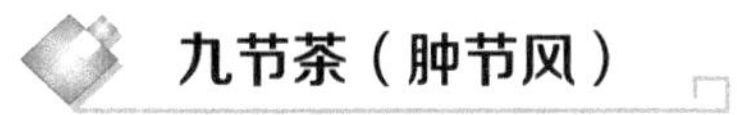

九节茶（肿节风）

【性味归经】　苦、辛、平。归心、肝经。

【功效】　清热凉血，活血消斑，祛风通络。

【用法用量】　内服：煎汤，9～15g；或泡酒。外用适量，捣烂敷患处。

【应用】　用于血热紫斑、紫癜，风湿痹痛，跌打损伤。

现代研究认为，本品具有抗菌、抗肿瘤、促进骨折愈合及抗病毒作用；浸膏及其总黄酮对动物的细胞吞噬作用有促进作用；对非特异性炎症，特别是胃溃疡，有明显的促进胃细胞黏膜保护层修复的作用；促进食欲。

【神经科运用】 九节茶有较好的止痛作用；黄培新教授常用于神经性疼痛，临床效果尚可。

【使用注意】 孕妇禁服。

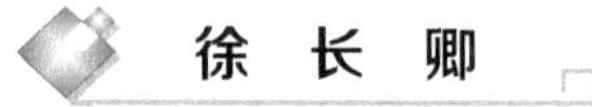

徐长卿

【性味归经】 辛、温。归肝、胃经。

【功效】 祛风，化湿，止痛，止痒。

【用法用量】 煎服，3～12g，后下。外用适量。

【应用】

（1）多种痛证 本品辛散温通，具有良好的止痛作用，可用于多种痛证。如治风湿痹痛，可单用浸酒服，或与八角枫、白芷、甘草合用，即风湿定片（《中国药典》）。治肝胃气痛，胃脘胀痛，胸胁痛，月经痛，常与延胡索、香附、川楝子同用，如复方延胡索止痛片（《中药部颁标准》）。治牙痛，可与细辛、花椒同用。治腰痛，常与续断、杜仲、独活等同用。治外伤肿痛，可单用煎服，或与栀子捣烂外敷。

（2）风疹湿疹 本品能祛风止痒，善治风湿浸淫所致的瘙痒性皮肤病。如治风疹、湿疹、顽癣等皮肤瘙痒，可单用煎水外洗，或与苦参、硫黄、细辛等同用，如徐长卿散（《圣济总录》）。

（3）其他 本品尚能解虫蛇之毒，用于蛇虫咬伤，可单用水煎服，渣捣烂外敷。

（4）现代研究 本品有抗炎镇痛、松弛胃肠道平滑肌及改善心肌代谢等作用。

【神经科运用】 徐长卿有较好的祛风止痛作用，广泛地用于风湿、寒凝、气滞、血瘀所致的各种痛证。黄培新教授常用于带状疱疹所致神经痛。

【使用注意】 阴虚津伤者慎用。

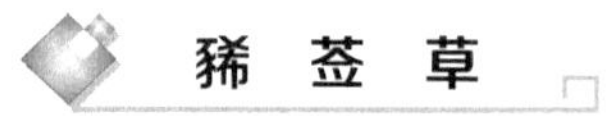

豨莶草

【性味归经】 辛、苦，寒。归肝、肾经。

【功效】 祛风湿，利关节，解毒。

【用法用量】 煎服，9～12g。外用，适量。治风湿痹痛、半身不遂宜酒制用，治风疹湿疮、疮痈宜生用。

【应用】

（1）痹证 本品辛散苦燥，“祛风除湿，是其本功”（《本草便读》），兼能“通利机关，和调血脉，尤为纯粹，凡风寒湿热诸痹，多服均获其效”（《本草正义》）。因其性寒，故以治风湿热痹，以关节红肿热痛者为宜。可单用，如豨莶丸（《中国药典》）；或与防己、威灵仙、桑枝等同用，如豨莶风湿片（《中药部颁标准》）。

（2）风疹，湿疮，疮痈　本品辛能散风邪，苦寒能解热毒，清湿热，可用于风疹、湿疮瘙痒及热毒疮痈。治风疹、湿疮，可单用本品内服或外洗，亦可与白蒺藜、地肤子、白鲜皮等同用；治疮痈肿毒，红肿热痛，可与蒲公英、野菊花等同用。

（3）现代研究　本品有抗炎、镇痛、免疫抑制、抗血栓、抗菌、抗病毒、降压等作用。

【神经科运用】

1）本品祛风，通利关节，尚可用于风中经络之口眼㖞斜，半身不遂，每与蕲蛇、黄芪、当归等同用。

2）高血压辨证属于肝风、肝阳上亢所致头晕，肢麻，腰膝无力。本品有一定降压作用，可单用煎汤代茶，也可配伍天麻、钩藤、决明子等。

【使用注意】　孕妇慎用。

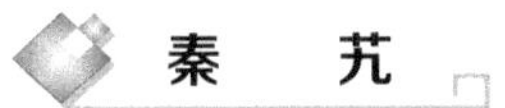

秦　艽

【性味归经】　辛、苦，平。归胃、肝、胆经。

【功效】　祛风湿，清湿热，止痹痛，退虚热。

【用法用量】　煎服，3～10g。

【应用】

（1）痹证　本品辛能散风，苦能燥湿，既可祛风湿之邪，又能通利关节，疏通脉络，为治风湿痹痛之要药。“然散风湿之药多燥，此独偏润，故又为风药中润剂”（《本草便读》）。大凡风湿痹痛，无间寒热新久均可配伍应用。因其性平偏凉，兼能清热，故尤宜于热痹，关节红肿热痛者。常配黄柏、延胡索、川牛膝等，如痛风定胶囊（《中国药典》）。若治风寒湿痹，可与天麻、羌活、川芎等同用，如秦艽天麻汤（《医学心悟》）。

（2）湿热黄疸　本品苦平偏凉，入肝、胆经，能清除肝胆之湿热而退黄，主要用于湿热黄疸，可单用为末服；亦可与茵陈、栀子、大黄等同用，如急肝退黄胶囊（《中药部颁标准》）。

（3）骨蒸潮热，疳积发热　本品尚能清虚热，除骨蒸，退疳热，为治虚热证之常用药物。治骨蒸盗汗，肌肉消瘦，唇红颊赤者，常与鳖甲、地骨皮、知母等同用，如秦艽鳖甲散（《卫生宝鉴》）。治小儿疳积发热，形体消瘦，食欲减退者，可与薄荷、炙甘草同用，如秦艽散（《小儿药证直诀》）。

（4）现代研究　本品有镇静、镇痛、解热、抗炎、抗菌、抗病毒、保肝、降血压等作用。

【神经科运用】　本品具有祛风通络之功，可用于风邪初中经络，手足不能运动，舌强不能言语；或半身不遂，口眼㖞斜。常与当归、白芍、防风等同用，如大秦艽汤（《素问病机气宜保命集》）。

【使用注意】　孕妇慎用。

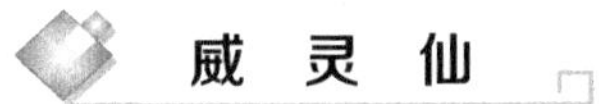

威灵仙

【性味归经】　辛、咸，温。归膀胱经。

【功效】 祛风湿，通经络。

【用法用量】 煎服，6～10g。外用，适量。

【应用】

（1）痹证 本品辛温行散，走而不守，既能祛风湿，又能通经络而止痛，为治风湿痹痛之要药。因其性善走窜，长于“疏风邪，走络通经”(《本草便读》)，故尤宜于风邪偏盛之行痹，症见肢体麻木、筋脉拘挛。屈伸不利，无论上下皆可应用。可单用为末服，或与羌活、防己、川芎等同用，如威灵丸(《丹溪心法》)。

（2）其他 本品有宣通经络止痛之功，可用于治跌打伤痛、头痛、牙痛、胃脘痛等多种痛证。若本品单用，或与砂糖、醋煎后慢慢咽下，也可用于诸骨鲠喉。

（3）现代研究 本品有镇痛、抗炎、保肝利胆、促尿酸排泄以及松弛平滑肌等作用。

【神经科运用】 本品辛散温通，性善走窜，能通行十二经络，对于痹证、痛证均可应用。

【使用注意】 本品辛散走窜，气血虚弱者慎服。

（翁銮坤）

下　篇

第三章

脑神经疾病

第一节　三叉神经痛

三叉神经痛（trigeminal neuralgia，TN），又称痛性抽搐（tic douloureux），是指累及面部、限于三叉神经的一支或几支分布区反复发作的阵发性剧痛，是最典型的神经痛，一般为单侧阵发起病，可自发或由其他诱因引起。

一、现代医学诊断要点

三叉神经痛的典型临床症状为骤然发生的剧烈疼痛，但严格限于三叉神经感觉支配区内。发作时患者常紧按病侧面部或用力擦面部减轻疼痛，可致局部皮肤粗糙，眉毛脱落。有的在发作时不断做咀嚼动作，严重者可伴有同侧面部肌肉的反射性抽搐，所以又称“痛性抽搐”。每次发作仅数秒钟至1～2分钟即骤然停止，间歇期正常。发作可由1日数次至1分钟多次。发作呈周期性，持续数周、数月或更长，可自行缓解。病程初期发作较少，间歇期较长。随病程进展，间歇期逐渐缩短。

三叉神经痛根据病因学可分为原发性、继发性两种，原发性三叉神经痛的病因及发病机制尚不清楚，多数认为病变在三叉神经节及其感觉神经根内，也可能与血管压迫、岩骨部位的骨质畸形等因素导致对神经的机械性压迫、牵拉及营养代谢障碍有关。继发性三叉神经痛又称症状性三叉神经痛，常为某一疾病的临床症状之一，由小脑脑桥角及其邻近部位的肿瘤、炎症、外伤以及三叉神经分支部位的病变所引起。

二、现代医学治疗概要

西医学对三叉神经痛首选药物治疗，当药物治疗的疗效减退或者出现患者无法耐受的药物副作用而导致药物治疗失败时，可以尽早考虑外科手术治疗。

（一）药物治疗

卡马西平为本病首选药物（A级证据），若卡马西平止痛效果不佳或有难以耐受的副作用，可选用奥卡西平（B 级证据），若仍不能耐受或者效果不佳，可考虑加巴喷丁、拉莫三嗪、匹莫齐特，用于辅助治疗原发性三叉神经痛引起的疼痛（C 级证据）。在单药治疗失败时可选用卡马西平联合治疗。其他用于镇痛的药物（如 5 羟色胺去甲肾上腺素再摄取抑制剂和三环类抗抑郁药）、普瑞巴林、巴氯芬等亦被用于三叉神经痛的临床治疗。典型原发性三叉神经痛的自然恢复几乎是不可能的，药物治疗的效果可能是部分缓解、完全缓解与复发交替出现，因此，鼓励患者根据发作的频率来调整药物剂量。

1. 抗癫痫药

抗癫痫药包括卡马西平、苯妥英钠、加巴喷丁等。其作用机制：一是增加神经细胞膜的稳定性，抑制神经细胞高频放电；二是调节有关疼痛的递质释放，使突触传导降低。现将上述各药的服法及副作用描述如下，下述推荐的剂量适用于所有成人（包括老年人）和无肾脏疾病的患者。

（1）卡马西平　用法为初服每次 100mg（1 片），每日 2～3 次。疗效为 70%～80%。此药孕妇忌用。副作用有头晕、嗜睡、口干、恶心、皮疹、消化障碍、血白细胞一过性减少、药物性肝炎、剥脱性皮炎等，停药后可恢复正常。

（2）苯妥英钠　用法为开始每次 0.1g 口服，每日 3 次。如无效可加大剂量至 400mg/d，但每日增加量为 25～50mg。疗效可达 54%～70%。如疗效不显著，有时可与其他药物（如苯巴比妥、氯丙嗪、氯氮䓬等）合用，以提高疗效。

（3）加巴喷丁　给药方法从初始低剂量逐渐递增至有效剂量。在给药第一天可采用每日 1 次，每次 300mg；第二天为每日 2 次，每次 300mg，第三天为每日 3 次，每次 300mg，之后维持此剂量服用。其副作用包括嗜睡，眩晕，行走不稳，疲劳感，这些副作用常见于用药早期。只要从小剂量开始，缓慢地增加剂量，多数人都能耐受。儿童偶尔会急躁易怒，停药以后会消失。

2. 非抗癫痫药

非抗癫痫药包括 γ-氨基丁酸（GABA）受体激动剂、抗抑郁药、镇静剂等。例如，巴氯芬兴奋交感神经末梢的 γ-氨基丁酸受体，抑制突触反射，缓解痉挛；舒马曲坦能抑制血管扩张和受刺激三叉神经根附近的炎症。匹莫齐特作为抗精神病药适用于顽固性三叉神经痛的治疗。

（1）氯苯氨丁酸　氯苯氨丁酸与卡马西平合用具有协同作用，比两者均单独使用时效果好，副作用少。氯苯氨丁酸是 GABA 受体激动剂，与其他抗痉挛药一样，抑制三叉神经核神经元的兴奋性，对三叉神经痛有效。开始剂量为每日 5～10mg，根据症状可增加到每日 20～30mg，通常的维持量为每日 15～30mg。开始使用时 50%～70%有效，但长期服用后效果逐渐减弱。副作用有嗜睡、眩晕、倦怠、无力等，使用时间超过数月后，如突然停用，会引起幻觉、不安、痉挛、心动过速等，故应在 10～14 日以内逐渐减量直至停药。

（2）氯硝西泮　是苯二氮䓬类药物，GABA 受体的激动剂，当卡马西平无效时使用。初始剂量为每日 0.5～1mg，维持量为每日 2～6mg。与卡马西平相比，长期镇痛效果差，但对肝、肾的副作用少，只出现嗜睡、倦怠感。

（3）普瑞巴林　是一种新型 GABA 受体激动剂，能阻断电压依赖性钙通道，减少神经递质的释放，临床主要用于治疗外周神经痛以及辅助性治疗局限性部分癫痫发作。起始剂量可为每次 75mg，每日 2 次，或者每次 50mg，每日 3 次。可在一周内根据疗效及耐受性增加至每次 150mg，每日 2 次。由于普瑞巴林主要经肾脏排泄清除，肾功能减退的患者应调整剂量。以上推荐剂量适用于肌酐清除率≥60ml/min 的患者。其他副作用包括血管性水肿、超敏反应、嗜睡、倦怠感等。相关研究提示普瑞巴林使人产生自杀观念和自杀企图，应引起重视。

（二）外科治疗

本病治疗的外科手术方式有多种，包括经皮三叉神经半月节射频热凝术、Meckel 囊球囊压迫术、伽马刀治疗及微血管减压术。

1. 经皮三叉神经半月节射频热凝术、Meckel 囊球囊压迫术

以上治疗方法主要应用于原发性三叉神经痛，用于治疗继发性三叉神经痛的报道很少，不推荐使用。循证医学证据表明，经皮三叉神经半月节射频热凝术、Meckel’s 囊球囊压迫术更适合治疗以下三叉神经痛（B 级证据、推荐）：①年龄＞70 岁。②全身情况较差（心、肺、肝、肾、代谢性疾病等）。③已行微血管减压术后无效或者疼痛复发。④拒绝开颅手术者。⑤带状疱疹后遗症。⑥鼻咽癌相关性三叉神经痛。

2. 伽马刀治疗

伽马刀治疗三叉神经痛的适应证：①年龄＞70 岁，糖尿病、高血压、心脏病等慢性病患者及身体一般情况差，不能耐受手术者。②害怕或拒绝开颅手术、担心出现手术并发症的患者。③继发性三叉神经痛，原发病灶已处理，或原发肿瘤较小者。④经其他外科方法治疗后无效或再次复发的患者。

3. 微血管减压术

微血管减压术（microvascular decompression，MVD）是目前治疗三叉神经痛中疗效最好和缓解持续时间最长的治疗方法（C 级证据），术后疼痛完全缓解率大于 90%。但是，微血管减压术也有较其他方法更多的风险（例如，术后面部感觉减退，听力下降，无菌性脑膜炎，脑脊液漏，小脑缺血或小脑血肿）。微血管减压术手术的疗效和并发症的发生率与病情复杂程度及手术医生的操作水平密切相关。

微血管减压术治疗三叉神经痛的适应证：①诊断明确的原发性三叉神经痛。②药物治疗无效的原发性三叉神经痛。③射频热凝、球囊压迫、伽马刀治疗无效的原发性三叉神经痛。④微血管减压术后复发的典型原发性三叉神经痛。⑤青少年起病的典型原发性三叉神经痛。

治疗参照 2015 年中华医学会神经外科学分会功能神经外科学组、中国医师协会神经外科医师分会功能神经外科专家委员会与上海交通大学颅神经疾病诊治中心联合制定的《三叉神经痛诊疗中国专家共识》。

三、病理病机述要

现代医学将三叉神经痛分为原发性及继发性两种，后者病因明确，可因颅中窝和颅后窝病变，脑桥小脑三角或颅底蛛网膜炎，脑桥小脑三角部、三叉神经根或三叉神经节部肿瘤（如听神经瘤、动脉瘤、鼻咽癌及转移癌），脑干梗死，血管畸形，蛛网膜炎，多发性硬化等病引起。这些致病因素可侵犯三叉神经的感觉根或髓内感觉核引起抽搐性疼痛，并常引起邻近结构的损害和三叉神经本身功能的丧失。目前，本病的现代医学发病机制可能是多种致病因素使三叉神经节的感觉根和运动支发生脱髓鞘改变，脱失髓鞘的轴突与相邻纤维间发生短路。因此轻微的触觉刺激即可通过短路传入中枢，而中枢的传出冲动也可经短路成为传入冲动，达到一定的总和而激发三叉神经节内的神经元产生疼痛。主要的病理表现为三叉神经节细胞质中出现空泡，轴突不规则增生、肥厚、扭曲或消失，髓鞘明显增厚、瓦解，多数纤维有节段性脱髓鞘改变。

从中医发病机制来说，本病病因初起以风邪、风火多见，病久则多兼痰、兼虚、兼瘀。病机较为复杂，概而言之有外感与内伤之别，同时又与风邪密切相关。本病病位在头面部，与肝、胆、脾、胃脏腑关系密切，本病病理因素主要为“风、火、瘀、痰”。急性期以实证居多，缓解期余邪未清，邪伤阴血；病久入络，多以虚实夹杂，总病机为面部气血痹阻，不通则痛，日久则耗伤气血，不荣则痛。

四、中医临证备要

本病属中医学“面痛”、“偏头痛”、“头风”、“首风”、“脑风”、“齿槽风”等范畴。在论治本病过程中，应当考虑患者阴阳盛衰，病性的寒热虚实，把握患者阴阳偏盛偏衰情况辨证施治。本病可由风寒所致，亦可由风热或胃火、肝火上扰引发。疼痛阵作，若有冷风拂面、惧怕风冷刺激者，多为风寒。若见疼痛剧烈如灼、口干、口苦、面红目赤、舌红苔黄者，多为肝火。按病程，初期多实，病久则可见虚证或虚实夹杂之证。初期多为风夹寒热之邪，阻滞经络所致，或由肝火胃火上扰清窍而成。此多为实证，故可见疼痛剧烈，多呈灼痛、撕裂样疼痛。病久不愈，气血亏虚，可见钝痛持久、面色无华、少气懒言、舌淡等表现。亦可见本虚标实之证。

（一）辨类证

阵发性剧痛伴灼热感，口苦微渴，便秘溲赤，舌质红，舌苔黄，脉数，以上满足 3 项或 3 项以上者为阳类证；阵发性颜面部剧痛每遇风寒或加重，恶风怕冷，口咽不苦，舌质淡，舌苔白，脉迟缓或沉细，以上满足 3 项或 3 项以上者为阴类证。

（二）类证辨治

本病的类证辨治，急性发作期的阴类证面痛以风寒凝络多见，阳类证面痛为风热伤络、肝火上扰、胃火上炎证多见；缓解期常见证型为肾阴虚证。无论急性发作期还是缓解期，治疗上当以止痛为要。因此，在辨证论治的同时，常配用疏风止痛或活血止痛之品对症治疗，以助提高疗效。

1. 阴类证

风寒凝络——急性发作期

证候特点　颜面阵发性剧痛，喜裹头面，惧怕风冷刺激，每遇风寒诱发或加重，舌质淡，苔薄白，脉浮紧或弦紧。

治法　祛风散寒，通络止痛。

推荐方剂　川芎茶调散加减。

基本处方　川芎 15g，荆芥 10g，白芷 10g，羌活 10g，细辛 5g，防风 10g，蔓荆子 15g，蜂房 9g，甘草 5g，清茶少许。每日 1 剂，水煎服。

加减法　阳虚恶寒较甚，脉沉细者，加炙麻黄、熟附子以温阳散寒；风痰壅络，面颊麻木作胀者，加法半夏、胆南星、白附子、天麻以祛风化痰；颜面肌肉抽搐者，加全蝎、白僵蚕以息风止痉；寒凝痛甚者，加蜈蚣、制川乌以散寒止痛。

中成药　可选用川芎嗪注射液、野木瓜注射液、太极通天口服液。

2. 阳类证

（1）风热伤络——急性发作期

证候特点　颜面阵发性剧痛，有灼热感，口苦微渴，便秘溲赤，舌边尖红赤，苔薄黄而干，脉浮数或弦数。

治法　祛风清热，通络止痛。

推荐方剂　芎芷石膏汤加减。

基本处方　川芎 15g，白芷 10g，生石膏 10g（先煎），细辛 5g，菊花 15g，荆芥 6g，薄荷 10g（后下），蔓荆子 15g，丝瓜络 10g，甘草 5g，清茶少许。每日 1 剂，水煎服。

加减法　风热较甚者，加黄芩、栀子以清热泻火；便秘者，加大黄通腑泄热；面肌痉挛抽搐者，加地龙息风镇静。

中成药　可选用清开灵注射液、羚羊角胶囊、清热消炎宁胶囊。

（2）肝火上扰——急性发作期

证候特点　颜面阵发性剧痛，面颊烧灼感，甚则胀痛如裂，头晕目赤，烦躁易怒，耳鸣口苦，渴欲饮水，便秘溲赤，舌质红，苔黄厚而燥，脉滑数。

治法　清热泻火，祛风通络止痛。

推荐方剂　龙胆泻肝汤加减。

基本处方　龙胆草 15g，栀子 10g，黄芩 10g，生地黄 15g，柴胡 10g，当归 12g，蜂房 9g，细辛 5g，车前子 10g（包煎），甘草 5g。每日 1 剂，水煎服。

加减法　肝火炽盛者，可加夏枯草，以加强清肝泻热之力；胃火炽盛者，可加生石膏以清胃泻火；痛剧，酌用川芎、白芷以加强镇痛；痛剧而面肌抽搐者，加龙齿、地龙以清热息风止痉。

中成药　可选用羚羊角胶囊、新癀片、清热消炎宁胶囊。

（3）胃火上炎——急性发作期

证候特点　颜面阵发性剧痛，面颊灼热感，甚则胀痛如裂，面红目红，口臭口干，渴欲饮水，便秘尿赤，舌质红，苔黄厚而燥，脉滑数。

治法　清泻胃火，通络止痛。

推荐方剂　芎芷石膏汤合清胃散加减。

基本处方　生石膏 30g（先煎），川芎 15g，黄连 9g，生地黄 20g，牡丹皮 10g，白芷 15g，羌活 10g，菊花 20g，薄荷 10g（后下），升麻 5g，甘草 6g。每日 1 剂，水煎服。

加减法　热盛津伤者，去羌活，加知母、石斛以清热生津；大便秘结者，加大黄以通腑泻热；上焦有热者，加连翘、栀子、牛蒡子以清热利咽；颜面肌肉抽搐者，加钩藤、地龙、全蝎以息风止痉。

中成药　可选用清开灵注射液、新癀片、清热消炎宁胶囊。

3. 肾阴虚——缓解期

证候特点　一侧颜面部短暂而阵发性剧痛，遇劳则疼痛加剧，严重时可伴有面肌抽搐，口角牵向患侧，面色潮红，眩晕耳鸣，腰膝酸软，心烦易怒，夜寐差，小便黄，大便燥结，舌红苔薄黄或苔黄少津，脉弦细或细数。

治法　滋阴降火，养阴止痛。

推荐方剂　知柏地黄丸加减。

基本处方　熟地黄 15g，山药 25g，山茱萸 10g，枸杞子 15g，泽泻 15g，茯苓 15g，牛膝 15g，牡丹皮 15g，知母 10g，黄柏 10g。每日 1 剂，水煎服。

加减法　此证患者阴虚表现多不严重，可在原方基础上配用白芍、甘草，既取酸甘化阴之用，又取其柔肝、缓急止痛之功；心烦明显者，加柴胡以疏肝解郁；抽搐者，加地龙、僵蚕以通络止搐；失眠者，加酸枣仁以宁心安神；耳鸣者，加磁石以重镇潜阳。

中成药　可选用知柏地黄丸、七叶神安片等。

4. 对症治疗

瘀血阻滞

证候特点　颜面阵发性剧痛，痛如锥刺或刀割，痛处拒按，经久不愈，无明显寒热诱发因素，舌质紫暗或有瘀点、瘀斑，苔薄白，脉弦涩。

治法　活血祛瘀，通窍止痛。

推荐方剂　通窍活血汤加减。

基本处方　赤芍 15g，川芎 10g，桃仁 10g，红花 10g，天麻 15g，当归 10g，全蝎 5g，甘草 5g。每日 1 剂，水煎服。

加减法　面肌痉挛抽搐者，加蜈蚣、生龙齿以息风止痉；兼有热象者，加生地黄、牡丹皮以清热凉血散瘀；血虚者，加鸡血藤、制何首乌以补血活血。

中成药　可选用川芎嗪注射液、疏血通注射液、龙血竭胶囊、七叶神安片、血府逐瘀口服液。

五、黄培新中医临证经验

（一）急性发作期与缓解期的分期治疗

据我们临床所见，本病的急性发作期以胃火、肝火上炎等实火证候多见，总体以阳类证为主。我们治疗三叉神经痛，常用清热泻火之品以直折其火。例如，对于胃火上炎者常用黄连、黄芩、生石膏等清热泻火；肝火上炎者多选龙胆草、栀子等以清肝泻火；若兼有血热者，多用生地黄、水牛角、牡丹皮以清热凉血。缓解期的患者，通常存在余邪未清，耗伤阴血的情况；阴虚火旺者多用知母、黄柏、玄参、生地黄、桑椹子、墨旱莲等以养阴泻火，同时加用龟甲、鳖甲等血肉有情之品，既能滋养肝肾之阴而退内热，又可潜降肝阳而息内风。以上二者都需要加入生白芍以养血柔肝，缓急止痛。

在急性发作期至缓解期的全过程中，我们在辨证用药的基础上，均叠加选用 2～3 味辛温（平）香燥具止痛之功效的中药，此种配伍方法，既能针对火热病机，又有“反佐”之意，相互为用，相得益彰。根据不同的疼痛程度，备选的辛温（平）香燥止痛中药有川芎、当归、白芷、蜂房、细辛、七叶莲、徐长卿、九节茶等。

久病痰瘀交结者，治疗上除重用涤痰逐瘀之品外，常需加用天竺黄、竹沥、白芥子、白附子等药以搜痰通络，并在涤痰的同时，常加用白术、党参、黄芪等益气健脾之品治其本以防复发。若患者仍反复发作，病程缠绵，久痛入络者，在辨证基础上酌加虫类药（如全蝎、蜈蚣、僵蚕、地龙等）以搜剔血分风邪，解痉止痛。若有风痰，可使用天麻、白芥子、胆星以祛风化痰。

（二）中药及中成药止痛的临床运用

黄老师认为，本病病因为“风、寒、湿、热、瘀”阻滞经络，不通则痛，因此通络止痛的方法贯穿整个治疗的过程。而活血药物中又以虫类药祛风通络作用为强，它们多长于通络止痉、搜风镇痛，故治疗本病均可酌加全蝎、地龙、蜈蚣、僵蚕等虫类药物，在寒热选用方面，往往二者同用，根据病情决定哪类药多用。此外，三叉神经痛的病机还有血虚日久而致脉络空虚，不荣则痛。“治风先治血，血行风自灭”，故除了针对病因治疗外，均应加用养血活血之品，以达到通络止痛的效果。我们在反复的临床实践中摸索了一套常用止痛中药和中成药的应用方法，介绍如下。

1. 常用止痛中药的临床运用

（1）川芎　性温味辛，辛散温通，辛香走窜，可作为治疗三叉神经痛的常规用药，治疗本病一般用量为10～15g。现代药理学实验证实，川芎含有生物碱、挥发油，有解痉、镇静作用，可作用于中枢神经系统，抑制大脑活动而发挥止痛作用。

（2）白芷　性温味辛、微苦，气芳香，长于祛风止痛，为治头痛良药。现代药理学表明，白芷主要含有香豆素类和挥发油，具有解热、镇痛和消炎的作用。

（3）细辛　性温味辛，有小毒，通络散结，宣泄郁滞而止痛，可取“斩将夺关”之功。故临床上治疗三叉神经痛时每每投以细辛以加强止痛之功。应用时用量可适当加大，其镇痛效果显著，而无明显毒副作用。现代药理学表明，细辛有解热、镇痛、镇静、抗菌、抗炎、抗过敏、解痉及局部麻醉作用。

（4）蜈蚣　性温味咸，有小毒，长于息风止痉，又善搜剔脏腑之郁积。蜈蚣走窜通络兼缓解三叉神经之痉挛而达到止痛效果。对于病延日久，久病入络，疼痛反复发作难止者，其效尤佳。常用剂量为 1～2 条（去头足）。现代药理学表明，蜈蚣主含两种类似蜂毒的有毒成分，尚含脂肪油、胆甾醇、蚁酸等，具有抗惊厥、止痛、抗肿瘤等作用。

（5）徐长卿　又名料刁竹，性温味微辛，擅长镇痛，止咳，利水消肿，活血解毒，广泛地用于风湿、寒凝、气滞、血瘀所致的各种痛证。近年来也用于手术后疼痛及癌肿疼痛，有一定的止痛作用。可单味应用，或随证配伍有关的药物。

（6）九节茶　性平味辛，是岭南道地药材。其主要有清热解毒、祛风活血之功效。《分类草药性》记载其可“治一切跌打损伤，风湿麻木，筋骨疼痛”。本品对三叉神经痛也有一定的镇痛疗效。现代药理学表明其有效成分有抗菌、镇痛、增强抗病能力的功效。

（7）延胡索　性温味辛、苦，无毒，擅长行气止痛，活血散瘀，是中药里的“止痛圣药”和“止痛之最”。现代药理学表明，延胡索主要成分为延胡索甲素、乙素、丙素等，具有显著的镇痛、镇静、催眠作用。有人研究了延胡索乙素（颅痛定）的镇痛作用机制，认为延胡索乙素阻滞纹状体、前额皮质等脑区 D_2 受体后，通过纹状体、伏膈核-弓状核-PAG 通路加强脑干下行痛觉调制系统的抗痛功能。

除上述 7 种药物外，蜂房、藁本、白附子、制川乌、没药等，均有较好的止痛作用，可选择使用。

2. 常用止痛中成药的临床运用

目前用于治疗三叉神经痛的中成药众多，临床上我们常将羚羊角口服液、七叶神安片、新癀片和益脑安胶囊联合应用，颇有验效。

（1）羚羊角口服液　以羚羊角为主药。羚羊角性寒味咸，具有清热解毒、镇惊、平肝息风之功，可泻肝火。本品适用于肝火上扰证，口服，每次 10ml，每日 3 次。

（2）七叶神安片　其主要成分为三七叶总皂苷，功能活血止痛安神，具有镇静、镇痛、抗炎等药理作用。本品适用于本病各证，口服，每次 1～2 片，每日 3 次。

（3）新癀片　以九节茶（肿节风）、三七、牛黄、珍珠层粉等为主药，功可清热解毒、活血化瘀、镇静止痛。本品适用于胃火上炎、肝火上扰证，口服，每次 2～4 片，每日 3 次。

（4）益脑安胶囊　为广东省中医院的院内制剂，该复方制剂由平肝息风之天麻、全蝎，化痰之胆南星，养血活血通络之当归等中药组成，取“治风先治血，血行风自灭”之意，功效为平肝息风、活血通络、镇痉止痛。对于辨证有风痰阻络的患者，予以口服，每次 2～4 粒，每日 3 次，常能奏效。

以上中成药治疗三叉神经痛，一方面切中肝火上扰、胃火上炎、风痰阻络、瘀血阻滞等主要病机，另一方面又针对性解决剧烈疼痛发作之时的烦躁不安、躁扰不宁等症状，故此上述几药联用，常有佳效。

3. 常用止痛中药及中成药的服药方法

中药汤剂及中成药的服药方法可参照西药的半衰期理论，中药汤剂在煎煮成 350～400ml 药汁后分成三等份在早上、下午、晚上分三次服完，而中成药可在三餐后服用，这样中药和中成药交替服用能增强止痛效果。举例，根据我们的治疗经验，在三叉神经痛急性发作期，中药汤剂的服用时间为上午 10 点、下午 3 点和晚上 9 点；中成药方面，对于急性发作期，常用益脑安、新癀片等中成药于三餐饭后各服药一次。对于缓解期的病患，余邪未清，阴虚火热，依据“治风先治血”，我们常用六味地黄丸三餐饭后各服药一次，以长期巩固疗效。这种辨证论治结合现代药理半衰期的中医药服药方法，可以有效延长止痛的持续时间。

（蔡业峰　周子懿）

第二节　特发性面神经麻痹

特发性面神经麻痹（idiopathic facial palsy）也称为贝尔麻痹，指尚未明确病因的急性周围性面神经麻痹，是常见的脑神经单神经病变，为面瘫最常见的原因。本病的病因尚未完全阐明，可能与病毒感染或炎症反应等有关。临床特征为急性起病，多在 3 天左右达到高峰，表现为单侧周围性面瘫，无其他可识别的继发原因。

一、现代医学诊断要点

根据 2016 年中华医学会神经病学分会发布的《中国特发性面神经麻痹诊治指南》，诊断要点如下。

1）急性起病，通常在 3 天左右达到高峰。

2）单侧周围性面瘫，如受累侧闭目、皱眉、鼓腮、示齿和闭唇无力，以及口角向对侧㖞斜；伴或不伴耳后疼痛、同侧舌前 2/3 味觉消失、听觉过敏、泪液或唾液分泌障碍。个别患者可出现口唇和颊部的不适感。当出现瞬目减少、迟缓、闭目不拢时，可继发同侧角膜或结膜损伤。

3）排除继发原因。

此外，诊断特发性面神经麻痹时需要注意如下几点：

1）该病的诊断主要依据临床病史和体格检查。详细的病史询问和仔细的体格检查是排除其他继发原因的主要方法。

2）检查时应要特别注意确认临床症状出现的急缓。

3）注意寻找是否存在神经系统其他部位病变表现（特别是脑桥小脑角区和脑干），如眩晕、复视、共济失调、锥体束征、听力下降、面部或肢体感觉减退；是否存在耳科疾病的表现，如外耳道、腮腺、头面部、颊部皮肤有无疱疹、感染、外伤、溃疡、占位性病变等；注意有无头痛、发热、呕吐。

4）注意询问既往史，如糖尿病、卒中、外伤、结缔组织病、面部或颅底肿瘤以及有无特殊感染病史或接触史。

二、现代医学治疗概要

（一）药物治疗

1. 糖皮质激素

对于所有无禁忌证的16岁以上患者，急性期尽早口服使用糖皮质激素治疗，可以促进神经损伤的尽快恢复，改善预后。可选泼尼松或泼尼松龙口服，30～60mg/d，连用5天，之后于5天内逐步减量至停用。发病3天后使用糖皮质激素口服是否能够获益尚不明确。儿童特发性面神经麻痹恢复通常较好，使用糖皮质激素是否能够获益尚不明确；对于面肌瘫痪严重者，可以根据情况选择。

2. 抗病毒治疗

对于急性期的患者，可以根据情况尽早联合使用抗病毒药物和糖皮质激素，可能会有获益，特别是对于面肌无力严重或完全瘫痪者；但不建议单用抗病毒药物治疗。抗病毒药物可以选择阿昔洛韦或伐西洛韦，如阿昔洛韦口服每次0.2～0.4g，每日3～5次，或伐昔洛韦口服每次0.5～1.0g，每日2～3次；疗程7～10天。

3. 神经营养剂

临床上通常给予B族维生素，如甲钴胺和维生素B_1等。

（二）眼部保护

当患者存在眼睑闭合不全时，应重视对患者眼部的保护。由于眼睑闭合不拢、瞬目无力或动作缓慢，导致异物容易进入眼部，泪液分泌减少，使得角膜损伤或感染的风险增加，建议根据情况选择滴眼液或膏剂防止眼部干燥，合理使用眼罩保护，特别是在睡眠中眼睑闭合不拢时尤为重要。

（三）神经康复治疗

本病可以尽早开展面部肌肉康复治疗。

参照2016年中华医学会神经病学分会神经肌肉病学组发布的《中国特发性面神经麻痹诊疗指南》。

三、病理病机述要

本病的西医确切病因尚未明确，长期以来，本病的病因认为与嗜神经病毒感染有关，受凉或上呼吸道感染后发病，可能是茎乳孔内的面神经急性病毒感染和水肿所致神经受压或局部血液循环障碍而产生面神经麻痹。多数人认为，本病亦属一种自身免疫反应。部分患者可由带状疱疹病毒引起膝状神经节炎。病理改变主要是面神经水肿，髓鞘肿胀、脱失，晚期可有不同程度的轴突变性，以在茎乳孔和面神经管内的部分尤为显著。

中医理论认为，本病病因当为正气不足，络脉空虚，风邪乘虚入中。病机为人体正气不足，络脉空虚，风邪乘虚入中头面阳明脉络，使颜面一侧营卫不和，气血痹阻，经脉失养，肌肉弛缓不收而发病。病起以风邪为主，风邪入中经络，易与寒、热、痰等邪兼夹，故初期病邪在络，夹寒热之邪，分为风寒、风热两证；中期病邪深入筋肉，与痰湿相杂，风痰互结，流窜经络。若久治不愈，正气亏耗，气虚痰瘀，颜面长期失去气血濡养则枯槁，难以恢复；若痰瘀不去，新血不生，则血虚不能濡养经脉、肌肉而成抽搐挛缩之内风之象。病程不可截然分开，虚实可互相兼夹，外风与内风也常相互影响，外风可引动内风，内风亦可兼夹外风，故内外合邪、虚实兼夹为本病的病因病机特点。

综上，受凉所致上呼吸道感染中医理解是风邪，急性病毒感染所致的面神经水肿为痰湿，局部血液循环障碍为瘀血，髓鞘肿胀、脱失可理解为痰瘀不去，经脉失养。本病一般初期以邪实为主，病位多在经络；久病则正虚邪恋，虚实夹杂，以气血亏虚为本，并夹有痰瘀。

四、中医临证备要

特发性面神经麻痹属于中医学“口僻”、“面瘫”、“吊线风”、“口眼㖞斜”、“歪嘴风”等病证范畴。临床诊治时，首先要了解病史、病程，抓住现症，分析病位，确定病性的标本虚实及气血阴阳状态。

（一）辨类证

突发口眼㖞斜，口苦微渴，便秘溲赤，舌质红，舌苔黄，脉数，以上满足 3 项或 3 项以上者为阳类证；突发口眼㖞斜，口咽不苦，舌质淡，舌苔白，脉缓，以上满足 3 项或 3 项以上者为阴类证。

（二）类证辨治

本病的类证辨治，急性发作期的阴类证面瘫多见风寒袭络、风痰阻络证，阳类证面瘫多见风热袭络证。气虚血瘀证贯穿本病全程。

1. 阴类证

（1）风寒袭络——急性发作期

证候特点　以突发口眼㖞斜，眼睑闭合不全，伴恶风寒，发热恶寒，肢体拘紧，肌肉关节酸痛，舌质淡红，苔薄白，脉浮紧或浮缓为证候特点。

治法　祛风散寒，通络和营。

推荐方剂　麻黄附子细辛汤加味。

基本处方　炙麻黄 9g，熟附子 10g，细辛 3g，桂枝 9g，防风 12g，白芷 10g，白芍 15g，川芎 9g，秦艽 18g，甘草 6g。每日 1 剂，水煎服。

加减法　表虚自汗者，去炙麻黄，加黄芪 15g、白术 10g 以益气固表；兼头痛者，加羌活 15g、葛根 15g 以疏风解痉，清利头目；兼痰浊阻络者，加胆南星 10g、白芥子 5g 以化痰通络。

（2）风痰阻络——急性发作期

证候特点　突发口眼㖞斜，眼睑闭合不全，或面部抽搐，颜面麻木作胀，伴头重如蒙，胸闷或呕吐痰涎，舌胖大，苔白浊或腻，脉弦滑。

治法　祛风化痰，通络止痉。

推荐方剂　牵正散加味。

基本处方　白附子 6g，白僵蚕 10g，全蝎 9g，白芥子 10g，胆南星 12g，防风 12g，白芷 15g，天麻 15g，陈皮 6g。每日 1 剂，水煎服。

加减法　若面肌抽搐频发者，加地龙 10g、生龙齿 15g 以助息风通络止痉；若病久见瘀血之象者，加当归尾 12g、鸡血藤 15g、川芎 10g 以活血化瘀。

2. 阳类证

风热袭络——急性发作期

证候特点　以突发口眼㖞斜，眼睑闭合不全，伴口苦，咽干微渴，肢体肌肉酸楚，舌边尖微红，舌苔薄黄，脉浮数或弦数为证候特点。

治法　祛风清热，活血通络。

推荐方剂　大秦艽汤加减。

基本处方　秦艽 18g，当归 9g，赤芍 12g，石膏 30g（先煎），羌活 9g，防风 9g，细辛 1.5g，黄芩 12g，生地黄 18g，全蝎 6g，甘草 6g。每日 1 剂，水煎服。

加减法　若风热表证明显者，可去细辛、羌活，加桑叶 10g、蝉蜕 5g 以加强疏散风热之力；兼头痛目赤者，加夏枯草 15g、栀子 15g 以清肝泻热；兼风痰阻络者，加白附子 9g、浙贝母 9g、胆南星 10g 以祛风化痰。

3. 对症治疗

无论急性发作期还是缓解期，均涉及脉络瘀阻的病理过程，活血祛瘀需贯穿全程。因此，在辨证论治的同时，需配合活血祛瘀通络之品，以助提高疗效。

气虚血瘀证

证候特点　口眼㖞斜，眼睑闭合不全日久不愈，面肌时有抽搐，舌质淡暗，苔薄白，脉细涩或细弱。

治法　益气活血，通络止痉。

推荐方剂　补阳还五汤加减。

基本处方　黄芪 45g，党参 30g，鸡血藤 30g，当归尾 12g，川芎 9g，桃仁 9g，川红花 9g，白芍 15g，地龙 10g，全蝎 9g，白僵蚕 10g。每日 1 剂，水煎服。

加减法　偏寒者，加桂枝 10g、细辛 3g 以加强辛温解表散寒之力；兼痰浊者，加白芥子 9g、法半夏 10g、胆南星 10g 以助化痰之功。

总的来说，中医理论认为本病病势由发者之日起，2～7 天是病情加重阶段，此为正不御邪，毒邪逆进所致。待至两候（10 天）正气复反，毒邪渐衰，病情始缓，针药并投，病程多为七候（35 天）之时基本康复，此为正气循行一小周天，又注行一大周天之数始行，毒由气清而去，此为正气由生数至成数。所谓成数者，正气之壮，是病愈之基。

五、黄培新中医临证经验

（一）急性发作期与恢复期的分期治疗

本病辨证论治当辨清急缓。病发初起，多由外感风寒、风热之邪引起；久病则风邪与痰、瘀互结，甚至伤及正气。故本病的治疗方面，宜采取分期治疗，急性期以疏散风邪，兼除寒热之邪立法，恢复期多以祛风化痰、益气养血活血等治法为主，后遗症期以补气养血、滋益肾、化痰通络、清热息风为主，全程贯以通络为法。

1. 初期重在祛风，辨明寒热

本病多发于疲劳和病后体虚之人。盖卫外不固，经脉空虚，外邪乘虚侵犯皮肉入经络，气血痹阻，筋脉弛缓而为病。开始发病 1～7 天内，病情尚未稳定，临床症状可能会逐渐加重。值得注意的是，因季节的变化和感邪的不同，临床上有风寒、风热、风痰之别，临证时辨明寒热十分重要，随后易于与风结合的为痰。

总体来说，大多数患者发病前都有明显的吹风受凉病史，因此，临床所见急性期多以风寒袭络证居多，常选用麻黄附子细辛汤以温通经络、祛风散寒。根据“治风先治血，血行风自灭”的理论，1 周后多以养血活血，辅以祛风涤痰通络等治法，以加速瘫痪面肌的恢复。养血活血之品常选用鸡血藤、当归、川芎、丹参、赤芍、桃仁、红花等；祛风涤痰通络常选防风、荆芥、葛根、白芷、天麻、白附子、白芥子、胆南星、僵蚕、蜂房等药；补虚益气首选黄芪、党参、白术等。临证时，可根据不同证型，有所侧重，或以祛风涤痰为主，兼以活血通络；或以活血通络为主，兼以祛风涤痰补虚；或以补虚扶正为主，兼以活血涤痰祛风。至于其他病理变化，则在此基础上，予以变通，如偏寒者予以温经散寒，偏热者予以清热，热重者清热解毒。

2. 恢复期重在养血通络

发病 1 周后至 3 个月之间，属于恢复期，此时周围性面瘫经治后表证已解，主要表现为气血两虚，经脉不利。“气主煦之，血主濡之”，“气血虚不能上荣头面”，筋脉不利，表现为口眼㖞斜，面肌松弛、萎缩，眼睑无力，少气懒言，面色无华，舌质淡嫩，苔薄白，脉细无力。治当养血活血通络，药用当归、赤芍、白芍、川芎、白附子、僵蚕、全蝎等。偏寒者加羌活、白芷、桂枝；偏热者加栀子、生地黄；阴虚者加天花粉、玄参；气虚者加黄芪；血瘀重者加红花。

3. 后遗症期益气活血，兼以化痰通络

患者 3 个月后功能恢复不明显则进入后遗症期，有少数由于面神经损伤较重、治疗不当等原因造成面瘫迁延难愈，会出现患侧面部肌肉不自主抽搐、鳄鱼泪、面部僵硬等。此期病因病机为久病多虚多瘀，气愈虚，血愈瘀，气血运行不畅，致津液停滞，痰瘀互结，缠绵难愈，形成正虚邪实，虚实夹杂之顽疾，治疗当从“气血”论治，此期，祛风解表药已不能减轻症状或体征，“治风先治血，血行风自灭”，需加重当归、川芎、赤芍、桃仁、红花的剂量，从而活血祛风，并加用搜风通络化痰之品。

4. 活血祛瘀贯穿全程

特发性面神经麻痹早期风邪夹寒、痰、热邪入中脉络，阻滞经络，血凝而成瘀，瘀邪停滞不去，病程迁延，发展为后期新血不生、气血亏虚等表现，故特发性面神经麻痹全程均应重视活血祛瘀通络之法。

（二）中药及中成药在特发性面神经麻痹中的临床运用

目前用于特发性面神经麻痹急性期的中成药主要为疏风散寒、疏风清热、活血通络的药物。恢复期伴有面肌痉挛者，我们根据特发性面神经麻痹之“虚、风、痰、瘀”的基本病理变化，临证上加用院内制剂益脑安胶囊，颇有验效。其主要成分有天麻、全蝎、当归、胆南星等，具有息风通络、养血活血之功效。此外，临床实践发现，患者在情绪紧张、睡眠不佳时均可诱发或加重面肌痉挛的发生，故在辨证治疗基础上，加用矿石、贝壳类药物如生龙齿、生牡蛎、珍珠母、磁石等，以加强重镇安神、解痉之功。可加用龙牡壮骨冲剂、活性钙、珍珠层粉或碳酸钙 D_3 片等钙剂，它们对治疗面肌痉挛有一定效果。

此外，可结合中药药理对症使用中药，现代研究对于特发性面神经麻痹的病因分析越来越倾向于病毒感染，因此明确有病毒感染病史的特发性面神经麻痹患者，在疾病早期可以根据中药药理选择具有抗病毒作用的中药如大青叶、板蓝根、黄连等药物以提高疗效。

1. 常用中药的临床运用

（1）祛风药的运用　由于大多数周围性面瘫患者有明显的吹风受凉病史，部分患者可伴有外感症状，祛风药是治疗周围性面瘫的要药。常用的祛风散寒的药物包括炙麻黄、防风、羌活、秦艽、细辛等，均有温经解表，祛风散寒之效。临床发现在患侧面部转温的同时，伴微汗出，面部肌肉肌力和口眼㖞斜也有不同程度的恢复，并发现祛风散寒的药物应用愈早，疗效愈好，可明显缩短病程。同时通过激发肺气，振奋阳气，祛邪外出，从而促进面肌的恢复。如果祛风药应用得当，7 天以后外风可除。

（2）应用祛风解表药应该因时制宜　春天多风，多用防风、荆芥、僵蚕、羌活；夏天炎热，多用佩兰、荆芥、防风、秦艽，暑汗过多，伤津过多后受风，或暑热夹湿，解表要适可而止；冬天寒冷，多用炙麻黄、柴胡、防风、羌活。

（3）酌情选用虫类药　面部经络感受风寒之邪，寒主收引，面肌痉挛，应酌情选用虫类药，如全蝎、蜈蚣、地龙、僵蚕之类，祛风止痉，缓解面肌痉挛。

2. 常用中成药的临床运用

（1）静脉用药

1）清开灵注射液：30ml 加入 5%葡萄糖注射液或氯化钠注射液 250ml 中，每日 1 次，静脉滴注。功能：清热平肝息风。适用于风热袭络证。

2）川芎嗪注射液：100mg 加入 5%葡萄糖注射液或氯化钠注射液 250ml 中，每日 1 次，静脉滴注。功能：活血通络。适用于风寒袭络证。

3）七叶皂苷钠注射液：20mg 加入氯化钠注射液 250ml 中，每日 1 次，静脉滴注。功能：活血消肿止痛。适用于上述各证。

辨证选用以上静脉中成药，对加速炎症吸收和改善面神经功能有较好的效果。

（2）口服制剂

1）通天口服液：以川芎、赤芍、天麻、羌活、白芷、细辛、菊花、薄荷、防风、茶叶等为主要成分，具有活血化瘀、祛风止痛之效。适用于风寒袭络证，口服，每次 10ml，每日 2 次。

2）小活络丸：药物组成包括川乌、草乌、地龙、乳香、没药、天南星等，具有祛风除湿，活络通痹之功效。适用于风痰阻络证，口服，每次 1 丸，每日 2 次。

3）小柴胡颗粒：主要成分为柴胡、半夏、人参、甘草、黄芩、生姜、大枣等，具有功能解表散热，疏肝和胃之效。适用于风热袭络证。温开水冲服，每次 1～2 袋，每日 3 次。

4）清热消炎宁：以九节茶干浸膏为主要成分，具有清热解毒之功效。适用于风热袭络证，口服，每次 2～4 粒，每日 3 次。

5）玉屏风颗粒：以黄芪、防风、白术为主要成分，具有功能益气，固表，止汗之功效。适用于兼有表虚不固的患者，口服，每次 5g，每日 3 次。

6）羚羊角胶囊：主要成分为羚羊角，具清热平肝息风之效。适用于风热袭络证。每次 2～4 粒，每日 1 次，口服。

7）抗病毒口服液：以板蓝根、石膏、芦根、生地黄、郁金、知母、石菖蒲、广藿香、连翘为主要成分，具清热解毒之功效。适用于风热袭络证。每次 10ml，每日 3 次，口服。

8）全天麻胶囊：主要成分为天麻，具有平逆肝风、祛风通络之功效。适用于本病风痰阻络证。每次 2 粒，每日 3 次，口服。

9）血府逐瘀口服液：主要成分为桃仁、红花、当归、川芎、地黄、赤芍、牛膝、柴胡、枳壳、桔梗、甘草，具有活血化瘀通络之功效。适用于本病气虚血瘀证。每次 10ml，每日 3 次，口服。

口服药物的选用除了结合辨证使用外，在辨证论治基础上早期使用抗病毒药物针对部分病因治疗，以加速炎症水肿吸收；2 周后，多见气虚血瘀证，多选用通天口服液、血府逐瘀口服液等加速神经功能恢复。

（三）中医外治法的临床运用

对于本病的治疗，除内服药外，应重视外治疗法，特别是针灸及药物贴敷疗法，效果尤为突出。

1. 针灸治疗

针灸治疗本病注意初起刺激强度不宜过大，防治局部肌肉兴奋性过强引起面肌痉挛，后期可以适当加大刺激强度，促进神经兴奋性恢复。同时辨证选穴时请注意阳明经穴，阳明经为多气多血之经，阳明经血旺盛通畅，对于预后极为重要。

本病针灸治疗以局部取穴为主，配以循经远端穴位。局部穴位常用地仓、水沟、颧髎、迎香、四白、太阳、丝竹空、鱼腰，远道取穴以足三里、合谷为主。初起邪实正盛，治宜泻法，后期外邪已去其大半，正气亦损，宜以补法为主。病初多采用浅刺，避免强刺激，一般不用电针。病久者宜深刺，宜用电针，尤其对重症顽固病例，应用透穴、电针以增强刺激量，对体虚者应加灸法或配伍足三里、脾俞、肾俞等穴。

2. 药物贴敷疗法

除遵循内服药物的治疗大法外，宜选用药性猛烈、辛香走窜、气味浓厚者，如马钱子、巴豆、麝香、冰片、乳香等进行穴位贴敷。此类药物能直达病所，开结行滞，拔邪外出。敷药部位主要为面部。面部组织薄嫩，穴位密集，药物通过刺激皮肤与穴位吸收入血，故能发挥调和阴阳气血，疏通经气，扶正祛邪之作用。

（周子懿　刘文琛）

第四章

脊神经疾病

第一节　坐骨神经痛

坐骨神经痛是指沿坐骨神经通路及其分布区的疼痛，即在臀部、大腿后侧、小腿后外侧和足外侧的疼痛，是各种原因引起坐骨神经炎症病变或受压而引发的病证。在诊断坐骨神经痛时应进一步查出导致其的疾病。根据病因不同可分为原发性和继发性坐骨神经痛，根据病变部位又分为根性和干性坐骨神经痛。本病多为急性或亚急性发病，少数为慢性，病程可达数年至数十年，好发于中青年，男性居多。

一、现代医学诊断要点

现代医学认为，腰椎间盘突出主要是脊柱退行性改变的持续累积结果。腰椎间盘的髓核、纤维环及软骨板发生不同程度的退行性改变后，在外力的作用下，致使椎间盘的纤维环破裂，导致髓核从破裂之处向椎管内或脊神经根处突出，从而对相邻的脊髓、脊神经根、马尾神经等组织造成刺激压迫，引发腰部、臀部及下肢等部位产生疼痛或麻木的临床综合征。由于发病原因众多，而临床表现又彼此类似，因此须详细询问病史、进行全面的体格检查和针对性强的辅助检查，仔细地综合分析，才能得出较正确的诊断。通常依据疼痛的性质与分布等临床特征，加上相应的辅助检查，诊断不难。确定为坐骨神经痛之后，必须按临床征象，区分是神经根还是神经干受损，最后才是病因的判断。

（一）根性坐骨神经痛

根性坐骨神经痛常见的疾病有以下几类。

1. 脊椎疾病

许多腰骶椎病变通过不同途径使邻近的神经根受压，而成为根性坐骨神经痛的常见原因。

（1）腰椎间盘脱出　为根性坐骨神经痛的最常见原因。对经常反复发作的一侧性腰腿痛，先前有外伤或过度负重等病史，典型的腰椎 4、5 棘旁放射性压痛点，拉塞格征阳性，腰脊柱侧凸等，应高度怀疑后侧型腰椎间盘脱出症。

（2）腰骶椎病变　较长时间的局限性腰痛，出现根性坐骨神经痛，须注意椎体的肿瘤、结核或类风湿性脊椎炎，通常神经损害的体征较轻或不典型，X 线检查具有相应的特征性改变。较少见的椎弓峡部裂开并发脊椎滑脱，可有腰骶前凸增大、骶骨上方有凹陷、马尾神经受压的体征。

（3）腰椎管狭窄症　可因马尾神经在侧隐窝或椎间孔处受压而出现坐骨神经痛，常伴患肢麻木、无力，且多为发作性，具有间歇性跛行的特征，体检可无异常体征发现，X 线片示腰椎管前后径减小、椎弓根间距离及椎间孔变小等。

2. 马尾肿瘤

马尾肿瘤疼痛的特点不同于椎间盘脱出症，卧位加重，坐、立或活动时相应减轻。临床上无明显诱因地缓慢起病，进展性病程，受累神经的征象逐渐增多并加重，腰椎穿刺术发现蛛网膜下腔梗阻和脑脊液蛋白-细胞分离现象。

3. 腰骶段粘连性脊髓蛛网膜炎

腰骶段粘连性脊髓蛛网膜炎一般常先有感染或外伤史。根性疼痛多较轻，而损害范围较广泛，感觉障碍弥散、多变。病程波动性较大。脑脊液常有不同程度的细胞增多、蛋白增高等。

4. 腰骶神经根炎

腰骶神经根炎可先有呼吸道或其他感染，其后出现一侧腰腿痛。早期以疼痛为主，其后感觉、运动等功能障碍较突出，且范围超出坐骨神经的支配区域。若伴有体温升高、血细胞增多、脑脊液细胞和蛋白增加，进一步支持感染性炎症。如果根性疼痛剧烈，在其支配区出现带状疱疹，提示为感染引起的神经节神经炎。

（二）干性坐骨神经痛

干性坐骨神经痛主要见于下列几种疾患：

1. 腰骶关节炎

有些腰骶关节炎患者可继发神经损害，除了坐骨神经痛之外，常有股神经和闭孔神经受损的征象，疼痛和压痛主要位于该关节区，各种腰骶关节试验（如骨盆挤压、床边单髋过伸试验）阳性。

2. 慢性盆腔疾病

盆腔肿瘤、严重慢性盆腔炎症等，可能累及腰骶神经，通常超出坐骨神经范围而有其他神经受累征象，多伴有下腹部重坠感和压痛，甚至扪及包块，X 片、CT 及妇科检查更有利于判断。

3. 梨状肌综合征

梨状肌综合征主要疼痛在臀部，髋内旋、内收受限，下肢活动尤其腿旋转时疼痛加剧。俯卧位可在臀中部扪及较硬条索或隆起的梨状肌，局部压痛明显，梨状肌紧张（内旋髋）试验阳性。

4. 感染性坐骨神经炎

感染性坐骨神经炎多有感染灶或受寒病史，起病较急，疼痛自臀部放射至足部，压痛限于臀、腘窝、腓肠肌等点，腿外侧痛觉减退，跟腱反射减弱至消失。

二、现代医学治疗概要

现代医学理论认为其发病与机械压迫和化学炎性刺激有关，其中腰椎间盘突出是该病的最主要发病因素。因此，腰椎间盘非手术治疗是大多数坐骨神经痛患者的一线治疗（推荐级别 A），一般保守治疗至少 4～6 周（推荐级别 A），包括休息、物理治疗、药物治疗等。此类患者虽然能获益于保守治疗，但有证据表明，早期微创介入治疗在疼痛缓解和功能恢复方面优于长期保守治疗患者（推荐级别 B，证据水平 2b）。微创手术与治疗的目的是缓解疼痛和（或）神经损害症状，而不是治愈椎间盘退变和逆转椎间盘突出。

（一）一般治疗

急性发作期需卧床休息，但不主张长期卧床，鼓励患者进行适当的、有规律的日常活动，活动时可佩带腰围。根据情况可进行牵引、推拿、按摩等一般治疗。此外，正确的健康宣教，对预防复发、缓解症状等有一定的帮助。

（二）药物治疗

对乙酰氨基酚、非甾体抗炎药（布洛芬、塞来昔布、依托考昔等）（推荐级别 A，证据水平 Ib）、离子通道调节剂（加巴喷丁、普瑞巴林等）、曲马多、阿片类药物（羟考酮、芬太尼、丁丙诺啡等）（推荐级别 B，证据水平 2）、脱水药物（甘露醇）、糖皮质激素、中枢性肌肉松弛剂（乙哌立松、氯唑沙宗等）、神经营养剂、改善微循环及中药等药物对坐骨神经痛都有一定的疗效，临床上可根据病情选择使用。必要时使用肾上腺糖皮质激素，可口服地塞米松或泼尼松，严重者可考虑短期静脉滴注。

（三）物理治疗

1. 牵引疗法

腰椎牵引是由于腰椎间盘突出所致的坐骨神经痛的常用的保守治疗手段之一，可减轻椎间盘内压、松解粘连组织、松弛韧带、解除肌肉痉挛、改善局部血液循环并纠正关节突关节紊乱。

2. 体外冲击波

体外冲击波治疗可有效地减轻腰背痛患者疼痛，改善其功能状态及生活质量。

3. 中低频电疗

临床上常使用的中低频电疗有经皮神经电刺激（transcuataneous electrical nerve stimulation，TENS）和干扰电治疗，TENS 可以缓解疼痛，减少功能障碍，改善患者肌群活化程度。

4. 高能量激光治疗

高能量激光治疗（high-energy laser therapy，HTLT）可用于治疗低功率激光刺激难以覆盖的部位，如关节突关节深部，具有抗炎、消肿和镇痛的作用。

（四）微创手术与治疗

（1）软组织松解术　针刀可松解粘连组织，改善软组织的血供，并减少组织对神经的卡压。内热针、银质针等可不同程度改善腰椎间盘突出症状，临床上可酌情应用。

（2）注射治疗　包括硬膜外腔注射、选择性神经根注射、骶管注射、腰交感神经节注射等。

1）硬膜外腔注射：可根据解剖定位或在影像引导下进行操作，经椎间孔、椎板间入路（包含侧隐窝入路）或经骶裂孔穿刺，使药物到达受累神经根周围。硬膜外糖皮质激素注射治疗（epidural glucocorticoid injection，ESI）可在短期内缓解伴有坐骨神经痛的腰痛患者的症状（推荐级别 A，证据水平 1b）。

2）选择性神经根注射：在大多数情况下，腰椎间盘突出患者行选择性神经根注射糖皮质激素，可以减少受压神经根及周围组织炎症，缓解疼痛，部分患者可实现长期疼痛控制，可作为首选治疗方法（推荐级别 B，证据水平 2b）。

3）骶管注射：骶管注射（可在超声引导下操作）有助于缓解腰椎间盘突出患者腰骶神经根压迫引起的疼痛。

4）腰交感神经节注射：腰交感神经节注射常为第 2、3 腰椎交感神经节注射，可治疗腰椎间盘突出导致的下肢交感神经相关性疼痛（推荐级别 B，证据水平 2a）。

5）腰脊神经后支注射：当腰、骶部因腰椎间盘突出、慢性劳损等使椎间孔或椎管组织水肿、椎间孔径变窄、肌腱韧带炎症、关节突关节紊乱等发生时，均可引起相应节段脊神经后支的刺激，造成局部或邻近组织酸胀、僵硬、疼痛、活动受限等症状，进行脊神经后支注射是一种有效的治疗方法，推荐在超声等影像引导下操作。

（3）射频热凝术　射频热凝术可安全有效地应用于腰椎间盘突出治疗，临床应用要严格选择适应证。

（4）其他　经皮椎间盘臭氧消融术、经皮椎间盘等离子消融术、经皮低能量激光椎间盘修复术、经皮椎间盘胶原酶化学溶解术、经皮椎间盘旋切术、经皮脊柱内镜腰椎间盘摘除术也是几年来开展的有临床证据的微创治疗。

（五）手术治疗

经严格正规的保守治疗无效且无法用微创技术处理时，可考虑手术治疗。

（参照《中国疼痛医学杂志》2020年第26卷第1期，指南与规范栏目《腰椎间盘突出症诊疗中国疼痛专家共识》第2～6页）。

三、病理病机述要

坐骨神经是全身最大的外周神经，由腰骶干、骶1、骶2、骶3神经组成，起始于腰骶部的脊髓，途经骨盆，并从坐骨大孔穿出，经梨状肌下孔出骨盆到臀部，在臀大肌深面向下行，循行至腘窝以前，分为胫神经和腓总神经，支配小腿及足的全部肌肉以及除隐神经支配区以外的小腿与足的皮肤感觉。坐骨神经痛的发病机制和神经根及其感觉神经节的受压有关，也与局部炎症因子浸润有关。

依据中医理论，本病乃下肢腰腿经络阻滞，气血运行不畅所致。《素问・痹论》曰："风寒湿三气杂至，合而为痹。"风寒湿邪侵袭机体凝滞筋脉，导致气滞血瘀、寒凝筋脉、经络阻滞，日久损伤正气。其病因病机错综复杂，又与体质强弱、生活环境、气候条件等密切相关。本病的发生，以肝肾不足、气血两虚为内在因素，以风、寒、湿、热邪入侵为外在因素。本病的病因病机虽以正虚受邪，虚实夹杂为其特点，但根据病程的久暂亦有所区别。一般初起以邪实为主，病位多在经络；久病则正虚邪恋，虚实夹杂，除气血不足外，亦可损及肝肾。

四、中医临证备要

本病属于中医学"痹症"、"腰股痛"、"腰胯痛"、"腰腿痛"、"腰痛"、"筋痹"等范畴。

（一）辨类证

腰腿痛呈烧灼样剧烈胀痛，口苦微渴，便秘溲赤，舌质红，舌苔黄，脉数，以上满足3项或3项以上者为阳类证；腰腿局部冷痛甚至筋脉拘急，遇热得舒，口咽不苦，舌质淡，舌苔白，脉弦紧或细弱，以上满足3项或3项以上者为阴类证。

（二）类证辨治

本病临证需首辨阴阳类证，再辨虚实，实证治以祛邪为主，观其脉证，知犯何逆，疏风、散寒、祛湿、清热、化瘀等法，可酌情选用；虚证治以扶正为主，益气血、补肝肾、强筋骨为常用之法。虚实相兼，又当揆度权衡，分清主次，相辅为用。

1. 阴类证

（1）寒滞经脉

证候特点　腰腿局部疼痛，痛势剧烈，或有拘急之感，遇热得舒。疼痛以夜间尤甚，患肢屈曲，不敢活动，咳嗽或用力时往往加剧。环跳、委中、承山、昆仑穴压痛明显，舌苔白，脉弦紧。

治法　温经散寒，通络止痛。

推荐方剂　当归四逆汤加减。

基本处方　当归15g，桂枝9g，白芍30g，细辛5g，通草6g，甘草6g，制乌头10g（先煎），威灵仙15g，大枣7枚。每日1剂，水煎服。

加减法　兼风者加防风，以祛风通络；兼湿，表现为腰腿疼痛重着或肿痛，肌肤麻木不仁者，可加苍术10g化湿；腰痛日久，腰膝酸软，步行乏力，乃肾之精气已虚，加杜仲15g、巴戟天15g、淫羊藿15g、牛膝15g等益肾壮腰之品；痛如锥刺为寒湿痛久入络，可加路路通30g、制乳香5g、没药5g等活血行瘀之品。

（2）痰浊流注

证候特点　腰腿疼痛、冷感，痛处如有物覆盖状，或呈麻木、凛寒、压痛感，日久不愈，兼见头眩且胀，咳多白痰，胸闷泛恶，口多痰涎，心悸不安，纳谷不香，苔白腻，脉沉滑。

治法　化痰散结，温经止痛。

推荐方剂　阳和汤加减。

基本处方　茯苓10g，白术10g，肉桂1g（焗服），熟地黄20g，鹿角霜12g（先煎），法半夏12g，胆南星6g，细辛3g，白芥子10g。每日1剂，水煎服。

加减法　腰膝冷痛加巴戟天15g、淫羊藿15g；小便浑浊者为湿热下注，可加萆薢12g以清热通络利湿。

（3）气血两虚

证候特点　下肢腰胯持续性放射样疼痛，劳累或夜间疼痛加剧，下肢麻木，筋脉拘急，屈伸受限，面黄少华，短气自汗，食少便溏，舌质淡，苔白，脉细弱无力。

治法　调补气血，温经通络。

推荐方剂　黄芪桂枝五物汤加味。

基本处方　黄芪30g，桂枝12g，白芍30g，当归10g，杜仲15g，鸡血藤30g，生姜3片，大枣3枚。每日1剂，水煎服。

加减法　气血不足严重者，重用黄芪以益气健脾；阳气虚弱有寒象者，加制附子9g以温阳祛寒；伴见低热者，加柴胡15g、升麻5g，宗补中益气汤“甘温除热”之法；腰部痛甚者，加延胡索20g、制香附10g、乌药15g以行气止痛；日久肝肾不足，腰脊酸软，可加淫羊藿15g、巴戟天15g、狗脊15g，以补肝肾，壮腰膝。

（4）肝肾不足

证候特点　腰腿痛缠绵不愈，遇劳更甚，卧则减轻，腿膝酸软乏力，大便偏干，舌淡红，苔薄白或黄，脉弦细。

治法　补养肝肾，祛邪通络。

推荐方剂　独活寄生汤加减。

基本处方　独活 12g，桑寄生 15g，细辛 3g，防风 10g，秦艽 15g，杜仲 15g，桂枝 9g，怀牛膝 18g，当归 15g，白芍 15g，黄芪 30g，甘草 6g。每日 1 剂，水煎服。

加减法　若腰腿冷痛麻木，可加熟附子 9g、淫羊藿 15g 以温肾壮阳散寒；下肢疼痛拘急，关节屈伸不利者，加木瓜 10g、葛根 9g 以舒筋活络；日久肌肉萎缩者，加芡实 15g、党参 20g 以健脾生肌。

2. 阳类证

湿热侵络

证候特点　腰腿痛呈烧灼样剧烈胀痛，口渴，心烦，尿赤，大便干，舌红，苔黄腻，脉濡数或弦数。

治法　清热利湿，舒筋通络。

推荐方剂　四妙丸加减。

基本处方　苍术 12g，黄柏 12g，薏苡仁 30g，牛膝 12g，羚羊角骨 30g（先煎），地龙 12g，木瓜 20g，宽筋藤 30g，豨莶草 20g。每日 1 剂，水煎服。

加减法　疼痛重者，加三七粉 3g 或云南白药，以加强活血镇痛之功；如瘀血阻络日久兼血虚者，加鸡血藤 30g、土鳖虫 15g 以养血活血；肝肾不足，腰胯酸楚者，加秦艽 15g、续断 15g 以补肾强筋骨。

3. 对症治疗

本病患者主要以疼痛为苦，且疼痛不易缓解，故如何应用有效方法迅速缓解疼痛为其治疗难点。再者，本病难以根除，而易复发。瘀血阻滞经络，缠绵难愈，与瘀血密切相关，患者多合并瘀血阻络之表现，所谓通则不痛，故对症治疗可予以活血化瘀，理气止痛。

瘀血阻络

证候特点　腰腿痛持续剧烈，咳嗽、解便、行走均使疼痛加剧，坐卧屈膝则痛稍减，疼痛如刺，痛处拒按，下肢麻木，舌质紫黯或有瘀斑，脉涩。

治法　活血化瘀，理气止痛。

推荐方剂　身痛逐瘀汤加减。

基本处方　当归身 15g，川芎 15g，桃仁 9g，红花 9g，乳香 9g，没药 9g，青皮 10g，香附 10g，牛膝 10g，土鳖虫 10g。每日 1 剂，水煎服。

加减法　腰间冷痛麻木，时痛时止，日久不减，可酌加淫羊藿 15g 以温阳通痹；头晕目眩者，加天麻 10g 以息风；风痰流注腰络，则加白附子 9g 以除风痰；若日久痛剧，皮色黯黑，局部有肿硬感，加路路通 30g 以通络止痛。

五、黄培新中医临证经验

（一）分清标本虚实

本病临证需分清标本虚实，实证以祛邪为主，察脉视症，知犯何邪，可酌情选用疏风、散寒、祛湿、清热、化瘀等；虚证以扶正为主，益气血、补肝肾、强筋骨为常用之法。在临床实践中，我们体会到：坐骨神经痛的病因往往与湿有关，青年患者一般以外感湿邪居多，中老年患者多以肾气亏虚、湿浊痹著者常见。坐骨神经痛之湿常见有寒湿与湿热两类，症见寒滞经脉与湿热侵络，寒滞经脉证多兼气血亏虚，由跌仆损伤或久病者可兼有瘀。因此，坐骨神经痛当结合病因治疗，宜抓住寒滞经脉证与湿热侵络证这两类基本病证施治。湿热侵络者，则清热利湿为主，方药选用四妙散加味；寒滞经脉者，当温经通络扶正，方药选用独活寄生汤；在此基础上，必须重视如下治疗原则：

1. 健脾祛湿

坐骨神经痛之湿郁缠绵，是难以速愈的缘由所在。故本病初起，在散寒、清热的同时，不应忽视祛湿，湿邪一去则寒邪、热邪无以依附胶结，可收事半功倍之效。另外，脾主运化水湿，脾胃健则湿邪易去，常选用白术、砂仁、厚朴、苍术等健脾燥湿之品，其中砂仁配厚朴，砂仁偏于芳香化湿，厚朴偏于下气除满燥湿。二药相得益彰，对坐骨神经痛因湿郁气滞之腹痛胀满，有较好的疗效。

2. 活血通络

经络痹阻为本病的病机特点，无论痛之新久、证之虚实，活血化瘀、通络止痛的原则应贯穿始终，故活血通络之品为必用之品，务使经络通畅，气血调和，邪去正复而疼痛自止。如土鳖虫、乳香、没药、七叶莲、九节茶（肿节风）、蜈蚣、乌梢蛇等药，可在辨证的基础上加入使用。其中，蜈蚣、乌梢蛇等同用，适用于治疗风湿顽痹、关节变形之病；坐骨神经痛可分为根性和干性两类，临床上根性远较干性多见，其中尤以椎间盘突出、脊椎炎、腰椎管狭窄等腰骶椎病变引起者最常见，故我们常常选用伤科要药——土鳖虫，因其能破血逐瘀、续筋接骨，用于治疗本病尤具良效。

3. 补益肝肾

肝主筋，肾主骨。肝肾不足，筋骨失养，是本病发生的内在根据，特别是年老体弱，病程较长及根性坐骨神经痛者，治疗时可于对因药物中加入补益肝肾、强壮腰膝之品，如淫羊藿、怀牛膝、杜仲、巴戟、续断、补骨脂、千斤拔等，以扶助正气。坐骨神经痛常伴腰膝冷痛，淫羊藿功擅壮阳补肾以除冷风顽痹，常被选用；伴有患肢挛急者，常重用白芍、木瓜，或用芍药甘草汤，取其缓急止挛之功；伴有肌肉萎缩、乏力者，可加强补气，重用黄芪注射液；在缓解期，补肝肾、调气血、强筋骨、壮腰膝更为主要治法，最常选用独活寄生汤加减以巩固疗效，以预防复发。

（二）预防复发及善后调治

本病经过上述治疗获得一定疗效或治愈后，必须注意善后调治，以防复发。预防坐骨神经痛应加强预防教育，尽可能地改善劳动或训练条件，以减少本病的发生。首先要注意防止腰部及下肢感受寒凉。在体力活动刚结束时，不可用冷水洗身，防止出汗后体虚感受寒凉，要温水浴或擦身，之后再进行腰腿部自我按摩，以减轻腰腿部肌肉的紧张和疲劳；

在从事体力劳动之前，注意防止腰部扭伤（如劳动前先作适当的腰部活动，抬重物时保持腰背伸直，避免弯腰拾物而伤腰）。如长期从事腰部负重和弯腰工作的，应经常以阔腰带护腰。要改正不良的劳动姿势。单独从事体力劳动时，用力要均匀，切勿过猛。两人以上的协同劳动时，要配合默契。如发觉腰部和下肢有酸痛感出现时，应及时复诊，防止病情反复和加重。

在缓解期应发挥中医药整体调治的特点，采用滋养肝肾，补益气血，强筋壮骨的治则，以扶正固本。对病久致肌肤枯槁萎缩、患肢细软无力者，扶正更为必用之法。

缓解期应尽快明确病变性质，分清是原发性还是继发性。如属后者，应积极查找原发病灶，如脊椎结核、肿瘤压迫和盆腔疾病等，及时治疗原发病，是为治本之法。

（周子懿）

第二节　吉兰-巴雷综合征

吉兰-巴雷综合征（Guillain-Barré syndrome，GBS）是一类免疫介导的急性炎性周围神经病，是引起急性迟缓性瘫痪的主要原因，以四肢急性、进行性、迟缓性麻痹为主要表现，伴颅神经和呼吸肌受累。临床特点为急性或亚急性、对称性、弛缓性肢体瘫痪，腱反射消失，面瘫及周围性感觉障碍。该病包括急性炎性脱髓鞘性多发神经根神经病（acute inflammatory demyelinative polyradiculoneuro，AIDP）、急性运动轴索性神经病（acute motor axonal neuropathy，AMAN）、急性运动感觉轴索性神经病（acute motorsensory axonal neuropathy，AMSAN）、米勒-费希尔综合征（Miller-Fisher syndrome，MFS）、急性泛自主神经病（acute panautonomic neuropathy）和急性感觉神经病（acute sensory neuropathy，ASN）等亚型。

一、现代医学诊断要点

根据中华医学会神经病学分会于 2019 年 11 月发布的《中国吉兰-巴雷综合征诊治指南 2019》，AIDP 是 GBS 中最常见的类型，也称经典型 GBS，主要病变是多发神经根和周围神经的运动和感觉神经节段性脱髓鞘。由于篇幅有限，本节仅重点讨论 AIDP。

AIDP 的诊断要点有：①常有前驱感染史，呈急性起病，进行性加重，多在 2 周左右达高峰；②对称性肢体和延髓支配肌肉、面部肌肉无力，重症者可有呼吸肌无力，四肢腱反射减低或消失；③可伴轻度感觉异常和自主神经功能障碍；④脑脊液出现蛋白-细胞分离现象；⑤电生理检查提示远端运动神经传导潜伏期延长、传导速度减慢、F 波异常、传导阻滞、异常波形离散等；⑥病程有自限性。

若出现以下表现，则一般不支持 AIDP 的诊断：①显著、持久的不对称性肢体肌无力；②以膀胱或直肠功能障碍为首发症状或持久的膀胱和直肠功能障碍；③脑脊液单核细胞数超过 50×10^6/L；④脑脊液出现分叶核白细胞；⑤存在明确的感觉平面。

二、现代医学治疗概要

（一）对症、支持治疗

1）心电监护：有明显的自主神经功能障碍者，应给予心电监护；如果出现直立性低血压、高血压、心动过速、心动过缓、严重心脏传导阻滞、窦性停搏时，须及时采取相应措施处理。

2）呼吸道管理：有呼吸困难和延髓支配肌肉麻痹的患者应注意保持呼吸道通畅，尤其注意加强吸痰及防止误吸。对病情进展快，伴有呼吸肌受累者，应该严密观察病情，若有明显呼吸困难，肺活量明显降低，血氧分压明显降低时，应尽早进行气管插管或气管切开，机械辅助通气。

3）营养支持：延髓支配肌肉麻痹者有吞咽困难和饮水呛咳，需给予鼻饲营养，以保证每日足够热量、维生素，防止电解质紊乱。合并有消化道出血或胃肠麻痹者，则给予静脉营养支持。

4）其他对症处理：患者如出现尿潴留，则留置尿管以帮助排尿；对有神经性疼痛的患者，适当应用药物缓解疼痛；如出现肺部感染、泌尿系感染、压疮、下肢深静脉血栓形成，注意给予相应的积极处理，以防止病情加重。因语言交流困难和肢体肌无力严重而出现抑郁时，应给予心理治疗，必要时给予抗抑郁药物治疗。

（二）免疫治疗

（1）静脉注射免疫球蛋白疗法（IVIg）　无免疫球蛋白过敏或先天性 IgA 缺乏症等禁忌证者推荐尽早使用。方法：人血免疫球蛋白，400mg/（kg·d），1 次/天，静脉滴注，连续 3～5 天。在急性期患者，可用静脉注射免疫球蛋白疗法。

（2）血浆交换疗法（PE）　发病 2 周后 PE 治疗无效，推荐有条件者尽早应用 PE。方法：每次血浆交换量为 30～50ml/kg，在 1～2 周内进行 3～5 次。PE 的禁忌证主要是严重感染、心律失常、心功能不全、凝血系统疾病等；其副作用为血流动力学改变可能造成血压变化、心律失常，使用中心导管引发气胸和出血以及可能合并败血症。一般不推荐 IVIg 和 PE 联合应用。少数患者在 1 个疗程的 PE 或 IVIg 治疗后，病情仍然无好转或仍在进展，或恢复过程中再次加重者，可以延长治疗时间或增加 1 个疗程。

（3）糖皮质激素治疗　国外的多项临床试验结果均显示单独应用糖皮质激素治疗 GBS 无明确疗效，糖皮质激素和 IVIg 联合治疗与单独应用 IVIg 治疗的效果也无显著差异。因此，国外的 GBS 指南均不推荐应用糖皮质激素治疗 GBS。但在我国，由于经济条件或医疗条件限制，有些患者无法接受 IVIg 或 PE 治疗。目前许多医院仍在应用糖皮质激素治疗 GBS，尤其在早期或重症患者中使用。

糖皮质激素治疗主要是利用其抗炎作用，控制周围神经炎症性坏死的加重、减轻炎症区域的水肿，达到防止病情加重和利于康复的目的。常用的有：①甲泼尼龙，每次 1000mg，静脉滴注，连续 3 日，而后改为口服泼尼松 30～50mg，每日上午 1 次，以后每 3～5 日减 5～10mg，直至停止；②氢化可的松，每次 200～300mg 静脉滴注，连续 7～10 日，而后改为口服泼尼松 30～60mg，每日上午 1 次，以后每 3～5 日减 5～10mg，直至停止；③地塞米松，每次 10～20mg 静脉滴注，每日上午 1 次，连续 10 日，而后改为口服泼尼松 30～50mg，每日上午 1 次，以后每 3～5 日减 5～10mg，直至停止。

（三）神经营养

本病可应用 B 族维生素治疗，包括维生素 B_1、维生素 B_{12}（氰钴胺、甲钴胺）、维生素 B_6 等。

（四）康复治疗

病情稳定后，早期进行正规的神经功能康复锻炼，以预防失用性肌萎缩和关节挛缩。肌力在 3 级以上者，鼓励患者进行主动运动锻炼；肌力在 0～2 级者，支具固定，保持肢体关节功能位，同时做被动运动和按摩。另外还要进行日常生活能力的训练、复合动作训练和作业训练等。康复治疗的效果与疾病的严重程度、病程、坚持训练等有关。

三、病理病机述要

本病的现代医学病因与发病机制尚未完全阐明。目前主流观点认为，本病是一种自身免疫性疾病，由于病原体（病毒、细菌）的某些组分与周围神经髓鞘的某些组分相似，机体免疫系统发生了错误识别，产生自身免疫性 T 细胞和自身抗体，并针对周围神经组分发生免疫应答，引起周围神经髓鞘脱失。本病病变位于神经根（尤以前根为多见而明显）、神经节和周围神经，偶可累及脊髓，病理变化为水肿、充血、局部血管周围淋巴细胞和单核巨噬细胞浸润、神经纤维节段性脱髓鞘和轴突变性。在恢复过程中，髓鞘修复，但淋巴细胞浸润可持续存在。颅神经核细胞和前角细胞亦可变性。

《灵枢·营气》曰："其支别者上额，循巅，下项中，循脊，入骶，是督脉也。"从中医角度来理解，病变部位之脊神经根、神经节、周围神经均属于督脉的范畴。"督脉入属于脑，髓出筋十三偶，筋者，古未清，今是神机之路，神经之元，内而脏腑外而皮腠，经络神为之司"，故本病以督脉与脊髓为发病之本。内因所致者，一是先天禀赋肾气有亏，督脉、脊髓内外气血不足，营气卫气不充；二是情志失调，气机阻滞，气血循行不利，毒自内发，营卫失和，是邪潜藏之要；三是饮食失节或劳逸失度，久则脾胃受害，元气受损，中轴升降无力，营气不得出中焦，抗邪除毒功能减弱，是邪气内侵之源。病原体（病毒、细菌）相当于外邪，病原体的某些组分与周围神经髓鞘的某些成分相似，引发机体免疫系统错误识别，本病发病可理解为内外合邪。内因是主，外因是发病条件，多为续发之因，即伏邪为患。本病的临床症状为起病前 1～4 周有上呼吸道或消化道感染病史，或有疫苗预防接种史。四季均可发病，夏秋季为多。外因所使者，多由六淫邪毒内犯，时疫邪毒内侵，但多藉毒风流动漂浮之力、疏泄之能、穿透腠理之功、开发玄府之性，风为统领诸邪内犯人体之主，风者善行而数变，因变而生疫毒、时毒。

总的来说，中医目前对于自身免疫性疾病较统一的认识是患者自身禀赋不足，或素体亏虚羸弱，正气不足，不足以抵御外邪，外感时邪、邪毒侵袭导致发病。因此，本病病理机制为风热、暑湿、湿热、寒湿等外邪诱发，督脉损伤，累及任脉，二脉失和，真息功能衰弱，神化机能障碍，神化者神经生化也，气血循环不畅，发为痿证。病性多属本虚标实，其肺、脾、肝、肾、胃之虚为本，湿热、温热、痰浊、瘀毒等为标。

四、中医临证备要

本病大多为急性四肢软瘫，属于中医学“痿证”范畴。临床以四肢软弱无力为主证，尤以下肢痿软无力及不能行走较多见，亦称“痿躄”。伴有肌肉疼痛者称“痿痹”。有脑神经损害者，如舌咽神经、迷走神经、舌下神经麻痹，出现吞咽困难的，称为“噎证”；面神经麻痹者，称为“口僻”等。本病急性期以风热、湿热、暑热、寒湿等邪气侵袭人体，耗气伤津，阻遏阳气，壅塞经络为主；恢复期以气血不足，肝肾亏虚为病变重点。

（一）辨类证

若症见肢体瘫痪伴心烦躁动，口干口苦，便秘溲赤，舌质红，舌苔黄，脉数，以上满足 3 项或 3 项以上者为阳类证；肢体瘫痪伴手足不温，静卧不烦，口咽不苦，舌质淡，舌苔白，脉细或沉迟缓，以上满足 3 项或 3 项以上者为阴类证。

（二）类证辨治

1. 阳类证

（1）急性期

1）肺热津伤

证候特点　外感发热期或发热后，见上肢或者下肢软弱无力，手不能持物，足不能任地，甚则瘫痪，渐致肌肉瘦削，皮肤干枯，感觉异常，咽干唇燥，声音嘶哑，心烦口渴，小便短赤热痛，大便干结，舌红而少津，苔黄，脉细数。

治法　清热润肺，濡养筋脉。

推荐方剂　清燥救肺汤加减。

基本处方　桑叶 12g，枇杷叶 10g，生石膏 30g（先煎），火麻仁 30g，太子参 15g，炒杏仁 9g，麦冬 12g，阿胶 12g（烊化），甘草 6g。每日 1 剂，水煎服。

加减法　心烦溲赤者，加竹叶 10g、莲子心 2g 以清心火；汗多者，加黄芪 45g、五味子 10g 以固表敛汗；肢体麻木者，加鸡血藤 20g 以活血舒筋；肢体疼痛，加乳香 10g、没药 10g 以化瘀止痛。

2）湿热浸淫

证候特点　四肢或双下肢痿软无力乃至瘫痪，肢体灼热，得凉稍舒，身热不扬，可有肌肤麻木不仁，感觉减退，口眼㖞斜，伴脘闷纳呆，泛恶欲吐，女子带下，或肌肤瘙痒，足跗微肿，口干苦而黏，小便赤涩热痛，舌红，苔黄腻，脉濡数或滑数。

治法　清热燥湿，通利经脉。

推荐方剂　加味二妙散加减。

基本处方　苍术 15g，黄柏 10g，川牛膝 15g，薏苡仁 30g，当归 10g，萆薢 30g，威灵仙 12g，秦艽 18g，地骨皮 20g。每日 1 剂，水煎服。

加减法　若湿盛，伴胸脘痞闷，肢重且肿者，可加厚朴 15g、茯苓 20g、泽泻 10g 以健脾益气，理气化湿；如肢体麻木，关节运动不利，舌质紫，脉细涩，为夹瘀之证，加赤芍 15g、丹参 15g、桃仁 10g、红花 10g 以活血通络。

（2）缓解期

肝肾阴虚

证候特点　病势缓慢，下肢或上肢逐渐痿弱不用，腰腿软，久则骨肉瘦削，手足麻木，感觉减退，头晕耳鸣，两目昏花，潮热盗汗，两颧潮红，口燥咽干，声音嘶哑，舌红绛少津有裂纹，脉象细数或沉细弦数。

治法　滋补肝肾，养阴清热。

推荐方剂　虎潜丸加减。

基本处方　狗骨 30g（先煎），炙龟甲 30g（先煎），黄柏 12g，知母 10g，熟地黄 30g，白芍 15g，何首乌 30g，陈皮 6g，川牛膝 15g。每日 1 剂，水煎服。

加减法　如腰背酸软，肌肉瘦削较明显者，可加川续断 15g、肉苁蓉 15g 以补肝肾，壮腰膝；遗精遗尿，大便失禁者，可酌加益智仁 9g、小茴香 6g 以温固下元；若久病阴损及阳，症见怕冷，阳痿，小便清长，舌淡，脉沉细无力者，可加紫河车粉 3g、淫羊藿 9g、锁阳 15g 以温补肾阳。

2. 阴类证

（1）寒湿下注

证候特点　突然四肢软瘫，常先双下肢瘫或下肢瘫重，或四肢麻木，手足不温，甚至肢体冷汗频出或胸部束带感，进而吞咽困难，痰液滞留，呼吸急促，唇甲青紫或瞬目不能，舌质淡，苔薄白或舌质紫，苔白腻，脉沉迟或沉滑。

治法　祛寒湿，温脾肾。

推荐方剂　麻黄附子细辛汤加减。

基本处方　制附子 12g（先煎），党参 15g，白术 12g，干姜 6g，炙麻黄 9g，细辛 3g，川牛膝 15g。每日 1 剂，水煎服。

加减法　腰膝冷，麻木不仁，加淫羊藿 9g、巴戟天 15g 以补肾温阳；大便溏薄者，加白豆蔻 5g 以温运脾阳；若纳呆食少者，加谷麦芽各 15g、扁豆 15g 以和中运脾；寒湿重，加苍术 9g 以健脾燥湿。

（2）脾胃亏虚

证候特点　肢体痿软无力日重，食少纳呆，腹胀，便溏，面浮不华，气短，神疲乏力，静卧不烦，舌淡，舌体胖大，苔薄白，脉沉细或沉弱。

治法　健脾益气，渗湿通络。

推荐方剂　参苓白术散加减。

基本处方　党参15g，白术12g，黄芪30g，莲子肉20g，山药15g，白扁豆30g，茯苓15g，薏苡仁30g，陈皮9g，砂仁6g（后下）。每日1剂，水煎服。

加减法　若病久体虚，气血不足，伴见面色少华，心悸气短，重用黄芪60g，加当归10g、龙眼肉15g，以补气血，宁心神；若气阴两虚，伴有少气懒言，动则气喘，重用党参25g，并加五味子10g、麦冬15g，或加西洋参15g以益气养阴。

3. 对症治疗

瘀血阻络（缓解期）

证候特点　四肢痿软无力，手足麻木不仁，筋脉抽掣，甚则萎枯不用，四肢青筋暴露，肌肤甲错，舌紫唇青或舌有瘀点、瘀斑，脉细涩。

治法　活血化瘀，益气养血。

推荐方剂　血府逐瘀汤加减。

基本处方　当归15g，川芎15g，赤芍15g，熟地黄30g，桃仁9g，红花9g，黄芪20g，川牛膝15g，鸡血藤20g，丹参15g。每日1剂，水煎服。

加减法　若手足麻木，加穿山甲9g、土鳖虫10g以通络；气虚者，可加党参15g、白术15g以健脾益气。

五、黄培新中医临证经验

本病是急性病证，治疗诊治的关键在于如何迅速控制病情、降低病死率、促进功能恢复、预防后遗症，黄培新教授在拟定治则、辨证选方用药等方面积累一定的经验。

（一）治疗原则

1. 治痿重视阳明

《素问·痿论》所言“治痿独取阳明”的治则，一直为历代医家所重视。所谓“独取阳明”，其义有二：

1）补益后天：即益胃养阴，健脾益气之法。“阳明者，五脏六腑之海”、“主润宗筋，宗筋主束骨而利机关”、“阳明总宗筋之会……而阳明为之长”，人身阴经、阳经中有九脉会于宗筋，但阳明之脉为众经脉气血之本。以上说明人体脏腑、经脉、宗筋都需依赖阳明气血的滋养，方不致生痿。故当清胃火以肃肺气之热，滋胃津以润五脏气之燥，祛湿热以防下损肝肾，补运脾胃以资气血之源。

2）“取”者，去阳明之热邪，即清阳明之热。

故迄今在临床治疗时，不论选方用药，针灸取穴，一般都重视调理脾胃这一治疗原则。但不能单以“独取阳明”的法则治疗各种类型的痿病，临床上仍须辨证论治。

2. 处理好扶正与祛邪的关系

痿证的治疗不外扶正与祛邪，或二者兼之。肺热伤津及湿热浸淫者以祛邪为主，分别宜清热润燥及清热利湿。肝肾亏虚与脾胃亏虚者宜以扶正为主，分别予补益肝肾与健脾益气。临床上，本病多虚实互见，治疗当辨标本虚实、轻重缓急，对证施予扶正与祛邪。

3. 痿病不可妄用风药

此为另一治痿原则，因治风之剂，皆发散风邪、开通腠理之药，若误用之，阴血愈燥，酿成坏病。痿证日久，可导致气血不行，故治疗时配合通经活血之品，气虚血瘀者，可益气活血。即吴师机所谓“气血流通即是补”之理。

4. 重症宜治标急救为主

本病起病急者，可见呼吸肌麻痹致呼吸困难、高热不退，应给以吸氧、辅助呼吸及必要时气管切开；对痰多者，可予吸痰或雾化；对便秘者，可灌肠通便；对高热者，可行物理降温或对症处理。

（二）用药及针灸治疗经验

1. 马钱子的应用经验

马钱子有起痿兴废、开通经络、透达关节而直达病所的作用，非它药所能比拟。单用马钱子可取一时之效，但疗效不巩固不持久，若在辨证论治的前提下配伍使用马钱子，可加速治疗，收到明显疗效。马钱子含有番木鳖碱，能兴奋脊髓、延脑和大脑，改善肌无力状态，服之能较快地阻止病情进展，在短时间内改善病情。但马钱子有毒，不宜久服，一般要炮制后才可入药，一日量 0.1～0.4g，10 天为 1 个疗程，疗程间隔 3～4 天，以不超过 3 个疗程为宜。

2. 针刺治疗经验

药物治疗若同时配合针刺治疗，能缩短痊愈的时间，并明显改善瘫痪。针刺除遵“治痿独取阳明”的治则外，并与华佗夹脊穴轮替针刺，使其相得益彰。华佗夹脊穴系经外奇穴，从经络理论来看，“督脉之别”和膀胱经皆夹脊而行，而前者由督脉“别之太阳”，可见位于督脉和膀胱经之间的正是夹脊穴分布的部位，夹脊穴的作用与其位置邻近的背俞穴相一致，具有直接疏通经气、协调阴阳、生精益髓、调节气血的作用。从解剖学角度来看，华佗夹脊穴位于每个节段的神经根部，针刺夹脊穴对神经根有直接的调治作用，故而针刺取阳明经穴与华佗夹脊穴治疗本病获效明显。

（三）GBS 从督脉论治

督脉在中医的经络学说中，被称为“阳脉之海”，循身之背，背为阳，说明督脉对全身阳经脉气具有统率、督促的作用。另外，六条阳经都与督脉交会于大椎穴，督脉对阳经有调节作用，故有“总督一身阳经”之说。阳气是相对于阴气而言，具有推动、温煦防御、固摄、营养等作用，是人体物质代谢和生理功能的原动力，阳气对人体的生长壮老已至关重要，人体对病邪的抵抗力主要是由阳气的盛衰决定的。阳气充足，脏腑生理功能正常发挥，人体就强壮，抗御病邪的能力就增强，虽遇“虚邪贼风”也不容易发病。正所谓，“阴阳之要，阳密乃固”，“邪之所凑，其气必虚”，督脉是人体抵御外邪的第一道防线，邪气入侵，督脉首先受邪，导致督脉经络不通，阳气受阻，阳气不足，脏腑生理功能就处于低下状态，精髓失充，无力激发，失于运化，不能将外界摄入之毒或体内代谢之毒排出体外，留滞体内，为毒为瘀，而病理产物滞留于筋骨、肌肉等，使之失去气血津液的濡养，肢体痿废而不用。

“正气存内，邪不可干”，当人体阳气虚弱时脏腑生理功能会减弱和衰退，抵御外邪能力下降，每遇外邪侵袭，就容易发病。GBS 病理机制为肾精不足，元气虚损，痰、瘀、毒阻滞督脉，经络痹阻，阳气受阻，而致肢体痿软失用。其标为经络气血痹阻及受损，本为肾精亏虚，精髓失养。治疗上，当虚实同治，填精益髓，补肾强督治其本，通达经络以治其标。强调补肾强督益髓为要，重视早期、全程应用填精补髓药物，既能辅助扶助正气，又能起到充养经络的作用。

（周子懿　蔡业峰）

第五章

脊 髓 疾 病

第一节　急性脊髓炎

急性脊髓炎（acute myelitis，AM），指各种感染后引起自身免疫反应所致的急性横贯性脊髓炎性病变，又称急性横贯性脊髓炎，是临床上最常见的一种脊髓炎。临床表现以病损平面以下肢体瘫痪、传导束性感觉障碍和尿便障碍为主要特征。

一、现代医学诊断要点

（一）诊断要点

1）发病前1～2周有腹泻、上呼吸道感染或疫苗接种史。

2）急性起病，迅速出现脊髓横贯性损害症状。

3）脑脊液检查符合急性脊髓炎的改变。

4）CT、MRI影像学检查可除外其他脊髓病。

（二）临床表现

（1）年龄与性别　任何年龄均可发病，青壮年居多，无性别差异，无季节性，秋冬季和冬春季较多。

（2）前驱病史与诱因　约半数患者发病前1～2周内有上呼吸道感染或胃肠道感染的病史，或有疫苗接种史。受凉、劳累、外伤等常为发病诱因。

（3）临床特征　急性出现病变水平以下运动、感觉、自主神经功能障碍。起病较急，首发症状多为双下肢无力、麻木、病变相应部位的背痛、病变节段有束带感，多在2至3天内症状进展至高峰，同时出现病变水平以下肢体瘫痪、感觉障碍、尿便障碍，呈脊髓完全横贯性损害。

1）运动障碍：急性起病，迅速进展，早期常为脊髓休克，表现为四肢瘫或双下肢弛缓性瘫痪。肌张力低下、腱反射消失，病理征阴性。脊髓休克期可持续3～4周，如并发肺炎或泌尿系感染，脊髓休克期可延长。上颈段病变累及膈神经脊髓中枢（第3～5颈椎）时，除四肢瘫外，可出现膈肌麻痹，呼吸困难。脊髓休克期过后，肌力从远端开始恢复，损伤节段以下锥体束征阳性，肌张力及腱反射逐渐恢复。脊髓严重损伤时，常导致屈肌张力增高。轻微腹部皮肤刺激或膀胱充盈，均可引起下肢屈曲痉挛，伴有出汗、竖毛、小便溢出等症状，称总体反射。

2）感觉障碍：表现为脊髓损害平面以下深浅感觉均消失，感觉消失区上缘常有感觉过敏带或束带感。

3）自主神经功能障碍：早期表现为无张力性神经源性膀胱（尿潴留、膀胱无充盈感）；随病情好转，出现反射性神经源性膀胱（充溢性尿失禁）。病变节段以下皮肤干燥，少汗或无汗，皮肤营养障碍；病变水平以上，出汗过度，皮肤潮红，反射性心动过缓。

（三）辅助检查

（1）周围血象　急性期周围血白细胞计数正常或轻度升高。

（2）脑脊液　腰椎穿刺压力一般正常，个别急性期脊髓水肿严重时可有升高；白细胞数可正常，也可增高至（20～200）$\times 10^6$/L，以淋巴细胞为主；脑脊液蛋白含量可轻度增高，多为0.5～1.2g/L；糖与氯化物含量正常。

（3）影像学检查

1）CT：可除外继发性脊髓病，如脊柱病变性脊髓病、脊髓肿瘤等，对脊髓炎本身诊断意义不大。

2）磁共振成像：脊髓磁共振成像是早期能够显示急性脊髓炎的影像学检查手段。主要表现为急性期受累脊髓节段水肿、增粗；受累脊髓内显示斑片状T_1WI呈低信号，T_2WI呈高信号；病变严重者晚期可出现病变区脊髓萎缩。

二、现代医学治疗概要

预防和控制感染，加强营养和护理是急性脊髓炎的治疗原则。分期治疗，特别是在急性期尽早使用激素的同时，采取综合疗法，注重护理和早期康复，努力减轻脊髓损害，防治并发症，促进脊髓功能恢复，减少或减轻后遗症，为本病的西医治疗思路。

（一）急性期的治疗

（1）调整免疫功能，减轻脊髓水肿和炎性反应　甲泼尼龙0.5～1g冲击治疗3～5天，或地塞米松10～20mg加入5%葡萄糖氯化钠注射液或葡萄糖注射液中静脉滴注，每日1次，7～10天为1个疗程。有可能控制病情进展。

上述疗法结束后改用泼尼松口服，按每千克体重1mg或通常成人以60mg开始计算，每周减量1次，随病情好转可逐渐减量停药，一般情况下5～6周内逐渐停用。

激素治疗通常3个月后临床表现明显改善，若较大剂量激素连续应用超过1个月病情无任何改善者，应判为无效，可逐渐减量后停用。同时应注意给予适当的抗生素预防感染，用激素期间补充足够的钾盐和钙剂。

（2）大量免疫球蛋白　0.4g/（kg・d）静脉滴注，连用 5 天为 1 个疗程。

（3）B 族维生素　有助于神经功能恢复。常用维生素 B_1 100mg，每日 1 次，肌内注射。维生素 B_{12} 500μg，每日 1 次，肌内注射。

（4）抗生素的应用　根据病原学检查和药敏实验结果选用抗生素，及时治疗呼吸道和泌尿系感染，以免加重病情。

（5）呼吸功能障碍的治疗　上升性脊髓炎和高颈位脊髓炎，常因呼吸肌麻痹而伴有呼吸功能障碍，危及患者生命。对轻度呼吸肌麻痹有呼吸困难者，可予拍背助其将痰咳出，同时给予化痰药；对重度呼吸肌麻痹或合并肺部感染出现呼吸道阻塞时，及时清除呼吸道分泌物，保持呼吸道通畅，必要时应及时行气管切开或予以人工机械通气。

（二）恢复期的治疗

恢复期治疗的主要目的是促进肌力恢复，防止肢体痉挛及关节挛缩。早期应将患者瘫肢置于功能位，进行被动活动、按摩等；肌力部分恢复时，应鼓励患者主动运动，积极锻炼；针灸、理疗有助于康复。

（三）护理

对于急性脊髓炎来说，护理重于治疗，包括截瘫、压疮和膀胱的护理等三大内容。截瘫患者常伴垂足，应予足托或穿鞋，以免垂足或痉挛性跖屈的发生。床铺宜柔软平整，有条件者可使用气垫圈或气垫床。勤翻身拍背，保持皮肤清洁，以防压疮和坠积性肺炎。骨隆突处皮肤红肿者，可予 70%乙醇按摩，再涂上 3.5%安息香酊；已溃破者，应彻底清除坏死组织，勤换药。急性期尿潴留者，予留置导尿，2～3 小时定期开放，并予膀胱冲洗。对于高颈位脊髓炎和上升性脊髓炎有呼吸困难及不易咳痰者，应早做气管切开或用呼吸机辅助呼吸。

三、病理病机述要

现代医学对本病直接病因认识尚未明确，多数患者在出现脊髓症状前有发热、上呼吸道感染、腹泻等前驱病毒感染病史，或存在疫苗接种史。流行性感冒、麻疹、水痘、风疹、流行性腮腺炎，以及 EB 病毒、巨细胞病毒、支原体感染等都可能与本病发病有关。但在脊髓和脑脊液中未分离出病毒。因此，本病很可能与病毒感染后自身免疫反应相关，而不是直接感染所致，为非感染性炎症性脊髓炎，引起脊髓急性进行性炎性脱髓鞘病变或坏死，病变常局限于脊髓的数个节段，以胸段（第 3～5 胸椎）最常见，其次为颈段和腰段。主要病理改变为髓鞘肿胀、脱失，周围淋巴细胞显著增生，轴索变性，血管周围炎症细胞浸润。胸髓最常受累，以下肢瘫痪、传导束性感觉障碍和尿便障碍为临床特征。

中医学理论认为，本病起病急，有前驱感染史，属于外感风邪所致，加之患者素体肺脾肾俱虚，督脉易受外邪侵袭，督脉受损，导致督脉和其他经络、督脉和脏腑、督脉和气血之间的功能紊乱，出现了一系列症状。本病病位在髓，累及五脏，尤其与肺脾肾相关，且常常相互传变。如肺热叶焦，精津失其宣布，久则五脏失濡而致痿；热邪内盛，肾水下亏，水不制火，则火灼肺金，又可加重肺热津伤；脾气虚而不运与湿热蕴积也可互为因果；湿热亦能下注于肾，伤及肾阴；温热毒邪，灼伤阴津，或湿热久稽，化热伤津，易致阴津耗损；脾胃虚弱，运化无力，又可津停成痰，痹阻经脉；肝肾阴虚，虚火内炽，灼伤津液，而致津亏血瘀，脉络失畅，致使病程缠绵难愈。

本病现代医学病理生理学基础为非特异性炎症所致的横贯性脊髓损伤，结合中医的认识来看，督脉与脊髓的病理生理功能极为相似：从经络之间的功能关系上来看，督脉是“阳脉之海”，督脉受损则伤及手足三阳经，气血不能濡养肢体，出现肢体麻木，不能活动；涉及太阳膀胱经，出现排尿功能失常，涉及手阳明大肠经，出现大便功能障碍。从经络与脏腑之间的关系上看，督脉贯脊属肾，督脉损伤则导致肾阳不足。肾开窍于二阴而司二便，肾阳不足气化失司则致二便潴留或失禁。肾主生殖，肾阳不足则致性功能障碍。肾阳不足肢体失其温煦则肢体发凉、痿废不用。从经络与气血之间的关系上看，经络具有运行气血之功能，并且督脉主一身之阳，血行赖其温煦和推动，督脉受损，经气不利，气血运畅则气滞血瘀；瘀血不去则新血不生，进一步损伤督脉，使督脉与其他经络、脏腑之间的功能更加紊乱。

四、中医临证备要

急性脊髓炎在中医中无专用病名。根据其发病的不同阶段和临床表现而归属于中医学中相应的疾病范畴。在脊髓炎出现前以上呼吸道感染或腹泻为主要表现的，属中医学“外感发热”、“温热病”之范畴；在瘫痪早期呈弛缓性瘫痪、感觉障碍，则属“痿证”和“麻木”范畴；久之转变为痉挛性瘫痪则可归属于“拘挛”病证；有排尿障碍者可诊断为“癃闭”，有排便困难者则归于“便秘”。然而结合本病之主症——运动障碍，故主要应纳入“痿证”、“挛急”范围。

（一）辨类证

本病病位在髓，辨证当分标本虚实，临床上大致分为两类：实证和虚证。病初见有外感证候者，多属实证，病久肢瘫不仁者，多属虚证。

（二）类证辨治

究其本质，本病是以本虚为主、标实为次，故治疗原则应为扶正祛邪。早期邪实，要分清邪之所属，以热、毒、湿邪为多，治疗时需清解热毒化湿以祛其邪；随后脏虚，要明查虚之所至，多以肝、脾、肾为主，需健脾补肾柔肝以顾其本，可宗《素问·痿论》“治痿者独取阳明”之旨，既补益脾胃后天，又清化阳明湿热。领略“治痿独取阳明”之真谛，参“痿证不可妄用风药”之古训，分而治之。

1. 实痿

（1）肺热津伤

证候特点 病起发热，咽干口燥，或兼咳嗽咽痛，热后突发腰痛，腰以下肢体痿弱不用，麻木不仁，皮肤枯燥，小便赤涩不利，大便干结难行，舌质红，苔薄黄，脉细数。

治法 清热养阴，润燥生津。

推荐方剂 清燥救肺汤加减。

基本处方 杏仁 12g，桑叶 8g，炙枇杷叶 10g，石膏 15g，沙参 10g，麦冬 10g，生地黄 15g，黄芪 10g，怀山药 8g，火麻仁 20g，木通 10g，滑石 15g，甘草 6g。每日 1 剂，水煎服。

加减法 若发热口渴，加金银花 10g、连翘 10g 轻宣透热；高热不退，加羚羊角 3g 或安宫牛黄丸清热解毒；若咽干疼痛，加天花粉 10g、芦根 10g、桔梗 10g 滋咽润燥；若呛咳少痰，加桑白皮 15g、瓜蒌皮 15、川贝 15g 清润肃肺；若腰背疼痛，加郁金 15g、川芎 10g、延胡索 15g 以理气活血止痛；大便秘结可加玄参 15g、郁李仁 15g 增液润肠通便。

（2）湿热浸淫

证候特点 肢体痿软无力，以下肢为常见，或兼见微肿，手足麻木，顽痒，扪及微热，喜凉恶热，身重面黄，胸脘痞闷，小便赤涩热痛，舌苔黄腻，脉濡数。

治法 清热化湿。

推荐方剂 加味二妙散加减。

基本处方 苍术 15g，黄柏 10g，萆薢 15g，防己 10g，牛膝 15g，当归尾 10g，龟甲 20g。每日 1 剂，水煎服。

加减法 若下肢浮肿明显，加泽泻 15g、车前子 15g、防己 10g、木瓜 15g 利湿消肿；若胸脘痞闷，加瓜蒌皮 15g、枳壳 10g、郁金 15g 宽胸理气；若时值夏暑，加藿香 10g、佩兰 10g 宣化暑湿；若肢麻不遂、舌紫脉涩，加赤芍 10g、川芎 10g、桃仁 10g 活血通络。

2. 虚痿

（1）脾胃亏虚

证候特点 肢冷痿废不用，肌肉松弛消瘦，踝部水肿或见压疮，面色苍黄不华，纳少，腹胀，便溏，或大便自遗，伴头昏神疲，记忆力减退，舌质淡胖，舌苔薄白，脉沉细濡。

治法 健脾益气。

推荐方剂 补中益气汤加减。

基本处方 吉林参 10g（另炖），黄芪 30g，白术 18g，陈皮 10g，柴胡 9g，升麻 6g，甘草 5g，当归 10g。每日 1 剂，水煎服。

加减法 若病久体虚，重用参、芪，加枸杞子 15g、龙眼肉 15g 气血两补；若动则气喘、四肢不温，加熟附子 10g、肉桂 3g（焗服）、核桃肉 15g 以温肾纳气；若肢痿不收，加木瓜 15g、威灵仙 15g 舒筋通络；若心悸怔忡，加柏子仁 10g、酸枣仁 30g 宁心安神。

（2）肝肾亏损

证候特点 肢痿由弛转挛，两脚屈曲拘挛，形体消瘦肤干，伴头昏目眩神疲，夜眠不实多梦，或见颧红烦热，舌质红绛，舌苔薄白，脉弦细数。

治法 滋肾柔肝，强筋壮骨。

推荐方剂 虎潜丸加减。

基本处方 知母 15g，黄柏 15g，熟地黄 20g，龟甲 20g，白芍 12g，锁阳 10g，枸杞子 15g，杜仲 15g，牛膝 15g，当归 10g，鸡血藤 10g，伸筋草 15g，桑寄生 20g，鹿角胶 15g（烊化），虎骨 20g（虎骨现已禁用，常用牛骨代替）。每日 1 剂，水煎服。

加减法 若久病阴阳俱虚，可加淫羊藿 15g、补骨脂 15g、巴戟天 15g 以温肾壮阳；若肌枯肢痿，加川芎 15g、鳖甲 15g 滋阴活血通络；若兼气虚血少，可加黄芪 30g、桂枝 15g、大枣 15g 以补虚通脉，仿黄芪桂枝五物汤；若兼血瘀之象，可加桃仁 10g、红花 10g、川芎 15g 通络行瘀。

五、黄培新中医临证经验

（一）类证辨别：分清虚实

急性脊髓炎的中医病因病机认识，多基于《黄帝内经》之说，病因主要为热伤肺津或湿热浸淫，病机在于虚、实两端。一是从实证入手，强调湿热。本病发病初期主要病机是肺热津伤，而发病日久，湿热困脾，而致气血生化无源，甚至瘀血内阻，使脉络痹阻，肢体筋脉失于气血荣养而使痿证缠绵难愈；《素问・生气通天论》曰："因于湿，首如裹，湿热不攘，大筋软短，小筋弛长，软短为拘，弛长为痿。"因此，湿热是痿证重要成因之一，久处湿地或涉水冒雨，感受外来湿邪，湿热浸淫筋脉，气血运行不畅，致筋脉失于滋养而成痿。二是从虚证入手，强调气血、肝、肺、脾、肾亏虚。外邪侵袭，气血瘀阻，经脉阻滞，机体失于濡养，而发为"痿病"。黄培新认为本病多与肾精亏损，督脉失于充养，髓海不足有关，同时，宗气亏虚，不能上荣于脑，则精明之府失去气血之充养，亦可出现肢体痿软，肌肉无力。先天禀赋不足、后天失养，致肝、脾、肾俱虚为病之根本，因虚致筋骨肌肉失于濡养而发病。病变始于肺而涉及脾、肝、肾，因虚而感邪多为本病发生的一个重要环节，本虚标实是本病最常见的病机特点。

（二）中西结合在急性脊髓炎不同阶段的运用

1. 急性期：西医为主，中医为辅

大量的临床实践证明，急性期尽早使用激素和免疫球蛋白冲击治疗可减轻脊髓损害。因此，在急性脊髓炎的早期，尽早用激素及免疫球蛋白冲击疗法，可降低病残率。同时，采用综合疗法，加强营养、护理和注重早期康复，对预防和控制感染，防治并发症，促进脊髓功能恢复，减轻后遗症有积极意义。在西医治疗的基础上，中药可根据患者就诊时的情况辨证用药，同时注意在激素应用过程中患者证的变化情况，选择适当的中药及针刺治疗提高疗效，缩短病程。

2. 恢复期及后遗症期：中医为主，西医为辅

（1）激素引起副作用的中医辨治

在急性脊髓炎的恢复期及后遗症期，脊髓的炎症反应得到抑制，病理改变已形成，西医的治疗主要以康复介入促进患者的神经功能康复为主，同时予维持激素、规律减量，患者除脊髓炎症状外，可伴尿路感染、肺部感染、压疮等并发症，同时还有激素大剂量应用带来的副作用。

本病应用激素要求足量、足疗程，患者长期应用激素会出现许多副作用。根据临床所见，部分患者表现为肾阴虚或肾阳虚的症状。如有肾阴虚征象时，可加用玄参、生地黄、百合、知母或用六味地黄汤、左归饮加减，静脉可配合滴注生脉注射液、参麦注射液；如见有肾阳虚征象时，可加用淫羊藿、菟丝子、肉苁蓉、巴戟天、补骨脂、锁阳、肉桂或右归丸、桂附地黄丸加减，静脉配合滴注黄芪注射液、参附注射液。临床上我们在使用激素治疗的同时，配合某些中药方药，不但能够提高疗效，还可以减轻激素副作用。

针对脊髓炎后遗症本身，可选补阳还五汤合圣愈散加减；针对肺部感染、尿路感染的并发症及激素的副作用，可根据患者气血阴阳虚的情况，气虚者予静脉滴注参芪扶正注射液或黄芪注射液，阴虚者予静脉滴注参麦注射液，阳虚者予静脉滴注参附注射液，中药可选补中益气汤或生脉饮加减，辨证施方，并配合针灸、推拿、理疗，减少并发症，减轻激素副作用，促进患者功能的康复。

（2）加强补肝肾，祛瘀血

恢复期及后遗症期的患者肢痿多由弛转挛，下肢屈曲拘挛，形体消瘦肤干，表现为阴精亏损、肝肾亏虚、髓枯肢痿。故治疗上必须加强滋肾柔肝，强壮筋骨。临床上常选用当归、鸡血藤、白芍、何首乌、杜仲、龟甲胶、紫河车、淫羊藿、山茱萸、熟地黄、菟丝子等药物。不管任何证型，皆可因邪壅经脉，影响气血运行致瘀血内停，或日久气血运行不畅，瘀阻经脉而加重肢体萎缩。所以，在治疗痿证时，可酌情选用毛冬青、王不留行、红花、丹参、蜈蚣、全蝎等活血祛瘀通络之药物。

（三）中药在急性脊髓炎并发症防治中的临床运用

由于起病急骤，肢体瘫痪重，感觉缺失，大小便不能控制和皮肤营养障碍等综合因素的影响，患者极易发生各种并发症，这不仅影响病情恢复，甚至会导致死亡。临床在辨证治疗基础上，针对急性脊髓炎病因及相关并发症的中药，常能取得较好疗效。

（1）增加免疫功能的方药　可选择益卫固表的玉屏风散，培土生金的六君子汤，培元固本的人参蛤蚧散、人参胡桃汤。还可选用增加或促进免疫功能的中药，例如，补气药：黄芪、人参、党参、灵芝、白术、茯苓、薏苡仁；补血药：当归、鸡血藤、阿胶、熟地黄、白芍；补阳药：淫羊藿、菟丝子、肉苁蓉、巴戟天、补骨脂、锁阳、肉桂；补阴药：山茱萸、五味子、女贞子、银耳、冬虫夏草、墨旱莲、桑寄生、黄精、何首乌、天冬、麦冬、玄参、石斛、沙参等。

（2）促进呼吸道痰液排出的祛痰药　热痰：瓜蒌、前胡、浙贝母、竹茹或竹沥、海蛤壳、桔梗、枇杷叶、紫金牛、满山红；寒痰：紫菀、款冬花、白前、苏子、白芥子、莱菔子等可酌情选用。

（3）对尿路感染的防治　尿路感染的患者可用八正散煎煮或八正合剂、癃清片口服，起到清热解毒、凉血通淋的效果。实验报道，上方对致病性大肠杆菌均有抑制作用，胃寒者不宜服用。单方石韦 30g 水煎服；或千里光 30g、滑石 30g、甘草梢 6g，水煎服；或车前草 30g 水煎服。

（四）常用中成药在急性脊髓炎中的临床运用

1）二妙丸：功能清利湿热，适用于湿热浸淫型之痿证。每次 6g，口服，每日 2 次；10～14 天为 1 个疗程。

2）八珍丸：功能益气养血，适用于脾胃亏虚型之痿证。每次 1 丸，口服，每日 2 次；10～14 天为 1 个疗程。

3）健步虎潜丸：功能补益肝肾，适用于肝肾亏损型之痿证。每次 1 丸，口服，每日 2～3 次；10～14 天为 1 个疗程。

4）知柏地黄丸：功能益肾养阴，适用于肝肾亏损型偏于阴虚之痿证。每次 6g，口服，每日 2～3 次；10～14 天为 1 个疗程。

5）壮腰健肾丸：功能补益肝肾，适用于肝肾亏损型之痿证。每次 3.5g，口服，每日 2～3 次；10～14 天为 1 个疗程。

6）清开灵注射液：功能清热解毒，适用于肺热津伤型之痿证。每次 40ml 加入 5%葡萄糖注射液 500ml，静脉滴注，每日 1 次；10～14 天为 1 个疗程。

7）黄芪注射液：功能补中益气，适用于脾胃亏虚型之痿证。每次 20～40ml 加入 5%葡萄糖注射液 250ml，静脉滴注，每日 1 次；10～14 天为 1 个疗程。

8）参芪扶正注射液：功能益气扶正，适用于脾胃亏虚之痿证。每次 250ml 静脉滴注，每日 1 次，15 天为 1 个疗程。

（五）中医外治法在急性脊髓炎后遗症期的运用

在病情稳定的情况下，康复治疗应尽早进行，越早康复，患者的功能恢复越好，这一点已被临床所证明的。积极地营养支持、功能锻炼。休克期患者仰卧时，要使瘫肢置于功能位，最好用适当的支架维持足够的生理姿势，棉被不宜太重，以免发生垂足。瘫痪肢体早期，主要采取被动运动：推拿、按摩、针灸、理疗，充分活动患者的各个关节，活动量及活动幅度应由小到大，在肌肉较为丰厚的部位宜采用较强的手法刺激，以防止关节挛缩和肌肉萎缩。部分肌力恢复时，即应鼓励患者多动，充分发挥已恢复肌肉的肌力，以上带下，以强带弱，促使瘫痪肢体功能恢复，石膏托、手杖等均可应用，针灸和中药（四肢洗方等）亦有帮助。两种医学的密切配合，有利于患者肢体功能及时恢复、良好恢复，从而提高生存质量。

（周子懿）

第二节 脊髓亚急性联合变性

脊髓亚急性联合变性（subacute combined degeneration of the spinal cord，SCD）是由于人体对维生素 B_{12} 的摄入、吸收、结合、转运或代谢出现障碍导致体内含量不足，从而引起中枢和周围神经系统变性疾病。患者多于中年后发病，无性别差异，呈亚急性或慢性起病，数周或数月内病情逐渐加重。临床特点以脊髓后索和皮质脊髓束损害出现深感觉缺失、感觉性共济失调及痉挛性瘫痪为主，常常伴周围神经损害而出现的周围性感觉障碍，也可有视神经损害。多数患者在出现神经系统症状前有贫血、倦怠、腹泻和舌炎等病史。

一、现代医学诊断要点

本病多呈缓慢起病，出现脊髓后索、侧索及周围神经受损体征。血清中维生素 B_{12} 缺乏，有恶性贫血者可确定诊断。检测血清中维生素 B_{12}、甲基丙二酸和同型半胱氨酸含量以及诊断性试验可判断有无维生素 B_{12} 缺乏。血清中维生素 B_{12} 缺乏时，甲基丙二酸和同型半胱氨酸异常增加，给予维生素 B_{12} 治疗后，血清中甲基丙二酸降至正常，此为试验性诊断。

2020 年 4 月由中华医学会神经病学分会、中华医学会神经病学分会周围神经病协作组、中华医学会神经病学分会肌电图与临床神经电生理学组、中华医学会神经病学分会神经肌肉病学组专家发布的《中国亚急性联合变性诊治共识》指出，此病的诊断要点如下：

1）若患者呈亚急性或慢性起病，有脊髓后索、侧索及周围神经受损体征，应考虑 SCD 的可能性。血清中维生素 B_{12} 缺乏，有恶性贫血者可确定诊断。此外，应详细询问病史，包括可能出现的精神症状，如易激惹、多疑、情绪不稳、注意力不集中等，以及患病前有无贫血、倦怠、腹泻和舌炎等表现。

2）患者临床具有 SCD 典型症状、体征，血常规及骨髓图片发现巨幼红细胞贫血时，应高度怀疑 SCD 诊断。

3）肌电图、诱发电位监查以及特征性的脊髓 MRI 表现对于明确病变范围、寻找亚临床病灶有重要意义。

4）内因子抗体、抗壁细胞抗体、胃蛋白酶原及胃泌素测定有助于明确维生素 B_{12} 缺乏的病因。

5）血清铜、锌和铜蓝蛋白检测及腰椎穿刺有助于疾病的鉴别诊断。

二、现代医学治疗概要

本病治疗的目标是改善维生素 B_{12} 缺乏所致的症状与体征，保证其充足的身体存储，明确缺乏的原因并监测对治疗的反应。具体治疗措施包括：维生素 B_{12} 的补充治疗、诊断维生素 B_{12} 缺乏的病因治疗及并发症的对症处理等。

一旦 SCD 诊断成立，则需及时给予大剂量维生素 B_{12} 肌内注射或口服治疗。否则会造成不可逆性神经损伤。如未经治疗，发病 2～3 年后病情不断加重直至死亡。肌内注射的初始剂量为 1000μg/d，连续 4 周或病情不再进展之后可调整为 1000μg/次，2～3 次/周，2～3 个月后，1000μg/月维持或改为口服治疗。如果不能耐受肌内注射治疗，则给予口服治疗，初始剂量为 1000～2000μg/d，4 周后改为 50～150μg/d。肌内注射或口服治疗持续时间取决于维生素 B_{12} 的缺乏原因。如果原因不可逆转，则治疗应持续终身。合用维生素 B_1 对周围神经受损者效果更好。内因子抗体和（或）抗胃壁细胞抗体阳者需要长期大量肌内注射维生素 B_{12} 治疗。

若患者病因为胃液中缺乏游离胃酸，可服用胃蛋白酶合剂或饭前服用稀盐酸合剂 10ml。贫血患者可用硫酸亚铁 0.3～0.6g 口服，3 次/天或枸橼酸铁胺溶液 10ml 口服，3 次/天。有恶性贫血者，应积极排查胃部肿瘤性病变，治疗建议叶酸每次 5～10mg 与维生素 B_{12} 联合应用，3 次/天，不予单独使用叶酸，否则会加重精神症状。

三、病理病机述要

现代医学证明，本病的病变主要在脊髓后索及锥体束，严重时大脑白质、视神经和周围神经也可受累。病变早期大体标本可见脊髓肿胀，晚期脊髓萎缩变硬，脊髓大体切面呈灰白色、后索变硬。显微镜下可见白质传导束髓鞘脱失，髓鞘肿胀，空泡形成及轴突变性。初期病变散在分布，以融合成海绵状坏死灶，伴有不同程度胶质细胞增生。

中医学理论认为，本病病因病机为寒邪或湿邪等致病因素侵袭机体，郁而化热，湿热浸淫，或素体脾胃虚弱，气血不足，肝肾亏虚等内伤因素引发督脉受损，督脉受损是实质。病位在督脉，与肝脾肾相关。本病的病机为督脉受损，从而导致了督脉和其他经络、督脉和脏腑、督脉和气血之间的功能紊乱，出现了一系列症状。

督脉之解剖部位走行及生理功能与脊髓相似，在病理上也相互影响。脊髓与督脉并行于脊柱骨内，且因督脉上属于脑、下属于肾，故而可以认为脊髓和督脉共同构成脑与肾功能联系的桥梁。督脉起于大脑下项中循脊入骶，正是大脑皮质脊髓束及脊髓后索的全程走行，皮质脊髓束控制着躯干四肢运动，脊髓后索控制着人体的深感觉障碍和精细触觉障碍，与督脉在项背部的走行及功能基本一致，所以皮质脊髓束、脊髓后索应是督脉在项背部最主要的实质内容。本病现代医学的病变部位为脊髓后索及皮质脊髓束，和（或）伴有周围神经损害，中医学病理病机的理解为督脉受损。督脉总督一身之阳气，具有调节阳经经气作用，当督脉损伤，由于督脉气血运行不利，使阳气阻滞不能交会调达于四肢，故出现肢体麻木、无知觉、不能活动等经络不通之征。

四、中医临证备要

中医学中并无脊髓亚急性联合变性这一病名，历代医家根据其主要临床表现如麻木、下肢无力、行走不稳、贫血等，认为此病属于“麻木”、“痿证”、“骨摇”、“虚劳”等范畴。

（一）辨类证

症见肢体瘫痪麻木伴神烦躁动，口干口苦，便秘溲赤，舌质红，舌苔黄，脉数，以上满足 3 项或 3 项以上者为阳类证；肢体瘫痪麻木伴手足不温，静卧不烦，口咽不苦，舌质淡，舌苔白，脉细或沉迟缓，以上满足 3 项或 3 项以上者为阴类证。

（二）类证辨治

临证辨治本病可依据阴阳盛衰进行类证辨治。阴类证临床常见证型为肝肾亏虚，气血亏虚，脾肾阳虚；阳类证常见证型为湿热浸淫。

1. 阴类证

（1）肝肾亏虚

证候特点 行路不稳，筋脉拘急，肌肉萎缩，肢体无力，肌肤麻木，皮肤干燥，头晕耳鸣，视物模糊，健忘或痴呆，腰膝酸软，或见遗尿、大便失禁或便秘，或女子月经不调，舌红少苔，脉细。

治法 滋肾柔肝，强筋壮骨。

推荐方剂 虎潜丸加减。

基本处方 黄柏 10g，龟甲 20g（先煎），知母 10g，熟地黄 20g，陈皮 10g，白芍 15g，锁阳 15g，狗脊 15g，干姜 5g，炙黄芪 30g，牛膝 15g，当归 10g，鹿角胶 15g（烊化）。

加减法 腰膝酸软无力者，可加用补骨脂、杜仲加强强筋壮骨之力；痴呆健忘者，可加益智仁、制远志补肾益智；遗尿者，可加入桑螵蛸、巴戟天温肾固摄；便秘者，加入火麻仁、肉苁蓉润肠通便；大便失禁者，去鹿角胶改为鹿茸，加炒白术、山药、莲子肉健脾止泻。

中成药 健步虎潜丸、左归丸、知柏地黄丸。

（2）气血亏虚

证候特点 面色苍白或萎黄，肌肤麻木不仁，肢体笨拙乏力，步态不稳、筋脉拘挛，视物昏花，形体消瘦，倦怠乏力，心悸气短，便秘或便溏，舌质淡，苔薄白，脉细弱。

治法 健脾益胃，补气养血，强筋壮骨。

推荐方剂 八珍汤合补中益气汤加减。

基本处方 党参 15g，白术 15g，升麻 5g，熟地黄 20g，当归 15g，白芍 12g，川芎 10g，黄芪 30g，桂枝 10g，鸡血藤 30g，杜仲 10g，怀牛膝 15g，炙甘草 10g，大枣 20g。

加减法 气虚明显者，党参改为红参，大补元气；麻木兼血虚明显者，加用血肉有情之品阿胶滋阴养血；麻木兼肾虚明显者，加用鹿角胶补肾益精养血；久病者加用乌梢蛇、天麻、红花以活血通脉、祛风通络；便溏者，去掉当归改为丹参；大便干结者，加肉苁蓉补肾通便。

中成药 复方北芪口服液（院内制剂）、益血生胶囊、补中益气丸等。

（3）脾肾阳虚

证候特点 肌肤麻木不仁，肢体无力，肌肉萎缩，甚则大肉渐脱，神疲乏力，形寒肢

冷，手足不温，小便不利，大便时溏，舌质淡舌体胖，苔薄白，脉象沉弱迟缓。

治法　温补脾肾，养血荣筋。

推荐方剂　右归丸加减。

基本处方　熟地黄 20g，山茱肉 15g，枸杞子 15g，山药 15g，菟丝子 15g，鹿角胶 10g（烊化），陈皮 10g，制附子 10g（先煎），肉桂 3g，杜仲 15g，当归 15g，白芍 15g，红参 10g，黄芪 30g，牛膝 15g，大枣 20g。

加减法　小便失禁者，加用桑螵蛸、巴戟天、金樱子、芡实等补肾固摄；大便溏者，去当归改为鸡血藤养血通络，去鹿角胶改鹿角霜；若肢体痿软无力者，加用补骨脂、淫羊藿、续断、桑寄生强筋壮骨。

中成药　龟鹿补肾液、右归丸、金匮肾气丸等。

2. 阳类证

湿热浸淫

证候特点　四肢麻木乏力，下肢为甚，身体困重，胸闷脘痞，表情淡漠，嗜睡，心烦，急躁易怒，舌质紫暗或见瘀斑瘀点，苔黄腻，脉滑数。舌红，苔黄腻，脉滑数等。

治法　清热利湿，健脾益气。

推荐方剂　加味四妙散。

基本处方　苍术 10g，黄柏 10g，怀牛膝 15g，薏苡仁 30g，黄连 6g，生地黄 10g，黄芪 30g，党参 15g，茯苓 30g，白术 15g，泽泻 10g，杜仲 15g，炙甘草 10g，虎杖 15g。

加减法　若有血虚血瘀之象，舌质暗，肌肤麻木不仁，加用川芎、赤芍、红花、鸡血藤等活血化瘀、养血通络；急躁易怒者，加夏枯草清肝除烦；若胸脘痞闷，加瓜蒌皮、枳壳、郁金宽胸理气；纳呆者，加用砂仁或白蔻仁芳香化浊、醒脾开胃；如有嗜睡、淡漠等，加用石菖蒲化痰醒脑开窍。

中成药　四妙丸、健脾祛湿颗粒（院内制剂）等。

3. 对症治疗

本病多数患者存在不同程度的贫血，中医可理解为血虚瘀血阻滞之病理过程，因此在类证辨治的同时，常配合养血活血之品如当归、熟地黄以助提高疗效。又因“气行则血行”，在补气药中加入理气药，如陈皮、川芎等。此外，从经络与气血之间的关系上看，经络具有运行气血之功能，并且督脉主一身之阳，血行赖其温煦和推动，督脉受损，经气不利，气血运畅则气滞血瘀；瘀血不去则新血不生，进一步损伤督脉，使督脉与其他经络、脏腑之间的功能更加紊乱，故运用调和气血，活血祛瘀法也十分关键。

五、黄培新中医临证经验

（一）“治痿独取阳明”但不拘泥于“独取阳明”

黄培新教授熟知神经系统疾病的现代医学诊治，注重病证结合，中西合璧。SCD 主要

由维生素 B_{12} 摄入、吸收、结合、转运或代谢出现障碍而引起，其西药治疗主要是提升维生素 B_{12} 水平，并纠正贫血。他认为中医对本病的诊治有异曲同工之处，是各种原因导致脾胃虚弱，运化失司而致痿。SCD 患者通常合并有中医学的“痿证”、“麻木”、“骨摇”、“虚劳（血虚）”多个病种，病机较为复杂。治疗当重视后天之脾胃，但也要注重先天之肾精，当脾肾并补。

一方面，黄培新教授擅于从脾胃论治 SCD，他吸取历代医家之经验：比如，“以辛甘之药温养脾胃”，多用黄芪、肉桂、人参、干姜之品；又如运用朱丹溪四妙丸治疗湿热痿证，重者用虎潜丸加减；也吸取清代刘渊在《医学纂要・痿证》中提出的“凡治脾虚气弱，宜四君、六君子汤之类主之；若肝虚血弱，宜左归、六味、三阴养荣之类；若肾虚精衰，宜右归、八味、鹿茸固本为最善”的思想，重视调补肝、脾、肾三脏虚损。他临床擅用健脾益气，补肾强筋的方法治疗此病，并依据症状分辨有无湿热之邪夹杂，决定是否需要加清热利湿之品；此外，他善于运用引经药，若上肢症状明显，加用羌活、葛根、威灵仙等引药上行；若下肢症状明显，加用牛膝、杜仲、续断等引药下行且强筋壮骨。

另一方面，黄培新教授注重脾肾并补，他十分注重辨别患者偏于肝肾阴虚还是肾阳不足。血为阴液，若患者表现为阴液亏虚，筋脉失养，肌张力增高的症状，黄培新教授擅用龟甲滋阴潜阳，并加用鳖甲、生牡蛎，以及滋阴养血柔肝之白芍、干地黄以加强疗效。土克水，“脾病下流乘肾”，患者表现为肾阳不足，黄培新教授在“治痿独取阳明”的基础上重视温补肾阳，常用右归丸、补骨脂、淫羊藿、鹿茸等温补肾阳。

总的来说，治疗 SCD，一方面需切中脾肾俱虚、气血两虚的主要病机，采用健脾益气、补气生血、补益肝肾、强筋壮骨的方法。若有脾肾阳虚，水湿内停，或脾虚运化失司，湿浊内生，郁而化热，有湿热之征时，需在清热利湿或清热燥湿的基础上同时温补脾肾以化气利水。

（二）通调督脉是促进督脉（脊髓）功能修复的重要途径

本病现代医学病位在脊髓，脊髓为督脉所在，督脉属肾，肾气不足则督脉亦亏；下肢为少阴通路，督脉统辖下肢，督脉空虚，下肢无主，则易跌倒。治疗上，可予针灸百会、风府、大椎、命门、腰阳关等穴，可醒神开窍，疏通督脉经气，调补督脉阳气，可促进受损的督脉（脊髓）形态结构和功能修复，是重建脑髓-督脉（脊髓）-脏腑经脉气血功能活动调控系统的重要手段。同时，遵循“治痿者独取阳明”这一治疗原则，并结合“肾主骨生髓”理论，以健脾益气、养血活血、滋补肝肾、填精益髓中药施治，既可使皮肉筋脉骨节充养有源，又可使气血津液精髓充养督脉，进而恢复督脉统摄阳气和输布气血精髓的功能。

（三）督脉药之鹿茸、鹿角胶、鹿角霜的选用

黄培新教授治疗脊髓相关疾病，擅长从督脉论治。督脉药以鹿茸为代表，包括鹿角胶、鹿角霜。鹿茸通督脉之精室，鹿角胶温督脉之血，鹿角霜通督脉之气舍。常用于脊髓病变的治疗。他对于鹿茸、鹿角胶、鹿角霜的功效差异颇为熟悉，鹿茸是鹿科动物梅花鹿、马

鹿等雄鹿密生茸毛尚未骨化的幼角；有壮肾阳，益精血，强筋骨，托疮毒的作用，补肾阳的力量最强，在三种药中热性最强。鹿角胶是将成年雄鹿的鹿角经熬制成的胶状物，滋补之力弱于鹿茸，主要用于滋补肝肾、补益精血，与鹿茸相比，偏于补益精血，脾胃虚弱者可能会滋腻碍脾，可搭配陈皮以芳香醒脾。熬完鹿角胶后剩下的药渣即为鹿角霜，鹿角霜也有补肾的作用，不含胶质物，因质地清爽、不滞腻，脾胃不好服用鹿角胶觉得滋腻碍胃者可服用鹿角霜，而且价格便宜，临证时可根据患者具体情况选用。若患者经济情况较差，也可以选用动物脊髓如牛脊髓、猪脊髓冻干粉替代。

（四）治疗 SCD 常用中药的临床运用

（1）人参　性微温，味甘、微苦。归脾、肺经。元气充足，心气得养，则神安智聪，人参能大补元气，并有安神增智作用。人参通过补气而滋养阴血，可治血虚或气血双亏之证，常与当归同用，如《景岳全书・古方八阵》参归汤。产于吉林、辽宁及朝鲜者，补力较优。参须力量较弱。生晒参适用于气阴不足者，红参性偏温，适用于气弱阳虚者。SCD 的患者多数存在脾胃虚损，可根据患者的体质以及经济情况，酌情选用，治疗本病一般用量为 5～15g。现代药理表明，人参含有 29 种人参皂苷、16 种氨基酸、12 种无机元素、9 种糖、7 种维生素及黄酮类物质、甾醇、胆碱、酶等人体需要的营养素，可兴奋造血系统功能，调节神经和内分泌系统。

（2）党参　性平，味甘，归脾、肺经。不燥不腻，既能补益脾肺之气，又可养血生津，故常用于脾胃虚弱，食少便溏，肺气不足，气短倦怠，津液亏耗，口渴喜饮，气血不足，面色萎黄等症。党参补力较人参薄弱，无大补元气之功，故一般脾肺气虚之证，可以党参代人参之用，但如属气虚之脱证，则仍用人参。治疗本病一般用量为 15～30g。现代药理表明，党参富含皂苷、蔗糖、淀粉、葡萄糖、黏液和微量生物碱等多种化学成分，临床实践证实其可有效增强机体抵抗力，增加血红蛋白与红细胞含量，可用于营养性、缺铁性以及消化系统功能障碍等引起的贫血。此外，党参的有效成分具有降血压，抗缺氧，抗衰老，调节胃肠运动，抑制胃酸分泌，降低胃蛋白酶活性的作用。

（3）牛膝　性平，味苦、酸，归肝、肾经。具有补肝肾、强筋骨、消痈肿、散瘀血，引血下行之功效。黄培新教授临床上对于下肢症状突出者，常用牛膝加强补肝肾强筋骨之功。牛膝的产地不同，功效稍有差异，需注意区别对待，合理使用。例如，川牛膝主产于四川、云贵地区，其功效偏重于活血通络；怀牛膝主产于河南，其功效偏重于补肝肾、强筋骨，由于 SCD 患者脾肾俱虚，故黄培新教授治疗本病常用怀牛膝 10～15g。现代药理表明，牛膝多糖是川牛膝、怀牛膝的主要有效成分之一，怀牛膝的多糖含量在 7.0%～8.0%。川牛膝多糖免疫活性广泛，可增强特异性免疫和非特异性免疫功能；怀牛膝多糖具有降低血液黏滞度和降低纤维蛋白原含量，改善血液质量等生物活性。

（4）淫羊藿　性温，味辛、甘，是常用的补肾阳药，兼有强筋骨、祛风湿的作用。本品在 SCD 的治疗中常与牛膝、杜仲、熟地黄、肉苁蓉、枸杞子、巴戟天、沙苑子、山萸肉、锁阳等同用，水煎服或作丸剂服，也可用本品浸酒（浓度为 10%）饮用。本品治疗 SCD 的用量一般为 10～15g。现代药理表明，淫羊藿苷是淫羊藿中的主要活性成分，具有改善心脑血管功能、加强性腺功能、增强机体免疫功能、抑制破骨细胞、促进成骨细胞生长、延缓衰老、抗肿瘤、抗病毒等生理活性。

（五）治疗 SCD 常用中成药的临床运用

（1）健步虎潜丸　以黄柏、龟甲、知母、熟地黄、锁阳、白芍等为主要组成，具有滋补肝肾，强筋壮骨之效。适用于 SCD 肝肾亏虚证。每次 1 丸，口服，每日 2～3 次，10～14 天为 1 个疗程。

（2）六味地黄丸　由熟地黄、山萸肉、山药、牡丹皮、泽泻、茯苓等中药组成，具益肾养阴之效，适用于肝肾亏损型偏于阴虚之痿证。每次 8g，淡盐汤或温开水送服。每日 2～3 次，10～14 天为 1 个疗程。

（3）复方北芪口服液（院内制剂）　以黄芪、鸡血藤、制何首乌等为主要成分，具有益气养血通脉，补肝肾，益脑髓之功效。适用于 SCD 气血亏虚，肝肾亏虚证。每次 10ml，每日 3 次，10～14 天为 1 个疗程。

（4）龟鹿补肾液　以菟丝子（炒）、淫羊藿（蒸）、续断（蒸）、锁阳（蒸）、狗脊（蒸）、酸枣仁（炒）、制何首乌、甘草（蜜炙）、陈皮（蒸）、鹿角胶（炒）、熟地黄、龟甲胶（炒）等中药为主要成分，具有壮筋骨，益气血，补肾之效。适用于 SCD 肝肾亏虚，气血亏虚证。每次 10ml，口服，每日 3 次，4 周为 1 个疗程。

（5）补中益气丸　由黄芪、党参、甘草、白术、当归、升麻、柴胡、陈皮、生姜、大枣等组成，具健脾益气的作用。适用于 SCD 气血亏虚证。每次 10～15g，每日 2～3 次，温开水送服，4 周为 1 个疗程。

（周子懿）

第六章

脑血管疾病

第一节　脑　梗　死

脑梗死，又称缺血性脑卒中，是各种原因导致的脑组织血液供应障碍，并由此产生缺血缺氧性坏死，进而出现神经功能障碍的一组临床综合征，约占脑卒中 60%～80%。临床上根据发病时间分为急性期、恢复期及后遗症期。

缺血性脑卒中的分型方法有很多，有依据临床表现的分型方法，有依据病因的分型方法，也有依据影像学表现的分型方法。当前国际广泛使用的 TOAST 分型将缺血性脑卒中按病因的不同分为五型：大动脉粥样硬化型，心源性栓塞型，小动脉闭塞型，其他明确病因型和不明原因型。明确缺血性脑卒中的病因有助于判断预后，指导治疗及选择个体化的二级预防措施，在 TOAST 分型之后，国内外学者又提出了许多其他依据病因的缺血性脑卒中分型方法，如我国学者提出的中国缺血性卒中亚型（CISS 分型）。本节主要论述以大动脉粥样硬化，心源性栓塞为代表的缺血性脑卒中的诊治方案。

一、现代医学诊断要点

（一）诊断流程

急性缺血性脑卒中诊断流程应包括如下 5 个步骤：

第一步，是否为脑卒中？排除非血管性疾病。

第二步，是否为缺血性脑卒中？进行脑 CT/MRI 检查排除出血性脑卒中。

第三步，卒中严重程度？采用神经功能评价量表评估神经功能缺损程度。

第四步，能否进行溶栓治疗？能否进行血管内机械取栓治疗？核对适应证和禁忌证。

第五步，结合病史、实验室、脑病变和血管病变等资料进行病因分型（多采用 TOAST 分型）。

（二）诊断要点

近年来影像技术的发展，促进了对脑卒中认识精确性的提高，对其诊断的时间概念有所更新。根据国际疾病分类（第十一版）（ICD-11）对缺血性脑卒中的定义，有神经影像学显示责任缺血病灶时，无论症状、体征持续时间长短都可诊断缺血性脑卒中，但在无法得到影像学责任病灶证据时，仍以症状、体征持续超过 24 小时为时间界限诊断缺血性脑卒中。应注意多数短暂性脑缺血发作患者症状不超过 0.5～1 小时。

急性缺血性脑卒中诊断标准：①急性起病；②局灶神经功能缺损（一侧面部或肢体无力或麻木，语言障碍等），少数为全面神经功能缺损；③影像学出现责任病灶或症状体征持续 24 小时以上；④排除非血管性病因；⑤脑 CT/MRI 排除脑出血。

二、现代医学治疗概要

（一）一般治疗

本病治疗包括气道管理、心律监测与心脏病变处理、体温控制、血压控制、血糖管理、血脂管理等方面。

（二）特异性治疗

1. 静脉溶栓

静脉溶栓是目前最主要恢复血流的措施，药物包括阿替普酶（rt-PA）、尿激酶和替奈普酶。rt-PA 和尿激酶是我国目前使用的主要溶栓药，现认为有效挽救半暗带组织时间窗为 4.5 小时内或 6 小时内。

溶栓药物治疗方法：

（1）尿激酶　100 万～150 万单位，溶于氯化钠注射液 100～200ml 中，持续静脉滴注 30 分钟，用药期间应严密监护患者。

（2）rt-PA　剂量为 0.9mg/kg（最大剂量为 90mg），静脉滴注，其中 10%在最初 1 分钟内静脉注射，其余持续滴注 1 小时，用药期间及用药 24 小时内需严密监护。

2. 血管内介入治疗

血管内介入治疗包括血管内机械取栓、动脉溶栓、血管成形术等。由于缺乏充分的证据证实动脉溶栓的获益，因此，目前一线的血管内介入治疗是血管内机械取栓治疗，必要时配合血管成形术，而不是动脉溶栓。对存在静脉溶栓禁忌的部分患者使用机械取栓是合理的。

3. 抗血小板治疗

对非心源性短暂性脑缺血发作或者脑梗死患者，建议给予抗血小板治疗而非抗凝治疗。抗血小板药物主要包括阿司匹林（50～325mg，每日 1 次）和氯吡格雷（75mg，每日 1 次）。对于发病 24 小时内且 ABCD 评分≥4 分的非心源性短暂性脑缺血发作患者或发病 24 小时内 NIHSS＜4 分的急性脑梗死患者，可给予阿司匹林联合氯吡格雷的双重抗血小板治疗，双抗治疗持续时间不超过 3 周。对于存在颅内大动脉粥样硬化性严重狭窄（70%～99%）

的急性非心源性短暂性脑缺血发作或脑梗死患者，可考虑给予阿司匹林联合氯吡格雷的双重抗血小板治疗，双抗治疗持续时间不超过 3 个月。不推荐一般患者长期进行阿司匹林联合氯吡格雷的双重抗血小板治疗。

4. 抗凝治疗

抗凝治疗不应作为短暂性脑缺血发作患者的常规治疗。对于伴有心房颤动（包括阵发性）、风湿性二尖瓣病变及人工机械瓣膜等的短暂性脑缺血发作患者（感染性心内膜炎除外），建议使用华法林口服抗凝治疗。因华法林起效缓慢，如需快速达到抗凝效果，可同时应用普通肝素或低分子肝素，待华法林充分发挥抗凝效果后停用肝素。一般华法林 1～3mg，每日 1 次，口服，3～5 天后改为 2.5～5mg 维持，并参考国际标准化比值（international normalized ratio，INR）调整剂量，使 INR 控制在 2.0～3.0。有出血倾向、溃疡病、严重高血压及肝肾疾病的患者禁忌抗凝治疗。非瓣膜性心房颤动患者除了可应用华法林外也可选用新型口服抗凝药物达比加群酯。对于存在抗凝治疗禁忌或拒绝接受抗凝治疗的患者，应使用抗血小板药物治疗。

5. 降纤及扩容治疗

降纤制剂可显著降低血浆纤维蛋白原，并有轻度溶栓和抑制血栓形成作用。常用药物有纤溶酶、巴曲酶、蕲蛇酶。

6. 他汀类药物治疗

发病后应尽早对动脉粥样硬化性脑梗死患者使用他汀药物开展二级预防，他汀药物的种类及治疗强度需个体化决定。常用药物有：阿托伐他汀钙，20mg /睡前；必要时强化降脂，40～80mg/睡前。瑞舒伐他汀钙，10mg/睡前；必要时可以 20mg。

7. 神经保护药物治疗

理论上，神经保护药物可改善脑梗死患者预后，动物研究也显示神经保护药物可改善神经功能缺损程度。但临床上研究结论尚不一致，疗效还有待进一步证实。常用神经保护制剂有丁苯酞注射液及丁苯酞软胶囊。

8. 其他疗法

高压氧和亚低温的疗效和安全性还需开展高质量的随机对照试验证实。

三、病理病机述要

缺血性脑卒中主要发病机制为大动脉粥样硬化及心源性栓塞导致的血管闭塞，神经细胞在完全缺血、缺氧十几秒后即出现电位变化，脑动脉血流中断持续 5 分钟，神经细胞就会发生不可逆性损害，出现脑梗死。上述变化是一个复杂的过程，称为缺血性级联反应。缺血性脑卒中归属于中医“中风”范畴，祖国医学将中风发病过程分为三个层次，即正气内虚，脏腑阴阳失调（气血逆乱），直冲犯脑（脑脉闭阻）。脑为髓之海，由先天之精所化生，后天肾精及水谷精微所转化，是维持、调节和指挥整个人体生命活动的最高主宰。而脑髓生理功能的正常发挥，有赖于气血津液的充养，“血气者，人之神”（《素问·八正神明论》），气血的温煦和濡养是脑神功能的物质基础。脉管是一个相对封闭的管道系统，具有“壅遏营气，令无所避”的功能，一旦发生脑脉闭阻，气血不能充养脑髓，则脑功能受损，无法发挥其统感官、司运动、主明辨等作用，所以导致半身不遂、偏身麻木、口舌㖞斜、舌强言謇或失语等症。

此外，现代医学对缺血性卒中后机体的炎症免疫反应机制的认识如下：当缺血性卒中发生后，缺血部分脑组织的 ATP 合成被破坏致细胞死亡，死亡的细胞产生大量炎症介质和损伤相关分子模式（damage-associated molecular pattern，DAMP）。DAMP 通过模式识别受体（pattern recognition receptor，PRR）激活附近的小胶质细胞，激活后的小胶质细胞可分泌趋化因子和促炎因子，诱导中性粒细胞、单核细胞/巨噬细胞等向病灶转移、浸润。血管旁边的小胶质细胞可吞噬血管内皮，从而破坏血脑屏障（blood brain barrier，BBB）的完整性。外周的免疫细胞，如 T 淋巴细胞、B 淋巴细胞和自然杀伤细胞（natural killer cell，NK）等因 BBB 的通透性增加被调集到病灶处，病灶神经组织的免疫表型暴露，与淋巴细胞产生免疫反应，对脑组织造成损害。祖国医学认为：脑脉闭阻，瘀血阻滞不去，随着病程进展，痰因瘀生，痰瘀互结，气郁化火，痰瘀火热之邪渐盛，蕴积生毒，损伤脑髓，则病情进一步加重，甚至出现脱、闭之危候。脑髓内生之毒在元神之府，具有内侵脏腑、上扰神明的特点，毒邪胶结于受损脑脉周围，化气生火，积血成瘀，灼液为痰，正气耗损，脑髓于毒热之中，毒邪由上而下流窜脏腑，脏腑受邪，变证丛生。《黄帝内经》有云：“主明则下安，……主不明则十二官危，使道闭塞而不通。”

四、中医临证备要

缺血性脑卒中归属于中医“中风”范畴，多指内伤病证的类中风，多因气血逆乱、脑脉痹阻所致。其是以突然昏仆，半身不遂，肢体麻木，舌謇不语，口舌㖞斜，偏身麻木等为主要表现的脑神疾病。本病具有起病急、变化快，如风邪善行数变之特点。

（一）中医诊断要点

1）辨中经络、中脏腑：中经络者神志清楚，病情较轻；中脏腑者神志障碍，病情较重。

2）辨类证：面赤身热，烦躁不安，口咽干苦，舌质红，舌苔黄，脉数，以上满足 3 项或 3 项以上者为阳类证；面唇晦暗，静卧不烦，口咽不苦，舌质淡，舌苔白，脉迟缓或沉细，以上满足 3 项或 3 项以上者为阴类证。

3）分期：急性期为发病 2 周以内，中脏腑最长至 1 个月；恢复期为发病 2 周至 6 个月；后遗症期为发病 6 个月以后。

（二）类证辨治

中风急性期，痰瘀贯穿始终，腑实为常候，以急则治其标为原则，以破瘀、涤痰、通腑为通法；阳类证中经络兼以清热泻火、平肝息风，阳类证中脏腑兼以清热开窍；阴类证中经络兼以益气温阳，阴类证中脏腑兼以宣郁开窍；脱证以益气回阳、救逆固脱为法。

1. 阳类证

（1）中脏腑（阳闭）

痰热内闭心窍

证候特点　起病急骤，神昏或昏愦，半身不遂，鼻鼾痰鸣，肢体强痉拘急，项背身热，躁扰不宁，甚则手足厥冷，或伴有四肢抽搐。舌质红绛，舌苔黄腻或干腻，脉弦滑数。

治法　清热化痰，祛瘀开窍。

推荐方剂　星蒌承气汤配合灌服安宫牛黄丸。

基本处方　大黄 10～15g（后下），芒硝 10g（分冲），全瓜蒌 15～30g，胆南星 6～10g。每日 1 剂，水煎服。

加减法　热象明显者，加山栀子、黄芩清热泻火，加强清热之力；痰热明显者，可加竹沥清热化痰，利窍；年老体弱津亏者，加生地黄、麦冬、玄参以增液行舟。

中成药　①安宫牛黄丸，灌服或鼻饲，每次 1 丸，每 6～8 小时 1 次；②珠珀猴枣散，口服，每次 0.3g，每日 2 次；③清开灵注射液 20～40ml 加入 5%葡萄糖注射液或氯化钠注射液 250～500ml 中，静脉滴注，每日 1 次，连续使用 7～14 天。

（2）中经络

1）肝阳暴亢、风火上扰

证候特点　半身不遂，偏身麻木，舌强言謇或不语，或口舌㖞斜，眩晕头痛，面红目赤，口苦咽干，心烦易怒，尿赤便干。舌红或红绛，舌苔薄黄，脉弦有力。

治法　平肝泻火通络。

推荐方剂　天麻钩藤饮加减。

基本处方　天麻 15g，钩藤 15g，生石决明 30g（先煎），川牛膝 18g，黄芩 12g，山栀 12g，夏枯草 12g，益母草 15g，海藻 15g，全蝎 6g。每日 1 剂，水煎服。

加减法　若痰多者，加石菖蒲、胆南星等清热化痰开窍；腹胀便秘者，加大黄、厚朴、枳实通便泄热；伴头晕头痛者，加菊花 15g、桑叶 15g 以清利头目；伴心烦易怒，加牡丹皮 15g、白芍 15g 加强清泻肝火之力；伴便干便秘，加生大黄 9g（后下）以清热通腑；若症见神识恍惚、迷蒙者，为风火上扰清窍，由中经络向中脏腑转化，配合灌服牛黄清心丸或安宫牛黄丸以开窍醒神；若风火之邪夹血上逆，加用凉血降逆之品以引血下行。

2）痰热腑实、风痰上扰

证候特点　半身不遂，口舌㖞斜，言语謇涩或不语，感觉减退或消失，腹胀，便干便秘，头痛目眩，咳痰或痰多，舌质黯红，苔黄腻，脉弦滑或偏瘫侧弦滑而大。

治法　化痰通腑。

推荐方剂　星蒌承气汤加减。

基本处方　大黄 10～15g（后下），芒硝 10g（分冲），全瓜蒌 15～30g，胆南星 6～10g。每日 1 剂，水煎服。

加减法　若热象明显加重者，加栀子、牛黄清热；血瘀明显者，加丹参、桃仁、红花等活血化瘀；头晕明显者，加钩藤、菊花等清热平肝。

3）阴虚风动

证候特点　半身不遂，口舌㖞斜，言语謇涩或不语，感觉减退或消失，眩晕耳鸣，手足心热，咽干口燥，舌质红而体瘦，少苔或无苔，脉弦细数。

治法　滋养肝肾，潜阳息风。

推荐方剂　镇肝熄风汤加减。

基本处方　怀牛膝30g，生赭石30g，煅龙骨15g，煅牡蛎15g，醋龟甲15g，白芍15g，玄参15g，天冬15g，川楝子6g，生麦芽6g，茵陈6g，甘草5g。每日1剂，水煎服。

加减法　夹有痰热者，加天竺黄、胆南星清化痰热；心烦失眠者，加莲子心、夜交藤、珍珠母（先煎）清心安神；头痛头晕重者，加生石决明（先煎）、菊花清热平肝；半身不遂而肢体拘急麻木者，加当归、赤芍、鸡血藤、水蛭等活血通络。

2. 阴类证

（1）中脏腑

痰湿蒙塞心神（阴闭）

证候特点　素体阳虚，湿痰内蕴，发病神昏，半身不遂，肢体松懈，瘫软不温，甚则四肢厥冷，面白唇暗，痰涎壅盛。舌质暗淡，舌苔白腻，脉沉滑或沉缓。

治法　温阳化痰，醒神开窍。

推荐方剂　涤痰汤加减。

基本处方　半夏、竹茹各15g，胆南星、茯苓各12g，枳壳、党参各9g，石菖蒲6g，甘草3g。

加减法　若昏迷较重者，加服苏合香丸1粒，每日3次。湿痰偏盛者，不能早用寒性，以防造成冰伏之弊，治宜辛温芬芳，化其痰浊，宜加佩兰、藿香、姜片。寒象明显，加桂枝9g温阳化饮；兼有风象者，加天麻10g、钩藤30g平肝息风。

中成药　①苏合香丸，鼻饲，每次1丸，每日2～3次；②醒脑静注射液20～40ml加入5%葡萄糖注射液或氯化钠注射液250～500ml中，静脉滴注，每日1次，连续使用7～10天。

（2）中经络

1）风痰瘀血，闭阻脉络

证候特点　半身不遂，口舌㖞斜，舌强言謇或不语，偏身麻木，头晕目眩。舌质暗淡，舌苔薄白或白腻，脉弦滑。

治法　活血祛瘀，化痰通络。

推荐方剂　半夏白术天麻汤加减。

基本处方　法半夏12g，茯苓15g，白术12g，胆南星9g，天竺黄12g，天麻12g，香附12g，丹参15g，大黄6g（后下）。每日1剂，水煎服。

加减法　瘀血重，舌质紫暗或有瘀斑者，加桃仁、红花、赤芍以活血化瘀；舌苔黄腻、烦躁不安等有热象者，加黄芩、栀子以清热泻火；头晕、头痛，加菊花、夏枯草以平肝息风；风痰互结，瘀血阻滞，日久易从阳化热，故临床上用药不宜过于温燥，以免助热生火。

2）气虚血瘀

证候特点　半身不遂，口舌㖞斜，言语謇涩或不语，偏身麻木，面色㿠白，气短乏力，口角流涎，自汗出，心悸，便溏，手足肿胀。舌质暗淡，舌苔薄白或白腻，脉沉细、细缓或弦细。

治法　益气活血通络。

推荐方剂　补阳还五汤加减。

基本处方　黄芪30～120g，当归12g，赤芍15g，川芎15g，桃仁12g，红花9g，地龙12g。每日1剂，水煎服。

加减法　气虚明显者，加党参、太子参以益气通络；言语不利，加远志、石菖蒲、郁金以祛痰利窍；心悸、喘息者，加桂枝、炙甘草以温经通阳；肢体麻木者，加木瓜、伸筋草、防己以舒筋活络；上肢偏废者，加桂枝以通络；下肢瘫软乏力者，加续断、桑寄生、杜仲、牛膝以强壮筋骨；小便失禁者，加桑螵蛸、益智仁以温肾固涩；血瘀重者，加莪术、水蛭、鸡血藤等破血通络之品；若急性期气虚伴血瘀，有主张不宜过早重用黄芪者，以免助热生火，加重病情。

3. 脱证

元气败脱，神明散乱

证候特点　突然神昏或昏愦，肢体瘫软，手撒肢冷，汗多，重则周身湿冷，二便失禁。舌痿，舌质紫黯，苔白腻，脉沉缓、沉微。

治法　益气回阳固脱。

推荐方剂　参附汤、独参汤等加减。

基本处方　人参5～10g（另炖，兑服），制附子10～15g（久煎）。急救时水煎服。

加减法　汗出不止者，加山茱萸15～30g、黄芪30～60g、煅龙骨30g、煅牡蛎30g以敛汗固脱；兼有瘀象者，加丹参30g等以活血化瘀。

中成药　①参附注射液20～100ml加入5%或10%葡萄糖注射液250～500ml中，静脉滴注，每日1次；②参麦注射液10～60ml加入5%葡萄糖注射液250～500ml中，静脉滴注，每日1次。

五、黄培新中医临证经验

（一）中风急性期采用阴阳辨证代替传统九型辨证

中风病因病机复杂，临床分型意见颇不一致。研究中风病证的实质，首要任务要规范中风的证型。黄培新教授带领的脑病团队结合专家临床经验，在中医整体观念指导下，认为九型分证中仍体现着阴阳两类的分证。“肝阳暴亢、风火上扰证”、“痰热腑实、风痰上扰证”、“阴虚风动证”、“风火上扰清窍证”、“痰热内闭心窍证”属于阳类证；“风痰瘀血、痹阻脉络证”、“气虚血瘀证”、“痰湿蒙塞心神证”属于阴类证。故对急性中风的诊断标准进行“降维升级”处理，将中风急性发病中所出现的症状执简驭繁地分为阳类证和阴类证，又运用流行病学的研究方法，通过研究中风急性期患者发病时的相关症状分布规律，得出了中风急性期阴类证和阳类证的各自主要症状。通过文献调研及临床观察，我们认为中风是一个共性与个性良好结合的疾病，其共性规律是痰瘀贯穿疾病的始终。同时，也存在类化或从化的个性规律：患者素体阴虚阳盛者，机能相对亢奋，病邪作用于机体多从热化，表现为阳类证；素体阳虚阴盛者，机体机能相对减弱，在致病因子影响下多从寒化，表现为阴类证。故我们以急性中风发病的共性为基础，按其发病时表现出的主要症状为依据，将急性中风分为阳类证和阴类证进行辨证施治。这种“降维升级”的辨证方法对于中风急性期这样一种危急重症的处理在临床上可起到一种执简驭繁的作用，先从大的方向上把握救治原则，再根据患者具体情况考虑进一步的治疗措施可以大大降低临床分型过多所导致的烦琐，有利于提高临床疗效。

（二）中风乃杂合之病，必须用杂合之药

中风为中医风、劳、臌、膈四大难症之一。中医学非常重视中风的救治，积累了丰富的理论和临床辨治经验。但中风是一种复杂多变的病种，病因病机复杂。古有大方复方理论并用于指导中风的治疗，喻嘉言《寓意草·论杨季蘅风废之证并答门人四问》提出“治杂合之病，必须用杂合之药”的观点，是对前人中风诊治的时代总结，颇切合临床实际，且后世代有发展，并在临床上取得了较好的疗效。黄培新教授认为，中风致病因素多，病情复杂，病发后，病理生理反应更复杂；加之颅脑生理功能的特殊性，其治疗必须具备整体性，要全方位地采取各种给药途径，各种治疗手段，应用多技术组合的综合治疗方案进行治疗，才能全面兼顾，提高疗效。因此，拓展大方复方理论，据中医、西医救治中风各有所长和不足，病死率和致残率都很高，且中风是多因素所致的疾病，每一种治疗手段不可能干预所有的因素，必须采取多环节、多水平、多靶点治疗及相应的综合措施，发挥综合效能，才能取得最好的疗效，而中西医结合救治初显优势。此是目前中西医结合、多法综合治疗救治中风的理论基础。

（三）中药对药在缺血性中风中的运用

1. 半夏、茯苓、竹沥

伍用功能：健脾祛湿，清热化痰。

伍用原理：半夏味辛，性温。具有燥湿化痰，降逆止呕，消痞散结的功效；外用有消肿止痛的功效。茯苓味甘、淡，性平，具有利水消肿，渗湿，健脾，宁心的功效。竹沥味甘、苦，性寒，具有清肺降火，滑痰利窍的功效。三药合用，半夏以燥湿化痰为主，茯苓健脾祛湿为要，竹沥清热化痰之用，三者相须为用，共收健脾祛湿，清热化痰之功。

按语：黄培新教授治疗中风注重培脾土、健中焦。朱丹溪有“因于湿，湿土生痰，痰生热，热生风”的论述。湿可凝聚为痰，因湿而生痰，痰邪阻滞气机运行，郁久而化热，热极而生内风。另外，肝阳上亢，暴火内生，夹痰上攻，蕴涩气道，蒙蔽清窍，故发痰鸣而神昏的痰热证。治疗中风中常用健脾渗湿、清热化痰药物，以茯苓健脾祛湿、半夏燥湿化痰、竹沥汁化痰清热。

2. 当归、川芎

伍用功能：①养血和血，补肝益脾；②行气活血，散瘀止痛。

伍用原理：当归味甘辛，性温。辛温能通，甘润能补，功能养血活血，补肝益脾。川芎味辛，性温。辛温香窜，能升能散，走而不守，上升巅顶，下行血海，旁达四肢，外彻皮毛，既能行气活血，又能祛风止痛。两药配伍，当归以养血为主，川芎以行气为要，二者气血兼顾，相须为用，共收补血活血之功。

按语：《太平惠民和剂局方》中的四物汤是从《金匮要略》的胶艾汤化裁而来，方中应用归芎之意，正如《成方便读》曰："补气者，当求之脾肺；补血者，当求之肝肾。地黄入肾，壮水补肾；白芍入肝，敛阴益血，二味为补血之正药。然血虚多滞，经脉遂道不能滑利通畅，又恐地、芍纯阴之性，无温养流动之机，故必加以当归、川芎，辛香温润，能养血而行血中之气者，以流动之。总之，此方乃调理一切血证，是其所长。若属阴虚血少，宜静不宜动者，则归、芎之走窜行散，又非所宜也。"

《普济本事方》中当归和川芎相配伍，名曰佛手散，又名芎归散。治妊娠伤胎，难产，胞衣不下等症。明代张景岳曰："一名芎归汤，亦名当归汤。治产后去血过多，烦晕不省，一切胎气不安，亦下死胎。"

（蔡业峰　李世勇）

第二节　脑　出　血

脑出血又称自发性脑出血，指的是非创伤性脑内血管破裂，导致血液在脑实质内聚集进而引起的一系列临床综合征。其在脑卒中各亚型中的发病率仅次于缺血性脑卒中，位居第二，约占脑卒中的 18.8%～47.6%。本病常发生于 50 岁以上患者，多有高血压病史。多在活动中或情绪激动时突然起病，少数在安静状态下发病。患者一般无前驱症状，少数可有头晕、头痛及肢体无力等。发病后症状在数分钟至数小时内达到高峰。血压常明显升高，并出现头痛、呕吐、肢体瘫痪、意识障碍、脑膜刺激征和痫性发作等。临床表现的轻重主要取决于出血量和出血部位。

一、现代医学诊断要点

根据 2019 年中华医学会神经病学分会发布的《中国脑出血诊治指南（2019）》，诊断要点如下：

（一）诊断流程

脑出血的诊断流程应包括如下步骤：

第一步，是否为脑卒中？

第二步，是否为脑出血？行脑 CT 或 MRI 以明确诊断。

第三步，脑出血的严重程度？可根据 GCS 或 NIHSS 等量表评估。

第四步，脑出血的分型。

（二）病因分型

本病病因分型按 SMASH-U 病因分为以下五型：血管结构性损伤、药物、CAA、系统性疾病、高血压和未知原因。

（三）诊断标准

本病诊断要点：①急性起病；②局灶神经功能缺损症状（少数为全面神经功能缺损），常伴有头痛、呕吐、血压升高及不同程度意识障碍；③头颅 CT 或 MRI 显示出血灶；④排除非血管性脑部病因。

影像学检查是脑出血诊断的重要手段，尤其是脑 CT 检查是诊断早期脑出血的“金标准”。因此，只要患者病情允许，都应该做影像学检查以明确诊断和有助于了解病因。一旦确诊脑出血，应尽快安排转入神经重症监护病房或卒中单元。

二、现代医学治疗概要

（一）内科治疗

（1）一般治疗 常规予以持续生命体征监测、神经系统评估、持续心肺监护，包括袖带血压监测、心电图监测、氧饱和度监测。

（2）血压管理 应综合管理脑出血患者的血压，分析血压升高的原因，再根据血压情况决定是否进行降压治疗；对于收缩压为 150～220mmHg 的住院患者，在没有急性降压禁忌证的情况下，数小时内降压至 130～140mmHg 是安全的，其改善患者神经功能的有效性尚待进一步验证；对于收缩压＞220mmHg 的脑出血患者，在密切监测血压的情况下，持续静脉输注药物控制血压可能是合理的，收缩压目标值为 160mmHg；在降压治疗期间应严密观察血压水平的变化，避免血压波动，每隔 5～15 分钟进行 1 次血压监测。

（3）血糖管理 血糖值可控制在 7.8～10.0mmol/L。应加强血糖监测并相应处理：血糖超过 10mmol/L 时可给予胰岛素治疗；血糖低于 3.3mmol/L 时，可给予 10%～20%葡萄糖口服或注射治疗，目标是达到正常血糖水平。

（4）体温管理 尚无资料表明治疗发热能改善临床转归。发病 3 天后，患者可因感染等原因引起发热，此时应针对病因治疗。

（5）止血治疗 重组Ⅶa 因子治疗脑出血的临床疗效尚不确定，且可能增加血栓栓塞的风险，不推荐常规使用。氨甲环酸有助于限制血肿体积扩大和降低早期病死率，但长期获益不确定，不推荐无选择性使用。

（6）神经保护治疗 神经保护剂的疗效与安全性尚需开展更多高质量临床试验进一步证实。

（二）外科治疗

外科手术以其快速清除血肿、缓解颅内高压、解除机械压迫的优势成为高血压脑出血治疗的重要方法。

1. 脑实质出血

对于大多数原发性脑出血患者，外科开颅手术治疗的有效性尚不能充分确定，不主张无选择地常规使用外科开颅手术，微创治疗是安全的，有助于降低病死率。以下临床情况，可个体化考虑选择外科开颅手术或微创手术治疗：

1）出现神经功能恶化或脑干受压的小脑出血者，无论有无脑室梗阻致脑积水的表现，都应尽快手术清除血肿；不推荐单纯脑室引流而不进行血肿清除。

2）对于脑叶出血，超过 30ml 且距皮质表面 1cm 内的患者，可考虑标准开颅术清除幕上血肿或微创手术清除血肿。

3）发病 72 小时内、血肿体积为 20～40ml、GCS≥9 分的幕上高血压脑出血患者，在有条件的医院，经严格选择后可应用微创手术联合或不联合溶栓药物液化引流清除血肿。

4）40ml 以上重症脑出血患者由于血肿占位效应导致意识障碍恶化者，可考虑微创手术清除血肿。

5）微创治疗应尽可能清除血肿，使治疗结束时残余血肿体积≤15ml。

6）病因未明确的脑出血患者行微创手术前应行血管相关检查（计算机体层血管成像、磁共振血管成像、数字减影血管造影）排除血管病变，规避和降低再出血风险。

2. 脑室出血

单纯脑室外引流（external ventricular drain，EVD）联合 rt-PA 治疗脑室出血是安全的，有助于降低重症患者的病死率，神经功能改善有待进一步研究；联合腰椎穿刺置管引流有助于加速清除脑室出血、降低行脑室腹腔分流的风险。

三、病理病机述要

现代医学研究表明，脑出血的病理机制主要包括：颅内动脉破裂导致出血、血肿的占位效应、血肿的分解产物和脑组织损害炎症反应等所导致的脑血流量及机体纤溶系统的变化、血脑屏障的破坏、脑水肿、颅内压升高等。血肿分解释放的毒性产物包括：①凝血酶，是一种神经毒性物质。②血肿成分及其降解产物，如血红蛋白、胆红素等，尤其是血红蛋白释放大量高铁血红素对神经元有直接毒性损害。

脑出血在中医学中属于“出血性中风”的范畴，中医理论认为出血中风急性期的基本病机为“风”、“火”、“痰”、“瘀”。“离经之血便是瘀”，“脑出血是离经之血瘀于脑腑”。由于血蓄于脑，继发以下病理变化：血蓄于脑，气滞水停，脑部肿胀；血蓄于脑，郁而化热，化火生痰；血蓄于脑，脑神失调，百证丛生，经络、脏腑功能失司，元神败脱。清代唐容川《血证论》指出，“离经之血便是瘀”，“凡系离经之血与周身之血已睽绝而不合，此血在身不能加于好血，而反阻新血生化之机”，“瘀血不去，则出血不止，则新血不生”。凝血酶、血肿成分及降解成分具有神经毒性，于瘀血后转化为“毒”，故治当以祛瘀为要。

四、中医临证备要

出血性中风以突然昏仆，半身不遂，肢体麻木，舌謇不语，口舌㖞斜，偏身麻木等为主要表现。中经络者神志清楚，病情较轻；中脏腑者神志障碍，病情较重。

（一）辨类证

参照缺血性中风急性期患者阴阳类证中医证候特点的多中心临床研究（中西医结合学报，2008 年第 6 卷第 4 期）的标准：

阳类证：面赤身热，烦躁不安，口咽干苦，舌质红，舌苔黄，脉数，以上满足 3 项或 3 项以上者。

阴类证：面唇晦暗，静卧不烦，口咽不苦，舌质淡，舌苔白，脉迟缓或沉细，以上满足 3 项或 3 项以上者。

（二）类证辨治

出血性中风的急性期以风、火、痰、瘀等标实证候为主，腑实为常候，以急则治其标为原则，以破瘀、涤痰、通腑为通法。

有意识障碍者属于中脏腑，阳类证中脏腑兼以清热开窍，阴类证中脏腑兼以宣郁开窍；但临床上需注意，意识障碍者有闭证与脱证之别，闭脱二证均为危急重症，必须分辨清楚，脱证以益气回阳、救逆固脱为法。

无意识障碍者属于中经络，阳类证中经络兼以清热泻火、平肝息风为法。腑气不通时，注意通腑泻热，病情稳定后可适当采用凉血活血的方法。兼有气虚表现时，应注意及时扶助正气。对后遗症及恢复期患者，则需标本兼顾。

1. 中脏腑–闭证

症见牙关紧闭，口噤不开，两手握固，大小便闭，肢体强痉。在闭证中，又有阳闭、阴闭之分，二者又可相互转化。

（1）阳闭

证候特点　除上述闭证的症状外，还有面赤身热，气粗口臭，躁扰不宁，苔黄腻，脉弦滑而数。

治法　清热涤痰，通腑醒神开窍。

推荐方剂　星蒌承气汤配合灌服安宫牛黄丸。

基本处方　大黄 10～15g（后下），芒硝 10g（分冲），全瓜蒌 15～30g，胆南星 6～10g。每日 1 剂，水煎服。

加减法　抽搐者，加僵蚕 6g、全蝎 3g、蜈蚣 3g；痰多者，胆南星增至 12g，加天竺黄

9g、竹沥 12g；高热者，加赤芍 15g、连翘 9g。

中成药　①安宫牛黄丸，灌服或鼻饲，每次 1 丸，每 6～8 小时 1 次；②珠珀猴枣散，口服，每次 0.3g，每日 2 次；③清开灵注射液 20～40ml 加入 5%葡萄糖注射液或氯化钠注射液 250～500ml 中，静脉滴注，每日 1 次，连续使用 7～14 天。

（2）阴闭

证候特点　除上述闭证的症状外，还有面白唇暗，静卧不烦，四肢不温，痰涎壅盛，苔白腻，脉沉滑缓。

治法　辛温开窍，豁痰息风。

推荐方剂　苏合香丸合涤痰汤加减。

基本处方　半夏 9g，橘红 9g，竹茹 9g，茯苓 15g，胆南星 12g，石菖蒲 9g，天麻 9g，枳实 9g，钩藤 9g（后下），僵蚕 9g。每日 1 剂，水煎服。

加减法　若痰涎壅盛，亦可加入陈皮末 9g、皂角炭 9g 以增强化痰之力；若肢体抽搐，可重加天麻 12g、钩藤 15g（后下）、僵蚕 12g 以平肝息风。

2. 中脏腑–脱证

元气败脱，神明散乱

证候特点　神昏，肢体瘫软，目合口张，呼吸微弱，手撒肢冷，汗多，重则周身湿冷，二便失禁，舌痿不伸，舌质紫暗，苔白腻，脉沉缓或沉微。

治法　益气回阳固脱。

推荐方剂　参附汤加减。

基本处方　人参 12g（单煎），附子 9g（先煎）。

加减法　汗出不止，加山茱萸 9g，黄芪 30g，煅龙骨 30g（先煎），煅牡蛎 30g（先煎）以敛汗固脱；气阴两伤，选用西洋参 6g（单煎），阿胶 9g（烊化），龟甲 15g（先煎）以益气养阴；阳气欲脱，四肢不温，用附子 9g（先煎），红参 15g（单煎）水煎频频灌服，以回阳固脱。

中成药　①参附注射液 20～100ml 加入 5%或 10%葡萄糖注射液 250～500ml 中，静脉滴注，每日 1 次；②参麦注射液 10～60ml 加入 5%葡萄糖注射液 250～500ml 中，静脉滴注，每日 1 次。

3. 中经络

（1）阳类证

1）肝阳暴亢，风火上扰

证候特点　半身不遂，口舌㖞斜，言语謇涩或不语，偏身麻木，头晕头痛，面红目赤，口苦咽干，心烦易怒，尿赤便干，舌质红或红绛，舌苔薄黄，脉弦有力。

治法　平肝潜阳，清热息风。

推荐方剂　天麻钩藤饮加减。

基本处方　天麻 9g，钩藤 12g（后下），石决明 30g（先煎），川牛膝 12g，杜仲 9g，桑寄生 9g，黄芩 9g，栀子 9g，益母草 9g，夜交藤 9g，茯神 9g。每日 1 剂，水煎服。

加减法　头晕头痛，加菊花 12g，桑叶 9g 以平肝息风；肝火甚，加龙胆草 6g 以清泻肝火；心烦易怒，加牡丹皮 9g，白芍 9g 以清热除烦；便干便秘，加大黄 6g（后下）以清热通便。重症患者出现风火上扰清窍而神志昏蒙，以羚角钩藤汤加减配合服用安宫牛黄丸，药用：羚羊角片 3g（单煎），桑叶 6g，川贝粉 2g（冲服），生地黄 15g，钩藤 9g（后下），菊花 9g，茯神 9g，白芍 9g，甘草 3g，竹茹 9g 等。

中成药　①天麻钩藤颗粒，开水冲服，每次 10g，每日 3 次；②清开灵注射液 20～40ml 加入 5%葡萄糖注射液或氯化钠注射液 250～500ml 中，静脉滴注，每日 1 次，可连续使用 7～14 天。

2）痰热腑实，风痰上扰

证候特点　半身不遂，口舌㖞斜，言语謇涩或不语，偏身麻木，腹胀，便干便秘，头晕目眩，咯痰或痰多，舌质暗红或暗淡，苔黄或黄腻，脉弦滑或偏瘫侧脉弦滑而大。

治法　化痰通腑。

推荐方剂　星蒌承气汤加减。

基本处方　瓜蒌 30g，胆南星 6g，大黄 9g（后下），芒硝 9g（冲服），丹参 15g。每日 1 剂，水煎服。

加减法　舌苔黄腻、脉弦滑、便秘是本证的特征，也是化痰通腑法的临床应用指征。应用本法应以通为度，不可通下太过，以免伤及正气。头痛、头晕重，加钩藤 12g（后下），菊花 12g，珍珠 15g（先煎）以平肝息风；风动不已，躁动不安，加羚羊角粉 0.6g（冲服），石决明 30g（先煎），磁石 30g（先煎）以镇肝息风；痰热甚，加天竺黄 6g，竹沥水 10ml（冲服），川贝粉 2g（冲服）以清化痰热；心烦不宁，加栀子 9g，黄芩 9g 以清热除烦；大便通而黄腻苔不退，少阳枢机不利，气郁痰阻，配大柴胡汤化裁；年老体弱津亏，口干口渴，加生地黄 15g，麦冬 15g，玄参 9g 以养阴生津；黄腻苔呈斑块样剥脱，见阴伤之势，去芒硝，减胆南星、瓜蒌、大黄之用量，加麦冬 9g，玄参 9g，生地黄 15g 以育阴生津。

中成药　①牛黄清心丸，口服，每次 1 丸，每日 1 次；②清开灵注射液 20～40ml 加入 5%葡萄糖注射液或氯化钠注射液 250～500ml 中，静脉滴注，每日 1 次，可连续使用 7～14 天。

3）痰热内闭清窍

证候特点　神昏，半身不遂，鼻鼾痰鸣，项强身热，气粗口臭，躁扰不宁，甚则手足厥冷，频繁抽搐，偶见呕血，舌质红绛，舌苔黄腻或干腻，脉弦滑数。

治法　清热化痰，醒神开窍。

推荐方剂　羚羊角汤加减，配合灌服或鼻饲安宫牛黄丸。

基本处方　羚羊角粉 0.6g（冲服），龟甲 15g（先煎），生地黄 12g，牡丹皮 9g，白芍 12g，夏枯草 6g，石决明 30g（先煎）。每日 1 剂，水煎服。

加减法　痰多，加胆南星 6g，竹沥水兑服 1ml 或配合服用珠珀猴枣散以清热化痰；便秘，加大黄 9g（后下），芒硝 9g（冲服）以通腑泻热；躁扰不宁，加黄芩 9g，栀子 9g，麦冬 9g，莲子心 3g 以清肝泻火除烦；伴抽搐，加僵蚕 6g，天竺黄 6g 以息风化痰止痉；神昏重，加郁金 12g，石菖蒲 9g 以开窍醒神；见呕血、便血，加三七粉 3g，大黄粉 3g 冲服或鼻饲以凉血止血。

中成药　①安宫牛黄丸，灌服或鼻饲，每次1丸，每6～8小时1次；②珠珀猴枣散，口服，每次0.3g，每日2次；③清开灵注射液20～40ml加入5%葡萄糖注射液或氯化钠注射液250～500ml中，静脉滴注，每日1次，连续使用7～14天。

（2）阴类证

1）阴虚风动

证候特点　半身不遂，口舌㖞斜，言语謇涩或不语，偏身麻木，烦躁失眠，头晕耳鸣，手足心热，咽干口燥，舌质红绛或暗红，或舌红瘦，少苔或无苔，脉弦细或弦细数。

治法　滋养肝肾，潜阳息风。

推荐方剂　镇肝熄风汤加减。

基本处方　牛膝15g，赭石30g（先煎），龙骨15g（先煎），牡蛎15g（先煎），龟甲15g（先煎），白芍 9g，玄参 15g，天冬 15g，川楝子 6g，麦芽 6g，茵陈6g（后下），甘草 6g。每日1剂，水煎服。

加减法　心烦失眠，加黄芩9g，栀子 9g，莲子心 3g，夜交藤 15g，珍珠母15g（先煎）以清心除烦，镇心安神；头痛重，加石决明 30g（先煎），夏枯草 6g 以清肝息风；阴虚明显，加鳖甲 15g（先煎），阿胶 9g（烊化）以滋阴养血；阴虚血瘀明显，以育阴通络汤加减，药用：生地黄 15g，山萸肉 9g，钩藤15g（后下），天麻 9g，丹参15g，白芍 9g 以育阴息风，活血通络。

中成药　①大补阴丸，口服，每次 6g，每日 2～3 次；②知柏地黄丸，口服，水蜜丸每次6g，小蜜丸每次9g，大蜜丸每次1丸，每日 2 次；③生脉注射液 20～60ml 加入5%葡萄糖注射液 250～500ml 中，静脉滴注，每日1次，可连续使用7～10日。

2）痰湿蒙塞清窍

证候特点　神志昏蒙，半身不遂，口舌㖞斜，痰鸣漉漉，面白唇暗，肢体松懈，瘫软不温，静卧不烦，二便自遗，或周身湿冷，舌质紫暗，苔白腻，脉沉滑缓。

治法　温阳化痰，醒神开窍。

推荐方剂　涤痰汤加减，配合灌服或鼻饲苏合香丸。

基本处方　法半夏 9g，陈皮 9g，枳实 9g，胆南星 6g，茯苓 15g，石菖蒲 9g，竹茹6g，远志 9g，丹参 15g，甘草 9g。每日1剂，水煎服。

加减法　肢体抽搐，加天麻 9g，钩藤15g（后下）以平肝息风；痰声漉漉，舌苔厚腻，加紫苏子9g，瓜蒌15g以化痰降浊。

中成药　①苏合香丸，鼻饲，每次 1 丸，每日2～3次；②醒脑静注射液20～40ml加入5%葡萄糖注射液或氯化钠注射液250～500ml中，静脉滴注，每日1次，连续使用7～10天。

3）气虚血瘀证

证候特点　半身不遂，口舌㖞斜，言语謇涩或不语，偏身麻木，面色㿠白，气短乏力，口角流涎，自汗出，心悸便溏，手足肿胀，舌质暗淡，或舌边有齿痕，舌苔薄白或白腻，脉沉细、细缓或细弦。本证多见于恢复期。

治法　益气活血。

方药　补阳还五汤加减。

基本处方　黄芪 30g，当归尾 6g，赤芍 9g，地龙 6g，川芎 6g，红花9g，桃仁 9g。

每日 1 剂，水煎服。

加减法 恢复期气虚明显，加党参 12g 或太子参 15g 以益气通络；言语不利，加远志 9g，石菖蒲 6g，郁金 12g 以祛痰利窍；心悸、喘息，加桂枝 6g，炙甘草 6g 以温经通阳；肢体麻木，加木瓜 15g，伸筋草 15g，防己 9g 以舒筋活络；上肢偏废，加桂枝 6g 以通络；下肢瘫软无力，加续断 12g，桑寄生 15g，杜仲 12g，牛膝 12g 以强壮筋骨；小便失禁，加桑螵蛸 9g 以温肾固涩；肢体拘急疼痛而血瘀重，加莪术 6g，水蛭 3g，鬼箭羽 9g，鸡血藤 15g 以活血通络。

中成药 ①益脑安胶囊（院内制剂），口服，每次 2 粒，每日 2 次；②生脉注射液 20～60ml 加入 5%葡萄糖注射液 250～500ml 中，静脉滴注，每日 1 次，可连续使用 7～10 天。

五、黄培新中医临证经验

（一）脑出血急性期推荐破瘀涤痰，清热解毒，通腑醒神法

黄培新教授提出脑出血急性期采用破瘀涤痰，清热解毒法治疗是基本的治法。痰瘀同治，祛瘀活血具有改善血液循环，止血和促进溢血吸收的功用；血溢脉外必须通过祛瘀活血而加以疏导，使其消散与吸收，从而使脑脉流通，清阳之气舒展，达到祛瘀生新之目的。

此外，黄培新教授也注重通腑醒神的疗法，通腑法属于下法之范畴，具有通便泻热、逐邪下行、解毒排毒、疏导气机、调节阴阳、开窍醒脑、截断病势、促进机体自身抗病能力发挥的作用，因势利导达到治疗目的的功效。在急性期，因痰热内蕴，风火内闭往往使胃肠结滞，腑气不通是普遍存在的问题，多数病例为无大便或大便秘结，并见口气秽臭、烦躁或昏迷，舌苔黄腻，脉弦滑等。腑实使风阳痰火闭于体内，邪无出路。故宜釜底抽薪，通其腑气，导热下行。不但使腑气通畅，气血得以敷布，痹通络活，而且使阻于肠胃的痰火积滞迅速排出，浊气下降，纠正气血之逆乱；同时可急下存阴，以防阴动于内，阳脱于外。

（二）脑出血合并发热，可辨证采用甘温除热之法

黄培新教授认为出血性中风多见于老年患者，且多伴有高血压、糖尿病、高血脂、冠心病等，年老久病可耗损气血致使气血亏虚。气能摄血则血行脉中，气虚固摄失常则见血溢脉外。出血性中风患者发病后若出现静卧不烦、肤凉、四肢冰冷、脉微弱等，均为虚证，患者因病情危重不得不行手术治疗，而手术可致患者气血亏虚更甚。该类患者术后多出现低热，部分患者可出现高热不退，而脉象却以虚脉为主。针对该类发热患者，黄教授认为此乃虚热，原因为正气不足，方药常以补中益气汤加减。补中益气汤为甘温除热代表方，尤宜于气虚发热患者。黄教授认为气虚发热患者多兼夹阴虚、阳虚或血虚，可采取热因热用之法。若患者表现为平素喜温饮、怕冷，脉沉重按无力、尺脉尤甚等阳虚之象，可加淫羊藿、菟丝子、补骨脂、肉苁蓉等温阳益气；若患者兼见形体消瘦，脉细微，盗汗，舌体瘦小、舌红无苔等阴虚者，可加龟甲、鳖甲滋阴清热，若间干咳无痰、咽干等可加麦冬、沙参等养肺阴清热。气能生血，气虚则血虚，《内外伤辨惑论》指出："血虚发热，证像白虎，惟脉不长实为辨耳，误服白虎汤必死。此病得之饥困劳役。"而《证治汇补·发热》

云："血虚不能配阳，阳亢发热者，治宜养血。"黄教授认为气血两虚发热者可见面色苍白或萎黄，脉洪大而无力，此时宜气血双补，在补中益气汤中重用黄芪，可加熟地黄、当归等养血清热。黄教授认为虚证发热以补虚为主，可兼用祛邪之品使邪有出路。

（三）中药药对在出血性中风中的运用

1. 大黄、厚朴、枳实

伍用功能：清热泻火通便，行气消痞除满。

伍用原理：大黄味苦，性寒。本品气味重浊，降而不升，泻而不补，最善攻肠胃积滞，大便坚实之症。枳实苦温，行气开痞。厚朴苦温，行气除满。二者行气化滞以助大黄。三药合用，共使气行结开，便通热清。浊降清升，邪气得去，正气得复，体康无恙。

按语

1）若用于实热便秘证，三药合用时大黄用量宜大；若用于气滞热结以胸满胀为主症，枳实用量宜大；若用于腹满胀为主症，厚朴用量宜大。

2）因煎煮法的差异，三药合用临床意义也不同，先煮枳实、厚朴，后入大黄，攻下力强；若三者同煮，则攻下力缓。

2. 远志、石菖蒲

伍用功能：化痰开窍，宁心安神。

伍用原理：远志味苦、辛，性温，具有安神益智，祛痰开窍，消散痈肿的功效。石菖蒲味辛、苦，性温，具有开窍醒神，化湿和胃，宁神益志的功效。二药皆味辛，辛以散之，大开心气以达开窍之用；二药皆性温，能温化痰邪，宁神开窍。

按语

1）远志、石菖蒲是治疗中风常见的药对，二者均能化痰开窍，宁心安神，而远志善于通肾交心，石菖蒲长于开窍启闭宁神。《施今墨对药》中提到："二药伍用，通心窍、交心肾，益肾、健脑、聪智，开窍、启闭、宁神之力增强。"《读医随笔》提到："远志、菖蒲，书谓开心气，世遂凡于心虚之证，皆避之如砒毒矣。殊不知书谓开心气者，以其味微辛而力缓，止能内开心气，不能外通肤表也……惟远志、菖蒲驯静力缓者，足当开心气耳!"可见远志、石菖蒲此对药为古今医家治疗中风所钟爱的药对之一。

2）黄培新教授在临床上常提醒我们："心主神，心神以清明为要。"故提出"化痰开窍法"治疗中风患者，以远志、石菖蒲为药对化痰开窍，宁心安神，临床疗效显著。

（蔡业峰　李世勇）

第三节　脑小血管病

脑小血管病（cerebral small vessel disease，CSVD）是临床常见的一类与年龄相关的脑部血管疾病，是由各种因素影响脑内小动脉、微动脉、毛细血管、微静脉和小静脉导致的一系列临床、影像、病理综合征。隐匿起病，缓慢发展，部分可急性发作，急性发作者表现为脑实质出血或者缺血性卒中；多数则隐匿起病，缓慢发展，临床上通常缺乏特异性表现，患者可出现认知功能下降（血管性痴呆）、平衡步态异常、精神情感改变、尿失禁及生活能力下降等，影像学检查常可发现腔隙病灶、脑白质高信号、脑微出血、近期皮层下小梗死灶及脑萎缩等异常信号。

一、现代医学诊断要点

脑小血管病急性发作表现为腔隙性脑梗死或者脑实质出血。慢性脑小血管病变主要依靠神经影像学来进行诊断，突出表现为脑白质病变或者脑微出血。临床缺乏特异性表现，可以没有症状。严重的脑白质病变可以引起认知功能下降（血管性痴呆）、抑郁、步态障碍、吞咽和排尿功能异常，认知功能障碍以执行和注意功能下降为主要特征，记忆功能相对完整。

本病由于临床表现缺乏特异性，诊断主要依靠影像学检查。《中国脑小血管病诊治共识》指出本病的诊断要点如下：

1）脑小血管病可发生于不同年龄人群，其中以老年人高血压及淀粉样血管病相关的小血管病最为多见。

2）老年人出现渐进性行走困难、吞咽困难、二便失禁或者认知功能下降，应该考虑可能为脑小血管病。

3）大部分腔隙性脑梗死和脑出血可由脑小血管病引起。

4）目前临床上没有直接显示脑小血管病的检查方法。头颅磁共振成像是检查脑小血管病最重要的手段。推荐常规检查序列包括 T、T_2、T_2*GRE、T_2-FLAIR 和 DWI。这种序列组合可以满足诊断脑小血管病变引起的腔隙性脑梗死、脑出血、脑微出血和白质病变的需要。磁敏感加权成像可以更加敏感地反映脑微出血信息。

5）脑小血管病在磁共振成像影像学上的表现主要有：新发小的皮质下梗死、可能血管起源的腔隙、可能血管起源的白质高信号、血管周围间隙、脑微出血和脑萎缩。

6）描述脑小血管病变时应该注意其分布和数量。脑微出血和脑白质病变可以记录其分布如脑叶、脑深部灰质区或者幕下等区域。高血压脑出血多分布于丘脑、壳核、脑桥和小脑半球；而淀粉样血管病则多分布于脑叶和小脑半球。

7）头颅 CT 在脑出血即刻显示为高密度，对脑出血的诊断有很高的特异度和敏感度，但对腔隙性脑梗死和脑白质病变诊断不敏感，不能显示脑的微出血和微梗死。

8）对于脑小血管病患者，应当常规借助彩色眼底照相等手段对眼底视网膜小血管情况进行评估与记录。

9）动脉硬化性大血管病常合并脑小血管病。

二、现代医学治疗概要

高龄、高血压、高脂血症、糖尿病、高同型半胱氨酸血症等是脑小血管病的主要危险因素。脑小血管病的治疗主要分为：对因治疗、控制血压、抗血小板药物治疗、抗凝治疗、他汀类调脂药物治疗。

（1）对因治疗　对于年龄和危险因素相关性脑小血管病，需要控制血管危险因素，并进行抗动脉硬化治疗。

（2）控制血压　对于年龄和血管危险因素相关性脑小血管病，无论是一级预防还是二级预防，高血压都是最重要的可控的危险因素，控制血压可预防脑梗死或脑出血的发生。此外，脑小血管病变可引起脑血流自动调节障碍，过度降低血压或者在治疗其他疾病时引起血压降低，会加重患者的临床症状，最常见的症状是与直立体位相关的头晕、步态不稳加重等。一旦纠正过低血压可以明显减轻症状。

（3）抗血小板药物治疗　临床上参照心脑血管病的整体风险评估来决定选用与否。对于症状性新发皮质下小梗死灶的二级预防仍然需要选用抗血小板药物，可以选用的药物包括阿司匹林、氯吡格雷、西洛他唑。但是对于脑出血风险高的患者，如收缩压＞180mmHg，磁敏感加权成像发现微出血灶数目≥5个，应该慎用此类药物。此外，淀粉样脑小血管病常与脑白质病变、腔隙性脑梗死微出血以及脑出血共存，脑出血很容易复发，选择抗血小板药物时应该格外谨慎。

（4）抗凝治疗　为预防心房颤动引发卒中而使用的抗凝治疗，包括华法林、达比加群和利伐沙班等，都会增加脑出血的风险。若同时合并脑小血管病特别是有脑微出血的患者，应用抗凝治疗后，脑出血的风险会增加。

（5）他汀类调脂药物治疗　至今没有针对脑小血管病是否应使用他汀类药物的临床研究，使用他汀类药物是否会增加脑出血风险至今没有定论。

然而，需要注意的是，脑小血管病具有易患脑梗死和脑出血的双向性，在使用抗血小板药物前，应该进行脑出血的风险评估。血压控制不好、血压变异性大、严重脑白质病变以及脑微出血数量多的患者应当慎用。淀粉样血管病引发的脑出血复发率较高，需更严格控制血压，减少情绪剧烈波动，尽量避免使用抗血小板药物或抗凝治疗。

三、病理病机概要

脑小血管病累及小动脉、毛细血管以及小静脉，以穿通动脉受累最为常见。高血压、血管炎症或者遗传缺陷引起的血管内皮细胞损伤、平滑肌增生、小血管壁的基膜增厚都可以引起慢性脑组织缺血。血管平滑肌细胞丢失和增生、血管壁变厚、血管管腔狭窄，引起慢性、进行性的局部甚至是弥漫性亚临床缺血，神经细胞脱髓鞘、少突胶质细胞丢失、轴索损伤，造成不完全性缺血。此阶段没有临床症状，磁共振成像检查显示为脑白质病变。此外，内皮损伤后血管通透性增加导致血管内物质外渗，引起血管及血管周围组织损伤，对这一阶段疾病的进展可能也发挥着重要作用。

中医学理论认为，脑小血管病的病位在脑髓及脑络，与心、肾、肝、脾密切相关，属本虚标实之疾，突出表现为气血虚瘀、痰浊，瘀血是本病重要的病理因素。本虚以增龄（衰老）、肾之精气亏虚为主，即气血不足、肾精亏虚、髓海失养，标实以痰浊、痰瘀痹阻脑络为著，即气滞血瘀、脑络痹阻。王清任在《医林改错》中论述："元气既虚，必不能达于血管，血管无气，必停留而瘀。”痰、瘀、虚等因素相互作用致周身气机升降失常，气滞血瘀，津液代谢障碍，聚而生痰，痰瘀互结，浊阴不得用则化生膏脂，沉积于血脉则化生斑块，最终形成脉道不利、脉道失和、脉不通等脑小血管病前期症状：痰浊内阻，上犯清窍，脑络壅滞，脑络失养，脑功能减退，出现记忆力下降；随着病情的进一步发展，气血逆乱，生痰成瘀，痰瘀交阻，导致脑络痹阻，血运无力，神机受伤，出现记忆力障碍；日久毒邪内生，毒损脑络，出现生活自理能力的下降和认知障碍。

脑为髓海，肾主骨生髓，通于脑海，神机记性有所生成才能聪慧多才。气机的郁结，会导致血液运行的障碍，形成血瘀而致津液输布障碍，产生痰、水等病理产物，致使脑络阻滞。总之，本病多见于中老年人，中年之后元气渐衰，五脏不荣，肾气亏虚，精水失源，髓海空虚，脑络失养，脑脉瘀滞，脑络失养而萎，气血不达而涩，痰浊内生，痰瘀互结，痰瘀内阻而生本病，本病非单一脏腑之过。

从络病理论来讲，脑小血管病的病位责之络脉。脑中的络脉包括气络和血络，气络具有输布弥散经气的作用，而血络载血以行血，二者相互依存相互为用，气络中的经气可以调控络脉中血液的运行输布，而血络中的血液也可补充气络中的经气，这也符合中医“气为血之帅，血为气之母”的理论，二者在功能上平衡协调，脑组织能够得到充分的濡养，使脑的功能得以正常发挥。络脉在人体内分布广泛，具有濡养、灌注的功能，其形态狭细，位于血管分支的末端，这也决定了其气血运行缓慢的生理特点及易虚易瘀的病理特征，易导致络脉失养及络脉瘀滞，影响气血的运行，继而造成络脉气血渗化失常，形成络病。络病以气病为基础，且必伴有血病，络病既可引起气血功能失调，日久还可引起结构损害。且中医络病学理论认为，久病入络，络病多见于慢病及老年病等，久病必虚，虚是根本，久病必瘀，因虚致瘀，因瘀致虚，二者交相为患，相互影响，反复发作，迁延难愈。因此，本病属本虚标实之疾，气虚导致水液在体内运化失常水液在体内停聚，凝为痰湿，引起气血失和，留而为瘀，随气机升降，滞于脑络，致清窍失养，神机失用，发为中风、眩晕、痴呆等症，这亦符合脑小血管病危险因素多样、临床表现不尽相同的特点。

此外，从中医学角度理解，脑的结构和功能基础在于“脑髓”，“脑髓”的产生依赖于肾中阳气的不断充养。肾主命门之火，肾中阳气有温煦、生化、蒸腾的作用，肾阳不足，命门火衰，不能制水，水犯清窍，可见眩晕，不寐，形寒肢冷，浮肿等。肾司开阖，肾阳不足，开阖不利，会导致水湿停聚，水湿不化，聚而为痰；或命门火衰，不能温运脾阳，水谷不能化生精微，亦可转变为痰湿。脑小血管病病灶广泛，痰湿阻于脑络，脑络不通，则脑不能发挥其正常的生理功能。

四、中医临证备要

在中医古代文献中并未记载脑小血管病的病名，但是根据其症状及临床特点，可将其归于“中风”、“眩晕”、“痴呆”、“郁证”等范畴。

（一）辨类证

躁动不安，面红目赤，口气臭秽，大便干结，舌质红，舌苔黄，脉数，以上满足 3 项或 3 项以上者为阳类证；呆若木鸡，静卧不烦，声低语怯，大便稀溏，舌质淡，舌苔白，脉细或沉迟缓，以上满足 3 项或 3 项以上者为阴类证。

（二）类证辨治

本病临证可根据患者的临床表现，是表现为躁动不安、面红目赤、口气臭秽、大便干结等阳类症状为主，还是表现为呆若木鸡、静卧不烦、声低语怯、大便稀溏等阴类症状为主，分为阴类证和阳类证两端。

1. 阴类证

（1）肾亏髓减

证候特点　中年后发病，智能衰退，言语不利，神清呆滞，头晕耳鸣，伴有齿枯发焦、腰酸骨软、举动不灵、怠惰思卧，或伴肢体麻木乏力，走路不稳，小便清长，大便溏或秘结，舌体正常或瘦小。

治法　滋肾益髓，开窍化痰。

推荐方剂　地黄饮子加减。

基本处方　生地黄 15g，麦冬 15g，巴戟天 15g，制附子 15g（先煎），石斛 15g，茯苓 15g，红花 10g，肉苁蓉 15g，肉桂 3g，制远志 15g，川芎 10g，山茱萸 15g，菟丝子 15g，炙甘草 5g，大枣 15g，生姜 15g。每日 1 剂，水煎服。

加减法　肢体乏力明显者加人参健脾益气培元；小便清长，腰膝酸软无力者，可加用益智仁、乌药；若小便不利，脚肿，腰部酸重者，可加牛膝、车前子化气利水；大便溏者加淮山药、炒白术；夜寐不佳者加酸枣仁、制首乌；五心烦热者加地骨皮。

中成药　痴复康口服液（院内制剂）、苁蓉总苷胶囊、龟龄集胶囊、安神补脑液、金匮肾气丸等。

（2）痰浊蒙窍

证候特点　智力衰退，记忆力减退，时轻时重，喃喃自语或少言缄默，呆若木鸡，头重不清，倦怠嗜卧，喜怒无常，伴有半身不遂，口眼㖞斜，言语不利，腹胀痞满，大便黏滞，口多涎沫，舌淡或舌淡暗，苔厚腻，脉弦滑。

治法　健脾化浊，豁痰开窍。

推荐方剂　开心散加味。

基本处方　人参 10g，茯苓 30g，石菖蒲 10g，制远志 10g，法半夏 15g，胆南星 10g，橘红 10g，竹茹 10g，党参 15g，当归 10g。每日 1 剂，水煎服。

加减法　若痰郁久化火，蒙蔽清窍，扰动心神，症见心烦躁动，言语颠倒，歌笑不休，甚至反喜污秽等，宜加黄芩、黄连、竹沥以增强清化热痰之力。若肢体瘫痪麻木明显，可加鸡血藤、水蛭养血活血通络。

中成药　益脑康胶囊/口服液（院内制剂）。若大便秘结者可加用通腑醒神胶囊（院内制剂）、苏合香丸。

2. 阳类证

肝郁化火

证候特点　智力衰退，记忆力减退，心烦躁动，言语颠倒，面红目赤，口苦咽干，失眠多梦，舌质暗，苔薄黄或黄腻，脉弦滑。

治法　清热疏肝，解郁开窍。

推荐方剂　丹栀逍遥散和柴胡疏肝散加减。

基本处方　牡丹皮 15g，山栀子 10g，柴胡 10g，党参 15g，白术 10g，香附 10g，茯神 30g，当归 10g，川芎 10g，白芍 10g，制远志 10g，酸枣仁 30，石菖蒲 10g，郁金 10g，大枣 15g，炙甘草 5g。每日 1 剂，水煎服。

加减法　若兼有瘀血阻络者，可合四物汤化裁。若心烦不得眠，可加用磁石、珍珠母重镇安神；若患者出现肢体震颤、拘急等肝肾亏虚所致风动，宜用滋水涵木以息风，选方六味地黄丸、滋水清肝饮等。

中成药　丹栀逍遥丸、乌灵胶囊、七叶神安片等。

3. 对症治疗

正气亏虚、肾精亏虚是脑小血管病的始动因素和关键。人体血液的运行有赖于气的推动，气虚则血运无力而成瘀，气虚则水液代谢失调而成痰，因此，本病尚有瘀血、痰浊等标实的病理产物。

瘀阻脑络

证候特点　记忆力减退，伴见半身不遂，口眼㖞斜，舌强语謇，肢体麻木乏力，强哭强笑，手足肿胀，皮肤甲错，大便稀溏或秘结，舌淡暗，苔白或黄，脉细或涩。

治法　益气活血，醒脑通窍。

推荐方剂　通窍活血汤加减。

基本处方　当归 10g，赤芍 15g，葛根 30g，天麻 10g，郁金 10g，桃仁 10g，红花 10g，麝香 0.1g（冲服），川芎 10g，石菖蒲 10g，胆南星 10g。每日 1 剂，水煎服。

加减法　如久病气血不足，加党参、黄芪、熟地黄以补益气血。瘀血日久，瘀血不去，新血不生，血虚明显者，可加鸡血藤以养血活血；肢体拘急者，加全蝎、白芍柔筋息风止痉；若见肝郁气滞者，加柴胡 15g、枳实 10g、香附 10g 疏肝理气以行血。

中成药　脑栓通胶囊、血塞通胶囊、脑心通胶囊、三七通舒胶囊等。

五、黄培新中医临证经验

（一）从“肾虚髓减，脑络不通”认识脑小血管病

脑小血管病近十年来越来越受到神经内科医生的重视，黄老师坚持学习，与时俱进，熟知脑小血管病的现代医学发病机制，注重病证结合，中西合璧。脑小血管病现代医学发病机制研究表明，血管内皮功能障碍、血脑屏障功能受损、缺血和低灌注及遗传因素等与脑小血管病发病相关，对脑小血管病的西医治疗主要以二级预防为主。他认为，中医对本

病的诊治也有异曲同工之处，具体如下所述。

1. 肾虚髓减

年龄是本病的发病基础，随着年龄的增长和机体的自然衰老，人的记忆呈现出渐进演变过程。中医理论认为，随着年龄的增加，肾中精气亦呈现出由初生、盛壮、衰退至耗竭的动态变化过程。肾乃先天之本，生命之元，藏纳五脏六腑之精。肾藏精气，不仅促进机体生长、发育、生殖，还具有调节机体代谢和生理功能的作用，其盛衰是机体生、长、壮、老、已的根本，且肾精化髓充脑，“脑为髓海”，衰老的本质即肾精亏虚。若肾气虚弱，元气不足，五脏之气化乏源，终因气虚无力行血而致瘀。这表明肾虚也是血瘀发生的原因。肾虚则五脏六腑皆虚，从而脏腑功能低下、代谢紊乱，变生诸病；元气亏损，血瘀阻滞脑脉日久，久病入络，神机失用。即肾精不足，髓海失养，髓海不充，脉络痹阻，脑络不畅，而致卒中和痴呆。

肾主命门之火，肾中阳气有温煦、生化、蒸腾作用，肾阳不足，命门火衰，不能制水，水犯清窍，可见眩晕，不寐，形寒肢冷，浮肿等。肾司开阖，肾阳不足，开阖不利，会导致水湿停聚，水湿不化，聚而为痰；或命门火衰，不能温运脾阳，水谷不能化生精微，亦可转变为痰湿，痰湿阻于脑络，脑络不通，则脑不能发挥其正常的生理功能。

肾主髓又主气血生发，年高者之瘀多因虚致实，过劳、久病、久思、食伤等可致气虚，气虚则气血鼓动无力，血流缓慢，涩滞沉积发为血瘀，“元气既虚，必不能达于血管，血管无气，必停留而瘀”，过劳、久病、久思、食伤亦致血虚，血道干涸，血道渐枯，积血成瘀。脉道经络不通，精髓输布不达脑之细络，脑络渐失荣养。

2. 脑络不通

脑小血管多为络脉。络脉细小，遍布全身，是营、卫、气、血、津液在人体内运行输布的重要通道，六淫外邪袭于络脉或劳倦、情志内伤于络脉，则会影响气、血、津液在络脉内的运行，导致络脉瘀滞，即形成病络。络脉疾病具有入易出难、易滞易瘀、易积成形的病理特点，临床表现以血证、痰证、痛证、痹证为主，病情表现复杂多样，既可以引起脏腑功能失调，还能导致结构损害。这也与脑小血管病起病隐匿、病程延绵、久治难愈的临床特征有许多相似之处。脑中的络脉包括气络和血络，气络具有输布弥散经气的作用；血络载血以行血，从而达到濡润、营养脑组织的作用，二者互存互用。这也与中医气为血之帅，血为气之母的理论相符。气络中的经气调控络脉中血液的运行输布，功能正常的血络也可补充气络中的经气，二者在功能上平衡协调，脑组织能够得到充分的濡养和滋润，脑的功能才能正常发挥。如果脾胃功能虚弱，肾气不足，就会出现脑中气脉空虚，无力推动络脉中气、血、津液的运行而致气虚、血瘀、痰阻，而痰瘀阻滞脑络日久，又会进一步加重患者的病情。

3. 肝郁化火

肝主藏血、藏魂，中医所讲的魂其实也是神志精神的重要部分，神魂有所寄养才能够神思敏捷灵活。陈士铎在《辨证录》专立有呆病门，对病因病机分析甚详：“大约起始也，起于肝气之郁；其终也，由于胃气之衰，肝郁则木克土，而痰不能化，胃衰则土不制火而痰不能消，于是乎痰积于胸中，盘踞心外，使神明不清而成呆病矣。”黄培新老师辨治脑小血管病也强调“调肝”的重要性，脑小血管病患者情志所激，肝气郁结则会出现心情抑郁，沉默寡言。肝郁日久化火则情绪烦乱不堪，急躁难耐易怒。肝郁化火，肝火上炎，扰乱神明也可能发作为痴呆和中风等。

（二）扶正祛邪乃治疗脑小血管病之总则

任何疾病的发生都与人体正气不足有密切的关系。正气不足，气血津液失于正常运行，津液代谢障碍，聚而生痰，痰瘀互结，痰瘀沉积于血脉导致斑块生成；痰瘀附着于血管壁容易损伤血管内皮细胞，内皮细胞受损，血浆成分通过受损的细胞间隙进入脑组织，损伤脑白质。正气不足也使得内皮细胞更易受到邪气的侵害，影响细胞间的紧密连接及导致功能障碍。因此，本病的基本治则为扶正祛邪。阿司匹林及他汀类药物具有抗血小板聚集和降脂的作用，类似于中药的活血化瘀、祛痰作用，针对痰、瘀等病理因素，发挥祛邪的作用。扶正即扶助正气，增强体质，提高机体的抗病邪能力。扶正一方面能促进气、血、津液的化生及正常运行；另一方面可以提高血管内皮细胞的抗损伤能力，防止津液外漏及血栓形成。对于受病的脑髓和络脉，可既病防变，减轻脑、络损伤；而对于未病的脑髓和络脉，可预防为先，防止病邪的侵害。通过扶正使病变局部和整体均正气充足，气机条畅，达到机体可能的最佳状态，提高机体的抗病能力，从而最大限度地减轻损伤，恢复脑的生理功能。

脑小血管病病程较长，病灶广泛，“虚”、“瘀”、“痰”交织痼结，病位深固，久病入络，缠绵难愈，一般的活血化瘀药、化痰药力量恐难起效，对于瘀血阻滞证者，选用通窍活血汤，方中有麝香，其走窜之性甚烈，有很强的开窍通闭、辟秽化浊作用，为开窍醒神之要药。若无麝香，可加水蛭等虫类药破血逐瘀、通经活络，或石菖蒲、胆南星等涤痰开窍药。水蛭咸能走血，苦能降泄，入肝经血分，破血逐瘀之力尤强，专攻新久之蓄血。宿疾沉痰败瘀胶着于络中，虫类走窜，能搜邪剔络，有血者走血，无血者走气，灵动迅速，既可去脉中之瘀血，亦可去脉外之留血，畅通血道，使元气直达病所，达到治疗目的。现代药理学研究已经证明，水蛭含有水蛭素、肝素、抗血栓素和组胺样物质，具有抗血栓、抗凝和降血脂等药理作用，可减轻脑组织炎性反应及血脑屏障损伤，改善脑组织缺血缺氧，促进脑部血肿吸收，有利于神经功能恢复。因此，可在补阳还五汤中加入水蛭等虫类药以加强破血逐瘀之功。

（三）治疗脑小血管病的常用中药的临床运用

（1）三七　味甘、微苦，性温。归肝、胃、大肠经，具有化瘀止血、养血活血、活血定痛的功效。《本草纲目》言其为：“止血之神药，理血之妙品，能治一切血病。”治疗本病一般用量为10～15g水煎服，或三七研磨成粉，1.5g兑温开水冲服。现代药理表明，三七总皂苷为三七中重要的化学成分，具有促凝、抗凝的双重功效，包括人参皂苷、三七皂苷等。此外，三七总皂苷对血管内皮细胞具有保护作用，可以影响内皮细胞功能，影响其黏附功能、炎症因子分泌，发挥抑制血小板凝集、抗氧化、清除自由基、降血脂等作用，针对脑小血管病的病理生理过程。

（2）远志　性微温，味辛、苦。归肺、心经。远志辛苦微温，性善宣泄通达，既能交通心肾，又能助心气，开心郁，故有安神益智之功。其又辛行苦泄温通，有良好的祛痰作用，并有通利心窍之功，用于痰阻心窍所致的精神错乱，神志恍惚，惊痫等症。常与菖蒲、郁金等同用，以增强祛痰开窍之力。《药性本草》曰："治健忘，安魂魄，令人不迷。"生远志（去芯），祛痰开窍作用较强，但有小毒；制远志，医者认为炮制后可解其毒性，性较平和，胃气虚弱者宜之；蜜远志，性较滋润，安神宁心作用较佳。本品治疗脑小血管病一般用制远志，用量以 10～15g 为宜。现代药理表明，远志中化学成分主要包含皂苷类、糖酯类、山酮类，也含有少量的生物碱、香豆素、木质素等，远志在抗痴呆，脑保护，镇静，抗惊厥，抗抑郁以及保护心脑血管等方面具有良好活性。

（3）石菖蒲　性温，味辛。归心、肝、胃经。本品气味芳香，辛温行散之力较强，能化湿浊，故为宣气通窍、祛痰湿之佳品。它既能芳香化湿、宣窍豁痰，用于痰湿蒙闭、清阳不升而引起的神识不清、耳聋目昏、精神迟钝，以及癫痫神志痴呆等症；又能和中辟浊，醒脾健运，用于湿困脾胃所致的胸脘胀闷、腹痛等症。治疗本病的一般用量为 6～10g。现代药理表明，石菖蒲具镇静、抗惊厥、改善记忆、抗抑郁的作用。

（4）益智仁　性温，味辛。归脾、肾经。益智仁入肾经，能暖肾固精，摄约二便。脑小血管病若出现记忆力下降、定向力差等认知功能下降，黄老师常用益智仁补肾安神。此外，益智仁性温味辛，专于温阳固摄。入脾则温脾止泻摄唾，入肾则温肾固精缩尿，有温脾寒而助肾阳的功效，脑小血管病患者多兼有流涎、小便清长、肢肿不温等脾肾阳虚之症状，本品治疗脑小血管病一般用量为 10～15g。现代药理表明，益智仁提取物有神经保护、镇痛、镇静、催眠、改善记忆功能等显著生物学活性。

（四）治疗脑小血管病的常用中成药的临床运用

（1）苁蓉总苷胶囊　本品为中药肉苁蓉之提取物，具补肾益髓，健脑益智的功能。适用于脑小血管病各证型。每次 2 粒，每日 3 次，4 周为 1 个疗程。

（2）金匮肾气丸　本品由地黄、山药、山茱萸、茯苓、牡丹皮、泽泻、桂枝、制附子、牛膝等中药组成，具温补肾阳益脑之功效，适用于脑小血管病肾虚髓减证。每次 8g，淡盐汤或温开水送服。每日 2～3 次，10～14 天为 1 个疗程。

（3）痴复康口服液（院内制剂）　本品以当归、天麻、黄芪、紫河车、远志等为主要成分，具有大补气血，补肾益精，活血涤痰，开窍醒脑的作用。适用于脑小血管病肾虚脑髓失养之头昏目眩，精神恍惚，健忘，动作迟缓等痴呆症。每次 10ml，口服，每日 3 次，4 周为 1 个疗程。

（4）益脑康口服液（院内制剂）　本品以黄芪、当归尾、天竺黄、全蝎等中药为主要成分，具有壮筋骨，益气血，补肾之效。适用于脑小血管病痰浊蒙窍，症见头痛头晕，言语不利，肢体麻痹，瘫痪等。每次 10ml，口服，每日 3 次，4 周为 1 个疗程。

（5）龟龄集胶囊　由人参、鹿茸、海马、枸杞子、丁香、雀脑、牛膝、锁阳、熟地黄、补骨脂、菟丝子、杜仲、石燕、肉苁蓉、甘草、天冬、淫羊藿、大青盐、砂仁等中药制成，具补脑，益髓，滋阴助阳的功效。适用于脑小血管病肾亏髓减所引起的记忆力减退，失眠多梦，腰膝酸软，食欲减退等症状。每次 0.6g，每日 1 次，早饭前 2 小时用淡盐水送服，4 周为 1 个疗程。

（6）天智颗粒　由天麻、钩藤、石决明、杜仲、桑寄生、茯神、首乌藤、槐花、栀子、黄芩、川牛膝、益母草等中药制成，具有平肝潜阳、补益肝肾、益智安神的功能。适用于脑小血管病肾亏髓减兼有肝肾亏虚、肝阳上亢之证候者。每次 1 袋，每日 3 次，4 周为 1 个疗程。

（蔡业峰　周子懿）

第七章

中枢神经系统感染

第一节 病毒性脑炎

病毒性脑炎是由多种病毒引起的脑实质受损的中枢神经系统感染性疾病。按发病情况和病程分为急性、亚急性、慢性；按病理特点分为包涵体性、出血性、坏死性、脱髓鞘性；按病变位置分为大脑炎、小脑炎、间脑炎、脑干炎、脑脊髓炎、脑膜脑炎；根据流行情况分为散发性（单纯疱疹病毒性脑炎、巨细胞病毒性脑炎、柯萨奇病毒性脑炎及腺病毒性脑炎等）及流行性（如乙型脑炎），其中单纯疱疹病毒性脑炎临床上最为常见。

一、现代医学诊断要点

鉴于病毒性脑炎临床及病因学诊断比较困难，目前国内临床诊断主要依靠脑脊液检查、血清学检查、神经系统检查方法（包括 MRI、CT、脑电图等）。结合国内外发表文献，一般认为：脑脊液典型改变为压力增高，清亮，白细胞增多，一般在 300×10^6/L 以下，以淋巴细胞为主，蛋白质含量轻度增高或正常，培养无细菌；早期细胞数可能正常或以单核细胞为主。脑脊液分离出病毒是诊断本病的金标准，但临床受技术限制而实用性不强。脑电图几乎均有不同程度的异常，主要为高幅慢波，多呈弥漫性分布，可有癫痫样电波，其变化是非特异性的，需排除其他大脑疾病；病情越重、异常程度越强及持续时间越长，预后也越差。CT 及 MRI 可显示异常或提示弥漫性炎性水肿，重症可显示大小不等、形态不规则、边缘不清的病灶；轻症及脑炎早期因组织结构未改变，多未见明显改变；MRI 分辨率优于 CT，对预后判断及鉴别诊断有重要意义。

因此病毒性脑炎的诊断，必须综合分析流行病学、临床表现和各种实验室检查资料，才能获得较正确的结论。结合 2010 年欧洲神经病学杂志发表的《病毒性脑炎诊断与治疗进展》，通常病毒性脑炎诊断主要的符合条件为：

1）临床上有似病毒感染所致脑实质受损征象，伴全身病毒感染症状。

2）脑脊液有或无炎症性改变，均查不到细菌（包括结核分枝杆菌、霉菌等）感染的证据。

3）脑电图呈弥散性异常（有些可局灶化），脑扫描、造影、CT 等检查无占位性病变征象（单纯疱疹病毒脑炎和某些局灶性脑炎例外）。

4）血清抗体滴度明显增高（特别是恢复期比急性期高 4 倍以上）。

5）脑脊液查到病毒抗原或特异性抗体。

6）脑组织发现病毒。

7）排除其他感染、感染后及非感染大脑疾病，如化脓性脑膜炎、结核性脑膜炎、脑脊髓炎、感染后脑炎等。

二、现代医学治疗概要

西医目前对大多数病毒性脑炎缺乏特效治疗，迄今缺乏特效的抗病毒药物（除单纯疱疹病毒性脑炎外），主要措施是支持疗法及对症处理。治疗原则是消除病因，减轻组织的病理反应，恢复受损的功能。医学界多年来积极寻找特异性抗病毒药，至今成效有限。目前所用药物，通常剂量在体内难以杀灭病毒，且药物必须进入细胞内起作用，超剂量使用可损害正常细胞的功能，因而影响药物的使用和疗效。在治疗时要注意考虑机体的免疫状态，并强调综合治疗措施，对挽救患者生命、减少后遗症是非常重要的。

（一）一般治疗

本病一般治疗包括加强护理、预防压疮及肺部感染等并发症。

1）卧床休息，避免精神刺激。

2）注意饮食，给予充分的营养，对昏迷者应及时鼻饲流质饮食。

3）保持水、电解质平衡。应用脱水剂者应记出入量，定期复查电解质，防止液体过多或不足及电解质紊乱。

4）昏迷患者保持侧卧位，每 2 小时翻身、拍背、吸痰一次。有尿潴留者，可行手法辅助排尿，即用拇指揉压关元穴，必要时留置尿管。

5）必要时输脂肪乳或复方氨基酸，加强营养支持以提高机体抵抗力。

6）注意口腔卫生及皮肤护理，防止发生肺炎、泌尿系感染、压疮等。

（二）抗病毒制剂

抗病毒药物对病毒的作用，主要是针对其吸附、穿入、脱壳、转录、复制及有关酶等发育成熟的环节，但实际作用机制尚未完全阐明。由于病毒仅在细胞内繁殖末期才出现典型症状，故须在感染极早期用药才较有效。目前最常使用的抗病毒药物是阿昔洛韦，可用于疱疹性脑炎，对于水痘带状疱疹病毒性脑炎也可能有效，标准的治疗是阿昔洛韦以 10mg/kg 静脉滴注超过一小时，每日 3 次，每日总量为 30mg/kg，连续使用 14 天，若免疫抑制患者则疗程建议使用到 21 天。更昔洛韦和膦甲酸钠可用来治疗巨细胞病毒性脑炎和肠道病毒脑炎、人疱疹病毒脑炎。其中在治疗巨细胞病毒性脑炎时，建议更昔洛韦和膦甲酸钠联合治疗，用更昔洛韦 5mg/（kg·d），每日两次，膦甲酸钠 60mg/kg，每 8 小时一次，或 90mg/kg 静脉注射，每 12 小时一次，疗程为 3 周，免疫抑制的患者则应维持 6 周；对于 HHV-6 脑炎（无论是 A 型或 B 型），则建议用膦甲酸钠 60mg/kg，每 8 小时一次使用；对于 HHV-6 脑炎（B 型），可选择更昔洛韦（5mg/kg，每 12 小时一次）替代治疗；对于怀疑 H1N1 引起的脑炎，可选用抗病毒药物奥司他韦和金刚乙胺治疗。

（三）肾上腺糖皮质激素

此类激素是免疫抑制剂，能破坏或减少淋巴细胞，拮抗 B 细胞和 T 细胞的功能，抑制炎症反应、干扰素和抗体形成，也能改变神经胶质、胶质瘢痕而使脑组织再生，故使用有其利弊。尽管临床上应用已久，但目前意见尚未完全一致。考虑此类激素有抗炎、消肿、稳定溶酶体系统而防止抗原抗体反应时产生有害物质的作用，因此适时使用、掌握适当的剂量和疗程，是有治疗价值的。不少人主张早期、大剂量、短疗程的方法。一般用地塞米松 15～20mg 加葡萄糖氯化钠注射液 500ml 静脉滴注，每日 1 次，10～14 天，以后改口服泼尼松，逐渐减量。

（四）免疫疗法

1）干扰素及其诱生剂：许多实验表明干扰素可抑制病毒在细胞内增殖，对 RNA 和 DNA 病毒均有效，对宿主细胞损害极小。但宿主特异性甚高，只在人体细胞内产生的干扰素才对人类病毒性疾病有效，且不易制备大量、纯净及高浓度的制剂。干扰素诱生剂，如聚肌苷聚胞啶酸（PolyL：C）和聚鸟苷聚胞啶酸（PolyG：C，在人体是抗核酸酶的聚肌胞衍生物）、麻疹活疫苗等，可使人体产生足量的内源性干扰素。近已确定干扰素及其诱生剂能抑制病毒血症并防止病毒侵入脑部，故在感染病毒后潜伏期使用，效果较显著。近来还在研究诱生干扰素的增效剂，以期提高疗效。

2）转移因子：是从迟发型变态反应者的外周白细胞中提取的一种物质，可使正常淋巴细胞致敏而转化为免疫淋巴细胞。适用于免疫缺损患者，通过逆转细胞的免疫缺陷，可使疾病缓解，有人用以治疗急性病毒性脑炎有一定效果。

（五）对症治疗

1）对高热患者，宜将室温降至 27～30℃。可应用吲哚美辛、阿司匹林等退热药，但对体温调节中枢紊乱者效果不著。对中枢性高热可采用物理降温，但应注意以患者不出现寒战或局部肌肉收缩为宜。

2）对惊厥者，应从高热、缺氧、呼吸道梗阻、脑水肿、低钠血症等方面分析原因，采取针对性措施。抗惊厥药物常用地西泮 10～20mg 静脉滴注，也可用水合氯醛、苯巴比妥等。对癫痫持续状态者，可用地西泮 100mg 加入葡萄糖氯化钠注射液 500ml 中，于 12 小时内缓慢静脉滴注完毕或根据发作情况控制滴速。

3）脑水肿是引起惊厥、呼吸衰竭的根本原因。可用 20%甘露醇 1～2g/kg，每 6～8 小时一次，静脉加压注射，疗程为 5～7 天。对低蛋白血症伴脑水肿者可用白蛋白治疗。

4）精神症状的处理，可采用氯丙嗪、奋乃静及氟哌啶醇等，开始用小剂量逐渐增至能控制症状为止。

5）对昏迷无咳嗽吞咽反射或呼吸道分泌物增多者，应考虑行气管切开。对呼吸衰竭尚有自主呼吸者，可用呼吸兴奋剂山梗菜碱、尼可刹米等。呼吸停止或明显通气不足者则需用人工呼吸器。

（六）高压氧治疗

本病急性期及恢复期均可采用高压氧治疗。

（七）手术治疗

本病伴有颅内压增高而药物治疗无效或出现脑疝者，可做脑室引流或去骨瓣减压术。

（八）恢复期治疗

本病患者应注意营养，积极配合理疗、体疗，以促进肢体功能的恢复。约有 5%～20% 的患者残留不同程度的后遗症，因此积极早期地进行康复治疗很有必要，包括功能、语言、智力、生活自理能力等方面的训练。癫痫者应长期服用抗癫痫药物。

三、病理病机述要

现代医学研究表明，引起病毒性脑炎的病毒多达 100 余种，临床以肠道病毒（如 ECHO 病毒、柯萨奇病毒）、流行性腮腺炎病毒、腺病毒、单纯疱疹病毒、带状疱疹病毒、流行性感冒病毒、EB 病毒、淋巴细胞脉络丛脑膜炎病毒等较为常见。在我国无论是南方还是北方，肠道病毒均为病毒性脑炎的第一病原体，其次为虫媒病毒。乙型脑炎等随着计划免疫深入已大为减少，手足口病毒以往很少引起神经系统损害。

病毒的传播媒介最常见的为吸血节肢动物，如蚊、蜱的体液及粪便，其次是哺乳动物，如犬等。病毒可通过各种途径侵入机体，其中呼吸道是首要感染途径，感染后首发免疫反应可损伤血脑屏障。病毒进入脑内必须克服血脑屏障作用，脉络丛血管壁多孔，无基膜，病毒最易经此薄弱处进入；也有直接穿过血脑屏障侵入或由白细胞带入脑内，如 HIV；狂犬病病毒则沿周围神经进入。损伤机制为直接破坏神经组织导致功能障碍，免疫反应致脱髓鞘病变及血管和周围损伤，血管病变、脑水肿致脑循环障碍加重脑损伤。急性病变多数呈弥漫性分布，神经髓鞘变性、断裂提示白质损害明显，可出现感染后或变态反应性脑炎。

脑组织病变的基本特点：①病变广泛：可累及大脑、脑干、小脑、脊髓及脑膜。②病变的程度：一般白质病变较灰质为重。③病灶的特点：为大片边界不清的水肿、脱髓鞘、软化、坏死、弥漫性的胶质细胞增生；有时可形成局限性“假肿瘤性肿块”，但不形成脓肿。④血管周围单核及淋巴细胞浸润，形成袖套状，血管内皮细胞增生及红细胞外渗。⑤神经细胞的病变：神经节细胞变性，尼氏体消失。细胞核深染、破碎及溶解，神经元水肿，神经元及胶质细胞内有包涵体形成。

中医学认为，病毒性脑炎的发病原因是人体正气自虚，肺卫不固，温热病毒侵袭肺卫，外邪随之入里，进入脑髓。因其所感温热病毒有异，故其所受也有所不同。虽然其感受的途径不一，但多自口鼻而入。病毒侵袭小儿，自口鼻而入者，多先犯于肺卫，而见畏寒、发热、鼻塞、流涕等症；由口而入者，则多先犯于脾胃，可见恶心、呕吐、腹痛、腹泻等症。嗣后，多因患儿正气不足，或素体痰湿内蕴，邪毒内陷心肝脑窍，发生本病。

痰、热是本病的基本病机。本病发生后，痰与热相搏结，热炽生惊动风，痰浊蒙闭清窍，因而患者除发热、头痛、项强外，随之心神失主，肝风妄动，轻则嗜睡、烦闹，重则昏愦不语、频频抽掣。若热势不炽，证以痰浊为主，蒙闭心窍，阻滞脑络，以致神识迷乱，则可无以上热盛之象，反见精神异常，如抑郁呆滞，喃喃自语，或狂躁不宁，毁物哭喊等，也有如癫痫样发作者。痰阻经络，则血行不畅，肢体失用，可见肢麻无力，行走不稳，甚至瘫痪。总之，病机以热、痰为主。偏热者易致内陷心肝，导致昏迷抽风；偏痰者则属无形之痰蒙心阻络，以致精神异常，肢体失用。

温邪为患，却无卫气营血传变，是本病的特征。本病病因为外感温热病毒，但常无温疫卫气营血传变的典型特征，如痰热互结者，证如温病气营两燔，但多无疫邪一方受病的特性，也不一定按卫气营血传变。且整个病情表现轻重差别较大，轻者有发热或不发热、头痛、嗜睡、精神失常等症，2 周左右可获痊愈；重者发热、昏迷、抽搐，病后可留下各种后遗症。

四、中医临证备要

病毒性脑炎属于中医学“温病”、“癫狂”、“痫证”、“痉证”、“痿证”等病证范畴。根据不同的病因和起病方式，决定中医的辨证治疗。本病温邪为患，但不一定都循卫气营血传变。若感受温热邪毒，以起病急、发热和神昏痉厥等为主者，按温病卫气营血辨证论治；若感受湿热邪毒，则热势低，易化湿生痰，以精神或神经症状为主者，按杂病辨证治疗。

本病总的治则以清气凉营、平肝息风和涤痰开窍法为主。急性期以祛邪为要，侧重于清热解毒，清心平肝，窍闭者当化痰开窍，抽搐者当平肝息风；若以痰浊内阻为主者，痰阻脑窍以涤痰开窍为主，痰阻经络以涤痰通络为主。恢复期热邪未清继肃余邪，偏重于扶正祛邪，总之，以清热、涤痰为两大法则，并开窍、息风、活血；恢复期正虚者宜养阴、益气等法，可随证选用，配以活血通络等法治疗。

（一）急性期治疗

1. 邪毒犯卫

证候特点　发热，微恶寒，咽痛或咳嗽，头痛甚，烦躁，身倦嗜睡，恶心呕吐，口干，舌红苔黄或薄白，脉浮数或滑数。

治法　辛凉解表，清气泄热。

推荐方剂　银翘散加减。

基本处方　金银花 20g，连翘 20g，淡豆豉 10g，薄荷 10g，板蓝根 20g，大青叶 20g，桔梗 10g，芦根 30g，甘草 6g。每日 1 剂，水煎服。

加减法　热甚者，加石膏 30g、知母 12g 以甘寒清气分之热；兼夹湿热见身重脘痞者，加藿香 15g、佩兰 15g、厚朴 15g 以化湿邪；嗜睡身倦者，加石菖蒲 15g、郁金 12g 以化浊开窍。若先有腹泻腹痛、恶心呕吐，随即头痛项强，葛根黄芩黄连汤加马鞭草、地锦草、藿香、生薏仁、鸡苏散、陈皮、焦山楂，以清肠化湿，清其本源。

2. 痰热壅盛

证候特点　起病急骤，热势多高，神识不清，或谵语妄动，或昏愦不省，四肢抽搐或发颤，项背强直，唇干渴饮，喉中痰鸣，恶心呕吐，大便秘结或泄泻，舌红绛，苔黄或黄垢，脉数。

治法　清气凉营，醒脑开窍。

推荐方剂　清瘟败毒饮加减，送服紫雪丹。

基本处方　生石膏 30g（先煎），知母 10g，水牛角 20g（先煎），生地黄 20g，牡丹皮 10g，赤芍 15g，连翘 12g，玄参 15g，黄连 6g，竹叶 10g，丹参 15g，甘草 6g。每日 1 剂，水煎服。

加减法　若已见神昏谵妄抽搐者，清营汤合羚角钩藤汤，组成：水牛角、生地黄、钩藤、黄连、黄芩、龙胆草、连翘、板蓝根、玄参、白僵蚕等。若头痛剧烈者，加菊花 15g、僵蚕 10g、刺蒺藜 15g、龙胆草 15g 以清肝降火；若呕吐者，乃胃中痰气上逆所致，加旋覆花 10g、枳壳 15g、竹茹 15g、法半夏 10g、炙枇杷叶 15g 以化痰行气降逆；便秘便干，舌红绛，苔干黄而燥者，为津枯火炽，宜加麦冬 15g、生大黄 6g 以滋水行舟。喉中痰鸣者，加服猴枣散；昏愦不省者，加服安宫牛黄丸；频频抽掣者，加羚羊角粉、紫雪丹吞服。此期症状凶险，须积极采取中西医综合治疗，以提高生存率，减少后遗症。经治疗后，神清搐止，热势未清者，仍以清瘟败毒饮减其剂而用之，祛邪务尽。并注意随证渐增养阴生津之生地黄、玄参、麦冬、石斛等，或健脾助运之党参、白术、茯苓、陈皮、神曲等，以助康复。

3. 痰湿蒙窍

证候特点　轻证患者见意识朦胧，胸闷不适，或嗜睡，或有发热。重证患者起病急骤，见癫痫发作，起病即抽搐，直视，痰鸣，口中流涎，口噤，手足震颤，或头痛呕吐，或神志不清，舌质淡红，苔白腻，脉弦数。

治法　涤痰开窍。

推荐方剂　涤痰汤加减或并服苏合香丸。

基本处方　法半夏 12g，陈皮 10g，天竺黄 10g，竹茹 10g，浙贝母 15g，石菖蒲 10g，郁金 12g，制远志 10g，川芎 10g，茯神 15g，大青叶 15g，甘草 6g。每日 1 剂，水煎服。

加减法　偏痰火者，加龙胆草、黄芩；躁扰不宁者，加磁石、礞石、牡蛎、石决明；兼抽掣者，加钩藤、天麻、白僵蚕、全蝎等。痰涎阻塞气道，症见发热，呼吸急促，咳嗽，可加用鱼腥草 15g、桔梗 10g、苦杏仁 10g 等以宣肺化痰清热；发热较甚者，加青蒿 12g、黄芩 15g 以清内热；随病程迁延，可致正气渐虚，症见昏沉，倦怠，痰多，二便失禁，脉沉无力，加生晒参 15g、白术 15g、茯苓 20g 以益气健脾化痰。

中成药　牛黄清心丸、醒脑净注射液、苏合香丸等。

（二）恢复期治疗

1. 气虚痰阻

证候特点　气短音微，吞咽困难，腰膝无力，震颤或瘫痪，二便失禁，言语不清，舌质淡，脉弦细。

治法　益气健脾，祛痰通络。

推荐方剂　六君子汤合菖蒲郁金汤加减。

基本处方　黄芪20g，党参15g，白术12g，茯苓20g，陈皮10g，法半夏10g，石菖蒲10g，郁金10g，菊花12g，白僵蚕15g，甘草6g。每日1剂，水煎服。

加减法　大便稀溏者，加山药15g、扁豆15g以健脾渗湿；痰浊较甚者，加竹沥水15g、白附子9g、白芥子10g以涤痰开窍；如舌强不能言，足废不能用，腰膝无力，则宜滋肾阴，补肾阳，用地黄饮子加减：熟地黄15g，巴戟天12g，山茱萸15g，石斛15g，肉苁蓉15g，制附片10g，肉桂10g，茯苓15g，石菖蒲15g，郁金15g，远志12g，黄精20g。

2. 热伤阴血

证候特点　手足心热，口干舌燥，神倦无力，面白肤糙，耳鸣头昏，肢体干瘦，手足麻木，脉虚无力。

治法　滋阴增液。

推荐方剂　加减复脉汤合黄连阿胶汤加减。

基本处方　炙甘草6g，阿胶10g（烊化），生地黄30g，麦冬15g，白芍15g，黄连6g。每日1剂，水煎服。

加减法　如肾阴亏耗较重，症见腰膝酸软、耳鸣耳眩者，可加菟丝子15g、女贞子15g以滋养肾阴；失眠多梦者，加酸枣仁30g、牡蛎30g以宁心安神；五心烦热者，加牡丹皮15g、白薇15g以清虚热；失语者，加木蝴蝶15g以清咽开音。

3. 痰瘀阻络

证候特点　头昏，胸闷，倦怠，吞咽困难，肢体麻木，手足震颤，行走不稳或瘫痪，二便失禁，一侧或双侧肢体瘫痪，或下肢瘫痪，呕吐，口涎，精神异常，或发作性四肢抽搐，舌紫黯，苔厚腻，脉弦滑。此证常见于痰热壅盛、痰气郁结两证之后，以经络受邪为主。痰阻经络，因而肢体失用，面目不正。经络运行不畅，气血循行障碍，常伴血瘀。肢体废用日久，则可延为气血、肝肾亏虚。本证也可与上二证并存，急性期即见瘫痪症状，也可由其证转化而成，即恢复期方见本证。

治法　涤痰开窍，活血通络。

推荐方剂　涤痰汤合三甲散加减。

基本处方　法半夏、白芥子、枳实、炙穿山甲、川芎、桃仁各12g，胆南星6g，茯苓、丹参各15g，土鳖虫、炙鳖甲（先煎）、柴胡、陈皮、僵蚕、路路通各10g。每日1

剂，水煎服。

加减法 若头痛者，加细辛 6g、葛根 15g、白芷 10g，以祛风舒筋；呕吐者，加吴茱萸 10g、紫苏叶 12g、黄连 6g、竹茹 12g、炙枇杷叶 15g 以化痰止呕；肢体瘫痪者加续断 15g、桑寄生 15g、牛膝 15g 以补肾壮腰膝；智力减退者加黑芝麻 30g、益智仁 15g、黄精 30g 以补肾益智；二便失禁者加炒山药 30g、山茱萸 15g、桑螵蛸 15g 以健脾收摄。

五、黄培新中医临证经验

（一）病证结合、分期论治

目前，病毒性脑炎的辨证分型极不统一，证型繁杂混乱，不能客观反映本病的证候规律，从而不能有效地把握治疗方向。因此临床上可以将本病归属温病范畴，根据其发病季节及临床特点，按卫气营血传变规律进行临床分型辨证治疗，可取得一定的临床疗效。

在卫气营血不同阶段，归纳病变的病理性质、证候类型，因感邪性质、程度、机体体质，邪正相争剧烈程度的不同，以及治疗的及时与否，而表现为不同的病理性质和病机特点。从卫气营血辨证来看，早期部分病例出现卫分证，亦可出现外邪直入气分，初起即表现气分证候，所观察病例中以气分阶段最多，少数病例出现营分证，未见血分证。从病变性质来看，属湿热病证范畴最多，急性期所占比例更多，调查发现湿热证范畴的病例居多，湿热病邪侵袭肌表初起可见卫表证候，又可直接内侵于里出现脾胃气分证。其病机演变虽有卫气营血传变规律，但留恋气分持续时间往往较长。所观察的病例均为住院病例，大部分患者有前驱感染史，但入院时见有卫表证候者不多。气分阶段病例最多，因湿热之邪侵及病位偏重的不同，而分别表现为湿热酿痰、蒙蔽心包、湿热中阻等不同证候。

病毒性脑炎多见“闭证”，临床认为窍闭多与热、痰、瘀、虚有关，因此“开窍”之法贯穿本病治疗之始终，临床常用清热开窍、豁痰开窍、通腑醒神开窍、息风开窍等法。而病毒性脑炎临床演变具有急性期、恢复期、后遗症期的规律，故在治疗上应注重分期论治。在急性期，重在清热解毒，化痰开窍；闭证用安宫牛黄丸鼻饲配合西药治疗。在恢复期，邪衰正虚，气阴两伤，宜治以益气养阴，和血化痰，祛痰通络。在后遗症期则多见肝肾不足，气虚血瘀，痰浊内阻，或见阳气虚衰，治宜滋补肝肾养髓、益气活血化瘀、豁痰通络开窍、温肾助阳等法。在分期论治的基础上，根据不同的临床特点，再选择恰当的理法方药，从而在临床上达到有的放矢的效果，例如，安宫牛黄丸、至宝丹、紫雪丹三方皆性凉而有清热解毒、开窍止痉之功，属凉开之剂，治疗温热病窍闭神昏之危症，临证时宜区别使用，其中安宫牛黄丸药性最凉，长于清热解毒，多用于高热昏迷者；紫雪丹药性偏凉，长于凉肝息风止痉，多用于高热惊厥证；至宝丹长于芳香辟秽，开窍醒神，多用于窍闭谵语证。

（二）发挥中药抗病毒作用、提高机体免疫力

病毒性脑炎疾病早期多属热邪炽盛，入营动血。恢复期则多属气阴两虚或痰瘀内留。中药治疗病毒性脑炎大多选用清热解毒、活血化瘀、祛风镇静等药物，后期可以使用少量补益药。根据现代药理研究部分中药对病原有直接抑制作用，部分可以调节免疫功能，提

高吞噬细胞能力或减少超敏反应对人体的损害，还有的中药针对增强肾上腺皮质功能或减缓皮质激素的分解代谢而起到抗炎作用。中药抗病毒的有效成分有黄酮、生物碱、萜类、挥发油、氨基酸、蛋白质、核酸等。常用药物主要有板蓝根、大青叶、金银花、连翘、天花粉、大黄、黄连、黄芩、柴胡、紫草、贯众、佩兰、知母、穿心莲、黄柏、青蒿、甘草、黄芪等，且各种药物对病毒抑制的作用点常有不同。将这些药物辨证施治用于治疗病毒性脑炎，根据不同疾病阶段针对性选择用药，能提高临床疗效。随着近年来制药工艺的改进，许多中药被提纯加工制成针剂，给病毒性脑炎的治疗开辟了新的途径，且提高了疗效；降低了死亡率和致残率。如醒脑静注射液有确切的脑保护作用，七叶皂苷钠注射液在抗炎、抗渗出、消肿胀方面作用显著，清开灵注射液在急性期的清热解毒作用明显。因此在辨证施治的基础上注意尽早使用有抗病毒作用的中药、中成药及中药针剂，对提高临床疗效有很大的帮助。

病毒性脑炎的流行病学特点及发病机制提示积极预防是降低发病率的关键。中医认为病毒性脑炎的预防，主要在于增强正气，提高机体防御外邪的能力，提高自身免疫功能。应积极参加体育锻炼，但避免过度疲劳，防止受寒；同时注意生活起居的卫生，努力减少病毒感染的机会；保持住室清洁通风。对可疑病例及时做相关检查，以便早期发现及时治疗。对与患者有接触的人群，可服具有抗病毒作用的中药（参前）煎剂加以预防。

（三）虫类药在病毒性脑炎中的临床运用

本病治疗除用清热化痰、开窍药物外，还应用大量虫类药镇痉息风。其中羚羊角咸苦，大寒，专治高热无汗，四肢抽搐之症。地龙咸寒，味腥，清凉解痉，其提取物含氮成分，能显著放松平滑肌，解痉清热。蜈蚣辛，热，大毒，《植物名实图考》谓其“去头风痛，化风痰，治惊痫抽搐”，适用于脑炎引起之惊痫及痉挛、角弓反张、撮口等症。全蝎辛温味腥，《开宝本草》曰：“蝎主诸风瘾疹……口眼㖞斜、语涩、手足抽掣。”全蝎含蝎毒，是一种麻醉毒，镇痉力强，适用于抽搐、麻痹、拘挛等。僵蚕治疗口眼㖞斜。这些虫类药含独特成分，如蛋白质、各类氨基酸及微量元素等对机体神经系统起安静作用，绝非一般草本药能比拟，因此治疗痉病后遗症出现四肢抽掣及口眼㖞斜等症状，能取得较好疗效。

（四）中成药在病毒性脑炎中的临床运用

（1）牛黄清心丸　清热解毒、开窍安神，适用于气营两燔见高热、烦躁、嗜睡者，每次1粒，每日2次，口服或鼻饲，3～7天1个疗程。

（2）安宫牛黄丸　清热开窍、豁痰解毒，适用于热邪内陷心包，痰热壅闭心窍，见高热神昏谵语者，每次1粒，每日1次，口服或鼻饲，3天1个疗程。

（3）六神丸　清热止痛、祛邪解毒，适用于卫气同病及气营两燔之证，口服，每次10粒，每日3次，7天1个疗程。

（4）苏合香丸　温中行气、开窍醒脑，适用于痰湿蒙窍症见低热昏迷、舌苔白腻者，每次1粒，小儿减半，每日2～3次，口服，7天1个疗程。

（5）安脑丸　清热解毒、醒脑安神，适用于热盛动风症见高热、神昏、抽搐痉厥、烦躁谵语者。每次1～2丸，每日2次，口服，6天1个疗程。

（6）小儿回春丹　开窍定惊、清热化痰，适用于小儿热盛动风症见高热、惊厥、抽搐不止者。每次0.9～1.5g，每日2～3次，口服或鼻饲，5天1个疗程。

（7）抗病毒口服液　清热解毒，适用于邪犯卫气证。口服，每次10ml，每日3次，5天1个疗程。

（8）清开灵注射液　清热解毒、化痰通络、醒神开窍，适用于气营两燔、热盛动风证。每次20～40ml加入5%～10%葡萄糖注射液250ml中，静脉滴注，每日1次，3～5天1个疗程。

（9）醒脑静注射液　开窍醒脑、凉血行气、活血化瘀、清热解毒，适用于气营两燔，痰湿蒙窍证。每次20～40ml加入5%～10%葡萄糖注射液250ml中，静脉滴注，每日1次，5天1个疗程。

（周子懿　刘文琛）

第二节　化脓性脑膜炎

化脓性脑膜炎（purulent meningitis），是由中枢神经系统常见的化脓性细菌感染引起的急性脑和脊髓的软脑膜、软脊膜、蛛网膜及脑脊液的炎症，常合并化脓性脑炎或脑脓肿，是一种极为严重的颅内感染性疾病。婴幼儿、儿童和老年人更易患此病。本病致病菌属很多，其中脑膜炎双球菌引起的脑膜炎具有强烈的传染性和流行性。化脓性脑膜炎主要临床表现有以下共同特点：起病急骤、发热、畏寒、头痛、呕吐、惊厥、抽搐、意识障碍、脑膜刺激征及脑脊液化脓性改变等。

一、现代医学诊断要点

本病现代医学诊断要点参考2008年《EFNS成年和儿童社区获得性化脓性脑膜炎诊治指南》（EFNS guideline on the management of community-acquired bacterial meningitis：report of an EFNS Task Force on acute bacterial meningitis in older children and adults）。

（一）症状与体征

急性化脓性脑膜炎的典型三联征包括发热、颈项强直和精神状态改变，国外大规模临床研究表明，实际上所有的患者都至少具有发热、颈项强直及精神状态改变典型三联征中的一项。因此，若所有这些发现均不具备，就基本排除化脓性脑膜炎的存在。但必须注意的是，老年人（尤其是有如糖尿病或心肺疾病等基础疾病的老年人）可能隐匿地表现为嗜睡或意识迟钝，无发热，以及表现出多变的脑膜炎症体征。

（二）实验室和其他辅助检查

（1）外周血白细胞　白细胞计数往往明显升高，伴转为不成熟形态；但是，严重的感染可引起白细胞计数减少。血小板计数也可能减少。

（2）凝血及生化检查　凝血功能检查可能会提示弥散性血管内凝血。血清化学检查结果往往和疾病整体病程的严重程度相一致，并可能会揭示存在阴离子间隙增高的代谢性酸中毒或低钠血症。

（3）血培养　血培养结果往往为阳性，并且在使用抗生素之前，若不能获得脑脊液，血培养是有帮助的。大约有 50%～90%的化脓性脑膜炎患者血培养结果为阳性。

（4）脑脊液检查　是诊断的重要依据，但应严格掌握腰椎穿刺术的适应证。目前国外研究表明，因为要行头颅 CT 扫描以排除占位性病变或颅内压增高而使腰椎穿刺术操作推迟者并不少见，2004 年美国感染性疾病协会关于化脓性脑膜炎处理的指南推荐，对于疑似化脓性脑膜炎的成人患者，当存在以下 1 项或多项危险因素时，应该在腰椎穿刺术之前进行头部 CT 扫描：

1）免疫功能受损状态（如 HIV 感染、免疫抑制治疗、实体器官移植或造血干细胞移植）。

2）中枢神经系统疾病病史（占位病变、脑卒中或局灶性感染）。

3）新发癫痫发作（就诊前 1 周内）。

4）视盘水肿。

5）意识水平异常。

6）局灶性神经功能缺损。

另外，有以下临床危险因素的患者应该进行 CT 扫描以鉴别可能的占位性病变或者颅内压增高的其他病因：

1）颅内压：颅内压通常是升高的。平均大约 350mmH_2O（正常值低于 200mmH_2O）。

2）脑脊液常规、生化分析：正常脑脊液蛋白值小于 50mg/dl，脑脊液葡萄糖与血清葡萄糖比值高于 0.6，白细胞数小于 5 个/μl，且乳酸浓度小于 3.5mmol/L。化脓性脑膜炎患者通常的脑脊液发现是白细胞计数为 1000～5000/μl，伴中性粒细胞所占比例通常大于 80%，蛋白为 100～500mg/dl，葡萄糖小于 40mg/dl（伴脑脊液葡萄糖与血清葡萄糖比值≤0.4）。

3）脑脊液乳酸盐：在区分细菌性和无菌性脑膜炎方面，脑脊液乳酸水平的诊断准确性优于脑脊液白细胞计数、葡萄糖和蛋白浓度；但在腰椎穿刺术前接受抗生素治疗的患者中，脑脊液乳酸水平的敏感性较低，并且在有其他中枢神经系统感染疾病的患者中，脑脊液乳酸水平也可能升高。脑脊液中乳酸盐水平高于 3.5mmol/L 者考虑为细菌性脑膜炎，反之为病毒性脑膜炎。

（5）细菌学检查　脑脊液涂片革兰染色其优势在于，在培养结果可获得之前的 1 日或更早就可提示细菌病因学。所报道的革兰染色对于细菌性脑膜炎的敏感性从 60%到 90%不等，但是其特异性接近 100%。

二、现代医学治疗概要

化脓性脑膜炎是神经科急症，必须立即采取措施以确定特定病因并开始有效的治疗。

西医治疗最重要的问题是避免延迟治疗和选择抗生素的用药方案。经验性治疗应在行腰椎穿刺后立即开始抗生素治疗（必要时可联合地塞米松辅助治疗）。应在腰椎穿刺前进行头部CT扫描，并在血培养采血后立即开始抗生素治疗。在病原微生物结果回报以前，应立即经验性选择抗生素，抗生素治疗需要根据患者的年龄和潜在的共病情况针对最可能的致病菌，选择足量高效容易透过血脑屏障的抗生素。

（一）治疗原则

1）尽早进行脑脊液检查，然后推测可能的病原菌立即给予经验治疗。

2）应选用杀菌剂。

3）选用易透过血脑屏障的药物。

4）静脉给药。

5）剂量足够，药物在脑脊液中的峰浓度达最低杀菌浓度10倍以上。临床症状减轻后不可立即减量。疗程视不同病原菌而异。

（二）抗菌药物的选用

1. 初始治疗方法

对疑为急性化脓性脑膜炎的患者，初始处理措施包括对脑膜炎症状的尽早识别、快速诊断以及及时的抗菌治疗和辅助治疗。根据最可能的病原菌、患者的年龄、诱发因素、基础疾病、脑脊液涂片革兰染色结果选用抗菌药物。年龄小于3个月的患儿，病原菌以B组链球菌、单核细胞增多性李斯特菌和大肠杆菌可能性最大，应给予氨苄西林+第三代头孢菌素，如头孢噻肟或头孢曲松。年龄为3个月至50岁患者，病原菌可能为流感嗜血杆菌、肺炎链球菌和脑膜炎奈瑟菌，经验用药为第三代头孢菌素如头孢曲松或头孢噻肟。年龄大于50岁或免疫功能低下的患者，病原菌包括肺炎链球菌、单核细胞增多性李斯特菌和革兰阴性杆菌。选用药物为氨苄西林+第三代头孢菌素。医院获得性感染，如神经外科手术后和脑脊液引流患者，病原菌以葡萄球菌、类白喉杆菌和革兰阴性杆菌（包括铜绿假单胞菌）常见。应选用万古霉素（或去甲万古霉素）+抗假单胞菌的第三代头孢菌素，如头孢他啶。脑脊液涂片见革兰阴性球菌应用青霉素G；革兰阳性球菌应用万古霉素或去甲万古霉素+头孢曲松或头孢噻肟；革兰阳性杆菌选用氨苄西林或青霉素联合一种氨基糖苷类药物如庆大霉素；革兰阴性杆菌选用第三代头孢菌素+氨基糖苷类药物。

2. 不同病原菌的药物选择

根据美国感染性疾病协会（IDSA）制订的相关化脓性脑膜炎治疗指南，脑脊液革兰染色确定出致病菌后，给予针对性抗菌治疗（表7-1、表7-2）。如前所述，万古霉素联合头孢曲松或头孢噻肟的经验治疗，常用于疑为细菌性脑膜炎的婴幼儿患者，有些专家也推荐用于成人。不论是针对性治疗还是经验治疗，当前病原菌对抗菌药物的敏感性为选择用药的重要依据。

表 7-1 不同病原菌的药物选择

致病菌	推荐治疗	备选治疗
肺炎链球菌	万古霉素+三代头孢[1, 2]	美洛培南（C-Ⅲ）、氟喹诺酮类[3]（B-Ⅱ）
脑膜炎奈瑟菌	三代头孢[1]	青霉素、氨苄西林、氯霉素、氟喹诺酮类、氨曲南
单核细胞增多性李斯特菌	氨苄西林[4]或青霉素[4]	复方新诺明、美洛培南（B-Ⅲ）
无乳链球菌	氨苄西林[4]或青霉素[4]	三代头孢[1]（B-Ⅲ）
流感嗜血杆菌	三代头孢[1]（A-Ⅰ）	氯霉素、头孢吡肟（A-Ⅰ）、美洛培南（A-Ⅰ）、氟喹诺酮类
大肠杆菌	三代头孢[1]（A-Ⅱ）	头孢吡肟、美洛培南、氨曲南、氟喹诺酮类、复方新诺明

注：除特殊注明外，所有建议都是 A-Ⅲ级。儿童患者当致病菌为单核细胞增多性李斯特菌时，在标准治疗方法（头孢曲松或头孢噻肟联合万古霉素）的基础上再联合氨苄西林，如果是革兰阴性杆菌感染则考虑联用氨基糖苷类。

1=头孢曲松或头孢噻肟；2=如果应用了地塞米松，一些专家认为应当加用利福平；3=加替沙星或莫西沙星；4=应考虑联合氨基糖苷类。

表 7-2 细菌性脑膜炎不同致病菌的抗菌疗程

致病菌	疗程（天）
脑膜炎奈瑟菌	7
流感嗜血杆菌	7
肺炎链球菌	10～14
无乳链球菌	14～21
需氧革兰阴性杆菌	21
单核细胞增多性李斯特菌	≥21

3. 鞘内给药

鞘内给药应尽量避免，以免产生抽搐等不良反应。如脑膜通透性差时选用药物可根据情况辅以鞘内给药。

（三）地塞米松辅助治疗

某些怀疑或证实化脓性脑膜炎的患者，应考虑辅以地塞米松治疗。

（四）对症及支持治疗

所有化脓性脑膜炎均需住院治疗，要及时隔离，对于昏迷的患者要保持呼吸道通畅，必要时做气管切开。维持静脉通路，确保水、电解质及酸碱平衡，监测生命体征，颅内压升高时可予以甘露醇、甘油果糖、高渗盐水等降低颅内压。如有癫痫发作或癫痫持续状态者可给予抗癫痫治疗；对躁动不安、有精神症状者可适当给予镇静剂。颅底骨折引起脑脊液漏时应进行手术。加强护理，防止压疮、尿路感染及肺部感染。

三、病理病机述要

细菌通过血行感染、邻近病灶直接侵犯、颅内病灶直接蔓延或医源性感染的途径侵入中枢神经系统，血管内皮细胞炎性激活，大量中性粒细胞侵入，释放炎症介质，血脑屏障破坏，细菌繁殖、自溶，一方面生成大量细菌毒素，损伤线粒体功能，引起神经元及小胶质细胞凋亡；另一方面病原体表达的病原体相关分子模式（pathogen-associated molecular patterns，PAMP）被免疫识别，激活信号通路，介导级联式炎症反应，导致脑水肿、颅内压增高、神经细胞损伤。基本病理改变是软脑膜炎、脑膜血管充血和炎性细胞浸润。早期可见软脑膜及大脑浅表血管充血、扩张，蛛网膜下腔大量脓性渗出物覆盖脑表面，并沉积于脑沟及脑基底池，也可见于脑室内后期蛛网膜纤维化、蛛网膜粘连，引起脑脊液吸收及循环障碍，导致交通性或非交通性脑积水。儿童病例常出现硬膜下积液、积脓，偶可见静脉窦血栓形成、脑脓肿。

中医学的病机方面据其发病急骤，病情凶险，传变迅速，初起由感染瘟疫，毒邪化火内陷伤营，引动肝风，内闭脑窍，病证互参应属“春温”范畴，据其脑脊液之化脓性改变，可确知热结髓海，蕴毒化脓正是其邪内伏之所在。

四、中医临证备要

本病一般冬春季发病，起病急骤，也属于中医“春温”、“风温”的范畴；若以临床特征来划分，化脓性脑膜炎以发热、头痛、惊厥、抽搐以及脑膜刺激征等为主要临床表现，归属于“头痛”、“痉证”等范畴。本病的治疗，以清热解毒为主。病在卫气，清热解毒尤宜辛凉透表，使邪从外解。病在营血，清热解毒重在清营凉血，以安神明之府。若热闭心包，急以清心开窍；肝风内动，更当凉肝息风。若邪陷正脱，以救脱为先。总之，在整个疾病的治疗过程中，始终以解毒为要务，同时瘟毒化火，最易伤阴动血，又须时时顾及养阴凉血。因此要达到解毒的目的，则应首分邪毒之在卫气、在营血的不同，或外透、或内清、或逐下，再予养阴生津以助排毒之能。

（一）辨类证

本病的急性期，症见高热、四肢抽搐、或伴有神昏，烦躁，舌红等阳热症状，以上满足 3 项或 3 项以上者为阳类证；症见神昏，喉中痰鸣，口中流涎，口噤，或伴烦躁，苔腻等痰湿蒙窍的表现，以上满足 3 项或 3 项以上者为阴类证。本病的恢复期，症见热势已退，或留低热，神倦气弱，尿黄便干，舌质红绛少津，脉象细数等气阴两虚表现，以上满足 3 项或 3 项以上者为本病恢复期的阳类证；症见热势已退，气短音微，神疲乏力，喉中痰鸣，舌淡苔腻，脉细或沉迟缓，以上满足 3 项或 3 项以上者为本病恢复期的阴类证。

（二）类证辨治

1. 阳类证

（1）急性期

1）邪毒犯卫

证候特点　发热恶寒，无汗或有汗，头痛项强，肢体酸痛，口微渴，头痛甚，恶心呕吐，烦躁，口臭，或见咳嗽，嗜睡，或烦躁不安，或精神不振，神志尚清，或见皮下斑疹隐隐，舌质正常，或舌尖略红，苔白满舌，或黄白相兼，干而少津，脉数或浮或不浮。

治法 清热解毒，疏表达邪。

推荐方剂 银翘散合白虎汤加减。

基本处方 连翘 15g，金银花 15g，苦桔梗 6g，薄荷 6g（后下），竹叶 4g，荆芥穗 4g，淡豆豉 5g，牛蒡子 6g，鲜芦根 50g，石膏 50g（先煎），知母 18g，粳米 9g，生甘草 5g。每日 1 剂，水煎服。上药加水 500ml，煎成 100ml，分 2 次温服。

加减法 具体用药时，视证之偏卫偏气，有所侧重。卫表证突出者，加僵蚕 12g、蝉衣 9g、葛根 15g、钩藤 15g（后下）以疏风通络，加强透邪外出之力，兼有预防痉厥之变；若头痛剧烈，加菊花 15g、钩藤 15g（后下）、龙胆草 12g 以平阳热；呕吐甚，加竹茹 6g、赭石 20g（先煎）以降胃火；斑疹显露，或有其他出血倾向者，加大青叶 30g、山栀子 15g、青黛 5g（包煎）、牡丹皮 12g 以清热凉血；若兼表寒外束较重，表气闭塞，太阳经气被郁，恶寒无汗，发热头痛，项强脉浮紧而数者，发散风寒，解表开闭，使邪从汗解，可用葛根汤；若见口渴，有汗不透者，则用瓜蒌汤。

中成药 玉枢散：每次 0.6～1.2g，每日 1 次。辟秽解毒，适用于呕吐甚者。

2）痰热蒙窍

证候特点 恶寒发热，头痛剧烈，颈项强直，呕吐频频，神疲嗜睡，常有化脓性感染史，舌苔黄厚而腻，或酱黄黏厚，脉弦数。

治法 清热燥湿解毒。

推荐方剂 龙胆泻肝汤合黄连解毒汤加减。

基本处方 龙胆草 6g，黄芩 9g，栀子 9g，泽泻 9g，当归 3g，生地黄 6g，柴胡 6g，黄连 9g，黄柏 6g，生甘草 6g。每日 1 剂，水煎服。上药加水 500ml，煎成 100ml，分 2 次温服。

加减法 若头痛甚，加羌活 20g 以止头痛；若颈项强直，不能屈伸，或有惊厥者，重用木瓜 30g，再加瓜蒌 20g、僵蚕 15g；舌苔腻甚者，加木瓜、蚕沙（包煎）各 15g，砂仁（后下）、藿香、佩兰各 12g 以祛湿化浊。

3）热陷营血

证候特点 壮热不退，肌肤灼热，神识昏迷、躁扰谵语，频频抽搐，角弓反张，皮肤大片斑疹，色紫而瘀，或鼻衄，唇燥口干，舌绛少苔，或光剥如镜，且无津液，或齿龈干结如瓣，脉细弦而数。

治法 清营泄热，凉血解毒。

推荐方剂 犀角地黄汤加减。

基本处方 水牛角 30g（先煎），生地黄 24g，芍药 12g，牡丹皮 9g。每日 1 剂，水煎服。

加减法 以血热为主，表现出血倾向严重者，可加用大剂乌梅 30g、五味子 30g、白芍 20g、甘草 10g 酸甘化阴酸敛止血，并加仙鹤草 15g、侧柏炭 12g、蒲黄 6g 等止血之品；以热闭心包为主的，往往来势凶猛，高热、神昏、痰鸣、谵妄，宜用安宫牛黄丸、至宝丹、紫雪丹之类，急以清心开窍，化痰开闭，同时内服或鼻饲清营汤。以肝火动风为主的，其表现主要为项强反张，抽搐不止，宜用羚羊钩藤汤，适加僵蚕 15g、地龙 15g、全蝎研末

3g（冲服）、生石决明 30g（先煎）以清热祛风止痉。

（2）恢复期

气阴两虚

证候特点 热势已退，或留低热，或夜热早凉，神倦气弱，肌肉酸痛，甚则肢体筋脉拘急不展，心烦易怒，口渴易汗，纳食少思，瘀斑消退，尿黄便干，舌质红绛少津，或光剥无苔，脉细数。

治法 益气养阴。

推荐方剂 生脉散合大补阴丸加减。

基本处方 人参 9g，麦冬 9g，五味子 6g，熟地黄 18g，龟甲 18g（先煎），黄柏 12g，知母 12g。每日 1 剂，水煎服。

加减法 低热不退，加白薇 12g、地骨皮 12g、青蒿 15g 等，或用青蒿鳖甲汤；汗多重用五味子 20g，加石斛 20g、牡蛎 30g（先煎）；若以气虚为主，则可用黄芪 25g、浮小麦 30g、大枣 6 枚、麻黄根 15g；纳差或不思饮食，加木瓜 10g、山楂 20g、乌梅 10g、茯苓 20g；肢体不利，肌肉酸痛，加丝瓜络 20g、忍冬藤 20g、生桑枝 15g、侧柏叶 10g、木瓜 10g、白芍 10g、甘草 10g。若阴虚风动，用三甲复脉汤。

2. 阴类证

（1）急性期

痰湿蒙窍

证候特点 意识朦胧，胸闷不适，或嗜睡，或有发热。重证患者起病急骤，见癫痫发作，起病即抽搐，直视，痰鸣，口中流涎，口噤，手足震颤，或头痛呕吐，或神志不清，舌质淡红，苔白腻，脉弦数。

治法 豁痰开窍。

推荐方剂 方选涤痰汤加减，或并服苏合香丸。

基本处方 法半夏 12g，陈皮 10g，天竺黄 10g，竹茹 10g，浙贝母 15g，石菖蒲 10g，郁金 12g，制远志 10g，川芎 10g，茯神 15g，大青叶 15g，甘草 6g。每日 1 剂，水煎服。

加减法 偏痰火者，加龙胆草、黄芩；躁扰不宁者，加磁石、礞石、牡蛎、石决明；兼抽掣者，加钩藤、天麻、白僵蚕、全蝎等。痰涎阻塞气道，症见发热，呼吸急促，咳嗽，可加用鱼腥草 15g、桔梗 10g、苦杏仁 10g 等以宣肺化痰清热；发热较甚者，加青蒿 12g、黄芩 15g 以清内热；随病程迁延，可致正气渐虚，症见昏沉，倦怠，痰多，二便失禁，脉沉无力，加生晒参 15g、白术 15g、茯苓 20g 以益气健脾化痰。

中成药 牛黄清心丸、醒脑净注射液、苏合香丸等。

（2）恢复期

气虚痰阻

证候特点 热势已退，气短音微，形体虚弱，或有颅内脓肿形成，脑脓肿穿刺或切开引流，震颤或瘫痪，二便失禁，言语不清，伴喉中痰鸣，纳呆，舌淡苔腻等气虚痰阻之表现。

治法 益气健脾，祛痰通络。

推荐方剂　六君子汤合菖蒲郁金汤加减。

基本处方　黄芪 20g，党参 15g，白术 12g，茯苓 20g，陈皮 10g，法半夏 10g，石菖蒲 10g，郁金 10g，菊花 12g，白僵蚕 15g，甘草 6g。每日 1 剂，水煎服。

加减法　大便稀溏者，加山药 15g、扁豆 15g 以健脾渗湿；痰浊较甚者，加竹沥水 15g、白附子 9g、白芥子 10g 以涤痰开窍；如舌强不能言，足废不能用，腰膝无力，则宜滋肾阴，补肾阳，用地黄饮子加减：熟地黄 15g，巴戟天 12g，山茱萸 15g，石斛 15g，肉苁蓉 15g，制附片 10g，肉桂 10g，茯苓 15g，石菖蒲 15g，郁金 15g，远志 12g，黄精 20g。

3. 对症治疗

若病情急转直下，出现内闭外脱之象，宜分辨闭与脱的轻重缓急而施治，固脱开闭。脱甚者，当回阳救逆，益气固脱以救其急，等阳回气纳，再清解其热毒。

证候特点　起病急暴，高热、神昏、惊厥，皮下瘀斑紫黯、迅速融合成片，突然大汗淋漓，面色苍白，四肢厥冷，唇指发绀，呼吸不匀，血压下降，或初起神志尚清，旋即神迷而错，烦扰躁动无力，舌质淡黯，舌苔灰黑而滑，脉伏而数，或散乱无根，或脉微欲绝。

推荐方剂　若汗出肢厥甚者，当回阳固脱，参附龙牡汤加减。若内闭外脱之证并重，可以固脱与开闭并用，在益气救逆、回阳敛阴的同时，又清心开窍、凉肝息风，参附汤合生脉散加减。

基本处方　人参 30g，附子 15g，生龙骨 30g（先煎），生牡蛎 30g（先煎），麦冬 15g，五味子 15g。或人参 30g，麦冬 15g，五味子 15g，附子 15g。送服安宫牛黄丸、紫雪丹、至宝丹等。此证十分危急，应配合各种抢救措施，积极救治。

中成药　①生脉注射液：20～40ml 加入 5%葡萄糖注射液或 0.9%氯化钠注射液 250～500ml 中，静脉滴注，每日 1～2 次。益气生津固脱，用于气津脱失证。②参附注射液：20～40ml 加入 5%葡萄糖注射液或 0.9%氯化钠注射液 250～500ml 中，静脉滴注，每日 1～2 次。益气回阳，用于阳气暴脱证。③参麦注射液：20～60ml 加入 5%葡萄糖注射液或 0.9%氯化钠注射液 250～500ml 中，静脉滴注，每日 1～2 次。益气固脱，养阴生津，用于气阴两亏证。

五、黄培新中医临证经验

（一）控制颅内高压的体会

1. 中西医结合，优势互补

化脓性脑膜炎通常并发颅内压增高和脑水肿，如何降低颅内压及减轻脑水肿，促使脑功能恢复至关重要。现代医学常用的方法为渗透疗法（如运用甘露醇、呋塞米、高渗盐水等），虽能暂时降低颅高压，改善脑水肿，为下一步治疗争取更多时间，但有导致水电解质平衡紊乱、反跳现象、加重心肾负担等不良反应。黄培新教授认为化脓性脑膜炎的颅内压增高中医病机为“颅脑水瘀”，颅内压增高是脑对细菌感染的继发性反应，导致脑部气机不畅，气滞血瘀，瘀于脑络，继而络脉痹阻，津血流行不畅，血滞留而为瘀，津外渗而为水，水瘀交结阻于脑络。肝肾亏虚是颅脑水瘀形成的根本原因，肝肾不足，水不涵木，肝阳上亢，亢极生风，内风旋动，引动心火，风火相煽，夹痰火上冲，气血上奔，内风夹邪上扰，脑络损伤。现代医学认为，脑水肿病理改变是过多的水分积聚在脑细胞内或细胞外间隙，它由脑微循环障碍引起，以血脑屏障结构功能损害和脑细胞能量代谢障碍为基础。微循环障碍为瘀，细胞内或细胞外的水分过多积聚为痰浊、水饮。

因此，化脓性脑膜炎并发脑水肿的病机离不开瘀、痰浊、水饮交结于脑府。黄培新教授认为，临证可根据寒热虚实分为两大类：实证者多为肝胆湿热证、肝阳亢盛证或兼有腑气不通的情况，病脏在肝脾肾，常见于本病急性期，标实症状突出，治宜急则治其标，当以祛邪为主，在高热不退、脑水肿明显的情况下，可用龙胆泻肝汤清肝热、降低脑水肿。若患者壮热、腑实，采用和解少阳通腑泻热的方法，用大柴胡汤加减。虚证者，多为气虚血瘀证和脾肾亏虚、水浊蒙窍证，病脏在脾肾，常见于本病恢复期乃至后遗症期，多为虚实夹杂，邪实未清而内虚已现，治宜扶正祛邪为主。

2. 祛邪与开窍为要法

黄培新教授认为，本病起病急骤，急性期尽早并足量使用抗菌药物至关重要，中医理解此做法为“祛邪”，及时祛邪、截邪，防病邪深入，因势利导，使病向愈。此阶段的颅内压增高所致意识障碍等临床症状，中医的理解为“窍闭”，多与热、痰、瘀、虚有关，因此“开窍”为治疗本病的要法，临床常用清热开窍、豁痰开窍、通腑醒神开窍、息风开窍等法。开窍施药可考虑“三宝”，即安宫牛黄丸，至宝丹和紫雪丹。三方皆性凉而有清热解毒，开窍止痉之功。热盛者，可选用安宫牛黄丸，优于清热解毒，着重解热，故窍闭神昏兼痰热重者，以安宫牛黄丸 1 丸加珍珠粉 0.6g，竹沥水 12g 送服；痰盛者，可选用至宝丹，至宝丹优于芳香辟秽，着重开窍，若患者中重度昏迷，可以至宝丹 1 丸鼻饲；痉厥者，可选用紫雪丹，紫雪丹偏重凉肝息风，若神昏兼高热抽搐者适用。在正确运用开窍法的同时，要结合本病各期的类证辨治，因为疾病的辨证是一个动态过程，一个证型在疾病的整个发展过程中反映其某个特定的阶段与某个特定的病理结果。

（二）在辨证基础上的中药抗菌治疗

近年来的实验研究证实许多清热解毒、芳香化浊的中药对细菌、病毒有不同程度的抑制作用，如大青叶、板蓝根、金银花、连翘、黄连、黄芩、柴胡、紫草、贯众、佩兰、知母、穿心莲、黄柏、青蒿等，且各种药物对病毒抑制的作用点常有不同。因此在辨证施治的基础上注意尽早使用有抗感染作用的中药、中成药及中药针剂，对提高临床疗效有很大的帮助。

此外，正所谓“虚邪贼风，避之有时”、“正气存内，邪不可干”，中药在保护易感人群方面也有一定作用，可以增强正气，提高机体防御外邪的能力，提高自身免疫功能。对与患者有接触的人群，可服具有抗菌作用的中药（参前）煎剂加以预防。亦可选用单方如白茅根、慈菇、甘蔗各适量煎水饮汁；或板蓝根 30g、鱼腥草 30g、蛇舌草 30g 煎水饮，均有预防病毒感染的作用。同时，易感人群应积极进行体育锻炼，但避免过度疲劳，防止受寒；同时注意生活起居的卫生，努力减少细菌感染机会；保持住室清洁通风。对于可疑病例及时做相关检查，以便早期发现及时治疗。

（三）感染后发热的中医药治疗策略

本病另一突出症状是发热，临床上常规应用发汗退热药物，但需要注意，表证已解仍用发汗，则导致过汗伤及阴液，久则出现气阴两伤的表现。同时，抗生素的应用在杀菌抑菌的过程中也抑制了人体自身功能的恢复，造成菌群失调及产生耐药性，导致发热持续不退的后果。中药治疗在清化热邪的同时，着重恢复人体的气化功能及阴液，正气复则邪气除，充分说明了中医学辨证论治的科学性和有效性，热病后期的患者多数胃气虚弱明显，用药时顾护脾胃为治疗的要点，一般不宜过大，以调拨气机为主，减轻脾胃的负担，取“轻可去实”之意，适当应用生姜、大枣、陈皮、砂仁、党参、甘草等药，尽量避免应用过于苦寒的药物，以免重伤胃气，影响患者的恢复。

对于感染后发热不退，西药抗生素等运用后仍有反复发热，此乃疾病后期，可参照温病后期进行证治。黄培新教授认为此期具有虚实夹杂，多兼湿邪为患的特点：其一，邪气尚未除尽，余热犹存，故吴鞠通言“祛邪务尽”，亦是防其“炉烟虽熄，灰中有火”之意；其二，热病之后，耗气伤阴，正气受损，无力祛邪外出，正邪斗争无力，而成正虚邪恋之势，故应视气血津液耗伤程度进行善后调理，扶正以祛邪，即“善后务细”；其三，病程久者多有湿邪兼夹，久病伤正亦易生湿，湿性氤氲黏腻，常致病情迁延不愈，湿与热合，如油入面，胶结不化，病情缠绵难解，当“湿热两分”，“不与热相搏，势必孤矣”。

另外，饮食调养也需重视。长期发热后期，人体的气血津液均会有不同程度的损伤，要取得完全的疗效，单靠用药物调补是不够的。《黄帝内经》云：“小毒治病，十去其八；无毒治病，十去其九；谷肉果菜，食养尽之，无使过之，伤其正也。”可见对于疾病后期饮食调养的重要性。山药为补益肺脾肾阴之良药，病后以山药作为药膳，其补而不腻，与粥剂配合，实为佳品。

（周子懿　蔡业峰）

第八章

脱髓鞘疾病

第一节　多发性硬化

多发性硬化（multiple sclerosis，MS）是一种常见的免疫介导的中枢神经系统白质炎性脱髓鞘为主的自身免疫性疾病。其病因尚不明确，可能与病毒感染、自身免疫、遗传、环境等相关；临床以症状体征的空间多发性和病程的时间多发性为特点。其发病率与地区的纬度密切相关，离赤道越远发病率越高，高发病区可达＞（30～60）/10 万人，低发病区＜5/10 万人。因其主要临床表现不同，可属于中医学“痿证”、“痿软麻木”、“喑痱”、“骨繇”、“眩晕”、“视瞻昏渺”等范畴。

一、现代医学诊断要点

由于多发性硬化的病变在中枢神经系统各个部位均可受累，因此临床症状表现多样，包括高级智能或精神障碍、视神经功能障碍、复视、肢体感觉障碍、肢体运动障碍、共济失调、膀胱或直肠功能障碍等。

（一）症状和体征

本病起病快慢不一，以亚急性起病为多。临床分型常包括：复发缓解型多发性硬化，疾病表现为明显的复发和缓解过程，每次发作后均基本恢复，不留或仅留下轻微后遗症，80%～85%患者最初为该类型；继发进展型多发性硬化，约 50%的复发缓解型多发性硬化患者在患病 10～15 年后疾病不再有复发缓解，呈缓慢进行性加重过程；原发进展型多发性硬化，病程大于 1 年，疾病呈缓慢进行性加重，无缓解复发过程，约占 10%；进展复发型多发性硬化，疾病最初呈缓慢进行性加重，病程中偶尔出现较明显的复发及部分缓解过程，约占 5%。

1. 精神症状及认知功能障碍

以欣快色彩较为多见，情绪易于激动，或见强哭、强笑，抑郁反应也不少见。并有记忆力减退、认识欠缺或见智力减退，晚期可致痴呆。

2. 脑神经功能障碍

视力障碍最常见且常为首发症状，多为急起单眼视力下降，2～3 周后可并另侧受累，常伴眼球疼痛，或同时合并视野障碍，眼球运动障碍以展神经损害多见，可见核间性眼肌瘫痪，眼球运动障碍可引起复视。瞳孔或可不规则、缩小，甚至对光反射减弱，亦可见 Horner（霍纳）征。晚期可有睑下垂。眼球震颤常见，可为水平性、旋转性或垂直性。偶见面部发麻或异样感，或伴局部感觉和角膜反射减退。突发性眩晕是常见的早期症状，发作时伴有眼震和呕吐。延髓部病灶可引起吞咽困难、言语含糊、提腭活动差与咽反射降低。晚期可能出现假性延髓麻痹。

3. 感觉障碍

颈髓病变多见，或有皮质型感觉障碍，最常见的主诉为麻刺感、麻木感，也可有束带感、烧灼感、寒冷感或痛性感觉异常，疼痛作为早期症状也是常见的。深感觉障碍比较明显，或有感觉性共济失调。颈髓病损可有 Lhermitte（莱尔米特）征。早期的感觉症状一般维持不久，常在数周内缓解。但至后期，可能呈现持久的脊髓横贯性感觉障碍。

4. 运动障碍

约 50%患者首发一个或多个肢体无力，下肢多于上肢，不对称性瘫痪多见。腹壁反射早期常减退，病理征阳性；另外疲劳或体力低下常是首发或复发的表现。

5. 其他病征

有发作性症状如感觉运动异常，占 5%～17%；其他有尿频、尿急，后期常有尿潴留或失禁；部分患者有阳痿与性欲减退。

（二）辅助检查

1. 影像学检查

磁共振成像（magnetic resonance imaging，MRI）明显优于 CT，敏感性更高，可发现静止、小至 2～3mm、CT 上未能显示的病灶，阳性率可高达 95%，是检测多发性硬化最有效的辅助手段，常需强化，在 T_2 加权像可见脑室周围和白质中散在的高信号硬化斑，在 T_1 加权像则呈低信号斑。脑室周围注意 Dawson 手指征（即直角脱髓鞘征），脊髓病变（颈、胸段最多见）直径多＞3mm 但长度很少超过 2 个椎体节段。推荐最好应用 1.5T 以上场强 MRI 进行影像诊断。近年新发展应用的 MRI 新技术如磁化传递成像（magnetization transfer imaging，MTI）、弥散加权成像（diffusion weighted imaging，DWI）和弥散张量成像（diffusion tensor imaging，DTI）、磁共振波谱（magnetic resonance spectroscopy，MRS）等对多发性硬化的诊断敏感性更高。

2. 电生理检查

电生理检查常能为发现并无临床表现的亚临床病灶提供客观的证据，可协助早期诊断等，并可观察病情变化，有一定敏感性，但缺乏特异性。75%～90%的临床确诊且有眼部症状的多发性硬化患者存在视觉诱发电位（visual evoked potential，VEP）异常，53%～75%的多发性硬化患者虽无视觉障碍，但 VEP 却有异常改变；脑干听觉诱发电位（brainstem auditory evoked potential，BAEP）常表现为Ⅲ～Ⅴ峰潜伏期延长，Ⅴ波波峰降低，BAEP 阳性率为 21%～26%；躯体感觉诱发电位（somatosensory evoked potential，SEP）异常表现为潜伏期延长或波形改变，下肢检出率高于上肢。

3. 脑脊液

至少进行脑脊液（cerebrospinal fluid，CSF）常规、生化检查。外观多正常，压力不高。细胞数多数正常，急性期可轻度增多，最高可达（50～100）$\times 10^6$/L，主要为淋巴细胞。70%～90%患者脑脊液 IgG 指数［（CSF IgG/血清 IgG）÷（CSF 白蛋白/血清白蛋白）］增高，90%～95%可见寡克隆抗体区带。

（三）诊断要点

1. 诊断原则

首先，应以客观病史和临床体征为基本依据；其次，应充分结合辅助检查特别是 MRI 特点，寻找病变的空间多发性（dissemination in space，DIS）及时间多发性（dissemination in time，DIT）证据；再次，还需排除其他可能疾病。此外，除满足以上 3 项条件外，应尽可能寻找电生理、脑脊液免疫学等辅助证据。

2. 诊断标准

推荐采用 2017 年 McDonald 多发性硬化诊断标准（表 8-1），适合于典型发作多发性硬化的诊断，以往 2005 年及 2010 年 McDonald 多发性硬化诊断标准同样适用。

表 8-1 2017 年 McDonald 多发性硬化诊断标准

临床表现	诊断多发性硬化所需附加资料
>2 次发作；具有≥2 个以上客观临床证据的病变或者存在 1 个客观临床证据的病变，同时伴有既往发作合理的病史证据	无
≥2 次发作；具有 1 个病变的客观临床证据	具有以下证明病变 DIS 的证据：在中枢神经系统的 4 个多发性硬化典型区域（脑室周围、近皮质、幕下和脊髓）中至少有 2 个区域有≥1 个 T_2 病变；或等待以后涉及中枢神经系统不同部位病变的临床发作
1 次发作；具有≥2 个病变的客观临床证据	具有以下证明病变 DIT 的证据：在任何时间同时存在无症状的钆增强的与非增强的病变；或在随后的 MRI 检查可见新的病变（1 或多个）不考虑基线 MRI 的时间性；或者等待第 2 次临床发作
有 1 次发作；存在≥1 个病变的客观临床证据（临床孤立综合征）	具有证明病变空间（同前 DIS）及时间多发（同前 DIT）的证据
提示多发性硬化的隐匿的神经功能障碍进展（原发进展型多发性硬化）	疾病进展 1 年（回顾性或前瞻性进展确定）同时具有下列 3 项标准中的 2 项：①脑病变的 DIS 证据；根据多发性硬化特征性的病变区域（脑室周围、近皮质或幕下）内≥1 个 T_2 病变；②脊髓病变的 DIS 证据：根据脊髓≥2 个 T_2 病变；③脑脊液阳性[等电聚焦电泳的寡克隆带证据和（或）IgG 指数增高]

二、现代医学治疗概要

（一）急性期治疗

多发性硬化急性期治疗以减轻恶化期症状、缩短病程、改善残疾程度和防治并发症为主要目标。推荐首选治疗方案为大剂量甲泼尼龙冲击治疗，对病情严重者或对此治疗无效者也可试用静脉大剂量免疫球蛋白（IVIg）治疗。

糖皮质激素治疗的原则为大剂量、短疗程，不主张小剂量长时间应用。推荐使用甲泼尼龙：①病情较轻者，从 1g/d 开始，静脉滴注 3～4 小时，共 3～5 天，如临床神经功能缺损明显恢复可直接停用，如疾病仍进展则转为阶梯减量方法；②病情较严重者，从 1g/d 开始，静脉滴注 3～4 小时，共 3～5 天，此后剂量阶梯依次减半，每个剂量用 2～3 天，至 120mg 以下，可改为口服 60～80mg，1 次/天，每个剂量 2～3 天，继续阶梯依次减半，直至减停，原则上总疗程不超过 3～4 周。若在减量的过程中病情明确再次加重或出现新的体征和（或）出现新的 MRI 病变，可再次甲泼尼龙冲击治疗；注意预防副作用。

IVIg 治疗多发性硬化的总体疗效仍不明确，仅作为一种可选择的治疗手段，用于对糖皮质激素治疗不耐受或处于妊娠或产后阶段的患者。推荐剂量：静脉滴注 0.4g/（kg・d），连续用 5 天为 1 个疗程，5 天后，如果没有疗效，则不建议患者再用，如果有疗效但疗效不是特别满意，可继续每周用 1 天，连用 3～4 周。

（二）疾病修正治疗

多发性硬化为终身性疾病，其缓解期治疗以控制疾病进展为主要目标，推荐使用疾病修正治疗（disease modifying therapy，DMT），包括免疫调节治疗及免疫抑制治疗。DMT 药物可以减少临床复发次数、颅内新增强化和（或）新增 T_2 病变数目、EDSS 评分进展等，提高多发性硬化患者生存质量，应坚持长期治疗。目前国家药品监督管理局已经批准了 2 种 DMT 一线药物：即干扰素 β 和特立氟胺。

对 DMT 一线治疗效果不理想或无条件应用 DMT 的复发-缓解型多发性硬化、继发-进展型多发性硬化、进展-复发型多发性硬化患者，在充分评估其疗效/风险比的前提下，可谨慎地应用免疫抑制剂治疗。

（三）对症治疗

痛性痉挛可应用卡马西平、加巴喷丁、巴氯芬等；对比较剧烈的神经根性疼痛，可用普瑞巴林；慢性疼痛、感觉异常、抑郁焦虑等可用各类抗抑郁、焦虑药物及普瑞巴林等；乏力、疲劳可用莫达非尼、金刚烷胺；震颤可应用盐酸苯海索、盐酸阿罗洛尔等；膀胱直肠功能障碍配合药物治疗或借助导尿等处理；性功能障碍可应用改善性功能药物等；认知障碍可应用胆碱酯酶抑制剂等；还有心理治疗及其他各种物理治疗等。

三、病理病机述要

多发性硬化的确切病因及发病机制迄今不明，可能与病毒感染、自身免疫反应、环境及遗传等多种因素有关。目前认为，本病可能是一些携有遗传易感基因的个体在后天环境中一些外因如病毒感染、外伤等的作用下，引发对中枢髓鞘成分的异常自身免疫应答而致病。随着研究的深入，目前认为多发性硬化是 T 细胞所介导的细胞免疫反应为主，B 细胞和自身抗体等体液免疫参与发挥效应，共同引起致病作用。

古代中医无“多发性硬化”这一病名，就其临床表现而言与中医“痿证”、“痿软麻木”、“喑痱”、“骨繇”、“眩晕”、“视瞻昏渺”等多个病证相关，难以与中医某一病证等同描述。

《灵枢·海论》有云“肾主骨，生髓”，而“脑为髓之海”，“髓海不足，则脑转耳鸣，胫酸，眩冒，目无所见，懈怠安卧”，《灵枢》此言一则与多发性硬化有相似之处，二则向我们揭示了脑、髓、肾与痿证之间鲜明的关系。现代中医在古人的理论基础上提出，多发性硬化病因病机极为复杂，但主要与脑、髓、肾相关，主要与外感湿热、饮食所伤、久病房劳、情志不畅等多种因素所致。现将其归纳如下：

（1）外感湿热　《素问·生气通天论》云：“湿热不攘，大筋软短，小筋弛长，软短为拘，弛长为痿。”久处湿地或涉水冒雨，感受外来湿邪，郁而化热，或痰热内停，蕴湿积热，浸淫经脉，气血运行失畅，筋脉失于滋养而成痿。临床可见因外感湿热之邪，湿热浸淫，上犯于脑，损害脑髓，气血运行不畅，肢痿不用或气滞血瘀而成麻木；或湿热蕴结，三焦气化不利以致气不化津，津聚成痰，痰热互结，气滞血瘀，筋脉失养而成痿。

（2）饮食所伤　素体脾胃虚弱或饮食不节，劳倦思虑过度，脾胃受损，不能消谷化气，布输津液，故致水湿凝聚成痰，痰久化热，阻于经络，发为痿证。又《医宗必读·痿》云：“阳明虚则血气少，不能润养宗筋，故弛纵；宗筋纵则带脉不能收引，故足痿不用。”脾胃既损，则气血生化无源，亦可发为痿证。

（3）久病房劳　患者久病体虚，或房劳过度，必致肝肾亏虚。肝主筋，肾主骨，肝藏血，肾生髓，肝肾既伤，精血失藏，水木不涵，脑髓失养，故筋脉失利，骨髓不盈，四末弛纵，肢体动摇，发为痿废。久必及肾，肾精不足，无以濡养骨髓、筋脉、肌肉，则致四肢痿软无力，甚则出现筋脉拘急，僵挛疼痛。髓海空虚则目眩昏花，虚风内动，上扰清空，眩晕更作。肾阳不足，则见畏寒肢冷、小便失禁或夜尿频繁等。

（4）情志不畅　思伤脾，怒伤肝，若过思过劳而伤脾，忧郁恼怒而伤肝，则致木土相侮，肝脾两虚，脾虚则气血生化不足，筋脉失养而肢体无力；肝失条达，则气失疏泄，不能行血，故致气滞血瘀，肢体麻痹或不仁。或有肝郁抑脾，耗伤心气，心失所养，神失所藏而出现哭笑无常的情感异常等。

故现代中医认为，多发性硬化一病，病位在脑、髓，并与肾、肝、脾、心等脏腑密切相关，其早期多由湿热所犯，后期则多以肝肾亏虚为主。究其病性，多为本虚标实，虚实夹杂，以虚为主。

四、中医临证备要

（一）辨类证

多发性硬化发病早期或复发期，多外感发病，见面赤身热，肢痿不用或肿，口渴或苦，二溲不利，以邪实为主，从阳类证论治，以祛邪为主，重在化湿清热、活血除痰；而疾病缓解期或修饰期，多肢体痿废不仁，形寒肢冷，腰膝酸软，甚者神疲气短，筋脉拘紧，应以补虚为主，从阴类证论治，扶正兼以祛邪，重在补益气血，滋阴助阳。

以阴阳类证为纲，以病程发展为络，结合脾、胃、肝、肾、心、脑等不同脏腑进行类证论治。临床上分证论治如下。

（二）类证辨治

1. 阳类证

（1）湿热浸淫

证候特点　肢体逐渐出现痿软无力，尤以下肢多见，或兼见微肿，手足麻木，或有发热面黄，胸脘痞闷，小便赤涩热痛，舌苔黄，脉濡数。

治法　清热，利湿，通络。

推荐方剂　四妙散合三仁汤加减。

基本处方　薏苡仁 15g，白扁豆 12g，滑石 18g（包煎），白通草 6g，厚朴花 9g，竹叶 6g，黄柏 9g，黄连 6g，泽兰 12g，苍术 12g，怀牛膝 9g，茯苓 12g，陈皮 9g，秦艽 15g，黄芪 12g。每日 1 剂，水煎服。

加减法　若湿偏盛，胸脘痞闷，肢重且肿者，可酌加白术 15g、白蔻仁 10g、泽泻 15g 等以加强化湿之功；若肢体麻木，关节运动不利，舌质紫黯，脉细涩，可加桃仁 10g、赤芍 15g、红花 10g、丹参 10g 等活血化瘀。

（2）痰热阻络

证候特点　病起发热，或热后突然出现肢体痿软不用或肢体麻木瘫痪，口渴不欲饮，失语，痰多色黄而黏稠，舌苔黄或黄腻，脉滑数。

治法　泄热，除痰，通络。

推荐方剂　涤痰汤加减。

基本处方　法半夏 12g，胆南星 12g，橘红 9g，枳实 6g，茯苓 12g，人参 3g（另炖），石菖蒲 12g，天竺黄 12g，甘草 6g。每日 1 剂，水煎服。

加减法　可适当选加黄芩 6g、鸡血藤 12g、地龙 9g、蚕沙 9g 等以助清热化痰通络之功。

2. 阴类证

（1）气阴两虚

证候特点　肢体痿软无力，甚则肌肉萎缩，心悸气短，神疲乏力，少气懒言，舌淡红苔少且干，脉细。

治法　益气，养阴，通络。

推荐方剂　生脉散合黄芪桂枝五物汤加减。

基本处方　麦冬 24g，党参 12g，五味子 9g，黄芪 15g，桂枝 3g，白芍 12g，当归 12g，川芎 6g，牛膝 9g，鸡血藤 15g，生姜 3 片，大枣 6 枚。每日 1 剂，水煎服。

加减法　神疲乏力，少气懒言较明显者，加人参 3g、炒白术 15g、茯苓 10g 益气健脾；心悸气短，五心烦热，腰膝酸软者，加女贞子 15g、墨旱莲 15g、生地黄 15g 滋阴清热；肌肉萎缩者，加补骨脂 10g、淫羊藿 15g、巴戟天 10g 补肾阳。

（2）肝肾亏虚

证候特点　四肢痿软无力，腰膝酸软，不能久立，甚至步履全废，腿胫大肉渐脱，或伴头昏，视力减退，咽干耳鸣，遗精或遗尿，舌红少苔，脉细数。

治法　滋阴清热，补益肝肾。

推荐方剂　虎潜丸加减。

基本处方　黄芪 30g，龟甲 15g（先煎），黄柏 9g，知母 12g，熟地黄 20g，当归 12g，白芍 12g，锁阳 9g，陈皮 9g，牛骨 20g（先煎），牛膝 9g，干姜 3g。每日 1 剂，水煎服。

加减法　热甚者宜去干姜、锁阳，并加玄参 12g、生地黄 12g 等养阴清热之品；足热枯痿，宜填精益髓，可用六味地黄丸加鹿角胶 10g（烊）、枸杞子 15g 等；若久病阴损及阳，阴阳俱虚，则配用淫羊藿 15g、补骨脂 10g、巴戟天 10g、鹿角片 5g。或用鹿角胶丸、地黄饮子以滋肾阴、补肾阳。

（3）肾阳亏损

证候特点　下肢无力，甚至瘫痪，手部动作笨拙，肢体麻木不仁，筋脉拘紧，畏寒肢冷，言语不清，视物昏花，阳痿遗精，尿频尿急，尿失禁，舌质淡，苔薄白，脉细弱迟。

治法　温补肾阳。

推荐方剂　右归丸加减。

基本处方　黄芪 30g，制附子 15g（先煎），肉桂 1.5g（焗服），熟地黄 30g，炒杜仲 12g，怀山药 12g，当归 12g，枸杞子 12g，龟甲 30g（先煎），僵蚕 9g，全蝎 3g（焙干、研末，兑服）。每日 1 剂，水煎服。

加减法　尿失禁加益智仁 10g、覆盆子 15g、桑螵蛸 15g 温肾固摄；阳痿加肉苁蓉 15g、巴戟天 15g、阳起石 30g 温肾壮阳；遗精加桑螵蛸 15g、龙骨 30g、煅牡蛎 30g 固涩肾精；气短乏力加党参 20g 益气。

（三）常用中成药在多发性硬化中的临床运用

（1）二十五味珊瑚丸　成分为珊瑚、珍珠、青金石、珍珠母、诃子、木香、红花、丁香、沉香、朱砂、龙骨、炉甘石、脑石、磁石、禹粮土、芝麻、葫芦、紫菀花、獐牙菜、藏菖蒲、打箭菊、甘草、西红花、人工麝香等。有开窍、通络、止痛之功效。主治多发性硬化属湿热浸淫、痰热阻络证者。适用于以身体麻木、各种神经性疼痛为主要表现者。口服，每次 4 粒，每日 1 次，4 周为 1 个疗程。

（2）六味地黄丸　成分为熟地黄、山药、山茱萸、茯苓、牡丹皮、泽泻等。有滋阴补肾之功效。主治多发性硬化肝肾亏虚证。适用于以四肢痿软无力，腰膝酸软，不能久立，甚至步履全废为主要表现者。口服，每次 6～9g，每日 2 次，4 周为 1 个疗程。

（3）杞菊地黄丸　成分为熟地黄、山茱萸、牡丹皮、山药、茯苓、泽泻、枸杞子、菊花等。有滋肾养肝之功效。主治多发性硬化属肝肾阴虚者。适用于以腰膝酸软，不能行步，视物模糊，羞明畏光为主要表现者。口服，每次 6～9g，每日 2～3 次，4 周为 1 个疗程。

（4）明目地黄丸　成分为熟地黄、山茱萸、牡丹皮、山药、茯苓、泽泻、枸杞子、菊花、当归、白芍、蒺藜、石决明等。有滋肾，养肝，明目之功效。主治多发性硬化属肝肾阴虚者。适用于以腰膝酸软，不能行步，视物模糊，迎风流泪为主要表现者。口服，每次 6～9g，每日 2～3 次，4 周为 1 个疗程。

（5）桂附地黄丸　成分为熟地黄、山药、山茱萸、茯苓、牡丹皮、泽泻、肉桂、附子等。有温补肾阳之功效。主治多发性硬化属肾阳亏损者。适用于以下肢无力，甚至瘫痪，筋脉拘紧，畏寒肢冷为主要表现者。口服，每次 6～9g，每日 2 次，4 周为 1 个疗程。

（6）龟鹿补肾胶囊　成分为菟丝子、淫羊藿、续断、锁阳、狗脊、酸枣仁、制何首乌、炙甘草、陈皮、鹿角胶、熟地黄、龟甲胶、金樱子、蜜黄芪、山药、覆盆子等。有壮筋骨，益气血，补肾之功效。主治多发性硬化属肾阳亏损者。适用于以身体虚弱，精神疲乏，腰腿酸软，健忘失眠为主要表现者。口服，每次 2 粒，每日 3 次，4 周为 1 个疗程。

（7）参麦注射液　成分为红参、麦冬等。有益气固脱，养阴生津，生脉之功效。主治多发性硬化属气阴两虚者。适用于以肢体痿软无力，神疲乏力，苔少且干为主要表现者。静脉滴注，每次 20～40ml，每日 1 次。

（8）生脉注射液　成分为红参、麦冬、五味子等。有益气养阴，复脉固脱之功效。主治多发性硬化属气阴两虚者。适用于以肢体痿软无力，神疲乏力，苔少且干为主要表现者。静脉滴注，每次 20～40ml，每日 1 次。

此外，多发性硬化各证兼瘀血证者，可根据临床实际选用各种口服或静脉用活血化瘀中成药。

五、黄培新中医临证经验

（一）明辨病机，因机制宜

多发性硬化在急性发作期、缓解期与复发期由于正邪虚实之不同，其病机亦有差别。在多发性硬化的急性发作期，主要为外感湿热之邪毒由表入里，损伤脑髓，此时邪毒正盛，正气不虚，正邪交争，相搏于脑，故致症状丛生，若病情进展，邪胜正衰，则脑神、脊髓均有可能受到严重损害。此时治疗应以祛除邪气为主，不得过用补药，以免闭门留寇。

发作期过后，邪气渐衰，正气亦损，正邪纠缠，病势延绵不断，至此则进入多发性硬化的缓解期。此时正气不足，邪气绵延，消损气血，煎厥津液，可致气血亏虚，阴津不足，多见气阴两虚之证，患者可有肢体痿软无力，甚则肌肉萎缩，心悸气短，神疲乏力，少气懒言，舌淡红苔少且干，脉细之表现。此时治疗应以补气养阴为主，扶助身体正气的恢复，以免邪气趁虚再袭。

脑神已损，髓海已伤，元气未复，正气未盈，若再受外邪侵袭或伏邪不灭，灭而复燃，则进入多发性硬化的复发期。由于此时正气既虚，阴阳已亏，再无力伐邪，故往往可见患者原有症状突然加重，或旧症未除，新症又添，病情再度进展。长此以往，病灶逐渐增多，病情逐渐进展，久久难愈。此时治疗应以补阴壮阳为首要，帮助患者恢复正气。

（二）治疗之要，补肾为本

肾虚是多发性硬化发病的根本所在，补肾是多发性硬化治疗的根本所在。脑为髓海，而肾主骨，生髓，《灵枢·海论》曰："……髓海有余，则轻劲多力，自过其度；髓海不足，则脑转耳鸣，胫酸眩冒，目无所见，懈怠安卧。"《素问·上古天真论》曰："肾者主水，受五脏六腑之精而藏之。"《素问·六节藏象论》云："肾者，主蛰，封藏之本，精之处也。"可知，肾精为五脏、六腑、奇恒之腑生化之源泉，若肾精亏虚，则诸脏皆不得濡养。而其中，尤属脑、髓与肾的关系最为密切，脑中所藏之髓，皆为肾精化生而来。肾精不充，则脑、髓无以所养，脑、髓不养则视物不明、四肢不用、精神异常、感觉失灵等症自然而生。多发性硬化既然以脑、髓为病，则其治疗则必当以补肾为重中之重，故在本病中后期，须用大量固本补肾，益髓填精之品，例如，熟地黄、巴戟天、肉苁蓉等，或龟甲、鹿茸、鹿角胶、紫河车、海狗肾等血肉有情之品，若市有所售亦可用之。

（三）补肾之外，尤重健脾

中医认为，多发性硬化应属于虚损性疾患，以正虚为本，邪实为标。肾为先天之本，脾胃为后天之本。经云"脾主身之肌肉"，"四肢皆禀气于胃，而不得至经，必因于脾，乃得禀也"，脾主肌肉四肢，脾虚则肌肉无养，故四肢沉乏，痿软不用；又脾在窍为口，脾虚则语言不清，吞咽困难；又脾为气血生化之源，脾虚则气血不足，眼眸失养，故见视矇、复视、视力障碍。另，东垣有云："脾病则下流乘肾，则骨乏无力，是为骨痿。"命门火衰，则无法温暖脾土，脾胃虚弱，则必然下流乘肾，由此恶性循环，如环无端，故补肾与健脾，不得厚此而薄彼，需得双管齐下方能见功。

临床治疗中，宜将补中健脾之法贯穿在湿热浸淫、痰热阻络、气阴两虚、肝肾亏虚、肾阳亏损五种基本证型的治疗之中。根据"虚则补之，损者益之"之旨，可在五种基本证型的常规处方上，加用人参、黄芪等药，以取补中健脾之效。

（四）活血化瘀，贯穿始终

多发性硬化患者在急性期或恢复期常见血瘀证，尤其在存在后遗疼痛、麻木等症状的患者之中，瘀血的证候特点表现得就更为明显。故而中医在多发性硬化的治疗中，主张以

“活血化瘀”法贯穿病程始终，具体可根据患者证型选择不同方剂，进行对症治疗。例如，若患者属于血瘀证，则可选用血府逐瘀汤（桃仁、红花、当归、生地黄、牛膝、川芎、桔梗、赤芍、枳壳、甘草、柴胡）；若患者属于血瘀夹虚证，则可选用补阳还五汤（黄芪、当归尾、赤芍、地龙、川芎、红花、桃仁）或者黄芪桂枝五物汤（黄芪、桂枝、芍药、生姜、大枣）；若患者以后遗肌肉疼痛为主，则可用身痛逐瘀汤（秦艽、川芎、桃仁、红花、甘草、羌活、没药、当归、五灵脂、香附、牛膝、地龙）等。若原本处方药味已经偏多，不宜合方，则也可加用红花、桃仁、川芎、丹参、三七、乳香、没药等药，以起活血化瘀之效。

（五）制马钱子，壮督起痿

名医张锡纯善用制马钱子治疗瘫痿，张氏认为制马钱子具有“开通经络，透达关节，兴奋神经”之功效。黄培新教授在临床上也有参考张氏之学，在辨证基础上配以制马钱子粉，初始剂量每日 0.05～0.1g，并密切观察患者不良反应，注意不可过量，防止蓄积，以免引起中毒，若用药过程中患者出现任何较为剧烈的不良反应，如呕吐、心悸、呼吸困难、癫痫等症状必须立即停药，并至医院急救。

（六）反复发作，亦重补肾

从近年有关多发性硬化诊治的国内外指南和专家共识来看，急性发病期规范使用、减停糖皮质激素是不容置疑的，中医药治疗在这一阶段，就需根据该期中医病机特点以及针对糖皮质激素的副作用进行综合治疗，以取得最好疗效。缓解期中多发性硬化疾病修正治疗中，就必须在遵循循证医学证据的基础上，结合患者的经济条件和意愿，充分发挥中医药的特色优势，进行以中西医结合或中医药为主的长期治疗。尤其是中医药在针对其痛性痉挛、慢性疼痛、感觉异常、抑郁焦虑、乏力、疲劳、膀胱直肠功能障碍等方面，可以解决西药对症处理效果不佳、药物副作用明显等问题。当然，如何预防多发性硬化的复发，是临床最大的难点，也是患者最关心、最焦虑的问题。针对如何预防感冒、发热、疲劳、情绪激动、月经期以及腹痛腹泻等问题，中医药（含食疗）有天然的优势和实在的疗效。诸多的多发性硬化临床资料表明，患者缓解期后肾虚为本，采用补肾为主的中医药治疗，对预防复发有潜在的前景。补肾法可调节机体免疫功能，提高机体抵抗力，延长缓解期，对预防多发性硬化复发是有益的。

（七）久病亏虚，阴阳双补

久病多发性硬化者，一般多属气血两虚、阴阳俱损，治疗上应注重大补气血阴阳。尤其对于已出现麻木、束带感、膀胱功能障碍等为临床表现的患者，宜从气血亏虚、肝肾不足等方面辨证施治。具体可据患者证候特点，辨证选用八珍汤（人参、白术、白茯苓、当归、川芎、白芍、熟地黄、甘草）、人参养荣汤（人参、白术、茯苓、甘草、陈皮、黄芪、当归、白芍、熟地黄、五味子、桂心、远志）、一贯煎（北沙参、麦冬、当归、生地黄、枸杞子、川楝子）、桂附地黄丸（熟地黄、山药、山茱萸、茯苓、牡丹皮、泽泻、肉桂、附子）、地黄饮子（熟干地黄、巴戟天、山茱萸、石斛、肉苁蓉、附子、五味子、官桂、白茯苓、麦冬、石菖蒲、远志）等加减。病情稳定，可用相应中成药、丸剂或膏方等善后，巩固疗效、防止复发。

（包博航　许浩游）

第二节　视神经脊髓炎

视神经脊髓炎（neuromyelitis optica，NMO）是一种免疫介导的以视神经和脊髓受累为主的中枢神经系统炎性脱髓鞘疾病。NMO 的病因主要与水通道蛋白 4 抗体（aquaporin-4 immunoglobulin G antibodies，APQ4-IgG）相关，是不同于多发性硬化（multiple sclerosis，MS）的独立疾病实体。NMO 临床上多以严重的视神经炎（optic neuritis，ON）和纵向延伸的长节段横贯性脊髓炎为特征表现。2010 年欧洲神经病学联盟将临床受累局限，不完全符合 NMO 诊断，但潜在发病机制与 NMO 相近的相关疾病定义为视神经脊髓炎谱系疾病（neuromyelitis optica spectrum disorder，NMOSD）。西方人以 MS 为主，而东方人则以 NMOSD 为主，常于青壮年起病，女性发病比例较 MS 更高，复发率及致残率均高，常导致失明与四肢瘫痪，是青壮年致残的重要原因之一。

一、现代医学诊断要点

传统概念的 NMO 被认为病变仅局限于视神经和脊髓。随着深入研究发现，NMO 的临床特征更为广泛，包括一些非视神经和脊髓表现。这些病变多分布于室管膜周围 AQP4 高表达区域，如延髓最后区、丘脑、下丘脑、第三和第四脑室周围、脑室旁、胼胝体、大脑半球白质等。AQP4-IgG 诊断 NMO 具有高度特异性。

临床上有一组尚不能满足 NMO 诊断标准的局限形式的脱髓鞘疾病，可伴随或不伴随 AQP4-IgG 阳性，它们具有与 NMO 相似的发病机制及临床特征，部分病例最终演变为 NMO。2007 年 Wingerchuk 标准把这些疾病统一命名为视神经脊髓炎谱系疾病（neuromyelitis optica spectrum disorders，NMOSD）。

NMO 诊断标准和 NMO 疾病谱的诊断标准如下详述：

比较熟知的诊断标准为修订的 Wingerchuk 标准（2006），其敏感性和特异性分别为 87.5%和 83.3%。

1）必要条件：①视神经炎；②急性脊髓炎。

2）支持条件：①脊髓 MRI 异常病变超过 3 个椎体节段以上；②头颅 MRI 不符合 MS 诊断标准；③血清 NMO-IgG 阳性。

具备全部必要条件和 2 条支持条件，即可诊断。

2015 年国际 NMO 诊断小组（IPND）制定的 NMOSD 诊断标准见表 8-2。NMO/NMOSD 与多发性硬化的鉴别详见表 8-3。

表 8-2 成人 NMOSD 诊断标准（IPND，2015）

AQP4-IgG 阳性的 NMOSD 诊断标准
1）至少 1 项核心临床特征
2）用可靠的方法检测 AQP4-IgG 阳性（推荐 CBA 法）
3）排除其他诊断
AQP4-IgG 阴性或 AQP4-IgG 未知状态的 NMOSD 诊断标准
1）在 1 次或多次临床发作中，至少 2 项核心临床特征并满足下列全部条件：①至少 1 项临床核心特征为视神经炎、急性长节段横断性脊髓炎或延髓最后区综合征；②空间多发（2 个或以上不同的临床核心特征）；③满足 MRI 附加条件
2）用可靠的方法检测 AQP4-IgG 阴性或未检测
3）排除其他诊断
核心临床特征
1）视神经炎
2）急性脊髓炎
3）最后区综合征，无其他原因能解释的发作性呃逆、恶心、呕吐
4）其他脑干综合征
5）症状性发作性睡病、间脑综合征，脑 MRI 有 NMOSD 特征性间脑病变
6）大脑综合征伴有 NMOSD 特征性大脑病变
AQP4-IgG 阴性或未知状态下的 NMOSD MRI 附加条件
1）急性视神经炎：需脑 MRI 有下列之一表现：①脑 MRI 正常或仅有非特异性白质病变；②视神经长 T_2 信号或 T_1 增强信号＞1/2 视神经长度，或病变累及视交叉
2）急性脊髓炎：长脊髓病变＞3 个连续椎体节段，或有脊髓炎病史的患者相应脊髓萎缩＞3 个连续椎体节段
3）最后区综合征：延髓背侧/最后区病变
4）急性脑干综合征：脑干室管膜周围病变

表 8-3 NMO/NMOSD 与多发性硬化鉴别表

	NMO/NMOSD	MS
种族	非白种人	白种人
发病年龄中位数	39 岁	29 岁
性别（女：男）	（5～11）：1	（1.5～2.0）：1
严重程度	中重度多见	轻度多见
早期功能障碍	早期可致盲或截瘫	早期功能正常
临床病程	＞90%为复发型，无继发进展	85%为复发-缓解型，最后半数发展成继发进展型，15%为原发进展型
血清 AQP4-IgG 阳性	70%～80%	＜5%
CSF 寡克隆区带阳性	＜20%	＞70%～95%
IgG 指数	多正常	多增高
CSF 细胞	多数患者白细胞＞10×10^6/L，部分患者白细胞＞50×10^6/L，可见中性粒细胞，甚至可见嗜酸性细胞	多数正常，少数轻度增多，白细胞＜10×10^6/L，以淋巴细胞为主
脊髓 MRI	脊髓＞3 个椎体节段，急性期多明显肿胀、亮斑样强化，轴位呈中央对称横贯性损害；缓解期脊髓萎缩、空洞	＜2 个椎体节段，轴位多呈非对称性部分损害，脊髓病变短节段、非横贯、无肿胀

续表

	NMO/NMOSD	MS
脑 MRI	延髓最后区、第三和第四脑室周围、下丘脑病变，皮质下后深部较大融合的白质病变，胼胝体病变较长且较弥散、沿锥体束走行	脑室旁（直角征）、近皮质、圆形及类圆形病变、小圆形开环样强化对称较长病变

二、现代医学治疗概要

根据 2015 年《中国视神经脊髓炎谱系疾病诊断与治疗指南》，NMO 治疗概述如下。

（一）急性期治疗

急性期的治疗目标主要是缓解症状、缩短病程、降低残疾程度及防治并发症。

（1）糖皮质激素　大剂量甲泼尼龙冲击疗法能加速病情缓解。

1）治疗原则：大剂量冲击，缓慢阶梯减量，小剂量长期维持。

2）推荐方法：大剂量甲泼尼龙冲击治疗能加速病情缓解。

3）具体用法：甲泼尼龙 1g 静脉滴注，1 次/天，共 3 天；500mg 静脉滴注，1 次/天，共 3 天；240mg 静脉滴注，1 次/天，共 3 天；120mg 静脉滴注，1 次/天，共 3 天；泼尼松 60mg，口服，1 次/天，共 7 天；50mg，口服，1 次/天，共 7 天；顺序递减至中等剂量 30～40mg/d 时，依据序贯治疗免疫抑制剂作用时效快慢与之相衔接，逐步放缓减量速度，如每 2 周递减 5mg，至 10～15mg 口服，1 次/天，长期维持。

需注意，部分 NMOSD 患者对激素有一定依赖性，在减量过程中病情反复。对激素依赖性患者，激素减量过程要慢，可每 1～2 周减 5～10mg 至维持量（每日 5～15mg），与免疫抑制剂长期联合使用。

（2）血浆置换　有部分患者对激素冲击疗法反应差，国际推荐血浆置换疗法。有临床试验表明，用激素冲击治疗无效的 NMO 患者，用血浆置换治疗约 50%仍有效，一般建议置换 5～7 次，每次血浆交换量在 1～2L。

（3）静脉注射大剂量免疫球蛋白（intravenous immunoglobulin，IVIg）　对甲泼尼龙冲击疗法反应差的患者，可选用 IVIg。

（4）激素联合其他免疫抑制剂　在激素冲击治疗收效不佳时，尤其合并其他自身免疫疾病的患者，可选择激素联合其他免疫抑制剂治疗方案。如联合环磷酰胺治疗，能有效终止病情进展。

（二）序贯治疗（免疫抑制治疗）

为预防复发，减少神经功能障碍累积，对于 AQP4-IgG 阳性的 NMOSD 以及 AQP4-IgG 阴性的复发型 NMOSD 应早期预防治疗。一线药物包括硫唑嘌呤、吗替麦考酚酯、甲氨蝶呤，有条件者可使用利妥昔单抗；二线药物包括环磷酰胺、他克莫司及米托蒽醌等，定期 IVIg 治疗也可用于 NMOSD 预防治疗，特别适用于不宜应用免疫抑制剂者。其他如环孢素

A 等免疫抑制剂也可试用。

（1）硫唑嘌呤　能减少 NMOSD 的复发和减缓神经功能障碍进展。推荐用法：按体重 2～3mg/（kg·d）单用或联合口服泼尼松[按体重 0.75mg/（kg·d）]，通常在硫唑嘌呤起效以后（4～5 个月）将泼尼松渐减量至小剂量长期维持。

注意事项：由于部分患者用硫唑嘌呤可引起白细胞计数降低、肝功能损害、恶心呕吐等胃肠道副作用，应注意定期监测血常规和肝功能。有条件的医院在应用硫唑嘌呤前建议患者测定硫代嘌呤甲基转移酶（TMTP）活性或进行相关基因检测，避免发生严重不良反应。

（2）吗替麦考酚酯　能减少 NMOSD 的复发和减缓神经功能障碍进展。推荐用法：1～1.5g/d，口服。注意事项：起效较硫唑嘌呤快，白细胞计数减少和肝功能损害等副作用较硫唑嘌呤少。其副作用主要为胃肠道症状和增加感染机会。

（3）利妥昔单抗　是一种针对 B 细胞表面 CD20 的单克隆抗体，能有效减少 NMOSD 的复发和减缓神经功能障碍进展。推荐用法：按体表面积 375mg/m^2 静脉滴注，每周 1 次，连用 4 周；或 1000mg 静脉滴注，共用 2 次（间隔 2 周）。国内治疗经验表明，中等或小剂量应用利妥昔单抗对预防 NMOSD 仍有效，且副作用小，花费相对较少。用法为：单次 500mg 静脉滴注，6～12 个月后重复应用；或 100mg 静脉滴注，1 次/周，连用 4 周，6～12 个月后重复应用。

注意事项：为预防静脉滴注的副作用，治疗前可用对乙酰氨基酚、泼尼松龙；利妥昔单抗静脉滴注速度要慢，并进行监测。

（4）环磷酰胺　为二线药物，可用于其他治疗无效者。推荐用法：600mg 静脉滴注，1 次/2 周，连续 5 个月；600mg 静脉滴注，每个月 1 次，共 12 个月。年总负荷剂量不超过 10～15g。

注意事项：监测血常规、尿常规，白细胞计数减少应及时减量或停用，治疗前后嘱患者多饮水。主要副作用有恶心、呕吐、感染、脱发、性腺抑制、月经不调、停经和出血性膀胱炎。

（5）米托蒽醌　临床试验表明米托蒽醌能减少 NMOSD 复发。米托蒽醌为二线药物，对于反复发作而其他方法治疗效果不佳者可选用。推荐方法：按体表面积 10～12mg/m^2 静脉滴注，每个月 1 次，共 3 个月，后每 3 个月 1 次，再用 3 次，总量不超过 100mg/m^2。

注意事项：其主要副作用为心脏毒性和治疗相关的白血病，使用时应注意监测其心脏毒性，每次注射前应检测左室射血分数（left ventricular eiection fraction，LVEF），若 LVEF ＜50%或较前明显下降，应停用米托蒽醌。此外，因米托蒽醌的心脏毒性有迟发效应，整个疗程结束后，也应定期监测 LVEF。

（三）对症治疗

1）痛性痉挛：可应用卡马西平、加巴喷丁、巴氯芬、普瑞巴林等药物。

2）慢性疼痛、感觉异常等：可用阿米替林、去甲肾上腺素再摄取抑制剂、特异性 5-羟色胺能抗抑郁药、普瑞巴林等药物。

3）抑郁焦虑：可应用选择性 5-羟色胺再摄取抑制剂、去甲肾上腺素再摄取抑制剂、特异性 5-羟色胺能抗抑郁药以及心理辅导治疗。

4）乏力、疲劳：可用莫达非尼（modafinil）、金刚烷胺。

5）震颤：可应用盐酸苯海索、盐酸阿罗洛尔等药物。

6）膀胱直肠功能障碍：尿失禁可选用丙米嗪、奥昔布宁、哌唑嗪等；尿潴留应导尿，便秘可用缓泻药，重者可灌肠。

7）性功能障碍：可应用改善性功能药物等。

8）认知障碍：可应用胆碱酯酶抑制剂等。

9）下肢痉挛性肌张力增高：可用巴氯芬口服，也可用肉毒毒素 A。

三、病理病机述要

本病的病因、发病机制至今仍然不明。近年来在 NMOSD 患者血清中发现了 AQP4 抗体，因此将其视为一种与 MS 不同的自身免疫性疾病。AQP4 是中枢神经系统主要的水通道，对中枢神经系统液体稳态发挥重要作用，这种双向通道在星状细胞足高度表达。AQP4 抗体与星形胶质细胞突触表面 AQP4 相结合，结合体激活补体系统，使血脑屏障破坏，星形胶质细胞受损，继发脱髓鞘病变，B 细胞亚群、T 细胞亚群、补体以及各类细胞因子等在此致病过程中发挥着重要作用。AQP4 抗体主要诱导星形胶质细胞损伤，同时，AQP4-IgG 与星形胶质细胞 AQP4 结合后激活的可溶性补体蛋白导致补体攻膜复合物（membrane attack complex，MAC）沉积在邻近的少突胶质细胞及神经元细胞上，造成疾病早期的少突胶质细胞损伤及神经元损伤，引起脱髓鞘及神经功能损害。而临床上 AQP4-IgG 阴性的病例，大多表现为髓鞘寡突胶质糖蛋白（myelin oligodendroglia glycoprotein，MOG）抗体阳性，而血清抗 MOG 阳性患者脑脊液髓鞘碱性蛋白水平显著升高，未能检测出胶质纤维酸性蛋白，故推测此类患者有严重的脱髓鞘但没有明显星形胶质细胞损伤。目前认为，MOG-IgG 主要作用于少突胶质细胞，但在补体存在的情况下，MOG-IgG 也能诱导星形细胞损伤。本病的病理特点为以脑与脊髓的白质中多发性髓鞘脱失和炎症改变为主，轴索损伤也较常见。

运用中医理论来理解本病，可从“伏邪学说”入手。伏邪学说是古代医家在长期医疗实践中，通过观察、分析，根据人体感邪过程推导出来的理论。它不是具体的病因论，而是关于邪气伏藏和机体发病情况的一种学说。“伏”是隐藏、潜伏之意：“邪”是一切致病因素。伏邪即指人体感受邪气当时并不立即发病，而伏藏于体内逾时发病。所谓“正气存内，邪不可干”，“邪之所凑，其气必虚”，阴阳二气偏虚则受于伏邪，正气的亏损即人体免疫系统的紊乱是本病的发病基础，伏邪趁机伏于人体，伺机为病。

在发病特点上，视神经脊髓炎好发于育龄期妇女，研究表明，男女比例为 1∶3，平均年龄为 40 岁左右。《灵枢·五音五味》曰“妇人之生，有余于气，不足于血”。《素问·上古天真论》认为“女子六七，三阳脉衰于上”，“男子五八，肾气衰”，这与视神经脊髓炎的好发年龄吻合，是天癸由盛至衰或因病提前衰退的表现。不同的体质特点，可有不同的转归，决定是否容易复发。发病前多有诱因，如感冒、劳累、内分泌改变等，患者在病情稳定一段时间后仍会复发，究其原因，与“伏邪”有关。清代刘恒瑞在《伏邪新书》中说：“感六淫而即发病者为轻伤，感六淫而不即病，过后方发者，总谓之伏邪。”并指出有伏燥、伏寒、伏风、伏湿、伏热。

本病的中医病机归纳为先天肾精亏虚，后天脾胃失养，肝阴亏损，加之瘀血、痰湿、热蕴而成。《素问·五脉生成》说“诸髓者，皆属于脑”，《灵枢·海论》说“脑为髓之海”，脑为诸阳之首，肾为精气之所取，肾中精气不足，则无以充养全身脏腑经络。因此，本病病位在脑与脊髓，涉及脏腑为肝、脾、肾，属本虚标实。从“伏邪”理论来看，AQP-4 抗体及 MOG 抗体即为“伏邪”，引起血瘀、痰湿、热蕴等标实证，而体内固有免疫细胞、淋巴细胞、补体及各类细胞因子共同参与了其过程，本质是人体免疫功能的紊乱即“人体先天肾精亏虚或后天脾胃失养，肝肾精血不足、督脉空虚是病之本”，为本虚证。“风、寒、湿邪初起伏于膜原，后循督脉内伏于脑、脊髓，遇感触发是病因”；而其之所以复发率高，乃是正虚，风邪内伏所致。肾藏精化气，肝藏血，肝肾精血充养是脑脊髓功能正常发挥的保证，若脏腑功能失调，肝肾精血不足，督脉阳郁气结则生内风，风邪藏于督脉、髓内则为伏风；另精生血，肝藏血，精血不足，肝风内动，亦成伏风。风性属阳，主升，其用温，易化热，热伤经络，津血循环障碍，血瘀痰凝，夹内伏之风为病，则膜原受损，神机失用而为病。

总的来说，本病因乃机体精亏为本，“伏邪”得以潜伏于人体之中，蕴蓄不解，外因引动伏邪，造成阴阳虚实之变，引起发作，其发病“伏而不觉，发时始显”，治疗困难，屡治屡发，正虚毒恋，且发病暴戾、症情多样，往往造成严重的神经功能障碍，甚至危及患者生命。

四、中医临证备要

根据临床表现和特征，NMO 在视神经受损时，表现以眼部症状为主，归属于中医学中的“目盲”、“视瞻昏渺”、“雀盲”、“暴盲”等范畴；在出现脊髓损害时，表现以肢体筋脉病变症状为主，则归属于中医学中的“痿证”、“痉证”、“风痱”等范畴。

本病目前大样本的中医临床研究不多，有限的几篇报道认为本病病因无非外感、内伤，病机初起多有湿热壅盛的表现，急性期后或反复发作每致正气亏损，演变而成肝肾阴亏或肾精不足，脑失所养之证。治疗上分期论治，急则治其标，缓则指其本。急性发作期，应以祛邪为主，应清利湿热、养血祛风、通腑化痰等；缓解期以虚为主或虚实夹杂，应以补虚为主，重在补益肝肾、填精补髓、健运脾胃，或扶正祛邪，重在补益气血，滋阴助阳。采用中西医结合治疗，针药合用，辨证施治，有利于减少激素用量，减轻药物副作用，缓解复发。

总之，本虚标实可作为本病之总病机，急则治标，但治标时不忘扶正，培本时不留余邪。

（一）分期论治

1. 急性发作期

NMOSD 急性期，应以祛邪为主，扶正为辅。根据临证实践，急性期多以阳类证为主，主要治以清热利湿，涤痰通络，兼以补益肝肾。然而，若此期患者毒邪亢盛，正气大败，阴阳暴脱，应首先顾护正气，大补阴阳，待正气恢复方可攻毒。

（1）肝经湿热

证候特点　肢体逐渐出现痿软无力，尤以下肢多见，或兼见微肿，手足麻木，或有发热面黄，胸脘痞闷，小便赤涩热痛，舌苔黄，脉濡数。

治法　清热泻肝化湿。

推荐方剂　龙胆泻肝汤合四妙散加减。

基本处方　龙胆草 6g，黄芩 10g，山栀子 10g，柴胡 10g，生地黄 15g，当归 15g，泽泻 15g，赤芍 20g，牡丹皮 20g，车前子 10g（包煎）。每日 1 剂，水煎服。

加减法　若湿偏盛，胸脘痞闷，肢重且肿者，可酌加白术、白蔻仁等以加强化湿利湿之功；若湿热偏盛，可加茵陈、滑石、木通以清热利湿；若肝经热盛，则加夏枯草、菊花、石决明以清肝明目；若双下肢麻木，加独活、地龙以活血通络；若双上肢麻木，加羌活、桂枝、桑枝以通络；大便干结，可加生大黄 6g（后下）以通便。

中成药　二妙丸、三妙丸。

（2）痰热阻络

证候特点　病起发热，或热后突然出现肢体痿软不用或肢体麻木瘫痪，足跟痛，酸重痛，视力减退，肢体困重，头蒙如裹，头晕目眩，或伴恶心呕吐，排尿无力，苔白腻或黄腻，脉滑或滑数，口渴不欲饮，痰多色黄而黏稠，舌苔黄或黄腻，脉滑数。

治法　涤痰清热通络。

推荐方剂　涤痰汤加减。

基本处方　法半夏 12g，胆南星 12g，橘红 10g，枳实 6g，茯苓 12g，人参 3g（另炖），石菖蒲 12g，竹茹 12g，甘草 6g。每日 1 剂，水煎服。

加减法　同肝经湿热证。

中成药　四妙丸、加味四妙丸。

2. 缓解期

对于缓解期，治则为缓则治其本。治疗上应以滋补肝肾，填精益髓，补益脾肾为法，间辅以祛风除湿、化痰通络，去其余邪，避免闭门留寇。另应注重脾胃，脾主四肢，理应补运脾胃，滋养胃阴，使中焦脾土得生，精血有物可化。

（1）肝肾亏虚

证候特点　四肢痿软无力，腰膝酸软，不能久立，甚至步履全废，腿胫大肉渐脱，或伴头昏，视力减退，咽干耳鸣，遗精或遗尿，舌红少苔，脉细数。

治法　滋补肝肾。

推荐方剂　虎潜丸加减。

基本处方　龟甲 15g（先煎），黄柏 9g，知母 12g，熟地黄 20g，当归 12g，白芍 12g，锁阳 9g，陈皮 9g，牛骨 20g（先煎），牛膝 9g，干姜 3g。每日 1 剂，水煎服。

加减法　热甚者宜去干姜、锁阳，并加玄参、生地黄等养阴清热之品；足热枯痿，宜填精益髓，可用六味地黄丸加鹿角胶（烊化）、枸杞子等；若久病阴损及阳，阴阳俱虚，则配用淫羊藿、补骨脂、巴戟天、鹿角片，或用鹿角胶丸、地黄饮子以滋肾阴、补肾阳。若

有头晕加枸杞子、菊花，热象明显加知母、黄柏，视力减退、视物昏花可加女贞子、茺蔚子、青葙子、密蒙花，肢体无力可加龟甲、鹿角胶、生黄芪，感觉障碍如肢体麻木、疼痛等症可加桃仁、红花、桂枝、桑枝、路路通、钩藤、僵蚕等，如阴虚动风，出现头晕，面部麻木等症，则需加用白蒺藜、沙苑子、菊花等祛风药。

中成药　补肾益髓胶囊、左归丸、六味地黄丸。

（2）脾肾阳虚

证候特点　遇冷症状加重，肢体关节僵硬，肢体关节冷痛，四肢凉，下肢冷甚，面色晄白，经常畏寒，排便无力，便秘，小便失禁，遗尿，阳痿，性欲减退，智力减退，失聪，脉沉。

治法　温补脾肾。

推荐方剂　右归丸加减。

基本处方　熟地黄20g，当归12g，山药12g，枸杞子12g，鹿角胶12g（烊化），菟丝子15g，杜仲15g，干姜3g，陈皮9g。每日1剂，水煎服。

加减法　若面色晄白、畏寒肢冷、腹中冷痛，可加黑附子等，如见腹泻、下利清谷，可加补骨脂、肉豆蔻、五味子、吴茱萸等；若伴小便不利、面肢浮肿，可加白术、泽泻、猪苓、茯苓等，如阳虚动风，出现肢体瞬动，可加僵蚕、全蝎、天麻、钩藤、蜈蚣、蝉衣等祛风止痉药。

中成药　金匮肾气丸、右归丸。

（二）对症治疗

本病在急性期激素冲击治疗时，可配伍玄参、麦冬等滋阴降火的中药以缓解激素造成的阴虚阳亢。缓解期阶段，久病多痰瘀，伏邪多夹杂血瘀与痰湿。临床若患者出现肢体麻木、舌质紫暗有瘀点，说明血瘀较重，兼以补气活血，可加用补阳还五汤，配合搜刮经络的虫类药，如全蝎、蜈蚣等。

五、黄培新中医临证经验

（一）中西结合，分期治疗

本病急性期多采用中西医结合综合治疗，西医用激素等对患者是必要的，中医针对病因，用清热利湿的方法，清下焦湿热，用龙胆泻肝汤或四妙散。对于冲击疗法副作用的中医治疗，可用虎潜丸、杞菊地黄丸加减减轻激素副作用，激素治疗后难以入睡者，烦躁者可用交泰丸（黄连清心除烦，肉桂引火归原）。减轻痛性痉挛方面，可以用羚羊角胶囊解痉。此外，配合激素冲击治疗时，可配伍玄参、麦冬等滋阴降火的中药以缓解激素造成的阴虚阳亢。

缓解期需预防复发。玉屏风颗粒、小柴胡颗粒1包早晚各一次，早餐后益气固表和解少阳，可以预防感冒达到减少复发的效果。此外，还能选用龟鹿二仙膏提高免疫功能预防复发。人参、高丽参或红参5～10g，龟甲胶6～10g（烊化），肉桂3g煎取药汁内服每日

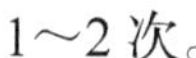

1～2 次。

另外，本病所致的肢体乏力、痛性痉挛等症状突出，黄培新教授建议，肢体乏力者，重用黄芪，复方北芪口服液可提高机体免疫功能，每次口服 10ml，每日 2 次。痛性痉挛，可用羚羊角胶囊息风止痉，麻木者，黄芪桂枝五物汤加当归养血通络，并加用益脑安胶囊止痉。

（二）培补肝肾贯穿始终

NMO 患者无论是急性期或缓解期，均离不开肝肾亏虚为本这一基本病机，主张培补肝肾贯穿始终，可根据临床证型不同，选用右归丸、虎潜丸、杞菊地黄丸加减等；或加用鹿茸、菟丝子、淫羊藿、熟地黄、何首乌等，急性期能促进症状改善，缓解期能减少复发。

（三）糖皮质激素负效应的中医干预

（1）滋阴清热与补肾助阳　针对糖皮质激素负效应的中药干预，更倾向基于负效应的靶向分布，如针对胃黏膜损伤可采用顾护中焦脾胃之气，针对骨质破坏多选用补益下焦肝肾之品。初期糖皮质激素冲击治疗，量大而急，且多表现出使人兴奋、欣快等助阳药物的特点，故可选择滋阴清热之法勿使过亢。缓解期糖皮质激素逐渐减停时，可酌加补肾助阳之品（如菟丝子、淫羊藿、杜仲等），有益于避免糖皮质激素减量过快而出现反跳现象。

（2）活血化瘀　长期使用糖皮质激素可导致血液呈高凝状态，病久入络，常兼见血瘀，故可加入活血化瘀之品，气为血之帅，可酌情加入行气之药，使治疗更全面，照顾到复杂病情。

（3）调补脾胃　大剂量激素应用带来大量副作用，其对消化道系统影响较大，损害胃黏膜，引起溃疡性疾病，需注意顾护脾胃；且脾胃为后天之本，气血生化之源，治疗时注意补益脾胃可对抗激素副作用，还可增强机体抗病能力，有助于促进恢复，减少复发。

（4）益气固本　一般认为，免疫系统内环境失衡是本病发病原因，“邪之所凑，其气必虚”，因此提高机体免疫力，抵抗病毒作用是巩固疗效、预防复发的关键。黄芪、党参、当归、熟地黄等有增强机体免疫力的作用，可酌情选用。其他可根据相关研究，结合患者实际，选择部分中药饮片或中成药，提高临床疗效。

（四）中成药在 NMOSD 中的临床运用

（1）二十五味珊瑚丸　功能：开窍、通络、止痛，适用于身体麻木、各种神经性疼痛，适用于 NOMSD 伴有痛性痉挛。口服，每次 4 粒，每日 1 次，4 周为 1 个疗程。

（2）龟鹿补肾液　主要成分为菟丝子、淫羊藿、续断、锁阳、狗脊、酸枣仁、制何首乌、炙甘草、陈皮、鹿角胶、熟地黄、龟甲胶、金樱子、炙黄芪、山药、覆盆子等。功能：壮筋骨，益气血，补肾。适用于 NMO 缓解期。口服，每次 10～20ml，每日 2 次，4 周为 1 个疗程。

（3）六味地黄丸　功能滋补肝肾，适用于 NMO 证属肝肾亏虚者。

（4）杞菊地黄丸/明目地黄丸　功能滋补肝肾，明目，适用于本病肝肾亏虚、视物不清者。

（5）左归丸　功能滋补肾阴，适用于NMO缓解期证属肝肾亏虚证。

（6）右归丸　功能温补肾阳，适用于NMO缓解期证属脾肾阳虚证。

（7）金匮肾气丸　功能温补肾阳，适用于NMO缓解期证属脾肾阳虚证。

（8）四妙丸　功能清热化痰或清热化湿，适用于NMO急性期证属肝经湿热及痰热阻络证。

（9）清开灵注射液/醒脑静注射液　清热解毒，适用于NMO急性期证属肝经湿热及痰热阻络证。

（周子懿　许浩游）

第九章

运动障碍性疾病

第一节　帕金森病

帕金森病（Parkinson's disease，PD），是一种常见于中老年的神经系统变性疾病，临床上以静止性震颤、运动迟缓、肌强直和姿势平衡障碍为主要特征。

一、现代医学诊断要点

（一）临床表现

本病多见于60岁以后，40岁以前相对少见，平均发病年龄约55岁。男性略多于女性。隐匿起病，缓慢发展。主要表现有两大类症状，即运动症状和非运动症状。

1. 运动症状

运动症状（motor symptom）常始于一侧上肢，逐渐累及同侧下肢，再波及对侧上肢及下肢。

（1）静止性震颤（static tremor）　常为首发症状，多始于一侧上肢远端，静止位时出现或明显，随意运动时减轻或停止，紧张或激动时加剧，入睡后消失。典型表现是拇指与屈曲的食指间呈“搓丸样”（pill-rolling）动作，频率为4～6Hz。令患者一侧肢体运动如握拳或松拳，可使另一侧肢体震颤更明显，该试验有助于发现早期轻微震颤。少数患者可不出现震颤，部分患者可合并轻度姿势性震颤（postural tremor）。

（2）肌强直（rigidity）　被动运动关节时阻力增高，且呈一致性，类似弯曲软铅管的感觉，故称“铅管样强直”（lead-pipe rigidity）；在有静止性震颤的患者中可感到在均匀的阻力中出现断续停顿，如同转动齿轮感，称为“齿轮样强直”（cogwheel rigidity）。四肢、躯干、颈部肌强直可使患者出现特殊的屈曲体姿，表现为头部前倾，躯干俯屈，肘关节屈曲，腕关节伸直，前臂内收，髋及膝关节略为弯曲。

（3）运动迟缓（bradykinesia）　随意运动减少，动作缓慢、笨拙。早期手指精细动作如解或扣纽扣、系鞋带等动作缓慢，逐渐发展成全面性随意运动减少、迟钝，晚期因合并肌张力增高致起床、翻身均有困难。体检见面容呆板，双眼凝视，瞬目减少，酷似“面具脸”（masklike face）；口、咽、腭肌运动迟缓时，表现为语速变慢，语音低调；书写字体越写越小，呈现“小字征”；做快速重复性动作如拇、食指对指时表现为运动速度缓慢和幅度减小。

（4）姿势平衡障碍（postural instability） 在疾病早期，表现为走路时患侧上肢摆臂幅度减小或消失，下肢拖曳。随病情进展，步伐逐渐变小变慢，启动、转弯时步态障碍尤为明显，自坐位、卧位起立时困难。有时行走中全身僵住，不能动弹，称为“冻结”现象。有时迈步后，以极小的步伐越走越快，不能及时止步，称为前冲步态或慌张步态。

2. 非运动症状

非运动症状（non-motor symptoms）也是常见和重要的临床征象，可以发生于运动症状出现之前、甚至多年或之后。

（1）感觉障碍 早期即可出现嗅觉减退，中晚期常有肢体麻木、疼痛。

（2）睡眠障碍 尤其是快速眼动期睡眠行为障碍（rapid eye movement sleep behavior disorder，RBD）。有些患者可伴有不宁腿综合征。

（3）自主神经功能障碍 临床常见，如便秘、多汗、溢脂性皮炎（油脂面）等。吞咽活动减少可导致流涎。疾病后期也可出现性功能减退、排尿障碍或直立性低血压。

（4）精神障碍 近半数患者伴有抑郁，并常伴有焦虑。15%～30%的患者在疾病晚期发生认知障碍乃至痴呆，以及幻觉，其中视幻觉为多见。

（二）诊断思路及诊断标准

1. 帕金森综合征诊断的确立是诊断帕金森病的先决条件

诊断帕金森综合征基于 3 个核心运动症状，即必备运动迟缓和至少存在静止性震颤或肌强直 2 项症状的 1 项，上述症状必须是显而易见的，且与其他干扰因素无关。对所有核心运动症状的检查必须按照统一帕金森病评估量表（UPDRS）中所描述的方法进行。

2. 帕金森病的诊断

一旦患者被明确诊断存在帕金森综合征表现，可按照以下标准进行临床诊断：①不存在绝对排除标准；②至少存在 2 条支持标准；③没有警示征象。

3. 临床很可能的帕金森病

需要具备：①不符合绝对排除标准；②如果出现警示征象则需要通过支持标准来抵消：如果出现 1 条警示征象，必须需要至少 1 条支持标准抵消；如果出现 2 条警示征象，必须需要至少 2 条支持标准抵消；如果出现 2 条以上警示征象，则诊断不能成立。

4. 支持标准、绝对排除标准和警示征象

（1）支持标准

1）患者对多巴胺能药物的治疗明确且显著有效。在初始治疗期间，患者的功能可恢复或接近至正常水平。在没有明确记录的情况下，初始治疗的显著应答可定义为以下两种情况：①药物剂量增加时症状显著改善，剂量减少时症状显著加重。以上改变可通过客观评分（治疗后 UPDRS-Ⅲ评分改善超过 30%）或主观描述（由患者或看护者提供的可靠而显著的病情改变）来确定；②存在明确且显著的开/关期症状波动，并在某种程度上包括可预测的剂末现象。

2）出现左旋多巴诱导的异动症。

3）临床体检观察到单个肢体的静止性震颤（既往或本次检查）。

4）以下辅助检测阳性有助于鉴别帕金森病与非典型性帕金森综合征：存在嗅觉减退或丧失，或头颅超声显示黑质异常高回声（$>20mm^2$），或心脏间碘苄胍闪烁显像法显示心脏去交感神经支配。

（2）绝对排除标准　出现下列任何 1 项即可排除帕金森病的诊断（但不应将有明确其他原因引起的症状算入其中，如外伤等）：

1）存在明确的小脑性共济失调，或者小脑性眼动异常（持续的凝视诱发的眼震、巨大方波跳动、超节律扫视）。

2）出现向下的垂直性核上性凝视麻痹，或者向下的垂直性扫视选择性减慢。

3）在发病后 5 年内，患者被诊断为高度怀疑的行为变异型额颞叶痴呆或原发性进行性失语。

4）发病 3 年后仍局限于下肢的帕金森样症状。

5）多巴胺受体阻滞剂或多巴胺耗竭剂治疗诱导的帕金森综合征，其剂量和时程与药物性帕金森综合征相一致。

6）尽管病情为中等严重程度（即根据 UPDRS，评定肌强直或运动迟缓的计分大于 2 分），但患者对高剂量（不少于 600mg/d）左旋多巴治疗缺乏显著的治疗应答。

7）存在明确的皮质复合感觉丧失（如在主要感觉器官完整的情况下出现皮肤书写觉和实体辨别觉损害），以及存在明确的肢体观念运动性失用或进行性失语。

8）分子神经影像学检查突触前多巴胺能系统功能正常。

9）存在明确可导致帕金森综合征或疑似与患者症状相关的其他疾病，或者基于全面诊断评估，由专业医师判断其可能为其他综合征，而非帕金森病。

（3）警示征象

1）发病后 5 年内出现快速进展的步态障碍，以至于需要经常使用轮椅。

2）运动症状或体征在发病后 5 年内或 5 年以上完全不进展，除非这种病情的稳定是与治疗相关。

3）发病后 5 年内出现延髓麻痹症状，表现为严重的发音困难、构音障碍或吞咽困难（需进食较软的食物，或通过鼻胃管、胃造瘘进食）。

4）发病后 5 年内出现吸气性呼吸功能障碍，即在白天或夜间出现吸气性喘鸣或者频繁的吸气性叹息。

5）发病后 5 年内出现严重的自主神经功能障碍，包括：①直立性低血压，即在站起后 3 分钟内，收缩压下降至少 30mmHg（1mmHg=0.133kPa）或舒张压下降至少 20mmHg，并排除脱水、药物或其他可能解释自主神经功能障碍的疾病；②发病后 5 年内出现严重的尿潴留或尿失禁（不包括女性长期存在的低容量压力性尿失禁），且不是简单的功能性尿失禁（如不能及时如厕）。对于男性患者，尿潴留必须不是由前列腺疾病所致，且伴发勃起障碍。

6）发病后 3 年内由于平衡障碍导致反复（>1 次/年）跌倒。

7）发病后 10 年内出现不成比例的颈部前倾或手足挛缩。

8）发病后 5 年内不出现任何一种常见的非运动症状，包括嗅觉减退、睡眠障碍（维持性失眠、日间过度嗜睡、快动眼期睡眠行为障碍）、自主神经功能障碍（便秘、日间尿急、症状性直立性低血压）、精神障碍（抑郁、焦虑、幻觉）。

9）出现其他原因不能解释的锥体束征。

10）起病或病程中表现为双侧对称性的帕金森综合征症状，没有任何侧别优势，且客观体检亦未观察到明显的侧别性。

二、现代医学治疗概要

帕金森病的治疗主要以改善患者运动症状为主，目前治疗有以下原则：

（一）综合治疗

对于每一位帕金森患者先后或同时有的运动症状和非运动症状，采取全面综合治疗，改善患者生活质量。

（二）多学科治疗模式

帕金森病治疗方法以药物作为首选，且贯穿了整个治疗过程。其他治疗方法及手段还包括手术治疗、肉毒毒素治疗、运动疗法、心理干预、照料护理等。

（三）全程管理

由于目前对疾病的认识有限，当前的治疗方法，均只能改善症状，尚不能阻止病情的发展，更加无法治愈。因此此病应更加注重长期管理，使患者长期获益。

1. 帕金森病的用药原则

帕金森病的用药原则以达到有效改善症状、避免或降低不良反应、提高工作能力和生活质量为目标。提倡早期诊断、早期治疗，不仅可以更好地改善症状，而且可能达到延缓疾病的进展。应坚持“剂量滴定”以避免产生药物急性不良反应，力求“尽可能从小剂量达到满意临床效果”的用药原则，可避免或降低运动并发症尤其是异动症的发生率。

2. 帕金森病的药物治疗

目前临床上能有效改善帕金森病的药物主要分为以下六大类：①复方左旋多巴，包括多巴丝肼、卡比双多巴，是帕金森病药物中最有效的治疗药物。②多巴胺受体激动剂，主要是非麦角类多巴胺受体激动剂，有普拉克索、罗匹尼罗、吡贝地尔、罗替高汀和阿扑吗啡等，在早期与左旋多巴小剂量联合使用；③MAO-BI，包括第一代 MAO-BI 司来吉兰和第二代 MAO-BI 雷沙吉兰，对于帕金森病患者的运动症状有所改善；④儿茶酚-*O*-甲基转移酶抑制剂：主要有恩他朋、托卡朋和奥匹卡朋以及与复方左旋多巴组合的恩他卡朋；⑤抗胆碱能药，主要有苯海索，主要适用于震颤的患者；⑥金刚烷胺，对少动、强直、震颤均有改善作用，对改善异动症有效。

3. 帕金森病非运动症状的治疗

帕金森病的非运动症状涉及类型多，主要包括睡眠障碍、感觉障碍、自主神经功能障碍和精神及认知障碍。对于伴有睡眠障碍的患者，首先排除可能影响夜间睡眠的抗帕金森病的药物，纠正服药时间，若是与患者的夜间运动症状有关，可加用 DAs（尤其是缓释片）、复方左旋多巴缓释片等。主要的感觉障碍包括嗅觉障碍、疼痛、麻木等。嗅觉障碍尚无有效措施能改善。疼痛治疗的第一步是优化多巴胺能药物，其次使用对症止痛治疗，包括非阿片类、阿片类镇痛剂、抗惊厥药物等。自主神经功能障碍包括便秘、泌尿障碍和位置性低血压等。对于便秘可使用温和的导泻药、胃蠕动药等；对泌尿障碍中的尿频、尿急和急迫性尿失禁的治疗，可采用外周抗胆碱能药，如奥昔布宁（oxybutynin）、溴丙胺太林（propantheline bromide）、托特罗定（tolterodine）和莨菪碱（hyoscyamine）等；而对逼尿肌无反射者则给予胆碱能制剂。位置性低血压患者应首选 α-肾上腺素能激动剂米多君（midodrine）治疗。

4. 手术治疗

帕金森病早期对药物治疗效果显著，但随着疾病的进展，药物疗效明显减退，或并发严重的症状波动或异动症，这时可以考虑手术治疗。手术方法主要有神经核毁损术和脑深部电刺激（deep brain stimulation，DBS），DBS 因其相对无创、安全和可调控性而成为目前主要的手术选择。

三、病理病机述要

现代医学认为帕金森病病理变化其一主要是因黑质多巴胺能神经元及其他含色素的神经元大量变性丢失，尤其是黑质致密区多巴胺能神经元丢失最严重，丢失至少达 50%以上时出现临床症状。其二是残留神经元胞质内出现嗜酸性包涵体，即路易小体（Lewy body），此系由细胞质蛋白所组成的玻璃样团块，其中央有致密核心，周围有细丝状晕圈（filamentous halo）。帕金森病发病的六个病理分级，认为帕金森病的病理改变始发于嗅球变性，出现嗅觉障碍，后于延髓出现自主神经功能障碍，包括睡眠障碍等，在中脑黑质多巴胺能神经元丢失明显时（即病理分级 4 期）才出现帕金森病典型的运动症状，随疾病进展，逐渐累及脑桥→中脑→新皮质，后出现认知损害、抑郁、视幻觉等神经精神症状。中医认为，脑藏髓，主神志，智能出焉。脑为髓海，帕金森病其病理变性相当于中医中的脑髓病变。《灵枢·经脉》云“人始生，先成精，精成而脑髓生”，脑髓产生的基础是源于先天之经。《灵枢·决气》曰："谷入气满，淖泽注于骨，骨属屈伸，泄泽补益脑髓。"此句指出脑髓的生化之源来源于后天脾胃将水谷精微化为气血，借助脾气的升清与胃的降浊，将水谷精微之气上承脑髓，起到充养补益脑髓的作用。成人饮食失调，脾胃运化功能失调，气血生化无源，营血亏虚不能上奉于脑，则出现头晕目眩、心神不安甚至失眠不安等非运动症状表现。气血亏虚，肝风内动，或血不濡筋，出现肢体拘紧颤动。脑为元神之府，主神明，后天水谷之精不得补养先天之髓，加之年老肝肾精血亏虚，脑髓渐空，其"神明"受损，相当于现代医学中的"意识"、"智能"改变。

总的来说，帕金森病的中医病因病机主要是脾胃运化失常，肝肾精血亏虚，脑髓失养，肝风内动、血不养筋发为颤拘病为其主要表现。

四、中医临证备要

帕金森病属于中医学"颤病"和"拘病"或"颤拘病"范畴，以静止性震颤为主者可拟诊为中医"颤病"；以肌肉紧张拘痉，行动迟缓为主者可拟诊为中医"拘病"；二者皆明显者可拟诊为中医"颤拘病"。

（一）帕金森运动症状

本病初期，多以肝肾精血亏虚，血不濡筋或阴虚风动为主，以帕金森运动症状为主要表现，表现为肢体拘紧少动笨拙或肢体颤动，因此重在滋阴养血息风。

1. 阴血亏虚，筋失濡养

证候特点　表情呆板，以肢体拘痉、活动笨拙为主，上肢协调不能，步态拖拉，言语呆板，腰酸腿笨，大便秘结，舌偏嫩，舌苔少，脉弦细或细。

治法　滋养肝肾，濡养筋脉。

推荐方剂　连梅汤加减。

基本处方　乌梅 15g，山萸肉 10g，当归 10g，白芍 10g，熟地黄 10g，葛根 10g，黄连 3g，川芎 5g，木瓜 10g，熟附子 15g（先煎），石菖蒲 5g，炙甘草 3g。每日 1 剂，水煎服。

加减法　若兼头昏头痛者，加天麻 15g、钩藤 15g 以平肝息风；下肢无力者，加桑寄生 15g、杜仲 15g 补肝肾、强筋骨。

2. 阴血亏虚，肝风内动

证候特点　表情呆板，以肢体震颤为主，上肢协调不能，步态拖拉，言语呆板，腰酸腿笨，大便秘结，舌偏嫩，舌苔少，脉弦细或弦。

治法　滋养肝肾，息风止颤。

推荐方剂　连梅龟麻汤加减。

基本处方　乌梅 15g，山萸肉 10g，当归 10g，白芍 10g，干地黄 10g，天麻 10g，黄连 3g，川芎 5g，龟胶 10g，熟附子 15g（先煎），石菖蒲 5g，炙甘草 3g。每日 1 剂，水煎服。

加减法　若虚热甚，症见五心烦热，舌红，脉细数，可加黄柏 15g、知母 15g 以清热降火；兼便秘者，可加大黄 15g、虎杖 15g 泄下通便。

（二）帕金森病伴自主神经功能障碍

帕金森病患者最常见的自主神经功能障碍表现为便秘，贯穿病程，多以中气不足，气血化生无力，血虚则大肠不荣，阴亏则大肠干涩，肠道失润，大便干结，便下困难，而成便秘。

中气不足

证候特点　表情呆板，肢体拘急、震颤为主，伴有大便秘结，气短乏力，面色萎黄，舌淡，舌苔薄白，脉细弱。

治法　补中益气，行气润肠通便。

推荐方剂　补中益气汤加减。

基本处方　黄芪 30g，白术 30g，砂仁 5g（后下），升麻 10g，柴胡 10g，当归 15g，党参 30g，厚朴 15g，枳实 15g，火麻仁 30g，肉苁蓉 20g，怀牛膝 15g。每日 1 剂，水煎服。

（三）帕金森病晚期合并症：肺部感染

帕金森病患者晚期因出现吞咽困难、饮水呛咳，严重肌强直和继发性关节僵硬而完全不能活动，卧床不起，常伴发坠积性肺炎、肺部感染。

肺脾肾虚，卫表不固

证候特点　震颤、强直、运动障碍，体倦乏力，纳差食少，心悸气短，健忘，失眠，短气自汗，声音低怯，时寒时热，平素易于感冒，舌质淡，脉弱。

治法　益气固表，健脾补肾，培土生金。

推荐方剂　玉屏风散合陈夏六君汤。

基本处方　黄芪 30g，白术 30g，防风 30g，茯苓 15g，半夏 15g，陈皮 5g，淫羊藿 15g，补骨脂 30g，黄精 30g，白花蛇舌草 30g，桔梗 10g，甘草 5g。每日 1 剂，水煎服。

五、黄培新中医临证经验

（一）分清主要矛盾，找准中医切入点

当前帕金森病治疗以药物治疗改善运动症状为主，主要药物有左旋多巴、司来吉兰、金刚烷胺等，西药在较长的治疗过程中，应用需逐渐加量，随用量的逐渐增加，副作用增多，中药治疗在缓解症状方面不如西药起效快，但在提高临床疗效、减低化学合成药物的副作用、延长患者的有效治疗时间方面，充分显示了中医药治疗本病的潜力和优越性。在帕金森病患者全程管理过程中，抓住中医药应用环节，其的切入点在于增强西药治疗作用、减轻其副作用。西药或手术虽可使患者改善症状，但疗效不易巩固，且很多患者常因药物的副作用太大而被迫停药。而中医药可增强其治疗作用、减轻其副作用。如初期因以阴血亏虚，肝风内动的肢体拘紧少动震颤为主，故治疗当以滋补肝肾，息风止颤为主。后期阴

损及阳则须用扶正补气、助阳温经类药物。病情晚期或症状较重者，应用西药效果衰减，或难以服用西药治疗者，可选择手术，仍可配合中医药进行围手术期治疗。黄培新教授在临证中在西药的基础上配合使用中成药，提高药物临床疗效。

（二）运用祛瘀涤痰药物、虫类药减轻震颤

本病无论表现为何种病证，病久均可兼见经脉不畅，血瘀络阻，筋脉失养，据“血行风自灭”之理，重用祛瘀活血养血之品对减轻震颤效果较显著，常选用当归、赤芍、白芍、鸡血藤、川芎、桃仁、红花、毛冬青、丹参等。白芍是养血濡筋、缓急止颤的良药，宜重用至 15～30g。本病亦常见湿浊久留于内，化为顽痰，阻滞经脉，致震颤、强直难解，或晚期脏腑衰弱，肺脾气虚，痰浊阻滞气道，致喘促诸候。故应重视涤痰之治疗，如石菖蒲、天竺黄、胆南星、海藻、白僵蚕等消解顽痰，可使病有转机。

虫类药物兼具活血化瘀、搜风通络、息风定痉等作用，故有“虫类搜风”之说。常用虫类药各有特点，有偏于寒凉者，如地龙咸寒，能息风止痉，又善清热；有偏于温燥者，如蜈蚣辛温，长于息风止痉，散结通络；另有全蝎辛平，功擅息风止痉，解毒散结，通络止痛，血虚生风者慎用；僵蚕咸辛平，能息风止痉，并兼化痰之效。应根据各药特点，区别使用：凡脾虚慢惊，非寒凉所宜；而阴虚血亏者，又当慎用温燥之品。但为临床提高疗效，这些药物也常常相须为用。用时最好焙研为末吞服，入煎剂疗效较逊，同时应注意虫类药多有毒，易出现过敏反应，故用量不可过大，用药时应密切观察。

（三）滋补肝肾、息风解痉改善肌强直

本病多属肝肾阴虚，精血亏少，筋脉失养而致肢体拘急强直；肝肾阴亏，水不涵本，肝阳偏亢，风从阳化，则震颤。因此，滋补肝肾是治本之法，宜选用熟地黄、枸杞子、山茱萸、桑寄生、何首乌、龟甲、续断、杜仲等药物。

凡在疾病发展过程中，因为阳盛或阴虚不能制阳，阳升无制，出现动摇、眩晕、抽搐、震颤等病理反映，即是“内风”的具体表现。由于“内风”与肝的关系较为密切，故又称肝风内动或肝风。《素问·至真要大论》说“诸暴强直，皆属于风”，“诸风掉眩，皆属于肝”即指明了这些临床表现，不仅与风邪为病同类，而且亦指出了与肝相关。因此，息风解痉法在本病的治疗中贯穿始终。常用药物有珍珠母、生龙齿、生龙骨、生牡蛎、钩藤、羚羊角粉、天麻、刺蒺藜、僵蚕等。

（四）补气通便改善大便秘结

帕金森病患者以老年患者多，因其括约肌功能障碍、自主神经紊乱，便秘可能贯穿整个病程，到疾病后期，患者活动受限，长期卧床，肠蠕动减少，此症状可能愈发严重。黄教授多年临证经验，此类患者以排便无力多见，应治以补益中气，润肠通便，常用药物有肉苁蓉、川朴、枳实、火麻仁、秦艽等。中成药方面，急则用通腑醒神胶囊 3 粒，每日 3 次。平素可结合复方北芪口服液，每次 1～2 支，每日 3 次，其中黄芪补中益气，制何首乌补益精血，润肠通便。

（五）治疗帕金森病的常用中成药的临床应用

（1）羚羊角口服液　主要成分为羚羊角，用法用量：口服，每次 5ml，每日 2 次。功效：平肝息风，用于帕金森患者震颤症状显著者。药理研究表明羚羊角作为珍稀名贵的中药，具有镇静催眠、增加机体耐缺氧能力、镇痛、抗炎、抗惊厥、抗癫痫、增强免疫力、解热、解痉等作用。

（2）益脑安胶囊　以天麻、全蝎、当归为主药，取天麻息风定惊，全蝎搜风通络止痉，当归养血活血，临床中运用于帕金森病，可减轻震颤症状。

（3）七叶神安胶囊　主要组分是三七叶子中提取的总皂苷；用法与用量：口服。每次 50～100mg，每日 3 次。饭后服或遵医嘱。功效：益气安神，活血止痛。药理研究表明其具有止血、降低心肌耗氧量、改善血液循环、降血压、抑制神经中枢等作用。临证中可用于帕金森病中睡眠障碍、焦虑等自主神经障碍患者。

（4）复方北芪口服液　为我院院内制剂，由黄芪、鸡血藤、首乌等组成；用法用量：口服，每次 5ml，每日 2 次。功效：益气养血通脉，补肝肾，益脑髓。帕金森病患者可全程使用。

（5）松龄血脉康　由鲜松叶、葛根、珍珠粉组成；用法与用量：口服，每次 3 粒，每日 3 次。功效：平肝潜阳，养血柔筋。主治颤拘病属阴血亏虚，筋失濡养者，适用于拘紧少动，肌张力增高为主者。

（六）治疗帕金森病的常用中药的临床应用

芍药甘草汤出自医圣张仲景《伤寒论》，方中虽仅白芍、甘草两味药，但配伍精当，运用范围甚广。甘草和逆气而补脾，白芍益阴养血，且白芍、甘草均有解痉、镇痛作用，酸甘相合，用补阴血，用于治疗拘挛急迫疼痛诸证。中药白芍为毛茛科植物芍药的干燥根，白芍总苷是其有效成分，白芍的药理作用主要有神经保护作用，镇痛、镇静、抗惊厥作用，抗炎作用。甘草为豆科植物甘草的根部，具有补脾益气，润肺止咳，缓急止痛，抗病毒，调和诸药等功效。现代研究发现甘草的药理作用为抗氧化、抗炎、抗病毒、免疫刺激、增强记忆力等。动物模型试验发现，芍药甘草汤对 MPTP 诱导的帕金森病小鼠具有神经保护作用，其作用机制可能为抑制氧化损伤和抑制细胞凋亡。在临证中，黄教授常在芍药甘草汤的基础上，加木瓜，用于帕金森病肌张力高、痉挛严重的患者，可很大程度减轻症状。木瓜味酸入肝，益筋和血，善舒筋活络，且能祛湿除痹，为治湿痹筋脉拘挛之要药。具有镇痛、抗炎、增强免疫力、保肝、抗胃溃疡与肠损伤、抗肿瘤等药理活性。与白芍配伍，酸甘化阴入肝经，舒筋活络，长于治转筋。善治肌肉痉挛。

（苏巧珍　丘宇慧）

第二节　肌张力障碍

肌张力障碍（dystonia）是一种不自主、持续性的肌肉收缩引起的扭曲、重复运动或姿势异常的综合征。

肌张力障碍依据临床表现可分为以下几种：

（1）扭转痉挛（torsion spasm） 是指全身性扭转性肌张力障碍（torsion dystonia），又称畸形性肌张力障碍（dystonia musculorum deformans），临床上以四肢、躯干甚至全身的剧烈而不随意的扭转运动和姿势异常为特征。

本病早期表现为一侧或两侧下肢的轻度运动障碍，足呈内翻跖屈，行走时足跟不能着地，随后躯干和四肢发生不自主的扭转运动。最具特征性的是以躯干为轴的扭转或螺旋样运动。常引起脊柱前凸、侧凸和骨盆倾斜。颈肌受累则出现痉挛性斜颈。面肌受累时则出现挤眉弄眼、牵嘴歪舌、舌伸缩扭动等。肌张力在扭转运动时增高，扭转运动停止后则转为正常或减低。自主运动或精神紧张时扭转痉挛加重，睡眠时完全消失。

（2）Meige 综合征 主要表现为眼睑痉挛（blepharospasm）和口-下颌肌张力障碍（oromandibular dystonia），可分为三型：①眼睑痉挛；②眼睑痉挛合并口-下颌肌张力障碍；③口-下颌肌张力障碍。临床上主要累及眼肌和口、下颌部肌肉。眼肌受累者表现为眼睑刺激感、眼干、畏光和瞬目频繁，后发展成不自主眼睑闭合，痉挛可持续数秒至数分钟。多数为双眼起病，少数由单眼起病，渐及双眼，影响读书、行走，甚至导致功能性“失明”。

（3）痉挛性斜颈（spasmodic torticollis） 因以胸锁乳突肌、斜方肌为主的颈部肌群阵发性不自主收缩，引起头向一侧扭转或阵挛性倾斜。早期表现为周期性头向一侧转动或前倾、后仰，后期头常固定于某一异常姿势。

（4）手足徐动症（athetosis） 也称指痉症或易变性痉挛（mobile spasm），是肢体远端为主的缓慢弯曲的蠕动样不自主运动，极缓慢的手足徐动导致姿势异常颇与扭转痉挛相似，后者主要侵犯肢体近端、颈肌和躯干肌，典型表现以躯干为轴扭转。

（5）书写痉挛（graphospasm）和其他职业性痉挛 指在执行书写、弹钢琴、打字等职业动作时手和前臂出现的肌张力障碍和异常姿势，患者常不得不用另一只手替代，而做与此无关的其他动作时则为正常。患者书写时手臂僵硬，握笔如握匕首，肘部不自主地向外弓形抬起，腕和手弯曲，手掌面向侧面，笔和纸几乎呈平行。

（6）多巴反应性肌张力障碍（dopa-responsive dystonia，DRD） 又称伴有明显昼间波动的遗传性肌张力障碍（hereditary progressive dystonia with marked diurnal fluctuation，HPD）或称 Segawas 病。缓慢起病，通常首发于下肢，表现为上肢或下肢的肌张力障碍和异常姿势或步态，步态表现为腿僵直、足屈曲或外翻，严重者可累及颈部。肌张力障碍亦可合并运动迟缓、齿轮样肌强直、姿势反射障碍等帕金森综合征之表现。症状具有昼间波动，一般在早晨或午后症状轻微，运动后或晚间加重。此种现象随年龄增大会变得不明显，一般在起病后 20 年内病情进展明显，20～30 年趋于缓和，至 40 年病情几乎稳定。对小剂量左旋多巴有戏剧性和持久性反应是其显著的临床特征。长期服用左旋多巴无需增加剂量，且不会出现左旋多巴的运动并发症。

（7）发作性运动障碍（paroxysmal dyskinesis） 表现为突然出现且反复发作的运动障碍（可有肌张力障碍型或舞蹈手足徐动症型），发作间期正常。可分成 4 类：①发作性运动诱发性运动障碍（PKD，DYT9）：突然从静止到运动或改变运动形式诱发；②发作性过度运动诱发性运动障碍（PED）：在长时间运动后发生，如跑步、游泳等；③发作性非运动诱发性运动障碍（PNKD，DYT8）：自发发生，或可因饮用酒、茶、咖啡或饥饿、疲劳等诱发；④睡眠诱发性发作性运动障碍（PHD）：在睡眠中发生。

本节主要论述 Meige 综合征、痉挛性斜颈、手足徐动症。

一、现代医学诊断要点

肌张力障碍的诊断可分为 3 步：第一步，明确不自主运动是否为肌张力障碍性运动；第二步，明确肌张力障碍是否为获得性；第三步，明确肌张力障碍是遗传性或特发性。

肌张力障碍所累及肌肉的范围和肌肉收缩强度变化很大，因而临床表现各异，但某些临床特点有助于肌张力障碍与其他形式的运动障碍相鉴别，形式主要有以下几点：

1）肌张力障碍时不自主动作的速度可快可慢，可以不规则或有节律，但在收缩的顶峰状态有短时持续，呈现为一种奇异动作或特殊姿势。

2）不自主动作易累及头颈部肌肉（如眼轮匝肌、口轮匝肌、胸锁乳突肌、头颈夹肌等）、躯干肌、肢体的旋前肌、指腕屈肌、趾伸肌和跖屈肌等。

3）发作的间歇时间不定，但异常运动的方向及模式几乎不变，受累的肌群较为恒定，肌力不受影响。

4）不自主动作在随意运动时加重，在休息睡眠时减轻或消失，可呈现进行性加重，疾病晚期时症状持续、受累肌群广泛，可呈固定扭曲痉挛畸形。

5）症状常因精神紧张、生气、疲劳而加重。

肌张力障碍的诊断技术如下所述。

（1）遗传学检测　基因诊断方面，遗传性肌张力障碍基因检测的策略为：首先考虑主要症状特征，其次考虑起病年龄和遗传方式等因素，综合考虑筛选候选基因进行检测，并针对候选致病基因选取相应的检测技术，必要时可选择新一代高通量测序技术。

（2）神经生理检测　对于某些仅凭临床特征不足以诊断的病例，应用神经生理检测手段进行观察、分析是辅助诊断的有利工具。

（3）脑影像学检查

1）筛查或排除获得性肌张力障碍需行脑影像学检查，特别当肌张力障碍症状累及较为广泛的儿童或青少年患者。

2）除非怀疑脑钙化，头颅 MRI 检查对肌张力障碍的诊断价值要优于脑 CT。SWI 或 T_2 对于脑组织铁沉积神经变性病的诊断价值优于常规 MRI。

3）目前没有证据显示更复杂、高超的影像学技术，包括脑容量形态测量（voxel-based morphometry）、DWI、功能磁共振（functional MRI）对肌张力障碍的诊断或分类具有任何价值。但 MRI 中的一些特殊序列如 SWI 或 T_2、DTI 等可能有助于脑深部电刺激中靶点定位。

二、现代医学治疗概要

本病临床治疗的目标包括减少不自主运动、纠正异常姿势、减轻疼痛、改善功能和提高生活质量。

（一）病因治疗

明确肌张力障碍的病因，对其长期、根本的治疗最为关键，目前仅对一些获得性肌张力障碍采用特异性治疗，如药物诱发的病例可及时停药并应用拮抗剂治疗，由抗精神病药物引起的急性肌张力障碍主要使用抗胆碱能药物，自身免疫性脑损害导致的肌张力障碍，可以采用免疫治疗。与 Wilson 病相关的肌张力障碍综合征可用低铜饮食、促进铜盐排出及阻止肠道吸收。

（二）药物治疗

1）抗胆碱能药物：包括苯海索、普罗吩胺、苯扎托品等，通过阻断基底核毒蕈碱型乙酰胆碱受体发挥作用。抗胆碱能药物主要用于全身型和节段型肌张力障碍，儿童和青少年患者可能更为适合。对于急性肌张力障碍和迟发性运动障碍，抗胆碱能药物常有较好疗效。

2）苯二氮䓬类药物：包括氯硝西泮、地西泮、阿普唑仑等，是最常用于治疗肌张力障碍的一类口服药物。

3）肌松剂：包括巴氯芬、替扎尼定、美索巴莫等。

4）左旋多巴：是多巴反应性肌张力障碍的首选治疗，对于三磷酸鸟苷环水解酶 1 缺乏的多巴反应性肌张力障碍具有显著而持久的疗效，可明显改善肌张力障碍和帕金森症；对于酪氨酸羟化酶缺乏、墨蝶呤还原酶缺乏等其他类型的多巴反应性肌张力障碍的疗效明确。

5）抗多巴胺能药物：主要包括多巴胺受体拮抗剂和多巴胺耗竭剂。多巴胺受体拮抗剂包括经典抗精神病药和非典型抗精神病药物。

6）抗癫痫药：包括卡马西平、苯妥英钠等，主要对发作性运动诱发性运动障碍有效。

7）肉毒毒素：是肉毒梭状芽胞杆菌产生的大分子复合蛋白，具有化学去神经支配作用，可迅速消除或缓解肌肉痉挛，重建主动肌与拮抗肌之间的力量平衡，改善肌肉异常或过度收缩相关的疼痛、震颤、姿势异常、运动障碍等表现，明显提高患者的生活质量，已成为治疗肌张力障碍的有效手段。

8）鞘内注射巴氯芬可用于难治性全身型肌张力障碍的治疗。

（三）手术治疗

目前认为药物难治性遗传性或特发性单纯型肌张力障碍是 DBS 的最佳适应证，DBS 对全身型、节段型和颈部肌张力障碍都具有确切的疗效，特别是儿童起病的 DYT1 全身型或节段型肌张力障碍，可优先考虑 DBS 治疗。

三、病理病机述要

原发性扭转痉挛可见非特异性的病理改变，包括壳核、丘脑及尾状核的小神经元变性死亡，基底核的脂质及脂色素增多。痉挛性斜颈、Meige 综合征等局限性肌张力障碍病理上无特异性改变，中医认为其位在上，营卫不调，感受外邪而致病，营卫皆属太阳，致使经脉受阻，则气血运行不畅，不能濡养筋脉，经脉拘急而见反折为痉；痉之为病，其伤在筋，初起外邪骤入，筋中气血运行不畅，久则气滞血瘀，病邪阻滞经络，气血闭阻，无以濡养筋脉，致使筋脉挛急而现肢节痉急之象。手足徐动症则责之肝脾气血亏虚，血虚生风，扰乱经脉，气血运行失常而发病。《素问·至真要大论》曰："诸风掉眩，皆属于肝。"肝血虚、肝阴虚致风动，肝阳亢盛动风，发为手足徐动。肝主筋脉，筋脉失养亦致本病。肝以血为体，以气为用，血虚气浮，则肝风妄动；肾元不足，或久病伤竭真阴，每致水不涵木，肝阳上亢气浮风动。

营卫不和抑或风邪夹湿入络，气血亏虚，运行不畅，停为瘀血。痰瘀交阻，上扰清窍则出现口眼瞤动；阻滞经络，日久耗伤阴血，筋脉失养则表现为肢体扭转痉挛。

四、中医临证备要

肌张力障碍是一组由身体骨骼肌的协同肌和拮抗肌的不协调、间歇持续收缩造成的重复的不自主运动和异常扭转姿势的症状群，属于中医学"痉病"范畴。

（一）Meige 综合征

Meige 综合征临床上主要累及头面部的肌肉，多以营卫不和多见，伴有恶寒、怕风、汗出等。

营卫不和

证候特点　努嘴挤眼，或睁眼困难，扮鬼脸，恶寒怕风，自汗出，纳差，舌淡，苔薄白，脉沉紧或沉缓。

治法　调和营卫，舒筋解肌。

推荐方剂　桂枝加葛根汤加减。

基本处方　葛根 30g，芍药 15g，桂枝 20g，生姜 15g，甘草 10g。每日 1 剂，水煎服。

加减法　肢体麻木者加黄芪 15g，鸡血藤 10g；纳呆、便溏者，加砂仁 6g（后下），薏苡仁 10g。

（二）痉挛性斜颈

此型颈部肌群阵发性不自主收缩，引起头向一侧扭转或阵挛性倾斜，以外感风湿多见。

外感风湿

证候特点　头部前屈或后仰，或向一侧旋转，颈项强直，遇寒则甚，或手足困重，肌肤麻木，或头身重痛，恶风畏寒，纳差，脘痞不适，舌淡，苔白滑，脉沉紧或沉缓。

治法　散风祛湿，温经通络。

推荐方剂　羌活胜湿汤加减。

基本处方　羌活 15g，独活 15g，藁本 10g，防风 10g，炙甘草 10g，蔓荆子 6g，川芎

10g。每日 1 剂，水煎服。

加减法　抽搐扭转甚者加全蝎 5g，僵蚕 12g；纳差者加焦三仙 15g，鸡内金 10g，白术 10g。

（三）手足徐动症

手足徐动症典型表现为以躯干为轴扭转，以肝肾阴虚多见。

肝肾阴虚

证候特点　手足舞动不已，不能自已，伴肢体强直，运动时加重，安静、睡眠后减轻或消失，走路不稳，甚至不能行走，或言语不利，吞咽困难，腰膝酸软，记忆力减退，舌体瘦少，舌质嫩红或红绛，苔少或光剥无苔，脉沉细或弦细。

治法　滋补肝肾，平肝息风。

推荐方剂　大定风珠合左归丸。

基本处方　熟地黄 15g，生地黄 10g，白芍 15g，龟甲胶 12g（烊化），醋鳖甲 20g（先煎），生龙骨、牡蛎各 30g（先煎），麦冬 12g，山药 20g，山萸肉 10g，枸杞子 10g，牛膝 10g，僵蚕 10g。每日 1 剂，水煎服。

加减法　便秘者，加郁李仁 12g，首乌 10g；腰膝酸软明显者加杜仲 12g，桑寄生 12g；面色萎黄，心悸怔忡者，加当归 12g，黄芪 15g，鸡血藤 10g；舌质紫黯者，加丹参 10g，赤芍 10g。

五、黄培新中医临证经验

（一）从“阴血亏虚，内风妄动”认识肌张力障碍

《景岳全书·痉证》曰：“愚谓痉之为病，强直反张病也。其病在筋脉，筋脉拘急，所以反张。其病在血液，血液枯燥，所以筋挛。”《景岳全书·痉证》认为：“凡属阴虚血少之辈，不能营养筋脉，以至搐、挛、僵仆者，皆是此证。”起居失常，颈部过劳，耗伤气血，以致筋脉空虚，血不养筋，阴虚筋燥，导致神机妄动，经筋结聚无常，拘挛弛纵而发此病。

黄培新教授在临床上重视“治风先治血”的临证思路，其理论来源于南宋陈自明的《妇人大全良方·妇人贼风偏枯方论》：“医风先医血，血行风自灭。”黄教授在继承前人治疗经验的基础上，灵活运用行血、养血、和血、补血等不同的具体治法，将“治风先治血”的思路应用于肌张力障碍中。

1. 血能生风动风

人身形体，皆赖于气血的濡养，若气血不足，筋骨肌肉得不到濡养，就会产生动风之证候，此即血虚生风。此外，热伏血分，血热蒸腾，亦可产生动风动血之证候，如高热惊厥等，此即血热生风。肝为风木之脏，风邪致病常同气相求而伤于肝。肝体阴而用阳，其

生理机能的正常发挥有赖于肝血的充沛，肝血虚则不能制约肝阳，便可导致肝阳化风。肝气急、肝气疏泄太过则会劫伤肝阴肝血，从而导致阴血不足的诸多症状。血不养筋，阴虚筋燥，导致神机妄动，经筋结聚无常，拘挛弛纵而发为肌张力障碍等病。

2. “养血可治风”

黄培新教授治疗帕金森综合征、肌张力障碍等病常以养血息风之法。治风先养血包含三个方面的内容：一是风易耗伤阴血；二是血虚易生风；三是风药多辛燥伤阴。故在处方用药中应配以养血药味。

肌张力障碍其具有异常的表情姿势和不自主的变换动作似动风的临床表现，在中医属“痉证”范畴，其病或虚或实，总以动风为主，导致其动风的原因多由气血亏虚不能濡养筋脉所致，其治疗不仅要重视平肝息风、补益肝肾，还应注重气血亏虚的病机，可采用健脾益气的治法，运用四君子汤或补中益气汤治之，以起到补益气血、健脾升清的效果。

（二）从祛风除湿、散寒解肌治疗痉挛性斜颈

“痉者，强直之谓”，痉挛性斜颈之临床特点恰如中医所述“痉证”，黄培新教授认为，其发病多与风寒湿邪外袭相关，《素问·至真要大论》云：“诸痉项强，皆属于湿；诸暴强直，皆属于风。”《灵枢·经筋》亦云：“经筋之病，寒则反折筋急。”风寒湿邪侵袭，壅滞经脉，致气血运行不畅，筋脉失养，拘急而成痉乃本病之病机，正如《金匮要略方论本义·痉病总论》所言：“脉者，人之正气正血所行之道路也，杂错于邪风、邪湿、邪寒，则脉行之道路必阻塞壅滞，而拘急痉挛之证见矣。”治疗此类病证，当以祛风除湿、散寒解肌、舒筋活络为要，羌活胜湿汤以其祛风散寒、除湿通络之功恰中病机。

（三）治疗肌张力障碍的常用中药的临床运用

龙骨，甘、涩，平，归心、肝、肾、大肠经。主治镇惊安神，敛汗固精，止血涩肠，生肌敛疮。牡蛎，咸，微寒。归肝、胆、肾经。重镇安神，潜阳补阴，软坚散结。《本草求真》曰：“龙骨功与牡蛎相同，但牡蛎咸涩入肾，有软坚化痰清热之功，此属甘涩入肝，有收敛止脱镇惊安魄之妙，如徐之才所谓涩可止脱，龙骨牡蛎之属。”可见龙骨与牡蛎虽归经有所不同，但同属介类质重之品，共奏平肝潜阳、镇静安神、收敛固涩之效。两者虽性味有甘涩、咸涩之异但常相须为用。清代医家陈修园谓龙骨能“敛火安神、逐痰降逆，故为惊痫颠痉之圣药……若与牡蛎同用为治痰之神品”。《医学衷中参西录》云：“龙骨若生用之，凡心中怔忡、虚汗淋漓、经脉滑脱、神魂浮荡诸疾，皆因元阳不能固摄，重用龙骨，借其所含之元阴以翕收此欲涣之元阳，则功效立见。”龙骨、牡蛎二药并用，有平肝潜阳、镇静安神、固脱止遗、降逆化痰之效。在临证中，黄培新教授针对肌张力障碍中肝肾阴虚、肝风内动者，常用龙骨、牡蛎平肝潜阳、镇静安神。

（苏巧珍　丘宇慧）

第十章

癫　　痫

癫痫（epilepsy）是一种由多种病因引起的慢性脑部疾病，以脑神经元过度放电导致反复性、发作性和短暂性的中枢神经系统功能失常为特征。癫痫每次发作的临床现象称为癫痫发作（epileptic seizure）。癫痫发作是脑部神经元高度同步化异常活动所引起，由不同症状和体征组成的短暂性临床现象。反复癫痫发作的慢性脑部疾病称为癫痫。

一、现代医学诊断要点

（一）癫痫的诊断原则

癫痫的诊断可分为五个步骤：

1）确定发作性事件是否为癫痫发作：涉及发作性事件的鉴别，包括诱发性癫痫发作和非诱发性癫痫发作的鉴别。传统上，临床出现两次（间隔至少 24 小时）非诱发性癫痫发作时就可诊断癫痫。

2）确定癫痫发作的类型：按照国际抗癫痫联盟（ILAE）的癫痫发作分类来确定。

3）确定癫痫及癫痫综合征的类型：按照国际抗癫痫联盟的癫痫及癫痫综合征分类系统来确定。应注意，有些病例无法归类于某种特定癫痫综合征。

4）确定病因。

5）确定残疾（disability）和共患病。

（二）癫痫的诊断方法

1. 病史资料

完整病史是癫痫诊断的核心内容。应包括：现病史（重点是发作史）、出生史、既往史、家族史、疾病的社会心理影响等。完整癫痫病史包括：发作史、出生史、生长发育史、热性惊厥病史、家族史等。患者就医时绝大多数处于发作间期，须详细询问患者本人及其亲属或同事等目击者，尽可能获取详细而完整的发作史。包括首次发作的年龄，大发作前是否有“先兆”，发作时的详细过程，好发于清醒状态或者睡眠状态，发作时有无意识丧失，有无肢体强直或阵挛性抽搐，有无摔伤以及大小便失禁等，有几种类型的发作，发作的频率、诱因，抗癫痫药物治疗及其效果。

2. 体格检查

全身检查：重点应放在神经系统，包括：意识状态、精神状态、局灶体征（偏瘫/偏盲等）、各种反射及病理征等。注意观察头颅形状和大小、外貌、身体畸形及排查某些神经皮肤综合征。体格检查对癫痫的病因诊断有初步提示作用。有些体征则可能是抗癫痫药物的不良辅助检查。

3. 辅助检查

（1）脑电图（electroencephalogram，EEG） 癫痫发作最本质的特征是脑神经元异常过度放电，而 EEG 是能够反映脑电活动最直观、便捷的检查方法，是诊断癫痫发作、确定发作和癫痫的类型最重要的辅助手段，为癫痫患者的常规检查。当然，临床应用中也必须充分了解 EEG（尤其头皮 EEG）检查的局限性，必要时可延长监测时间或多次检查。

（2）神经影像学 MRI 对于发现脑部结构性异常有很高的价值。如果有条件，建议常规进行头颅 MRI 检查。头部 CT 检查在显示钙化性或出血性病变时较 MRI 有优势。某些情况下，当临床已确诊为典型的特发性癫痫综合征（如儿童良性部分性癫痫）时，可以不进行影像学检查。其他影像学检查，如功能性磁共振成像（fMRI）、MRS、单光子发射计算机断层显像（single-photon emission computerized tomography，SPECT）、正电子发射断层显像（positron emission tomography，PET）等，均不是癫痫患者的常规检查。应注意，影像学的阳性结果不代表该病灶与癫痫发作之间存在必然的因果关系。

（3）其他 应根据患者具体情况选择性地进行检查。

1）血液检查：包括血常规、血糖、电解质、肝肾功能、血气、丙酮酸、乳酸等方面的检查，能够帮助查找病因。定期检查血常规和肝肾功能等指标还可辅助监测药物的不良反应。临床怀疑中毒时，应进行毒物筛查。已经服用抗癫痫药物者，可酌情进行药物浓度监测。

2）尿液检查：包括尿常规及遗传代谢病的筛查。

3）脑脊液检查：主要为排除颅内感染性疾病，对某些遗传代谢病的诊断也有帮助。

4）心电图：对于疑诊癫痫或新诊断的癫痫患者，多主张常规进行心电图检查。这有助于发现容易误诊为癫痫发作的某些心源性发作（如心律失常所致的晕厥发作），还能早期发现某些心律失常（如长 QT 综合征、Brugada 综合征和传导阻滞等），从而避免因使用某些抗癫痫药物而可能导致的严重后果。

5）基因检测：目前已经成为本病重要的辅助诊断手段之一，但基因检测不作为常规病因筛查手段，通常是在临床已高度怀疑某种疾病时进行。

（三）常见癫痫发作类型及诊断要点

1. 全面性发作（generalized seizure）

（1）全面性强直阵挛发作（generalized tonic-clonic seizure，GTCS） 是一种表现最明

显的发作形式，故既往也称为大发作（grand mal）。以意识丧失、双侧对称强直后紧跟有阵挛动作并通常伴有自主神经受累表现为主要临床特征。

（2）失神发作（absence seizure）

1）典型失神：发作突发突止，表现为动作突然中止或明显变慢，意识障碍，不伴有或伴有轻微的运动症状（如阵挛/肌阵挛/强直/自动症等）。发作通常持续5～20秒（<30秒）。发作时EEG呈双侧对称同步、3Hz（2.5～4Hz）的棘慢复合波爆发。约90%的典型失神患者可被过度换气诱发。主要见于儿童和青少年，如儿童失神癫痫和青少年失神癫痫，罕见于成人。

2）不典型失神：发作起始和结束均较典型失神缓慢，意识障碍程度较轻，伴随的运动症状（如自动症）也较复杂，肌张力通常减低，发作持续可能超过20秒。发作时EEG表现为慢的（<2.5Hz）棘慢波复合节律。主要见于严重神经精神障碍的患者，如Lennox-Gastaut综合征患者。

3）肌阵挛失神：表现为失神发作的同时，出现肢体节律性2.5～4.5Hz阵挛性动作，并伴有强直成分。发作时EEG与典型失神类似。

4）失神伴眼睑肌阵挛：表现为失神发作的同时，眼睑和（或）前额部肌肉出现5～6Hz肌阵挛动作。发作时EEG显示全面性3～6Hz多棘慢复合波。

（3）强直发作（tonic seizure） 表现为躯体中轴、双侧肢体近端或全身肌肉持续性的收缩，肌肉僵直，没有阵挛成分。通常持续2～10秒，偶尔可达数分钟。发作时EEG显示双侧性波幅渐增的棘波节律（20Hz±5Hz）或低波幅约10Hz节律性放电活动。强直发作主要见于Lennox-Gastaut综合征。

（4）阵挛发作（clonic seizure） 表现为双侧肢体节律性（1～3Hz）的抽动，伴有或不伴有意识障碍，多持续数分钟。发作时EEG为全面性（多）棘波或（多）棘慢波综合。

（5）肌阵挛发作（myoclonic seizure） 表现为不自主、快速短暂、电击样肌肉抽动，每次抽动历时10～50毫秒，很少超过100毫秒。可累及全身也可限于某局部肌肉或肌群。可非节律性反复出现。发作期典型的EEG表现为爆发性出现的全面性多棘慢复合波。肌阵挛发作既可见于一些预后较好的特发性癫痫患者（如青少年肌阵挛性癫痫），也可见于一些预后较差的、有弥漫性脑损害的癫痫性脑病（如Dravet综合征、Lennox-Gastaut综合征）患者。

（6）失张力发作（atonic seizure） 表现为头部、躯干或肢体肌肉张力突然丧失或减低，发作之前没有明显的肌阵挛或强直成分。发作持续约1～2秒或更长。临床表现轻重不一，轻者可仅有点头动作，重者则可导致站立时突然跌倒。发作时EEG表现为短暂全面性2～3Hz（多）棘慢复合波发放或突然电压低减。失张力发作多见于癫痫性脑病（如Lennox-Gastaut综合征、Doose综合征）。

2. 部分性发作（partial seizure）

（1）简单部分性发作（simple partial seizure，SPS） 发作时无意识障碍。根据放电起源和累及的部位不同，简单部分性发作可表现为运动性、感觉性、自主神经性和精神性发作四类，后二者较少单独出现，常发展为复杂部分性发作。

（2）复杂部分性发作（complex partial seizure，CPS） 发作时有不同程度的意识障碍，可伴有一种或多种简单部分性发作的内容。

（3）继发全面性发作（secondarily generalized seizure） 简单或复杂部分性发作均可继发全面性发作，可继发为全面强直-阵挛、强直或阵挛发作。本质上仍为部分性发作。

3. 癫痫性痉挛（epileptic spasm）

在 2010 年 ILAE 分类工作报告中，明确把癫痫性痉挛作为一种发作类型。癫痫性痉挛可以是全面性起源、局灶性起源或起源不明。癫痫性痉挛表现为突然、主要累及躯干中轴和双侧肢体近端肌肉的强直性收缩，历时 0.2～2 秒，突发突止。临床可分为屈曲型或伸展型痉挛，以前者多见，表现为发作性点头动作，常在觉醒后成串发作。发作间期 EEG 表现为高度失律或类高度失律，发作期 EEG 表现多样化（电压低减、高幅双相慢波或棘慢波等）。癫痫性痉挛多见于婴幼儿，如 West 综合征，也可见于其他年龄。

4. 反射性发作（reflex seizure）

反射性发作不是独立的发作类型。它既可以表现为局灶性发作，也可以为全面性发作。其特殊之处是，发作具有特殊的外源性或内源性促发因素，即每次发作均为某种特定感觉刺激所促发，并且发作与促发因素之间有密切的锁时关系。促发因素包括视觉、思考、音乐、阅读、进食、操作等非病理性因素。可以是简单的感觉刺激（如闪光），也可以是复杂的智能活动（如阅读、下棋）。发热、酒精或药物戒断等病理性情况下诱发的发作，则不属于反射性发作。反射性发作和自发性发作可同时出现在一个癫痫患者中。

二、现代医学治疗概要

西医一旦病因明确，应对因治疗，如脑瘤、脑血管畸形、脑组织瘢痕、颅内异物等可行手术治疗，脑寄生虫病需行抗寄生虫药物治疗。无对因治疗的指征时，即应予药物治疗；但发作稀疏，如 1 年或数年 1 次者例外。由于服药是长期的，可能发生副作用，并常需配合定期的临床和化验检查，在开始前即需向患者或其家长解释清楚以获得其充分合作。除了控制癫痫发作和癫痫持续状态外，癫痫的治疗多以预防性治疗为主。

（一）预防措施

预防各种已知的致病因素，例如，产伤和颅脑外伤，以及多种牵涉脑部的感染性疾病如结核、乙型脑炎、寄生虫病、新生儿抽搐及高热惊厥等，可以降低癫痫的发病率。

（二）病因治疗

有明确病因者应首先行病因治疗，如颅内肿瘤、寄生虫感染、低血糖、低血钙等应首先治疗基础疾病。

（三）对症治疗

目前癫痫的对症治疗以抗癫痫药物（antiepileptic drugs，AEDs）为主，药物治疗的目标是在无明显不良反应的情况下，完全控制临床发作，使患者保持或恢复其原有的生活质量。大部分患者能通过药物控制临床发作，但仍有部分患者对 AEDs 无效或疗效不理想，则需选择生酮饮食或者外科手术治疗等方案。

1. 抗癫痫药物的介绍

习惯上将 1990 年以前上市的 AEDs 称为老的或传统的抗癫痫药，如苯妥英钠（PHT）、苯巴比妥（PB）、扑米酮（PRM）、乙琥胺（ESM）、卡马西平（CBZ）及丙戊酸（VPA）等，1990 年以后或 VPA 以后上市的则称为新的 AEDs，目前在我国上市的有托吡酯（TPM）、加巴喷丁（GBP）、拉莫三嗪（LTG）、奥卡西平（OXC）、左乙拉西坦（LVT）等。

2. 癫痫的药物治疗原则

（1）正确选择用药时机　由于癫痫患者有 25%左右的可能会自发性缓解，所以传统认为癫痫首次发作不需用药，第二次发作以后才开始用药。但自从国际抗癫痫联盟提出癫痫新定义以来，学者们主张癫痫诊断一旦明确，除一些良性的癫痫综合征以外，都应该立即开始治疗。发作次数稀少者，如半年以上发作 1 次者，可在告之抗癫痫药可能的副作用和不治疗可能后果情况下，根据患者及家属的意愿，酌情选择用或不用抗癫痫药。

（2）抗癫痫药的合理用药　确诊后的癫痫治疗周期较长，必须坚持正规的抗癫痫治疗。应根据发作类型、不同癫痫综合征以及病因等选药，并严格遵循按发作类型、小剂量开始、单用联用结合、慎重减量、换药、停药的原则。坚持长期服用，缓慢减量，直至发作完全控制，脑电图正常。在确定治疗方案并取得效果之后，不要随意更改，服药时间、服药方法、服用剂量都要固定。当然，若治疗无效或病情发生变化，还是需要随证变换治疗方案。

1）如何选药：近几年的临床实践发现在新老抗癫痫药间总的疗效并没有明显差异，但新抗癫痫药总体安全性要好一点。抗癫痫药物的选择需依据癫痫发作类型、副作用大小、药物来源、价格、患者年龄及性别等多种因素来决定。其中最主要的依据是癫痫发作类型。一般情况下可参考表 10-1 来选药。

表 10-1　按发作类型的选药原则

发作类型	一线药物	添加药物	可以考虑的药物	可能加重发作的药物
全面强直阵挛发作	丙戊酸 拉莫三嗪 卡马西平 奥卡西平 左乙拉西坦 苯巴比妥	左乙拉西坦 托吡酯 丙戊酸 拉莫三嗪 氯巴占*	—	—

续表

发作类型	一线药物	添加药物	可以考虑的药物	可能加重发作的药物
失神发作	丙戊酸	丙戊酸	氯硝西泮	卡马西平
	乙琥胺*	乙琥胺*	托吡酯	奥卡西平
	拉莫三嗪	拉莫三嗪	左乙拉西坦	苯妥英钠
			唑尼沙胺	加巴喷丁
			氯巴占*	替加宾*
				氨己烯酸*
肌阵挛发作	丙戊酸	左乙拉西坦	氯硝西泮	卡马西平
	托吡酯	丙戊酸	唑尼沙胺	奥卡西平
	左乙拉西坦	托吡酯	氯巴占*	苯妥英钠
				加巴喷丁
				普瑞巴林
强直或失张力发作	丙戊酸	拉莫三嗪	托吡酯	卡马西平
			卢菲酰胺*	奥卡西平
				加巴喷丁
				普瑞巴林
				替加宾*
				氨己烯酸*
局灶性发作	卡马西平	卡马西平	苯妥英钠	
	奥卡西平	左乙拉西坦	苯巴比妥	
	拉莫三嗪	拉莫三嗪		
	左乙拉西坦	奥卡西平		
	丙戊酸	加巴喷丁		
		丙戊酸		
		托吡酯		
		唑尼沙胺		

引自《临床诊疗指南-癫痫病分册》(2015 修订版)*：目前国内市场尚无此药

2）如何决定药物的剂量：从小剂量开始，逐渐增加，以达到既能有效控制发作，又没有明显副作用为止。如不能达此目的，宁可满足部分控制，也不要出现副作用。在有条件的单位可选用进行血药浓度监测的方法来指导用药，以减少用药过程中的盲目性。

3）单用或联合用药：单一药物治疗是应遵守的基本原则，如治疗无效，可换用另一种单药，但换药期间应有 5～10 天的过渡期。下列情况可考虑进行合理的多药治疗：①有多种发作类型：如伴有失神发作的眼肌阵挛性发作、有多种发作类型的癫痫综合征等；②针对患者的特殊情况：如月经性癫痫的患者在月经前后可加用乙酰唑胺（Diamox），以提高临床疗效；③对部分单药治疗无效的患者可考虑联合用药；④已经被临床实践证明需要联合用药的癫痫，如 Lennox-Gastaut 综合征等。

联合用药应注意：①不能将药理作用相同的药物合用，如扑米酮进入体内后可代谢成苯巴比妥，故不能将两药合用；②尽量避开有相同副作用药物的合用；如苯妥英钠可通过坏死性脉管炎导致肝肾功能损伤，丙戊酸可引起特异性过敏性肝坏死，因而在对有肝功能损伤的患者联合用药时要注意这两种药物的副作用；③不能将多种药物联合作广谱抗癫痫药使用；④合并用药时要注意药物的相互作用，如一种药物的肝酶诱导作用可加速另一种药物的代谢，药物与蛋白的竞争性结合也会改变另一种药物起主要药理作用的血中游离浓度。

（3）停药原则　癫痫患者在经过抗癫痫药物治疗后，有 60%～70%可以实现无发作。通常情况下，癫痫患者如果持续无发作 2 年以上，即存在减停药的可能性，但是否减停、如何减停，还需要综合考虑患者的癫痫类型（病因、发作类型、综合征分类）、既往治疗反应以及患者个人情况，仔细评估停药复发风险，确定减停药复发风险较低时，并且与患者或者其监护人充分沟通减药与继续服药的风险/效益比之后，可考虑开始逐渐减停抗癫痫药物。撤停药物时的注意事项如下：

1）脑电图对减停抗癫痫药物有参考价值，减药前须复查脑电图，停药前最好再次复查脑电图。多数癫痫综合征需要脑电图完全无癫痫样放电再考虑减停药物，而且减药过程中需要定期（每 3～6 个月）复查长程脑电图，如果撤停药过程中再次出现癫痫样放电，需要停止减量。

2）少数年龄相关性癫痫综合征[如儿童良性癫痫伴中央颞部棘波（BECCT）]，超过患病年龄，并不完全要求撤停药前复查脑电图正常。存在脑结构性异常或一些特殊综合征[如青少年肌阵挛癫痫（JME）]应当延长到 3～5 年无发作。

3）单药治疗时减药过程应当不少于 6 个月；多药治疗时每种抗癫痫药物减停时间不少于 3 个月，一次只撤停一种药。

4）在撤停苯二氮䓬类药物与巴比妥药物时，可能出现的药物撤停相关性综合征和（或）再次出现癫痫发作，撤停时间应当不低于 6 个月。

5）如撤药过程中再次出现癫痫发作，应当将药物恢复至减量前一次的剂量并给予医疗建议。

6）停药后短期内出现癫痫复发，应恢复既往药物治疗并随访；在停药 1 年后出现有诱因的发作可以观察，注意避免诱发因素，可以暂不应用抗癫痫药物；如有每年 2 次以上的发作，应再次评估确定治疗方案。

3. 手术治疗

随着结构和功能神经影像学、神经电生理以及外科技术的发展，外科手段治疗顽固性癫痫的价值日益彰显。适应证包括：①药物难治性癫痫；②适合外科治疗的癫痫综合征，如伴有海马硬化的颞叶内侧癫痫，某些局灶性癫痫，Rasmussens 综合征等。术前评估包括：①准确定位癫痫源，使手术达到最佳疗效；②定位功能区，减少和避免手术的神经功能缺损。

三、病理病机述要

癫痫的现代医学发病机制仍不完全清楚，主要的学说包括：

1）离子通道学说：基因表达异常引起调控离子通道的神经递质或调质功能障碍，导致相应的离子通道功能异常、离子异常跨膜运动，进而产生的神经元高度同步化异常放电是癫痫发作的病变基础。

2）异常网络学说：脑部存在着能导致癫痫反复发作的易感性是癫痫最为突出的病理生理特征。1969 年 Goddard 发现反复电刺激动物杏仁核会逐渐出现癫痫易感性，乃至发展成为自发性癫痫。腹腔注射毛果芸香碱会引起实验鼠的癫痫发作，停止注射后，实验动物的这种痫样发作仍将继续下去，这一个过程称为点燃，表明外界不良因素影响已经在动物体内形成了一种特殊的，能导致癫痫反复发作，并自身维持的病理生理体系。

3）神经递质及其受体学说：在中枢神经系统中，兴奋性神经递质（如谷氨酸）与抑制性神经递质（如 γ-氨基丁酸）分别参与癫痫的发作，这些神经递质的生成、释放、灭活及受体的异常都可能引起神经元异常、过度的同步性放电。

中医学认为，癫痫的病因如下：

1）先天因素：多由于遗传或妊娠失调、胎儿禀赋不足。

2）后天因素：包括外感六淫邪毒、情志因素、饮食失调、外伤、脑内虫证等，也有患中风等脑疾后诱发而致者。

癫痫的主要病理基础是肝、肾、脾亏虚，以及由此而产生之风阳、痰火、血瘀等致病因素。

癫痫之为病总以痰为主，每由风、火触动。痰瘀内阻，蒙蔽清窍而发病。以心脑神机失用为本，风、火、痰、瘀致病为标。主要责之于心肝，顽痰闭阻心窍，肝经风火内动。其中痰浊内阻，脏气不平，阴阳偏胜，神机受累，元神失控是病机的关键所在。而痫病之痰，具有随风气而聚散和胶固难化两大特点，因而痫病之所以久发难愈，反复不止，正是由于胶固于心胸的“顽痰”所致。

四、中医临证备要

癫痫归属于中医学“癫痫”、“癫病”、“痫病”等范畴，俗称“羊痫风”，临床以突然意识丧失甚则仆倒，不省人事，强直抽搐，口吐涎沫，两目上视或口中如作猪羊叫声，移时苏醒，一如常人为特征。

本病之病位在脑，其病机责之于肝脾肾，肝、脾、肾亏虚是本病主要病理基础，并由此而产生之风阳、痰火、血瘀是本病的重要因素。当癫痫急性发作时多表现为风痰、痰火闭窍；当发作缓解后，虽然患者苏醒如常人，此时由于癫痫发作往往多有正气虚弱，同时患者之风火痰瘀虽得以平息，意识转为清醒，抽搐得以控制，但病因依然存在，临床当慎辨之。

（一）辨类证

癫痫由于临床表现复杂，首当辨清病情之轻重。而判别本病的轻重取决于以下两个方面：一是病发持续时间之长短，一般持续时间长则病重，短则病轻；二是发作间隔时间之久暂，即间隔时间久则病轻，短暂则病重。其次，辨阴阳类证，阳痫者症见面色潮红，躁动不安，便秘溲赤，舌红，脉数，表现为痰火扰神，元阴亏损，有热象。阴痫者症见痰涎壅盛，面色晦暗或苍白，手足青冷，舌淡，脉沉细或沉，无热象。再次，辨证候之虚实。痫病之风痰闭阻，痰火扰神属实，而心脾两虚，肝肾阴虚属虚。发作期多实或实中夹虚，休止期多虚或虚中夹实，阳痫发作多实，阴痫发作多虚。

（二）类证辨治

1. 阳类证-阳痫

（1）痰火扰神

证候特点　急躁易怒，心烦失眠，咳痰不爽，口苦咽干，便秘溲黄。病发后，症情加重，甚则彻夜难眠，目赤，舌红，苔黄腻，脉多沉滑而数。

治法　清泻肝火，化痰宁神。

推荐方剂　当归龙荟丸加减。

基本处方　龙胆草 9g，大黄 12g（后下），黄连 12g，黄芩 15g，黄柏 9g，栀子 15g，木香 6g，当归 12g，茯苓 15g，法半夏 15g，橘红 12g。每日 1 剂，水煎服。

加减法　热盛，加羚羊角骨 1.5g；彻夜难眠者，加柏子仁 10g、酸枣仁 15g 宁心定神。

（2）元阴亏损

证候特点　久病不愈，肢体阵挛抽搐，意识丧失，牙关紧闭，躁动；或单侧肢体阵挛，形瘦神萎，智力下降，舌光红少苔，脉细数无力。

治法　滋养肝肾。

推荐方剂　大定风珠加减。

基本处方　西洋参 10g（另煎），黄芪 30g，五味子 10g，熟地黄 30g，阿胶 10g（烊化），制龟甲 15g（先煎）、制鳖甲 15g（先煎），炒白芍 10g，鸡子黄 2 枚（分冲），升麻 10g，全虫 3g，丹参 20g，生龙骨、生牡蛎各 25g（先煎），甘草 6g。每日 1 剂，水煎服。

加减法　偏于阴虚有内热者，可加黄柏 12g、知母 12g；头晕耳鸣，加磁石 30g（先煎）。

2. 阴类证-阴痫

（1）风痰闭阻

证候特点　发病前多有眩晕，胸闷，乏力，痰多，心情不悦，舌质红，苔白腻，脉滑有力。

治法　涤痰息风，镇痫开窍。

推荐方剂　定痫丸加减。

基本处方　天麻 15g，全蝎 9g，蜈蚣 3 条，法半夏 12g，胆南星 6g，橘红 9g，石菖蒲 12g，琥珀 1.5g（冲），远志 6g，茯苓 15g，丹参 9g，麦冬 12g，炙甘草 9g。每日 1 剂，水煎服。

加减法　抑郁者，加柴胡 6g、郁金 10g 行气解郁；眩晕明显者，加刺蒺藜 10g 平肝定眩；腹胀者，加青皮 10g、枳壳 10g 行气消胀。

（2）心脾两虚

证候特点 反复发痫不愈，神疲乏力，心悸失眠，面色苍白，体瘦，纳呆，大便溏薄，舌质淡，苔白腻，脉沉细。

治法 补益心脾为主。

推荐方剂 归脾汤加减。

基本处方 黄芪 30g，党参 15g，白术 12g，茯苓 15g，炙甘草 5g，酸枣仁 20g，木香 12g，何首乌 20g，当归 12g，远志 6g。每日 1 剂，水煎服。

加减法 头晕痰多者，加天麻 10g、法半夏 15g、橘红 10g 息风涤痰；夜寐不安者，加生龙骨 30g、夜交藤 15g 重镇安神；舌质淡黯，有瘀斑者，加丹参 10g、郁金 15g 行气活血化瘀。

（3）心肾亏虚

证候特点 痫病频作，神思恍惚，心悸，面色晦黯，头晕目眩，两目干涩，耳轮焦枯不泽，健忘失眠，腰膝酸软，大便干燥，舌淡红，苔薄黄，脉沉细而数。

治法 补益心肾，潜阳安神为主。

推荐方剂 左归丸合天王补心丹加减。

基本处方 党参 15g，熟地黄 20g，枸杞子 15g，山药 15g，当归 12g，山茱萸 15g，杜仲 15g，龟甲 20g（先煎），鳖甲 20g（先煎）。每日 1 剂，水煎服。

加减法 若大便干结者，加秦艽 10g、肉苁蓉 15g 养阴润燥通便；手足心热甚者，加地骨皮 10g、牡丹皮 10g 清虚热；腰膝酸软明显者，加桑寄生 15g、续断 15g 补肾强腰；头昏目眩者，加天麻 10g 息风定眩；失眠者，加酸枣仁 15g、夜交藤 15g 宁心安神；兼有痰热者，可加天竺黄 15g、竹茹 10g 清热化痰。

五、黄培新中医临证经验

（一）癫痫的中医治则：标本并治

发作期或癫痫持续状态，要采取中西医结合治疗，选好中医的切入点，发挥中医的长处。对于已使用抗癫痫药物的患者，或暂未使用抗癫痫药的患者，需选好中医的切入点，达到减毒增效的目的。针刺在发作期有良好的疗效，能中止发作。癫痫的治疗原则，一般情况下在癫痫急性发作时，以治标为主，以控制发作为当务之急，因病情危急，来不及煎药可先用针刺治疗、中成药制剂治疗等措施以促其苏醒，控制四肢抽搐，然后再采用清热泻火、平肝潜阳、息风涤痰定痫等治法投以中药煎剂，以防止癫痫再发作或发展至癫痫持续状态。癫痫患者绝大部分时间是处于休止期或恢复期，因此，坚持标本并治的原则显得相当重要。临床上，多采用养阴益气以调理脏腑功能，佐以清热、平肝、涤痰、宁心安神等治法。在辨证治疗的同时，再配合中成药如片、丸、散等制剂，坚持长期服用以提高临床治疗效果。

（二）中药及中成药在癫痫中的临床运用

对于服用抗癫痫药疗效不好的患者，可以选用中成药来提高临床疗效，中药汤剂难以做到长期服用。目前用于癫痫的中成药主要为息风涤痰和活血养血的药物。由于痫病主痰，痰邪是癫痫发病之根源。癫痫患者久发难愈，缠绵不止的病理基础正是这股固于心胸的“顽痰”所致。故治痫必先治痰，息风涤痰是治疗癫痫始终一贯的法则。临床常选用涤痰之胆南星、法半夏、白芥子、白附子、天麻和息风通络之地龙、全蝎、蜈蚣等，对各期各型的癫痫，均可在辨证处方中，加入全蝎、蜈蚣等虫类药物，以加强息风解痉镇痫，可以提高临床疗效。院内制剂益脑安胶囊、羚羊角口服液、七叶神安片、全天麻胶囊等为治疗癫痫的常用中成药。

（1）羚羊角口服液　具有平肝息风、散血镇惊之功。适用于癫痫之痰火扰神证、风痰闭阻证，口服，每次5ml，每日2～3次。

（2）七叶神安片　主要成分为三七叶的提取物三七叶总皂苷，具有清热通络，镇静止痉之效。适用于痰火扰神证，口服，每次2片，每日2～3次。

（3）珍珠层粉　由贝壳珍珠层研磨的细粉组成，有息风止痉，清热解毒，定惊安神的作用。适用于痰火扰神证、风痰闭阻证，口服，每次3g，每日2～3次。

（4）益脑安胶囊（院内制剂）　以入肝经之天麻、全蝎、当归为主药，取天麻息风定惊，全蝎搜风通络止痉，当归养血活血。诸药共奏养血息风、活血通络、涤痰定惊、安神止痛之功。现代药理研究证明：天麻有较好的抗惊厥作用，可有效地制止癫痫样发作，全蝎有扩张血管的作用。该方的特点还在于重用养血活血之当归，药理研究表明当归的挥发油对大脑有选择性的镇静作用。用于癫痫抽搐各证型，口服，每次3粒，每日3次。

（5）全天麻胶囊　主要成分为全天麻等。具有平肝息风，镇痛止痉之功效。适用于各类癫痫，口服，每次2～6粒，每日3次。

（6）紫雪丹　具有清热开窍，息风止痉之功效。适用于癫痫证属邪热内闭者。本品为散剂，每瓶内装1.5g，口服，冷开水调下，每次1.5～3g，每日2次，周岁小儿每次0.3g，每增1岁，递增0.3g，每日1次，5岁以上小儿遵医嘱，酌情服用。忌食辛辣油腻，孕妇忌服。

（7）醒脑静注射液　主要成分为麝香、郁金、冰片、栀子。辅料为聚山梨酯80、氯化钠。有清热解毒，凉血活血，开窍醒脑之功效。适用于癫痫伴闭证或癫痫持续状态的治疗。静脉滴注：每次10～20ml，用5%～10%葡萄糖注射液或氯化钠注射液250～500ml稀释后滴注。疗程一般为3～5天或遵医嘱。

（8）参附注射液　主要成分为红参、附片（黑顺片），辅料为聚山梨酯80。有回阳救逆，益气固脱之功效。适用于癫痫伴脱证的治疗，静脉滴注：每次20～100ml，用5%～10%葡萄糖注射液250～500ml稀释后使用。疗程一般不超过1周或遵医嘱。

需要强调，应根据患者的辨证及体质等因素，选择合适的中成药，配合汤剂或单独长期服用，减少其复发或平稳过渡、撤减抗癫痫西药。若患者存在癫痫大发作、癫痫持续状态或癫痫频繁反复发作时，需重视痰热腑实的病机，临床上宜泻热降浊，通腑利气之法，使其内郁之痰浊热邪泄利于外。常选用黄芩、黄连、栀子等以清热；选用生大黄泄壅滞，除痰通腑，枳实疏利气机，使腑气通利，邪有去路。在临床上选用广东省中医院专科制剂通腑醒神胶囊（由番泻叶、虎杖、人工牛黄粉等组成）口服或保留灌肠，常能获得满意疗效。

若癫痫久发不愈，多属虚痫一类，临床多见头晕目眩、面色苍白、心悸失眠、手脚麻木等症，此乃血虚之象。根据“血虚动风”、“治风先治血，血行风自灭”的理论，强调在辨证基础上，必须重用养血活血，如当归、何首乌之类。癫痫常与气血瘀滞有关，尤以外伤引起本病证者最为多见。故常可配合丹参、红花、桃仁、川芎等活血化瘀之品。

（三）中医药预防癫痫复发的临床实践

防癫痫的复发包括两个主要阶段，第一个阶段是指首次发作后，第二个阶段是指停用抗癫痫西药期间及停药后的数年。一次痫性发作是指在24小时内有一次、多次发作或一簇发作，甚至其间有癫痫持续状态都归为一次发作。需要注意的是，确定患者是否真是第一次发作非常重要。如少年肌阵挛癫痫，来院时常为全面性强直阵挛发作，需要经过仔细询问才发现他曾有肌阵挛发作历史。有的患者过去是夜间发作，第一次白天发作才来就诊，这也只有通过仔细回顾病史，才知道这不是第一次发作。中医的干预在这个时期对预防复发起着重要的作用，这个阶段属于中医所说的正未太亏，邪未太盛。“扶正”更需防止“伤正”，外感风寒、过食生冷、情志忧患、过度劳累皆会导致心、肝、脾脏腑的进一步亏虚。“祛邪”主要是使痰、火、瘀等病理产物有“出路”。对痰浊在肺者，可采用桔梗、北杏仁、炙百部等，促使其咳出。肝火郁发则易生风，可采用大腹皮、大黄（少量）、枳实、瓜蒌等，促使其排矢气、排大便，邪从下出。外伤后可导致血瘀，痰留气滞也可导致血瘀，需根据血瘀的不同表现、不同部位及轻重的不同，选用桃仁、红花、川芎、乳香、没药、水蛭等药物化瘀、祛瘀、破瘀以散邪。另一个容易复发的阶段是停用抗癫痫西药期间及停药后的数年。其复发的危险性主要与以下一些因素有关：①如果发作控制较难确定，并且需要多种药物治疗；②控制前屡有全身强直-阵挛性发作；③考虑停药时，脑电图尚有改变或有活动性致痫性电波改变。中医认为这个阶段病机的关键在于正虚易感邪，治法上需要扶正御邪。如患者的体质以肺气虚为主，可选用玉屏风散加减；如患者的体质以脾虚为主，可选用四君子汤，适当加用化痰的药物，如橘红、陈皮、法半夏、川贝母、竹沥等，以防脾虚生痰；如患者以心气虚为主，可选用归脾汤加减；如患者癫痫的病程较久，可选用血府逐瘀汤加减；如患者的体质以肝阴虚为主，可选用一贯煎加减，适当加用生龙骨、生牡蛎、地龙等，以防阴虚风动；如患者的体质以肾阳虚为主，可选用桂附八味丸加减。

（四）中医药在癫痫持续状态中的运用

在癫痫持续状态的过程中，在西医抢救的同时，如何发挥中医药的优势也是长期以来困扰着临床医生的一个难题。对于高热不退者，在辨证基础上，选用紫雪丹、醒脑静注射液；对于意识障碍的患者，可用中医促醒，可用苏合香丸、安宫牛黄丸；对于抽搐不止者，可用羚羊角口服液解痉；对于元气败脱者，可用参麦注射液、参附注射液益气固脱。此外，需注意患者有无腑实状态，通腑可以泻热、通腑可以醒神。

具体来说，黄培新教授在临床实践中发现一些中医药的原则和方法在癫痫持续状态的抢救中起着重要的作用。

1. 通腑法的应用

中医认为癫痫持续状态是一个急性的过程，无论是阳痫或是阴痫，必会导致脾胃升降失常，中州运化传导失职，糟粕内停，且此期多为风火亢盛，火热内炽，既可烁液成痰，助阳化风，又可消烁津液，致胃肠燥结，腑气不通。加之卧床，饮食失养等又加重腑实。腑实可以作为癫痫持续状态后的一种病理状态，持续存在于病程中。通腑法具有通腑泻热、醒神开窍的作用，既可以敷布气血、畅达血脉，又可上病下取，使邪有出路，从而达到清瘀热、化痰浊、通腑实、消水肿的效果。现代药理研究认为通腑法可排出肠内容物，清除肠源性内毒素，增加腹腔脏器血流量，使胃肠功能得以恢复，并改善新陈代谢，保证机体能量来源，使自主神经功能紊乱得以调整，应激反应能力得以加强。同时，通腑攻下可减低腹压和稳定血压，使颅内压升高和脑水肿得以纠正，对改善脑细胞缺血缺氧十分有利。笔者认为对于癫痫持续状态的患者，如起病后大便秘结，烦躁不安，舌苔黄腻或舌苔由白转为黄腻，实脉为主者，在迅速控制发作和积极维持生命机能的同时可考虑使用通腑法。具体用药不必拘泥，可以大承气汤为主，随证加减，如兼见喉间痰鸣、面色紫黯、脉沉弦者，则可加用牡丹皮、川红花、桃仁、赤芍、当归、人工牛黄、制南星、石菖蒲、瓜蒌仁等。也可以清热通腑之中药煎剂作保留灌肠，临证时往往能收到较好的效果。需注意的是，中病即止，谨防过下伤正，切不可用于脱证。应用时可酌情配合补液措施，以避免水、电解质和酸碱平衡紊乱。

2. 息风清热法与益气回阳法的协调应用

中医认为癫痫发作的轻重程度与风火的盛衰、正气的强弱有密切关系。若癫痫频频发作，则正气渐虚，火益盛，而正气愈亏，风火愈盛，则癫痫愈发愈频，二者互为因果。因此，在这样的一个病理变化过程中，如何把握好正虚与邪实之间的“消长平衡”成为中医治疗癫痫持续状态的一个难点。例如，对于癫痫持续状态中表现为面红身热，息粗痰鸣，四肢抽搐强有力，舌绛红，脉滑数的患者，中医认为虽这类患者也有正气亏虚，但以风火壅盛为主要表现，所以在治疗时应以息风清热为主要法则，可予安宫牛黄丸半丸，凉开水灌服，每日 2 次，连续 3 天，和（或）清开灵口服液 20～40ml 口服，高热者还可予柴胡注射液 4ml 肌内注射，或紫雪丹 1 支灌服。但需注意密切观察病情变化，如由邪实转为正虚为主要表现时，则需转变治则。反之，对于表现为面色苍白，汗出肢冷，气息微弱，脉细弱的患者，中医则认为是以正虚为矛盾的主要方面，需以益气回阳之法，可用参麦注射液 20ml 加入 50%葡萄糖注射液 250ml 中静脉滴注，和（或）参附注射液 20ml 加入 5%葡萄糖注射液 250ml 中静脉滴注或参附注射液 20～40ml 加入 5%或 10%葡萄糖注射液 500ml 中静脉滴注。如由正虚转为邪实为主要表现时，则需祛邪为主。临证时审慎辨别证候的虚实是取效的关键。

（周子懿　苏巧珍）

第十一章

头　　痛

头痛一般是指头颅上半部（眉弓、耳廓上部、枕外隆突连线以上）的疼痛。一般分为原发性头痛及继发性头痛，继发性头痛一般指脑出血、蛛网膜下腔出血、高血压、颅内感染等原因引起者，此章节不做具体叙述。原发性头痛包括偏头痛、紧张型头痛、丛集性头痛等。头痛是常见的临床症状，发病率高、终身患病率高，其致残率高，严重困扰人的生活。

偏头痛是最为常见头痛疾患之一，是一种反复发作的、常为搏动性的头痛，多呈单侧疼痛，常伴恶心和呕吐。少数典型者发作前有视觉、感觉和运动障碍等先兆，可有家族史，女性多发。

紧张型头痛通常为双侧性，枕项部、颞部或额部多见，也可累及整个头顶部。疼痛感觉多为压迫感、紧束感、胀痛、爆炸感、钝痛、酸痛等，可一阵阵地加重，无持续搏动感，无恶心（紧张型头痛可有轻度恶心）及呕吐，不会同时伴有畏光和畏声，日常体力活动并不加重疼痛，应激和精神紧张常加重病情。

丛集性头痛临床特点为某段时期内频繁出现短暂发作性、极剧烈的难以忍受的单侧头痛。此段发作时期多为 2～12 周。发作时，5～10 分钟内达疼痛高峰，多持续 15～180 分钟（平均约 45 分钟）。症状可突然停止，也可缓慢缓解。频率多为隔日 1 次至每日 8 次。疼痛多为固定位于一侧三叉神经第一支的分布区，即一侧眼球深部、眼眶及眶周、额部和颞部，可放射至鼻、颊、上颌骨、上腭、牙龈和牙齿，少数可放射至耳、枕部和颈部，甚至整个半侧头部。疼痛剧烈难忍，为持续性钻痛、撕裂牵拉痛、绞痛、烧灼痛、尖锐刺痛、压迫痛等，一般无搏动感。

一、现代医学诊断要点

头痛的诊断，首先是区别原发性和继发性头痛。原发性头痛的诊断首先是排除其他原因的继发性头痛。应从患者的病史、症状和体征、实验室检查、影像学检查结果等方面逐步缩小鉴别诊断的范围。在鉴别诊断时，对于以下警兆尤其需要重视其为继发性头痛的可能：新发或突发头痛、既往头痛特征（表现、强度、部位、频率和对药物的反应等）最近改变或恶化、45 岁以上、触发性头痛（体力活动、咳嗽、Valsava 动作、直立体位、性行为等触发）、睡眠中痛醒、意识障碍或精神症状、认知功能损害、肿瘤史、系统性疾病史或免疫缺陷史、发热、外伤、颈强、皮疹、长期服用抗凝药、视盘水肿、局灶性体征、妊娠或产后的患者。

（一）偏头痛的诊断要点

偏头痛的诊断主要依据家族史、典型的临床特征以及通过辅助检查如头颅 CT、MRI、MRA 等排除了其他疾病，重视继发性头痛的各种警兆。

有先兆偏头痛患者更易发生缺血性卒中。因此，有先兆偏头痛患者应筛查是否存在缺血性卒中的其他危险因素，并加以防治。偏头痛患者较普通人群更容易出现卵圆孔未闭，经颅多普勒超声发泡试验和超声心动图（尤其是经食管超声心动图）检查，有助于发现卵圆孔未闭。

偏头痛的诊断标准 ICHD-3β 如下：

1. 无先兆偏头痛诊断标准

1）符合下述第 2～4 项，发作至少 5 次。

2）未治疗或未成功治疗，每次头痛发作持续 4～72 小时。

3）头痛至少具备以下特征中的 2 项：①单侧性；②搏动性；③中或重度疼痛；④常规体力活动（如步行或上楼）会加重头痛，或头痛导致患者回避常规体力活动。

4）发作期间有至少 1 项以下表现：①恶心和（或）呕吐；②畏光和畏声。

5）不能更好地符合 ICHD-3 其他诊断。

2. 有先兆偏头痛诊断标准

1）发作次数>2 次，且符合下述第 2）项。

2）一种或一种以上完全可逆的先兆症状：①视觉症状；②感觉症状；③言语和（或）语言症状；④运动症状；⑤脑干症状；⑥视网膜症状。

3）以下 4 种特征中至少具备两种：

A. 至少有一种先兆症状逐渐扩散≥5 分钟，和（或）2 种或 2 种以上症状接连出现。

B. 各种先兆症状单独出现持续 5～60 分钟。

C. 至少一种先兆症状是单侧的。

D. 先兆伴随头痛出现，或在其后 60 分钟之内出现头痛。

4）不能更好地符合 ICHD-3 其他诊断，并排除短暂性脑缺血发作。

3. 慢性偏头痛诊断标准

1）头痛[紧张型样和（或）偏头痛样]每个月发作≥15 天，持续 3 个月以上，并符合第 2）、3）诊断标准。

2）至少 5 次头痛发作，符合无先兆偏头痛第 2）～4）项诊断标准，和（或）符合有先兆偏头痛第 2）、3）项诊断标准。

3）每月病程≥8 天，持续 3 个月以上，符合以下任何一项标准：

A. 有先兆偏头痛第 3）、4）项诊断标准。

B. 有先兆偏头痛第 2）、3）项诊断标准。

C. 发作开始时患者认为是偏头痛，并使用曲普坦类药物或麦角衍化物得以缓解。

4）不能更好地符合 ICHD-3 的其他诊断。

（二）紧张型头痛诊断标准

1. 偶发性紧张型头痛诊断标准

1）符合下述第 2）～4）项的发作至少 10 次，平均每月发作时间<1 天，每年发作时间<12 天。

2）每次头痛发作持续 30 分钟～7 天。

3）头痛具有至少 2 项以下特征：①双侧性；②压迫感/紧束感（非搏动性）；③轻或中度疼痛；④常规体力活动（如步行或上楼）不会加重头痛。

4）以下两项均符合：①无恶心或呕吐；②不会同时兼有畏光和畏声。

5）不能更好地符合 ICHD-3 其他诊断。

2. 频发性紧张型头痛诊断标准

1）符合下述第 2）～4）项的发作至少 10 次，平均每月发作时间 1～14 天，持续至少 3 个月，每年发作时间≥12 天，<180 天。

2）每次头痛发作持续 30 分钟～7 天。

3）头痛具有至少 2 项以下特征：①双侧性；②压迫感/紧束感（非搏动性）；③轻或中度疼痛；④常规体力活动（如步行或上楼）不会加重头痛。

4）以下两项均符合：①无恶心或呕吐；②不会同时兼有畏光和声音恐怖。

5）不能更好地符合 ICHD-3 其他诊断。

3. 慢性紧张型头痛诊断标准

1）发作符合下述第 2）～4）项的发作，每月平均发作时间≥15 天，持续超过 3 个月，每年发作时间≥180 天。

2）每次头痛发作持续数小时至数天，或长期持续无缓解。

3）头痛具有至少 2 项以下特征：①双侧性；②压迫感/紧束感（非搏动性）；③轻或中度疼痛；④常规体力活动（如步行或上楼）不会加重头痛。

4）以下两项均符合：①畏光、畏声和轻度恶心三者中最多只有 1 项；②既无中度或重度恶心，也无呕吐。

5）不能更好地符合 ICHD-3 其他诊断。

（三）丛集性头痛诊断标准

1. 丛集性头痛诊断标准

1）符合下述第 2）～4）项的发作至少 5 次。

2）重度或极重度单侧眼眶、眶上区和（或）颞部疼痛，未治疗时持续 15～180 分钟。

3）头痛伴有以下 1 项特征或 2 项特征皆有：

A. 以下在头痛同侧的症状或体征，至少具备1项：①结膜充血和（或）流泪；②鼻充血和（或）鼻溢；③眼睑水肿；④额部和面部流汗；⑤额部和面部潮红；⑥耳肿胀感；⑦瞳孔缩小和（或）上睑下垂。

B. 不安感或激越。

4）当此病活动时，超过一半时间，其发作频率为隔天1次至每天8次。

5）不能更好地符合ICHD-3其他诊断。

2. 发作性丛集性头痛诊断标准

1）发作符合丛集性头痛诊断标准的第1）～5）项，并连续发作（丛集期）。

2）至少有2个未经治疗的丛集期是持续7天～1年，其间无头痛的缓解期≥1个月。

3. 慢性丛集性头痛诊断标准

1）发作符合丛集性头痛诊断标准的第1）～5）项。

2）其间没有缓解期，或缓解期<1个月，发作持续1年以上。

二、现代医学治疗概要

（一）偏头痛

偏头痛治疗目的是尽快终止头痛发作与缓解伴发症状并减轻或避免不良反应，预防复发和尽快恢复正常生活功能。

1. 发作期的急性对症用药

非特异性镇痛药：非甾体抗炎药（non-steroidal anti-inflammatory drugs，NSAIDs）：布洛芬（ibuprofen）、酮洛芬（ketoprofen）、双氯芬酸（diclofenac）、吲哚美辛（indomethacin）等，阿司匹林（aspirin），对乙酰氨基酚（acetaminophen），散利痛（含对乙酰氨基酚、异丙安替比林、咖啡因等），头痛粉（含对乙酰氨基酚、阿司匹林、咖啡因等），去痛片（含乙酰氨基酚、氨基比林、咖啡因、苯巴比妥等）等。还可以辅以抗组胺药（苯噻啶、赛庚啶、苯海拉明等）、胃肠动力药（甲氧氯普胺、多潘立酮等）、镇静催眠药等。

2. 特异性镇痛药

（1）曲普坦类药物（triptans） 舒马普坦100mg，30分钟起效，日最大剂量300mg，给药间隔至少2小时。利扎曲普坦10mg，30分钟起效，日最大剂量30mg，给药间隔至少2小时。依来曲普坦40mg，30分钟起效，日最大剂量80mg，给药间隔至少2小时。阿莫曲普坦12.5mg，30分钟起效，2小时后可重复给药，日最大剂量25mg。

（2）麦角生物碱类药物

1）酒石酸麦角胺（ergotamine tartrate）和麦角胺咖啡因（ergotamine caffeine）：因疗效不确切，且副作用较大，易导致药物依赖性，出现麦角胺过度使用头痛（ergotamine-oueruse headache），目前少用。

2）双氢麦角胺（dihydroergotamine）：其治疗后复发率低，适用于病程长的患者和偏头痛持续状态患者。0.5～2mg 喷鼻，疗效最为确切，适于无水、恶心呕吐严重、吞咽困难等情况。首剂通常用 1mg，15 分钟后可再用 1mg，日最大剂量 3mg，周最大剂量 4mg。常见的副作用有：鼻塞、流涕、咽喉痛、胃部不适、腹泻、思睡、味觉改变和鼻腔不适等。还可皮下注射、肌内注射或静脉注射 1mg，但副作用较多。

3. 预防性用药

（1）首选用药 ①抗惊厥药丙戊酸盐（valproate）250～1500mg/d；托吡酯 25～200mg/d。②β 肾上腺素能受体阻滞剂普萘洛尔 20～240mg/d，儿童为 1～2mg/（kg · d），最好使用长效缓释片；噻吗洛尔（timolol）10～40mg/d。③抑制去甲肾上腺素及 5-羟色胺再摄取的药物阿米替林 10～150mg，hs；文拉法辛缓释剂 37.5～225mg/d。④钙通道阻断剂氟桂利嗪（flunarizine），5～10mg，hs。

（2）次选药物 ①β 肾上腺素能受体阻滞剂阿替洛尔 25～150m/d；美托洛尔 50～200mg/d；纳多洛尔 40～200mg/d。②抗惊厥药：加巴喷丁 300～2400mg/d；拉莫三嗪（lamotrigine），25～300mg/d，对有先兆偏头痛有效；左乙拉西坦 250～2000mg/d。③钙通道阻断剂维拉帕米 120～480mg/d。

（二）紧张型头痛

1. 急性发作时的药物治疗

急性发作时可依序选择对乙酰氨基酚（1000mg）、阿司匹林（500～1000mg）、双氯芬酸（50～100mg）或酮洛芬（25～50mg）或布洛芬（200～800mg）或萘普生（375～550mg）。联合使用咖啡因 65～200mg，可能提高布洛芬和对乙酰氨基酚的疗效，但是可能也增加了药物过度使用头痛的风险，应只作为二线选择。

2. 预防性用药

预防性用药的原则是：起始剂量小；缓慢加量（通常 1 周加 1 次剂量）至最小有效剂量；起效后维持 2～4 周；判定药物是否有效，应足量治疗至少 4～8 周；应同时治疗焦虑，抑郁等伴发疾病。最主要的预防性药物是三环类抗抑郁药，阿米替林是唯一被多项临床对照研究证实有效的药物，应作一线选择。睡前 1～2 小时服用 1 次以减少镇静作用，起始剂量为 10～25mg，每周加量 10～25mg，有效日剂量通常为 30～75mg，当日剂量大时可改为日服 2 次。

（三）丛集性头痛

1. 发作期的治疗

此病疼痛剧烈，所以需要镇痛治疗迅速起效。口服起效慢，因此少用。首选治疗有 2 种：

（1）使用非重复呼吸面罩（non-repetitive breathing mask） 吸入 100%氧，流量至少

7ml/min，最大可至 15ml/min，持续吸氧 15～20 分钟，可采取坐位前倾以臂撑膝的姿势吸氧。此法便宜安全，无禁忌证。

（2）曲普坦类药物　皮下注射舒马曲坦 6mg，约 75%患者在 20 分钟内头痛明显缓解，最快 10 分钟起效，24 小时最大剂量 12mg，给药间隔至少 1 小时。常见副作用有：注射部位短暂刺痛，灼热感，一过性的胸、喉等处的疼痛、重压感或发紧感，木、麻、热或冷等感觉异常等。佐米曲普坦 5～10mg 喷鼻也有显著疗效。还可选用舒马曲坦 20mg 喷鼻，2 小时后可重复给药，日最大剂量 40mg。曲普坦类药物疗效较好，便于携带，但是 24 小时之内最多只能给药 2 次，而且价格昂贵。

2. 缓解期的预防

（1）一线药物

1）维拉帕米（verapamil）：240～960mg/d，分 2～4 次口服。起始剂量 240mg/d，若疗效不佳，每隔 7～14 天可加量 40～120mg/d，加量前后应监测心电图，尤其当每日用量超过 480mg 时。常见副作用有：便秘、眩晕、恶心、低血压、远端肢体水肿、乏力、窦性心动过缓等。通常 2～3 周内见效。

2）锂盐：500～1250mg/d，分 2～3 次饭后口服。起始剂量 500mg/d，持续服用 3～4 天，若能耐受，则可逐渐加量。其治疗安全指数低，治疗量和中毒量较接近，故应密切监测血锂浓度。常见副作用有：双手震颤、恶心、呕吐、腹泻、上腹痛、萎靡乏力、烦渴、嗜睡、视物模糊、多饮、多尿、白细胞升高等。

3）皮质类固醇：可能是起效最快、最有效的预防药物，但是其长期使用可能有严重副作用，因此通常短期使用 5～7 天后，逐渐减量。例如，静脉使用地塞米松 5～10mg/d，或口服泼尼松 40～60mg/d，持续使用 5～7 天，然后口服泼尼松，每 3～7 天减量 5～10mg。对于发作时期长或慢性丛集性头痛患者，减量宜慢。

（2）二线药物

1）美西麦角（methysergide）或其代谢产物甲基麦角新碱（methylergonovine）：美西麦角的起始剂量为 1mg/d，分 3 次口服。每 3～5 天增量 1mg，日最大剂量 12mg。连续使用不能超过 6 个月，使用 6 个月后至少停用 1 个月后才能再使用，以免发生腹膜后、肺、胸膜、心内膜心包纤维化等严重副作用。甲基麦角新碱的起始剂量为 0.2mg/d，逐渐增量，日最大剂量 1.2mg。注意事项同美西麦角。

2）酒石酸麦角胺：2～4mg/d，通常 3 周内见效。若发作时间较固定，则可于发作前 30～60 分钟口服或栓剂塞肛 1～2mg。若患者多于夜间睡眠中发作，则睡前使用 1～2mg。

3）双氢麦角胺：有开放性试验显示其对难治性丛集性头痛有效。

三、病理病机述要

中医学认为头为清阳之府，三阳经脉均循于头面，厥阴肝经与督脉会于巅顶，循经与三叉神经、面神经、舌咽神经、迷走神经以及颈神经（枕大神经、枕小神经、耳大神经）

等相对应。五脏六腑之阴精、阳气皆上奉于头，在发生头痛过程中有致痛的神经介质参与，如P物质、神经激肽A、5-羟色胺（5-HT）、组胺、降钙素基因相关肽（CGRP）、血管活性肠肽（VIP）和前列腺素（PG）等。此过程相当于风寒湿热之邪外袭，或痰浊、瘀血阻滞，致使经气逆上，经气上干于清道，不得运行，则壅遏而产生疼痛。

本病多因风、火、痰、瘀以及肝、脾、肾等脏腑功能失调，复感外邪而诱发。临床见之多虚实夹杂，本虚标实，上实下虚。发作期以实证为主，缓解期虚实并存。

四、中医临证备要

本病病名源于《素问·风论》，据其病因而有“脑风”、“首风”之名，头痛就其病名而言，古典医籍中有“偏头风”、“首风”、“头风”、“真头痛”、“雷头风”。

（一）辨类证

本病的发生是因脉络痹阻或筋脉失养，清窍不利而成，多虚实夹杂，在辨证时，应先辨阴阳，若偏头痛者头痛绵绵，多见于肝气郁结之证，属阴类证；丛集性头痛者以剧痛、胀痛为主要表现，多见于肝火炽盛，属阳类证。

（二）类证辨治

1. 阴类证

（1）肝郁气滞

证候特点　因于情志影响，妇女多与月经来潮有关，头痛偏于一侧，左右不一，或牵延至眉棱骨，多呈胀痛，其痛反复，胸闷不舒，喜太息，情志抑郁或心烦易怒，或兼胁痛，舌红苔薄，脉弦。

治法　疏肝解郁。

推荐方剂　逍遥散加减。

基本处方　柴胡15g，香附10g，当归10g，白芍15g，白术15g，茯苓10g，甘草5g，煨生姜10g，薄荷5g，川芎10g。每日1剂，水煎服。

加减法　由于风寒之邪入侵而诱发，加白芷10g、细辛3g、藁本10g祛风散寒；由风热之邪而诱发，加葛根30g、白芷15g、菊花15g疏风清热；肝郁化火，口干苦，目赤者，加牡丹皮15g、栀子15g、菊花15g、黄芩15g清肝泻火；头晕目眩者加天麻15g、钩藤15g平肝息风；恶心欲吐者，加法半夏15g、竹茹15g和中止呕。

中成药　丹栀逍遥丸，口服，每次6～8片，每日2次。

（2）痰浊上扰

证候特点　头痛昏蒙，胸脘满闷，呕恶痰涎，肢重体倦，纳呆，舌胖大有齿痕，苔白腻，脉沉弦或沉滑。

治法　健脾化痰，降逆止痛。

推荐方剂　半夏白术天麻汤加味。

基本处方　法半夏 12g，白术 12g，天麻 10g，陈皮 8g，茯苓 20g，川芎 15g，白芷 12g，苍术 15g，刺蒺藜 18g，僵蚕 10g。每日 1 剂，水煎服。

加减法　胸脘痞闷，纳呆呕恶者，加厚朴 15g、藿香 15g、佩兰 15g 以化湿宽胸降逆；兼气虚者，加党参 30g、黄芪 30g 以益气健脾；呕吐甚者，加旋覆花 15g（包煎）、赭石 30g（先煎）以降逆止呕；痰郁化热，口苦、苔黄腻者，去川芎、苍术，加黄芩 15g、黄连 15g、天竺黄 15g 以清热化痰。

（3）气血亏虚

证候特点　头痛，痛势绵绵，时发时止，遇劳加剧，神疲体倦，口淡乏味，面色白，舌淡苔白，脉沉细而弱。

治法　益气补血，祛风止痛。

推荐方剂　四物汤加味。

基本处方　当归 12g，熟地黄 30g，白芍 30g，川芎 12g，党参 30g，白术 15g，黄芪 45g，刺蒺藜 18g，白芷 15g，法半夏 12g，升麻 6g，甘草 6g。每日 1 剂，水煎服。

加减法　血虚重者，加何首乌 15g、阿胶 10g（另炖）以养血；心悸失眠加酸枣仁 20g、柏子仁 20g 以养心安神；两目干涩加枸杞子 15g、女贞子 15g 以养肝明目；本证可因风寒入侵而诱发，畏风、常喜裹头，可加羌活 15g、防风 15g、藁本 15g 以辛温散寒；痛剧则加制川乌 10g（先煎）、细辛 3g 温经通络以增强祛风止痛之效。

中成药　养血清脑颗粒，用法用量：口服，每次 1 袋，每日两次。

2. 阳类证

（1）肝火上炎

证候特点　头痛如裂，面红目赤，心烦易怒，口干口苦，失眠，尿黄便秘，舌红苔黄，脉弦数有力。

治法　清肝泻火。

推荐方剂　龙胆泻肝汤加减。

基本处方　龙胆草 12g，黄芩 12g，栀子 10g，当归 12g，生地黄 9g，柴胡 12g，车前子 15g，泽泻 12g，生甘草 6g。每日 1 剂，水煎服。

加减法　头晕目眩耳鸣者，加菊花 15g、天麻 15g、磁石 30g（先煎）以平肝潜阳；烦热、口干口苦明显者，加牡丹皮 15g、黄连 15g 以清热泻火；恶心、呕吐黄水者，加竹茹 15g、黄连 15g、苏叶 10g 以清心和胃；大便秘结者，加生大黄 15g 以通便泻热。

（2）肝阳上亢

证候特点　头痛且胀，眩晕，口苦咽干，五心烦热，面部烘热，小便黄，大便干，舌红苔黄，或舌红而少苔，脉弦数。

治法　平肝潜阳。

推荐方剂　羚角钩藤汤加减。

基本处方　羚羊骨 15g（先煎），钩藤 15g，桑叶 9g，菊花 12g，石决明 15g（先煎），珍珠母 30g，川牛膝 12g，白芍 15g，生地黄 15g，茯神 12g，生甘草 6g。每日 1 剂，水煎服。

加减法 若肝阳化风，眩晕欲仆者，加天麻15g、刺蒺藜15g以平肝息风；心烦失眠加炒枣仁20g、柏子仁15g、磁石30g（先煎）以重镇安神；若头痛日久，加僵蚕5g、地龙10g以通络止痛。

中成药 ①松龄血脉康胶囊，口服，每次3粒，每日3次。②羚羊角口服液，口服，每次5ml，每日2次。

（3）肝肾阴虚

证候特点 头痛眩晕，视物模糊，腰膝酸软，神疲乏力，耳鸣失眠，五心烦热，舌红少苔，脉细无力。

治法 补益肝肾。

推荐方剂 杞菊地黄丸加味。

基本处方 生地黄30g，山茱萸12g，山药15g，茯苓15g，牡丹皮12g，泽泻12g，当归12g，白芍12g，枸杞子12g，菊花15g，天麻15g。每日1剂，水煎服。

加减法 腰膝酸软明显者，加续断15g、杜仲15g、牛膝15g以补肝肾、强筋骨；虚热重者，加知母15g、地骨皮15g、桑椹子15g以益阴退虚热；盗汗甚加煅龙骨30g（先煎）、煅牡蛎30g（先煎）以敛汗固涩。

3. 对症治疗

本病若迁延日久，久病入络形成瘀血，导致瘀血阻滞、虚实夹杂，多属于瘀血阻络证。

瘀血阻络

证候特点 头痛经久不愈，其痛如刺，固定不移，或头部有外伤史者，面色晦滞，唇色紫黯，舌紫或有瘀斑、瘀点，苔薄白，脉沉细或细涩。

治法 活血祛瘀，通络止痛。

推荐方剂 血府逐瘀汤加减。

基本处方 桃仁12g，红花9g，当归9g，川芎12g，赤芍12g，生地黄15g，牛膝15g，柴胡6g，葛根30g，地龙15g。每日1剂，水煎服。

加减法 头痛甚者，加全蝎5g、蜈蚣5g、白芷15g、蜂房20g以镇痉止痛；兼寒象加桂枝、细辛温经散寒止痛；健忘失眠加石菖蒲15g、远志15g、夜交藤20g以安神定志；瘀久血虚者，加熟地黄20g、鸡血藤15g以活血养血止痛；气虚加黄芪30g以益气活血。

中成药 血府逐瘀口服液，口服，每次2支，每日3次。

五、黄培新中医临证经验

（一）重在分经辨证，使用引经药

在辨证的基础上，根据头痛部位分经辨证，使用引经药。头为诸阳之会，手足三阳经络皆循头面，厥阴经上会于巅顶，故头痛可根据发病部位之异，参照经络循行路线，加以判断，选加不同的“引经药”，有利于审因施治，发挥原方疗效。太阳经头痛，多在头后部，下连于项，加羌活、蔓荆子、川芎；阳明经头痛，多在前额部及眉棱等处，加葛根、白芷、知母；少阳经头痛，多在头之两侧，并连及耳部，加柴胡、黄芩、川芎；厥阴经头痛，则在巅顶部位，或连于目系，加吴茱萸、藁本。如偏头痛一般以偏侧头痛为主，多属少阳经。

（二）重情志调养

头为神明之府，头痛是一种个体感受，痛的程度及疗效判定有很强主观性。头痛作为一种不良刺激，会引起烦躁、易激惹、焦虑、失眠甚至恐惧、忧虑等负面情绪，这些情绪又导致肝气郁滞、清阳不能升散调达，诱发或加重头痛，造成恶性循环。所以治头痛要重视情志调养，对患者进行情志养生的宣教，疏导不良情绪，移情怡性，转移注意力，避免情绪诱因。对于由焦虑、抑郁、强迫等神经症引起的继发性头痛重视心理支持，消除患者对症状的恐惧，增强治疗信心，必要时可转介心理科。在药物应用方面，可于辨证治疗基础上，烦躁、失眠者加牡丹皮、淡竹叶各 10g 以清心除烦，重者加黄连 9g，肉桂 1.5g（焗服），交通水火，平衡阴阳；焦虑者可加甘麦大枣汤（浮小麦 30g，大枣 15g，炙甘草 5g）养心安神；恐惧、忧虑者加用生龙齿 30g（先煎），珍珠末 3g（冲服）以重潜镇惊。

（三）顽固阵发性头痛从风论治

顽固阵发性头痛，如偏头痛、三叉神经痛等，具有阵发性、速发速止的特点，符合风性善行数变的特性，“高巅之上，惟风可到”，应从风论治，减少其发作为治疗重点，黄培新教授在继承前人治疗经验的基础上，在“治风先治血”的思路指导下，灵活运用行血、养血、和血、补血等不同的治法治疗头痛。对于顽固阵发性头痛，认为其本在于血虚、血瘀，“久病入络”，“久病伤正”，当以养血活血，“血行风自灭”，用当归可养血、活血，又可制风药之燥，现代药理学研究得出当归可改善血液循环系统，对神经系统具有良好的抗惊厥、镇痛和神经修复等作用。临证中常配伍天麻。天麻，《药性论》称其为“定风草”，功专息风定风，现代药理学表明其有明显的镇痛作用。

对于顽固性头痛，在临证中可用虫类药，顽固性头痛病程日久，迁徙不愈，久病入络，虫类药属血肉有情之品，其善走窜通达、破血行血、化痰散结、搜经剔络，对祛除深幽隐伏之邪，具有独特优势。叶天士认为：“久则邪正混处其间，草木不能见效，当以虫蚁疏络逐邪。”现代药理研究表明，虫类药可促使脑府痰浊、瘀血的消散，畅通经隧，调和脑脉，发挥纠正微循环障碍，增加脑血流量的作用。常用全蝎、蜈蚣、露蜂房。全蝎是公认的治头痛之品，善剔络搜风，定风止痉，又善走窍逐瘀止痛。与天麻、当归合用，息风活血，通窍止痛，功专而力宏，可有效减轻头痛程度，减少发作次数。

（四）治疗头痛的常用中药

内伤头痛病机之一为不通则痛，其不通不止于“阻塞”之意，其应该包含气血郁滞、闭塞、瘀结，经络的牵拉相引，脏腑、肌肤、筋脉的失荣，邪毒的内扰等内涵。内伤头痛的共同特点为脉络气血不通，常用川芎，川芎辛温走窜，气味芳香，行气祛风止痛，古有“头痛必用川芎”之说，川芎善入少阳、厥阴两经，张锡纯称其“温窜相并，其力上升、下降、外达、内透，无所不至”，历来为通上窍、治头痛的要药。川芎不仅有祛风散邪的作用，还有活血化瘀及引药上行之效，可全面兼顾少阴、厥阴、太阳、阳明、少阳诸经；黄培新教授对于瘀血头痛者，用通窍活血汤，原方本用麝香辛散走窍，但麝香价格昂贵，且良莠难辨，黄培新教授认为，可加大川芎用量以代之，为恐其过燥伤阴，多以辛凉之菊花相佐。

（苏巧珍　丘宇慧）

第十二章

眩　　晕

眩晕（vertigo）是由半规管壶腹嵴至大脑前庭神经系统不同部位的损伤，导致其功能下降、过强或两侧失对称，所引起的一种发作性的、无外界刺激所致的自身或外物运动的错觉，是最常见的临床综合征，现代医学的高血压、颈椎病、椎-基底动脉供血不足、梅尼埃综合征等疾病的临床突出表现都可以为眩晕。

一、现代医学诊断要点

眩晕是患者感觉周围物体或自身在旋转、升降和倾斜的运动幻觉。常伴有站立和走路不稳、眼球震颤，由于前庭器官与脑干网状结构的自主神经中枢相连，因而也可产生恶心、呕吐、全身大汗和面色苍白等迷走神经刺激症状。眩晕是一种症状，而非一种诊断，它是由于迷路、前庭神经或脑干内中枢性前庭结构损伤或功能障碍所致的前庭系统不对称。通常将眩晕的病因分为周围性病变和中枢性病变，它们有不同的临床特征，但也有部分重叠。中枢性眩晕一般是由脑组织或脑神经的病变引起的，如脑血管病变或神经瘤等；周围性眩晕是脑干神经核以下的病变，绝大多数系耳部疾患引起，除眼震和可能伴听力障碍之外，患者没有相关的神经系统损害的症状和体征，一般由机体免疫反应、细菌感染和病毒感染所致。周围性眩晕通常占 80%的病例；在这些病例中，良性阵发性位置性眩晕（benign paroxysmal positional vertigo，BPPV）、前庭神经元炎和梅尼埃病最常见。现将引起眩晕的常见疾病的临床特征进行总结（表 12-1）。

表 12-1　眩晕常见病因的临床特征

疾病病名	病程	提示性临床情况	眼球震颤特征	相关神经系统症状	听觉症状	其他特征
BPPV	复发性，短暂的（秒）	可预测的头部运动或位置变化会引发眩晕症状	周围性眩晕的特征	没有	没有	Dix-Hallpike 试验（+）
前庭神经元炎	单次发作，急性发作，持续数天	前驱病毒感染的综合征可能伴随或先于眩晕	周围性眩晕的特征	倒向病变一侧，无脑干症状	通常没有	甩头试验通常为异常

续表

疾病病名	病程	提示性临床情况	眼球震颤特征	相关神经系统症状	听觉症状	其他特征
梅尼埃病	反复发作，持续几分钟到几个小时	自发性发作	周围性眩晕的特征	没有	发作之前可能是耳朵饱胀/疼痛，伴有眩晕，单侧听力丧失，耳鸣	听力测定显示单侧低频感音神经性听力损失
前庭性偏头痛	反复发作，持续几分钟到几小时	偏头痛病史	可能存在中枢或周围性眩晕的特征	偏头痛和（或）伴随有其他偏头痛症状，或者偏头痛紧接着出现眩晕	通常没有	在发作间期，测试通常是正常的
椎-基底动脉系统 TIA	持续数分钟至数小时的单发或反复发作	老年患者、血管危险因素和（或）颈椎外伤	中枢性眩晕的特征	通常有其他脑干症状	通常没有	MRA 可能会发现血管病变，DWI 可能会发现病灶
脑干梗死	突然发病，症状持续数天到数周	老年患者、血管危险因素和（或）颈椎外伤	中枢性眩晕的特征	通常有其他脑干症状，尤其是延髓外侧的	通常没有；但小脑前下动脉综合征例外	MRI 显示有病灶
小脑梗死/出血	突然发病，症状持续数天到数周	老年患者，血管危险因素，尤其是高血压	中枢性眩晕的特征	步态障碍突出；头痛、排尿困难、吞咽困难均可发生	无	紧急 MRI、CT 显示有病灶

注：周围性眼球震颤的特征：水平或水平扭转；用视觉固定抑制；不会随凝视改变方向。中枢性眼球震颤的特征：可能是水平的，扭转的或垂直的；视觉固定不会抑制；可能会凝视方向。TIA：短暂性脑缺血发作；BPPV：良性阵发性位置性眩晕；MRI：磁共振成像；DWI：扩散加权成像；CT：计算机断层扫描。

二、现代医学治疗概要

本病治疗可分为病因治疗和对症治疗两大部分，前者指针对病因进行治疗，后者指的是针对缓解眩晕症状的治疗。

（一）病因治疗

本章节仅简要叙述椎-基底动脉系统短暂性脑缺血发作（transient ischemic attack，TIA）或脑梗死的病因治疗。椎-基底动脉系统 TIA 或脑梗死，需注意控制血管高危因素，包括使用抗血小板药物、他汀类药物，控制血糖、血压，健康生活方式等（按照缺血性中风/TIA 的二级预防方案进行病因治疗）。

（二）对症治疗

1. 抑制前庭系统兴奋的药物

1）抗组胺药：如苯海拉明，每次 25mg，口服，每日 3 次；异丙嗪，每次 25～50mg，肌内注射或口服。

2）抗胆碱能药：如阿托品，舌下含服，每次 0.4mg；山莨菪碱，肌内注射，每次 10mg，每日 1～2 次，或口服，每次 10mg，每日 3 次，轻症者用 0.3～0.5mg 皮下注射，每日 1～3 次。

3）镇静安定药：如地西泮，肌内注射或缓慢静脉注射，每次 5～10mg；艾司唑仑，每次 1～4mg；苯巴比妥，肌内注射，每次 0.05～0.2g，每日 2～3 次。

2. 钙离子通道阻滞剂

尼莫地平，每次 30mg，每日 3 次；氟桂利嗪，每次 10mg，每晚 1 次；桂利嗪，每次 25mg，每日 3 次。

3. 改善微循环药、血管扩张药或血小板聚集药

低分子右旋糖酐、倍他司汀、银杏叶制剂如金纳多、海藻提取制剂如藻酸双酯钠等。

三、病理病机述要

现代医学认为人体在静态和动态运动过程中的空间平衡主要是通过前庭觉（壶腹嵴和耳石）、本体觉和视觉系统的整体协同作用，在大脑皮质严密调控下完成的，从而保证了在各种静态和动态连续运动中的体位平稳、准确和视力清晰。眩晕发病的主要机制是由于半规管壶腹嵴至大脑皮质的神经系统的不同部位，遭受人为（转体和半规管功能检查）或病变损害所引起的一侧或者双侧兴奋性增高（刺激病变）、降低（毁坏病变）和（或）双侧功能的严重不对称，在这种情况下，前庭系统向大脑皮质不断发出机体在转动或翻滚等的“虚假”信息，使大脑皮质做出错误的判断和调控所致。如果半规管壶腹嵴至前庭核间段（前庭核或核下的周围性径路）受到损害，因前庭-眼球、前庭-脊髓和前庭-迷走等神经功能同时受损，常可伴发周围性的水平性眼球震颤、倾倒、恶心和呕吐等临床表现。如果前庭神经核至大脑皮质间段（核上的中枢性径路）受到损害，因其低位的前庭神经核未受到损伤和代偿功能基本保存完好，故不会出现眩晕，或只出现轻度的头晕不稳。如果脑干病变损害到前庭-眼球束（特别是水平和垂直眼球震颤纤维集中的内侧纵束）的时候，常可伴发中枢性的复合性或垂直性眼球震颤；如果病变高于脑干的时候，因前庭-眼球束、前庭-迷走束和前庭-脊髓束均处于低位而未受损，故不会出现相应症状。依据病因和病灶部位的不同，眩晕可呈反复或单次发病，间歇期可以表现为完全正常或仅残留发作后的短期头晕和不稳感。

中医学认为，“眩”指眼花或眼前发黑，“晕”指头晕甚或感觉自身或外界景物旋转。二者常同时出现，故统称为“眩晕”。轻者闭目即止；重者如坐车船，旋转不定，不能站立，或伴随有恶心、呕吐、汗出，甚则昏倒等症状。中医学认为，眩晕的病因与以下因素有关：①情志不遂，肝失调达；②年高肾精亏损；③饮食不节，痰湿内生；④病后体虚，气血亏虚；⑤久病入络，瘀血内阻。本病病因虽多，但本病的基本病理变化，不外虚实两端。总结起来虚证病机主要包括肝肾亏虚而致虚风内动，髓海不足或气血亏虚而致脑窍失养等。实者为风、痰、瘀扰乱清空。虚实夹杂者亦不少见。老年人眩晕多由高血压、颈椎病、椎-基底动脉供血不足引起，这些疾病中医认为与年老精气耗损，肝肾不足密切相关，中青年则以梅尼埃综合征，或椎-基底动脉先天发育不对称等多见，此类多责之于痰浊上扰所致。

四、中医临证备要

本病属中医学“眩晕”、“眩冒”、“目眩”、“头眩”、“掉眩”、“冒眩”、“癫眩”、“风眩”、“头晕”等范畴。眩晕临床表现较为复杂，因为病因不同症状表现不一，且急性发作期和缓解阶段的主要表现和病机也不同，临床上需详察辨明，随证施药。发作期重症宜以祛邪治标救急为主，病理因素以风、痰最为常见，或兼有瘀血；缓解期宜治本为主，或标本兼治，治疗原则主要是虚补实泻，调整阴阳。

（一）辨类证

本病之辨证，首当分阴阳。本病急性期发作，尤其青、中年发病者，多属阳类证，病机为肝肾不足，风阳上扰，阴虚阳亢为主；年老体虚者，多表现为阴类证，病机主见为风痰上扰，或痰浊中阻，阳热症状不突出；本病的缓解期主要以阴眩为主，常见为气血亏虚和肾阴亏虚，髓海不足。无论急性发作期还是缓解期，治疗上当以定眩为要。

（二）类证辨治

1. 急性发作期

（1）阳眩——肝肾亏虚，风阳上扰

证候特点 眩晕耳鸣，头痛且胀，遇劳、恼怒加重，肢麻震颤，失眠多梦，腰膝酸软，或颜面潮红，舌红苔黄，脉弦细数。

治法 平肝潜阳，滋养肝肾。

推荐方剂 天麻钩藤饮。

基本处方 天麻 12g，钩藤 12g，石决明 24g（先煎），栀子 12g，黄芩 12g，川牛膝 15g，杜仲 12g，益母草 30g，桑寄生 12g，夜交藤 20g，茯神 10g。每日 1 剂，水煎服。

加减法 若见阴虚较甚，舌红少苔，脉弦细数较为明显者，可选加生地黄 15g、麦冬 15g、玄参 15g、何首乌 15g、白芍 15g 以滋补肝肾之阴。若肝火亢盛，眩晕、头痛较甚，耳鸣、耳聋暴作，目赤，口苦，舌红，苔黄燥，脉弦数，可选加龙胆草 15g、牡丹皮 15g、菊花 15g 等以清肝泻火。便秘者可选加大黄 6g、芒硝 3g 或当归龙荟丸以通腑泄热。眩晕剧烈，呕恶，手足麻木或震颤者，有阳动化风，风痰上扰之势，加珍珠母 30g、生龙骨 30g、生牡蛎 30g、羚羊角 5g、天竺黄 15g、海藻 15g 等以镇肝息风涤痰。

（2）阴眩——痰浊中阻

证候特点 头重如蒙，视物旋转，胸闷作恶，呕吐痰涎，苔白腻，脉弦滑。

治法 燥湿化痰，健脾和胃。

推荐方剂　半夏白术天麻汤加味。

基本处方　法半夏 12g，白术 12g，天麻 12g，陈皮 6g，茯苓 12g，甘草 12g，蔓荆子 15g，白芷 15g，生姜 3 片，大枣 3 枚。每日 1 剂，水煎服。

加减法　若呕吐频繁，加赭石 30g、姜竹茹 15g 以和胃降逆止呕；脘闷、纳呆、腹胀者，加白豆蔻 15g、砂仁 15g 等以理气化湿健脾；肢体沉重，苔腻者，加藿香 15g、佩兰 15g、石菖蒲 15g 等以醒脾化湿；耳鸣、重听者，加升麻 15g、泽泻 15g、郁金 15g、石菖蒲 15g 等以升清降浊、涤痰开窍。痰浊郁而化热，痰火上犯清窍，眩晕，苔黄腻，脉弦滑，用黄连温胆汤清化痰热。若素体阳虚，痰从寒化，痰饮内停，上犯清窍者，用苓桂术甘汤合泽泻汤温化痰饮。

2. 缓解期

（1）阴眩

1）气血亏虚，脑窍失养

证候特点　眩晕，动则加甚，劳累则发，神疲懒言，气短声怯，心悸怔忡，健忘少寐，纳谷不香，面色白或萎黄，唇甲无华，舌质淡嫩，边有齿痕，脉细弱。

治法　补气养血益脑。

推荐方剂　归脾汤加味。

基本处方　黄芪 30g，党参 20g，白术 12g，茯苓 15g，酸枣仁 12g，远志 6g，当归 12g，龙眼肉 15g，木香 6g，升麻 6g，石菖蒲 12g，甘草 12g，生姜 3 片，大枣 5 枚。每日 1 剂，水煎服。

加减法　若气虚卫阳不固，自汗时出，重用黄芪 60g，加防风 15g、浮小麦 10g 以益气固表敛汗；气虚湿盛，泄泻或便溏者，加薏苡仁 30g、泽泻 15g、炒扁豆 15g 以健脾利湿；兼见畏寒肢冷，腹中隐痛等阳虚症状，加桂枝 15g、干姜 5g 以温阳暖中；心悸怔忡、不寐者，加柏子仁 15g、合欢皮 15g 等以安心定志；血虚较甚，面色白无华，加熟地黄 15g、阿胶 15g、紫河车 15g 等以益阴补血。若中气不足，清阳不升，表现眩晕兼见气短乏力、纳差、神疲、便溏下坠、脉象无力者，可用补中益气汤补中益气，升清降浊。

2）髓海不足，脑窍失充——偏肾阳虚

证候特点　眩晕，耳鸣，腰膝酸软，遗精滑泄，神疲健忘，少寐多梦，形寒肢冷，面色白或黧黑，舌质胖嫩，脉沉细。

治法　温肾补髓充脑。

推荐方剂　右归丸加减。

基本处方　熟地黄 12g，山药 24g，山茱萸 12g，枸杞子 12g，菟丝子 12g，肉桂 3g（焗服），熟附子 9g，鹿角霜 10g，当归 12g。每日 1 剂，水煎服。

加减法　本方中附子 15g、肉桂 10g 刚燥，不宜久服，可改用巴戟天 15g、淫羊藿 15g 等温润之品，以期助阳而不伤阴。若遗精频频，可加芡实 15g、桑螵蛸 15g、覆盆子 15g 以固肾涩精；若眩晕较甚，无论阴虚、阳虚均可加用龙骨 30g、牡蛎 30g、磁石 30g 以潜镇浮阳。

（2）阳眩

髓海不足，脑窍失充——偏肾阴虚

证候特点 眩晕，耳鸣，腰膝酸软，遗精滑泄，神疲健忘，少寐多梦，五心烦热，颧红咽干，舌嫩红少苔，脉弦细数。

治法 滋阴补髓充脑。

推荐方剂 左归丸加减。

基本处方 熟地黄12g，山药24g，山茱萸12g，枸杞子12g，菟丝子12g，鹿角胶10g（烊化），牛膝15g，龟甲胶15g（烊化），何首乌30g。每日1剂，水煎服。

加减法 若阴虚生内热，表现为五心烦热，舌红，脉弦细数者，可加炙鳖甲 15g、知母 15g、黄柏 15g、牡丹皮 15g 等以滋阴清热；心肾不交，失眠、多梦、健忘者，加阿胶15g、鸡子黄 15g、酸枣仁 15g、柏子仁 15g 等以交通心肾，养心安神；若子盗母气，肺肾阴虚，加沙参 15g、麦冬 15g、玉竹 15g 等以滋养肺肾；若水不涵木，肝阳上亢者，可加清肝、平肝、养肝之品，如生地黄 15g、栀子 15g、白芍 15g、墨旱莲 15g。

（三）对症治疗

本病若迁延日久，久病入络形成瘀血，导致瘀血阻滞、虚实夹杂，有转化为中风之风险，多属于瘀血阻窍证。

证候特点 眩晕头痛，兼见健忘，失眠，心悸，精神不振，耳鸣耳聋，面唇紫黯，舌有瘀点或瘀斑，脉弦涩或细涩。

治法 祛瘀生新，通窍活络。

推荐方剂 通窍活血汤加减。

基本处方 赤芍12g，川芎12g，桃仁12g，红花6g，当归12g，黄芪18g，水蛭3g，通天草12g，大枣5枚，生姜3片，酒少许。每日1剂，水煎服。

加减法 本方中可酌加其他活血药及虫类药，如全蝎 5g、蜈蚣 10g、地龙 10g 等搜剔之品，更增活血通窍之力；若兼寒邪阻络，可加用桂枝 15g、细辛 3g 以温经通络。

五、黄培新中医临证经验

（一）临证首须辨病

基于当前现代医学的认识，多种疾病均可出现眩晕症状，首先要区别真假性眩晕，循此查明病因，特别要排除一些险恶的病证如脑部肿瘤、高血压危象等，不要贻误病情。临床中，眩晕头痛，虽经积极治疗，仍渐进加重；又见视物模糊、手麻肢体力弱证候，或见其他神经系统局灶体征者，应考虑颅内占位性病变的可能。眩晕反复发作，每发时有天旋地转感，可伴有恶心呕吐、汗出、头及躯体略有移动即可使眩晕加剧，此多由脾肾两虚、气血不足所致，宜及时治疗，加强调养，以免日久迁延不愈，致成虚劳证。中年以后眩晕伴头痛明显者，或伴有肢体麻木、一过性单侧肢体无力等症状，脉弦滑，舌质红者需警惕乃中风之先兆，应加强临床治疗和观察，以防卒中。

（二）采用急性发作期与缓解期的分期治疗思路

中医对于眩晕性疾病以“无风不作眩”（外风、肝风），“无痰不作眩”，“无火不作眩”（肝火、痰火），“无虚不作眩”（气虚、阴虚、阳虚、血虚），“无瘀不作眩”，“髓海不足”，“上气不足”为基本的理论基础。然而，在实际辨证时错综复杂，眩晕的发生可因某一种病因所致，也可由几种病因兼夹致病，亦可因一种病因诱发或变生其他病因，彼此相互影响，相因为病。因此，临床实践中，应重视辨证与辨病相结合，视具体情况而灵活掌握，从整体出发，抓主要矛盾。

1. 眩晕急性发作期以定眩为要

根据笔者的临证经验，在眩晕的急性期，“风、痰”这两个病理因素尤为突出。因此笔者提出“急则治痰为先，注重脾胃”的治疗策略。脾居中州，为生痰之源，运脾可化痰饮，和胃能止呕逆，脾运昌能御肝木之乘，风木不得横恣，如此则风痰上逆之标象可除。此外，眩晕急性发作期的患者往往伴有呕吐难以口服中药，应以静脉中成药制剂为主，如肝阳上亢者予天麻素注射液、瘀血阻络者予血塞通注射液、气虚亏虚者予参麦注射液等，待患者眩晕症状稍有缓解后，再根据证候特点选用中药汤剂和中成药治疗。

2. 眩晕缓解期

缓解期的治疗目标是减少眩晕发作频率及程度，此期以本虚为主，宜补气血使气血流畅，以绝痰瘀之变，补肝肾，充脑髓，使诸窍得养，日久眩晕自消。此外，久病的患者，需注意痰瘀同治，眩晕日久，必有痰瘀阻络之变，且痰瘀可相互转化，常用化痰活血通络之品，诸如川芎、赤芍、桃仁、红花等，临床常获良效。

3. 中药的临证加减

（1）注意加减用药　肝阳上亢者，宜用钩藤、夏枯草、石决明、草决明、赭石；肝火上炎者，宜用夏枯草、龙胆草、黄芩、山栀子、茺蔚子；气虚者，宜用黄芪；肾虚者，宜用肉苁蓉、淫羊藿、锁阳、仙茅、巴戟天；阴虚者，宜用女贞子、白芍、知母、黄柏。

（2）注意兼杂证的配伍用药　例如，气血亏虚又有风痰者，宜在补益气血基础上，配合祛风化痰药（如天麻、白芥子、胆星、法半夏等）。

（三）老年人眩晕的辨治特点

1. 老年人的眩晕多从肝肾阴虚论治

黄培新教授通过大量临床实践观察发现，老年性眩晕病机以虚为主，尤以肝肾阴精亏损更为常见，即《景岳全书・眩运》所谓：“眩运一证，虚者居其八九，而兼火兼痰者，不过十中一二耳。”老年人由于阴精的逐渐亏耗，精不足以濡养脏腑形体官窍，生化不及，脏腑功能易损。《素问・阴阳应象大论》述：“年四十，而阴气自半也，起居衰矣。年五十，体重，耳目不聪明矣。年六十，阴痿，气大衰，九窍不利，下虚上实，涕泪俱出矣。”故随着年龄增长，人体阴精更易亏耗，而人身之阴难成而易亏，阴阳失衡，阴虚阳亢，亢阳上扰清窍，从而导致眩晕等疾病的发生。

2. 滋补肝肾与养阴益气并重

眩晕为老年人的常见病、多发病，久病多病易耗伤人身之正气，治疗上以滋养肝肾固其本，益气养阴通其脉为基本大法，在临床中老年人肝肾不足常伴有气阴两虚，气阴两虚易见于心肺两脏，心主血脉，肺朝百脉，心肺之气阴不足，导致心肺行血，推动血液上行以濡养脑窍的功能不能正常发挥，可以加重甚至引起眩晕的发生，故黄培新教授在治疗此类眩晕时特别注重滋补心肺之气阴，尤善用生脉散为基础方，生脉散出自张元素《医学启源》，人参善补心肺之气，“治脾肺阳气不足”（张元素），它是补气药中少有的几个能补益心气的药物，麦冬甘寒养阴，在张元素《医学启源药类法象》麦冬条下首次记载道：“治肺中伏火，脉气欲绝。加五味子、人参二味，名之生脉散。补肺中元气不足须用之。”肺主一身之气，生脉散三味，能补肺中元气，五味子酸能收敛、甘温而润，“大益五脏气”（张元素），上能益气敛肺，下能补肾养阴，益气生津，三味药一补、一润、一敛使气充脉复，气血充足上窍得以濡养则眩自止。

3. 通补兼施，益气活血

久病多瘀，久病多虚，多虚多瘀是老年人的病理特点，虚能致瘀，而瘀血不去，新血不生，瘀加重虚，虚瘀胶结，恶性循环。黄培新教授常将丹参与生脉散同用，一味丹参，功同四物，丹参本身就兼具活血与补血的作用，而且活血作用温和，归心经，心主血脉，气血充盛，脉道通利，补中寓通，补而不滞，尤宜于以虚证为主夹瘀血的老年人。黄培新教授治疗眩晕特别喜欢用黄芪，黄芪与党参常作为药对相须为用，共奏补益人体正气之功；另外黄芪善上行，有升举清阳之功，眩晕病位在脑，脑居人身之高巅，人体脏腑机能不足时（如年老体弱），气血不易上达，更易发生眩晕之证，一味黄芪既能载药上行，又能升提人身之气血上达脑窍，既重视补益肝肾、益气养阴，又不忘活血行气的理念，在治疗老年性眩晕时收效良好。

（四）止眩单药的临床运用

（1）天麻　性平味甘，无毒，归肝经，被称为“治风圣药”，不仅有息风止痉、定眩的作用，还有祛风湿、强筋骨的功效，一般用量为 10～15g，不宜久煎。天麻的主要成分为天麻苷，遇热极易挥发。天麻与他药共煎会因热而失去镇静镇痛的有效成分。因此，天麻最好先用少量清水润透，待软化后切成薄片，晾干或晒干研末，用煎好的汤药冲服，或研末入丸、散服用。

（2）钩藤　性凉味甘，归肝、心包经。治疗眩晕一般用量为 3～12g，入煎剂宜后下。具有清热平肝，息风定眩、定惊的作用。现代药理证明其有镇静、降血压的作用。

（3）石决明　性寒味咸，质重潜阳，专入肝经，而有平肝阳、清肝热之功，为平肝潜阳重镇之要药。石决明的一般用量为 15～30g，打碎先煎，治疗本病应生用。用治肝肾阴虚，肝阳上亢眩晕证，常与生地黄、白芍、牡蛎等养阴、平肝药物配伍；若肝阳独亢而有热象，见头晕头痛、烦躁易怒者，可与夏枯草、钩藤、菊花等清热、平肝药物同用。

（4）罗布麻　性甘味微苦，性凉。有小毒。归肝、心、肾经。煎服或泡茶，常用剂量6～10g。《中国药用植物图鉴》记载罗布麻："嫩叶，蒸炒揉制后代茶，有清凉去火、防止头晕和强心的功用。"现代药理表明，罗布麻具有降血压、降血脂、镇静以及调节免疫的作用。尤其适用于血压增高伴有头晕头痛者。

（5）羚羊角　性寒味咸，无毒，归肝、心经。羚羊角一般磨汁或研粉内服，每次0.3～0.6g，煎汤内服每次1～3g，单煎2小时以上，取汁服用，或入丸、散。用治肝阳上亢，头晕目眩，肝风内动，惊痫抽搐等病证。羚羊角与石决明均能平肝潜阳，镇惊息风，明目，但石决明泻肝火不如羚羊角，羚羊角兼清心肺热，散血解毒，可治热毒血瘀发斑，痈肿疮毒。

（五）眩晕中成药的临床运用

1. 急性发作期

（1）参麦注射液　功能益气固脱，养阴生津，适用气血亏虚证。40ml加入5%或10%葡萄糖注射液500ml中，静脉滴注，每日1次。

（2）川芎嗪注射液　功能活血化瘀通络，适用于瘀血阻窍证。每次120mg，加入5%葡萄糖注射液250～500ml中，静脉滴注，每日1次。

（3）天麻素注射液　功能祛痰息风定眩，适用于风痰上扰或肝阳上亢者，每次0.6g，加入5%葡萄糖注射液或0.9%氯化钠注射液250～500ml中，静脉滴注，每日1次。

（4）全天麻胶囊　功能平肝潜阳，适用于肝阳上亢或风痰上扰者，每次2粒，每日3次。

（5）羚羊角胶囊　功能平肝潜阳，适用于肝阳上亢者，每次3粒，每日1次口服。

（6）血府逐瘀口服液　功能活血祛瘀，适用于瘀血阻窍患者，每次1支，每日3次口服。

2. 眩晕缓解期

（1）归脾丸　功能补脾养血，适用于眩晕阴眩之气血亏虚者，每次6～8g，每日2次口服。

（2）六味地黄丸　功能滋阴补肾，适用于眩晕之髓海不足偏阴虚证。每次6g，每日2次；2周为1个疗程。

（3）龟鹿补肾液　功能补肾壮阳，适用于阴眩之髓海不足者；每次1支，每日3次；4周为1个疗程。

（4）正天丸　功能疏风活血，养血平肝，通络止痛，适用于阳眩者；每次6g，每日3次。

以上中成药与辨证汤剂相结合，有减少发作频率的效果。

（六）重视护理与调摄，预防复发

1. 急性发作期

患者应严格卧床休息，保持安静舒适环境，避免强光刺激，避免突然、强烈的头部运动，以及减少旋转、弯腰动作。可给予低流量吸氧，以改善症状。监测血压，以防血压过低，加重脑缺血。进行必要的解说和安慰，尤其频繁发作者，稍有头昏脑胀，就极度恐惧不安，惟恐复发，这样的精神状态，更易促使症状加重或复发，必要时可给予镇静剂。

若患者出现恶心、呕吐时，应尽快清除呕吐物，注意观察并记录呕吐物的性质及量，并注意保护患者防止摔跤等。观察患者的面色是否苍白或发绀，脉搏、血压是否低，与体位变化有无关系，饮食与眩晕有无关系等，并注意听取患者主诉。维持水、电解质和营养平衡，对于进食少和频繁呕吐者，适当增加补液量。恶心呕吐症状好转时，患者进清淡易消化饮食，并保持其大便通畅。指导患者康复后注意事项，如戒烟酒，心情舒畅，夜间不要进过量脂肪食物，以防复发。

若怀疑脑血管病所致的眩晕，及时完善头颅 MR、脑血管超声、多普勒血流图等无创脑血管评价，根据评价结果，制定下一步治疗方案。

2. 缓解期

针对眩晕不同证类，护理与调摄还需辨证施护：

（1）阳眩之肝阳上亢　情志护理为本证护理的重要一项。要耐心劝慰患者，勿急勿躁，心情舒畅，肝气条达，以除风阳妄动之源。饮食宜清淡，以低盐素食为佳，多食蔬菜、水果，如芹菜、紫菜、西瓜、梨、豆制品类等。严密观察病情变化，定时测量血压，加强巡视，如发现有唇舌发麻、肢体麻木、持物不稳、口眼㖞斜、语言不利等中风先兆，应立即让患者卧床休息，报告医生进行处理。

（2）阴眩之气血亏虚　气血俱虚者应注意休息，以免过度耗伤气血。室温宜暖，防止外邪趁虚而入。饮食以富于营养、易于消化及血肉有情之品如蛋类、瘦肉、猪肝、猪血、黑芝麻、红枣、山药及黄芪粥、党参粥、苡米粥、莲子枣粥等为宜，忌食生冷。

（3）阴眩之髓海不足者　肾藏精，肾劳精损，肾精不足者应慎房事，劳逸结合，眩晕发作者卧床休息。偏肾阴虚者食疗宜平肝疏风，滋肾养阴。忌食海腥、羊肉、辛辣之物。

（周子懿　苏巧珍）

第十三章

晕　　厥

晕厥（syncope）是大脑半球及脑干血液供应突然减少，引起网状结构上行激活系统抑制，导致发作性短暂意识丧失伴姿势性肌张力丧失综合征。

一、现代医学诊断要点

（一）晕厥的临床表现及分期

晕厥的临床表现及程度不同，主要取决于发病机制及发作时背景，通常起病突然，持续时间短暂。典型的晕厥可分为三期。

（1）前期　自主神经症状明显，突然面色苍白、出冷汗、恶心、腹部不适、瞳孔扩大、疲乏、头晕、耳鸣、打哈欠和视物模糊等。因其肌张力减低而身体摇摆，此经数秒，此时患者立即坐下或者躺下，则症状逐渐消退。否则很快意识丧失，而进入下一期。

（2）晕厥期　意识丧失，及全身肌张力消失而倒下，患者脉搏细微，血压常常降低，呼吸变浅，瞳孔散大，对光反射消失，腱反射消失，肢端冷，可能有尿失禁。此经数秒至几分钟，意识逐渐恢复而进入下一期。

（3）晕厥后期　患者逐渐清醒，仍面色苍白、出汗、全身软弱，有恶心，过度换气，但无意识模糊、头痛，休息十分钟便可完全恢复。

（二）晕厥的分类

依据晕厥发生的病理生理学机制，主要分类为：

（1）反射性晕厥　由于调节血压及心率的反射弧功能障碍，导致神经源性血管减压反应。包括血管减压性晕厥（普通晕厥）、颈动脉窦性晕厥、排尿性晕厥、吞咽性晕厥、咳嗽性晕厥、舌咽神经痛性晕厥、仰卧位低血压综合征等。

（2）交感神经支配障碍　血管交感神经张力突然抑制或丧失引起血管交感神经张力反射消失（血管减压效应），伴迷走神经兴奋和心动过缓（血管迷走神经效应），引起血管迷走神经性晕厥，属于神经源性或神经心源性晕厥，神经心源性晕厥是通过刺激心脏的神经感受器引起的。包括直立性低血压性晕厥、特发性直立性低血压性晕厥（Shy-Drager 综合征），因自主神经疾病或功能不全所致。典型的直立性低血压性晕厥无潜在的心脏疾病。

（3）心源性晕厥 是由各种心脏疾病引起，如 Adams-Stokes 发作心律不齐或严重的主动脉狭窄使心输出量减少等，导致全身及脑血流量暂时下降。脱水和失血导致血容量大量减少也可引起近晕厥症状。心源性晕厥包括：①心律失常：如心动过缓、心动过速、心脏停搏、Q-T 间期延长综合征等；②急性心腔排出受阻：如心瓣膜病、冠心病、心肌梗死、先天性心脏病如法洛四联症、原发性心肌病、左房黏液瘤、左房巨大血栓形成心脏压塞等；③肺血流受阻：如原发性肺动脉高压症、肺动脉栓塞等。

（4）脑源性晕厥 由于脑血液循环障碍，以及各种脑疾病或脑干病变引起。包括：①严重脑血管闭塞性疾病引起全脑供血不足；②主动脉弓综合征；③短暂性脑缺血发作；④高血压脑病；⑤基底动脉型偏头痛；⑥脑干病变，如肿瘤、炎症、血管病、损伤、延髓血管运动中枢病变等。

（5）其他晕厥 包括：①哭泣性晕厥：主要为情感反应，与迷走神经关系不大；②过度换气综合征；③低血糖性晕厥；④严重贫血性晕厥等。

二、现代医学治疗概要

晕厥患者治疗的主要目标是预防晕厥发作和降低死亡危险性。采取基础预防性治疗还是加强治疗取决于下列临床情况：①晕厥的病因；②晕厥复发的可能性大小；③晕厥的死亡危险性大小，主要取决于心脏病和血管病的性质和严重程度；④复发次数或晕厥导致躯体或精神伤害的危险性大小；⑤发生晕厥可能对个人职业或业余爱好造成的影响（如个人经济和生活方式问题）；⑥对公共健康的危险性如汽车司机、飞行员等；⑦对治疗有效性、安全性和不良反应的评估（特别要考虑患者的伴随疾病）。

晕厥治疗的总体框架是基于风险分层进行干预并尽可能确定晕厥的具体机制。预防晕厥复发的效果在很大程度上取决于晕厥的机制而不是它的病因，通常，预防复发的治疗方法与基础疾病的治疗方法存在不同。对于心源性猝死高危患者，应仔细评估其风险。

晕厥的治疗包括以下措施：

1）当发现患者出现晕厥前驱症状虚弱无力或丧失意识时，应立即让患者仰卧位并将双腿抬高，解开紧身衣及其他束缚物，将头和身体转向一侧，以防舌头下坠入咽喉部阻塞通气，避免吸入呕吐物。使患者保持直立位可延长脑血流灌注不足时间及妨碍恢复。如果患者直立坐起太快，晕厥可复发。

2）医师通常在晕厥患者恢复后要查询病因，确定晕厥的原因是否为一种威胁生命的疾病。晕厥的病因包括良性或致命性，需急诊治疗的病因包括内脏大出血、无痛性心肌梗死和心律失常等。中老年人最常见的晕厥原因是各种因素导致的直立性低血压，诸如非顺应性动脉粥样硬化病变，躯体不活动引起静脉回流的骨骼肌泵减弱，以及进展性结构性心脏病导致窦房结与传导系统变性。总的来说，年龄在 30 岁以下或 70 岁以上的血管迷走性、精神性或不明原因的晕厥患者具有相对良性的预后，而 60 岁以上有心源性晕厥或左心室功能不全患者发病率和致死率风险较高。对许多患者难以预测疾病结局。

3）晕厥的预防取决于发病机制。青少年常见的血管减压性晕厥易发生在血管舒张的条件下，如热环境、饥饿、疲劳、酒精中毒及情绪激动时，应对患者提出避免发生这些情况的忠告；血管迷走性发作通常对抗胆碱能药物溴丙胺太林反应良好，剂量为 15mg，3 次/天。直立性低血压患者应注意不要突然从床上起身，可先活动一下双腿，然后坐在床缘，确保起立和行走时无头晕；穿紧身弹性腹带和弹力袜也是有益的措施。由倾斜床试验证实的神经心源性晕厥、血管减压性晕厥，通常首选 β 肾上腺素能阻滞剂，如阿替洛尔 50mg/d。或抗胆碱能药丙吡胺预防发作。

4）颈动脉窦性晕厥：主要使患者尽量减少跌倒风险，松解衣领，侧视时转身而不转头，发作时有明显心动过缓或低血压可分别用阿托品或拟交感神经药物。如阿托品无效，可考虑安装双腔起搏器，极少数患者采用放射治疗或外科手术阻断颈动脉窦神经支配有效。

5）慢性直立性低血压综合征：可用特殊的皮质类固醇制剂醋酸氟氢可的松 0.05～0.4mg/d，分次服用。可提高盐摄入量，增加血容量，有助于改善病情。选择性外周 α 受体激动剂米多君 2.5mg，每 4 小时 1 次起始，缓慢地增至 5mg，每 4～6 小时 1 次，通常有效，但有加重病情的风险，用药时须慎重。有些患者对吲哚美辛反应较好，剂量为 25mg，3～4 次/天。酪胺和单胺氧化酶抑制剂对某些 Shy-Drager 综合征病例有一定的缓解作用；受体阻滞剂普萘洛尔或吲哚洛尔也有效。

6）老年人晕厥：因经常发生骨折或其他损伤危险，应注意老年晕厥患者的自我保护措施。对经常发生晕厥的患者，应在浴室地板和浴缸里铺上防滑垫，患者房间的地毯应尽可能大些，老年人晕厥常发生在从床至洗手间的通道上，这一路径更为重要。户外散步最好选择在柔软的地面上，应避免长时间站立不动。总之，在地上铺垫子对经常跌倒发作的老年人是最好的保护途径。

7）如果晕厥的病因不清应禁止驾车和使用机器，直至病因确定。因未识别的心脏病因的下一次发作可能是致命的。

三、病理病机述要

现代医学认为晕厥病理生理改变的核心是血压下降，导致全脑灌注降低。意识丧失发生在脑血流中断后 6～8 秒，动脉收缩压在心脏水平下降至 50～60mmHg（1mmHg=0.133kPa）或直立状态下大脑水平下降至 30～45mmHg。外周血管阻力降低和心输出量减少均可导致血压降低。外周血管阻力降低见于交感缩血管反射活动降低引起的血管舒张、药物的作用及自主神经功能障碍。心输出量减少见于反射性心动过缓、心律失常和器质性疾病（包括肺栓塞/肺动脉高压）、血容量减少或静脉血淤滞导致静脉回流减少、自主神经功能障碍引起的心脏变时和变力功能障碍。

祖国医学认为，厥证虽然有虚实寒热气血痰食等不同的类型，其病因各异，但是，均损伤脏腑，使阴阳气血逆乱，上扰清阳之窍，影响脑神而发病。正如《素问·调经论》所说："血之与气，并走于上，则为大厥，厥则暴死，气复反则生，不复反则死。"因此，厥证的病位在脑，是脑部功能失调所致的疾患。

四、中医临证备要

晕厥属于祖国医学“厥脱”范畴。厥脱包括厥证、厥逆和脱证，是内科常见之急症。临床以面色苍白，四肢厥逆，出冷汗，欲呕欲便，脉微欲绝或乱，神情淡漠或烦躁，甚至不省人事，卒然昏倒等为特征。

本节厥证所讨论的范围是以突然发生的一过性昏倒不知人事为主症，伴有四肢逆冷的病证。至于外感病中以手足逆冷为主，不伴有神志改变之厥逆，不属本节讨论范围。暑厥系由感受暑热之邪而发病，亦不在本节讨论。

（一）辨证要点

1. 辨厥之寒热

厥之共同特点为手足厥冷，其不同者：

热厥：发热，烦渴躁妄，胸腹灼热，溺赤便秘，便下腐臭，苔黄舌燥，脉数，属于阳证。

寒厥：无热畏寒，神情淡漠，身冷如冰，尿少或遗溺，下利清谷，面色晦暗，苔白舌淡，脉微欲绝，属于阴证。

2. 辨厥之虚实

本病虚多实少，或虚实兼夹，辨清虚实，即不致犯“虚其虚”或“实其实”的医疗错误，能够不失时机地抢救患者，实证多见烦躁，气壅息粗，喉间痰鸣，牙关紧闭，尿赤便秘，苔黄燥，脉多沉实或沉伏。虚证多见面色苍白，气短息微，口张多汗，手撒遗尿，舌质淡，脉细数，或沉细微欲绝。

3. 辨厥之并病

本证在病程发展中，常见瘀血、喘证、癃闭、心悸、水肿等危急之证。若见痛有定处，状如针刺，肤色紫绀，或见瘀斑、出血，应注意察血证的发生；若见喘气欲脱，呼吸浅快，张口抬肩，鼻翼扇动，多是喘促急证的出现；若见呕吐频作，与少尿或无尿并现；若见心悸水肿，喘促不能平卧，多为心悸水肿危证。这些均为厥脱证常见的并病，更是本证重危难治的征兆，应特别提高警惕。

4. 辨厥之轻重

厥之轻重，当视其脉象、厥逆程度、气息变化、神志有无异常、尿之有无等而定。一般而论，脉来迟缓而乱者重，滑数有力而不乱者轻；身肢冰凉愈甚、时间愈久者重，反之较轻；气息愈急促并见痰鸣者重，气息平和无痰阻气乱者轻；神志昏迷愈深、愈久者重，无神志异常者轻；无尿者重，少尿、有尿者轻。

（二）类证辨治

1. 总体原则

本病发作时急需回厥醒神。实证：宜开窍、化痰、辟秽而醒神。可先用搐鼻散取嚏，针刺人中，继用苏合香丸或玉枢丹灌服。虚证：亟需调补。宜益气，回阳救逆而醒神，不能妄用辛香走窜开窍，用生脉液静脉注射或人参汤灌救。

缓解后调治气血，经上述应急处理，神志清醒后应根据不同的病因病机，辨证论治，调治气血，以图根本。

2. 分型论治

（1）气厥

1）气厥实证

证候特点　大怒或惊恐后突然晕厥，双目紧闭或有眼皮瞬动，口噤握拳，或四肢厥冷，呼吸气粗，舌苔白，脉沉弦或沉伏。

治法　顺气开郁。

推荐方剂　五磨饮子加减。

基本处方　沉香、乌药、槟榔、枳实、木香。

加减法　亦可加入白豆蔻、檀香、丁香、藿香之类以理气宽胸；痰多者，可加贝母、胆南星。

中成药　可予以苏合香丸。

2）气厥虚证

证候特点　头晕昏倒，手足冷，出汗，面色苍白，呼吸浅弱，舌质淡，苔少，脉象沉弱。

治法　补气回阳。

推荐方剂　四味回阳饮加减。

基本处方　人参、附子、炮姜、甘草。

加减法　若表虚自汗者，可加黄芪、白术等以益气固表。若汗出不止者，可加龙骨、牡蛎等以固涩止汗。若心悸不宁者，可加远志、酸枣仁等。

中成药　可选用生脉注射液、参麦注射液、参附注射液。

A. 参麦注射液：每次10～30ml加入5%～10%葡萄糖注射液250～500ml中，静脉滴注，每日1次。以益气养阴。适用于厥证复醒后气阴不足证。

B. 生脉注射液：60～100ml加入5%～10%葡萄糖液中，静脉滴注，每日1次。以益气养阴固脉。适用于厥证复醒后气阴不足证。

C. 参附注射液：30～60ml加入5%葡萄糖注射液250ml中，静脉滴注，每日1次。以回阳益气。适用于厥证复醒后阳气不足者。

（2）血厥

1）血厥实证

证候特点　突然昏倒，不省人事，牙关紧闭，手足厥逆，面赤唇紫，舌质紫，脉沉弦或涩。

治法 醒脑开窍，理气活血。

推荐方剂 通瘀煎加减。

加减法 若急躁易怒、少寐多梦者，可加平肝潜作之品如钩藤、石决明等；若兼见阴虚不足者，可加生地黄、枸杞子等。

中成药 可选用安宫牛黄丸、苏合香丸。

2）血厥虚证

证候特点 突然晕倒，手足厥冷，四肢震颤，面色㿠白，汗出，呼吸微弱，口唇淡白，目陷，爪甲无华，舌质淡少苔，脉细弱或细涩，或芤。

治法 益气养血，固脱。

推荐方剂 急用独参汤灌服，继用人参养荣汤。

加减法 若口干少津者可加麦冬、玉竹、北沙参等以养胃生津。

中成药 可选用生脉注射液、参麦注射液、参附注射液。

（3）痰厥（痰浊上蒙）

证候特点 突然昏倒，喉有痰声，呕吐痰涎，手足厥冷，呼吸气粗，舌苔厚腻，脉伏。多见于素有痰湿之人。

治法 行气豁痰。

推荐方剂 导痰汤加减。

加减法 若痰气壅盛者，可加白芥子、苏子以化痰顺气；若痰湿化热，症见口干便秘、苔黄腻、脉滑数者，可加黄芩、栀子、竹茹、瓜蒌仁等，或用礞石滚痰丸以豁痰、清热降火。

中成药 可选用猴枣散、至宝丹。

五、黄培新中医临证经验

（一）厥脱相依

厥证和脱证临床常并见，故现在临床上厥脱并治。厥证出现四肢厥冷，神情淡漠或烦躁，为脱之轻症。脱为厥之变证，厥轻脱重。二者在临床上互相转化，较难截然分开，以厥脱而论治为宜。厥脱证非古代单纯的厥证或脱证，是指邪毒内陷或内伤脏气或亡津失血等原因所致的气血运行不畅，正气耗脱的一类病证。以脉微欲绝、神志淡漠或烦躁不安、四肢厥冷为主证，相当于西医学的各种原因引起的休克。厥证种类繁多，病情复杂，且病势较急，常厥脱互现，临床上应知常达变。

厥和脱可以互相转化，因此二者之界限较难截然划分。一般而论，厥者多属脱之先兆，脱者多为厥之进一步发展。临证时，虽只见厥而未见脱者，也应在治疗用药上，酌加固脱之品，以防病情的突变。

（二）有形之血不能速生，无形之气所当急固

血厥来势急骤，瞬息之间即可突然昏倒，不省人事。若不积极救治，严重者，常可一

厥不复，导致死亡。“有形之血不能速生，无形之气所当急固”（出自《景岳全书》），意思是说，在大失血情况下，更急需补气，以恢复机体之功能，气得生得固，血液才能渐生。在血厥虚证、血脱昏晕时，虽以补养气血为原则，但应以固元气为主，盖气为血之帅，血为气之母。血随气行，气治血治，有形之血，不易速生，无形之气所当急固，否则气脱矣，可服独参汤，人参剂量宜大，重用人参，取其效专力宏，能大补元气，益气固脱；若无人参可用 3～5 倍党参代替；亦可用参麦注射液、生脉注射液、参附注射液静脉推注或滴注。同时对急性失血过多者，应及时止血，并采取输血措施。缓解后继用人参养营汤补养气血。

（蔡业峰　吴光亮　翁銮坤）

第十四章

神经系统变性病

第一节　阿尔茨海默病

阿尔茨海默病（Alzheimer disease，AD）是发生于老年和老年前期的一种以进行性认知功能障碍和行为损害为特征的中枢神经系统退行性病变。临床上表现为记忆障碍、失语、失用、失认、视空间能力损害、抽象思维和计算力损害、人格和行为改变等。AD 是老年期最常见的痴呆类型，发生于老年和老年前期，约占老年期痴呆的 50%～70%，又称老年痴呆症。随着对 AD 认识的不断深入，目前认为 AD 在痴呆阶段之前还存在一个极为重要的痴呆前阶段，此阶段已有 AD 病理生理改变，但没有或仅有轻微临床症状。

一、现代医学诊断要点

（一）AD 的诊断标准

目前，应用最广泛的 AD 诊断标准是 1984 年由美国国立神经病语言障碍卒中研究所和阿尔茨海默病及相关疾病学会（the National Institute of Neurological and Communicative Disorders and Stroke and the Alzheimer's Diseases and Related Disorders Associations，NINCDS-ADRDA）发布的标准。2007 年，国际工作组（International Working Group，IWG）发布了 NINCDS-ADRDA 诊断标准的修订版，即 IWG-1 诊断标准，此标准打破了既往 AD 排除性诊断模式，首次将生物标志物纳入 AD 诊断，并提出 AD 是一个连续的过程，强调情景记忆损害是 AD 的核心特征。随后，2011 年美国国立老化研究所和阿尔茨海默学会（National Institute of Aging and the Alzheimer's Association，NIA-AA）对此标准进行了修订，进一步强调了 AD 疾病过程的连续性，病理生理进程在 AD 出现临床症状前 15～20 年就已经开始，并将 AD 分为 3 个阶段，即 AD 临床前阶段、轻度认知功能障碍阶段（mild cognitive impairment，MCI）和 AD 痴呆阶段，并推荐 AD 痴呆阶段 MCI 期的诊断标准用于临床。

2014 年 IWG 发表了 2007 年 IWG 标准的修订版，即 IWG-2 标准，首次将 AD 生物标志物分为诊断标志物和进展标志物。脑脊液 β-淀粉样蛋白（β-amyloid，Aβ）和 tau.淀粉样蛋白正电子发射计算机断层扫描（positron emission tomography，PET）和 AD 致病基因携带为 AD 的诊断标志物，而脑结构磁共振成像（magnetic resonance imaging，MRI）和 2-氟-2-脱氧-D-葡萄糖（β-2-[^{18}F]-fluoro-2-deoxy-D-glucose，^{18}F-FDG）PET 为 AD 的进展标志物。此外，IWG-2 诊断标准还对非典型 AD 和混合性 AD 的诊断标准做了详细的描述。其中，不典型 AD 包括后部变异型 AD（后皮质萎缩）、少词变异型 AD、额部变异型 AD 及 Down 综合征变异型 AD。

2007 年后的诊断标准纳入了诊断标志物，新一代的 AD 诊断标准虽然极大提高了 AD 诊断的特异度，但在诊断的敏感度方面与 NINCDS-ADRDA 标准相比无明显改善。目前尚缺乏对 DSM-Ⅳ-R 和 IWG-2 标准的诊断敏感度和特异度的证据。

（二）AD 的诊断思路

1. 是否符合痴呆的诊断

在 AD 诊断前，首先要确定患者是否符合痴呆的诊断标准。符合下列条件可诊断为痴呆：

1）以下 2 个认知域损害，可伴或不伴行为症状：①学习和记忆能力。②语言功能（听、说、读、写）。③推理和判断能力。④执行功能和处理复杂任务的能力。⑤视空间功能。⑥人格、行为改变（可伴有，也可不伴有）。

2）工作能力或日常生活能力受到影响。

3）无法用谵妄或精神障碍解释。

2. 是否符合 AD 的诊断

在确定痴呆后，才可考虑是否符合 AD 的诊断。AD 的诊断分下面几种：

（1）AD 痴呆阶段的临床诊断标准

1）很可能的 AD 痴呆

A. 核心临床标准：①符合痴呆诊断标准；②起病隐袭，症状在数月至数年中逐渐出现；③有明确的认知损害病史；④表现为遗忘综合征（学习和近记忆下降，伴 1 个或 1 个以上其他认知域损害），或者非遗忘综合征（语言、视空间或执行功能三者之一损害，伴 1 个或 1 个以上其他认知域损害）。

B. 排除标准：①伴有与认知障碍发生或恶化相关的卒中史，或存在多发或广泛脑梗死，或存在严重的白质病变；②有路易体痴呆的核心症状；③有额颞叶痴呆的显著特征；④有原发性进行性失语的显著性特征；⑤有其他引起记忆和认知功能损害的神经系统疾病，或非神经系统疾病，或药物过量或滥用证据。

C. 支持标准：①在以知情人提供和正规神经心理学检查得到的信息为基础的评估中，发现进行性认知下降的证据；②找到致病基因（*APP. PSEN1* 或 *APP. PSEN2*）突变的证据。

2）可能的 AD 痴呆：有以下任一情况时，即可诊断。

非典型过程：符合很可能的 AD 痴呆核心临床标准中的第①和④条，但认知障碍突然发生，或病史不详，或认知进行性下降的客观证据不足。

满足 AD 痴呆的所有核心临床标准，但具有以下证据：①伴有与认知障碍发生或恶化相关的卒中史，或存在多发或广泛脑梗死，或存在严重的白质病变；②有其他疾病引起的痴呆特征，或痴呆症状可用其他疾病和原因解释。

（2）AD 源性 MCI 的临床诊断标准

1）符合 MCI 的临床表现：①患者主诉，或者知情者、医生发现的认知功能改变；②一个或多个认知领域受损的客观证据，尤其是记忆受损；③日常生活能力基本正常；④未达痴呆标准。

2）符合 AD 病理生理过程：①排除血管性、创伤性、医源性引起的认知功能障碍；②有纵向随访发现认知功能持续下降的证据；③有与 AD 遗传因素相关的病史。

二、现代医学治疗概要

迄今尚无特效、能终止和逆转疾病进展的有效疗法。目前的治疗主要在于改善患者的标志性表现——记忆障碍及其他影响日常生活的症状等，主要分为针对 AD 患者神经递质改变的药物治疗、非药物治疗和护理，能够减轻病情和延缓发展。

（一）药物治疗

1. 改善认知功能

（1）胆碱酯酶抑制剂（ChEIs）　是目前用于改善轻中度 AD 患者认知功能的主要药物，对于明确诊断为 AD 的患者可用 ChEIs 治疗（Ⅰ级推荐）。ChEIs 通过抑制突触间隙的乙酰胆碱酯酶从而减少由突触前神经元释放到突触间隙的乙酰胆碱的水解，进而增强对胆碱能受体的刺激，代表药物有多奈哌齐、卡巴拉汀、加兰他敏及石杉碱甲。多奈哌齐、卡巴拉汀、加兰他敏治疗轻中度 AD 在改善认知功能、总体印象和日常生活能力的疗效确切（均为Ⅰ级证据）。ChEIs 尽早使用效果更好（Ⅰ级证据）。此外，ChEIs 对精神症状也有改善作用，多奈哌齐、卡巴拉汀对轻中度、中重度 AD 的早期精神行为异常治疗有效（Ⅰ级证据）。多奈哌齐常用剂量 5～10mg/d，睡前口服；卡巴拉汀开始剂量为 1.5mg/次，2 次/日，若服用 4 周后，对此剂量耐受好，可加量至 3mg/次，2 次/日，与早、晚餐同服，最大剂量 12mg/d；加兰他敏常用剂量为 24～32mg/d；石杉碱甲片常用量为每次 0.1～0.2mg（2～4 片），每日 2 次。

（2）N-甲基-D-门冬氨酸（NMDA）受体拮抗剂　此类药物能够拮抗 NMDA 受体，具有调节谷氨酸活性的作用，用于中晚期 AD 患者的治疗，代表药物为美金刚。美金刚对中度及重度 AD 患者的认知、行为、功能和总体指标均有改善作用，也可供不耐受胆碱酯酶抑制剂的 AD 患者选择（Ⅰ类证据，A 级推荐），但轻度 AD 患者接受美金刚治疗仍存在争议（Ⅰ类证据，A 级推荐）。

（3）神经保护剂　近期一项荟萃分析显示脑蛋白水解物（cerebrolysin）对轻中度 AD 患者的认知功能、总体临床印象及总体获益均有显著改善（Ⅰ类证据）。

（4）脑代谢增强剂　如吡拉西坦（脑复康）每次 0.8g，每日 3 次，还有奥拉西坦。小样本研究表明奥拉西坦对于延缓老年人脑功能衰退和提高信息处理能力有效。

（5）自由基清除剂　维生素 E 和单胺氧化酶抑制剂司林吉兰有延缓 AD 进展的疗效证据。银杏叶提取物制剂在抗氧化方面有作用。

2. 控制精神症状

很多患者在疾病的某一阶段出现精神症状，如幻觉、妄想、抑郁、焦虑、激越、睡眠紊乱等，可给予抗抑郁药物和抗精神病药物，前者常用选择性 5-HT 再摄取抑制剂，如氟西汀、帕罗西汀、西酞普兰、舍曲林等，后者常用不典型抗精神病药，如利培酮、奥氮平、喹硫平等，这些药物的使用原则是：①低剂量起始；②缓慢增量；③增量间隔时间稍长；④尽量使用最小有效剂量，短期使用；⑤治疗个体化；⑥注意药物间的相互作用。

3. AD 的药物治疗原则

（1）不同程度痴呆治疗重点应有所不同　轻度痴呆患者治疗方案的重心是帮助患者及家属尽快了解疾病的相关知识和消除病耻感；识别患者已缺损和尚保留的功能并提供应对这些问题的专业建议；积极进行药物治疗以改善认知缺损症状；同时密切关注和及时治疗可能伴发的抑郁症状。对中度痴呆患者，以加强看护，防止意外和积极进行促认知药物治疗为重点，同时需及时识别和治疗伴发的精神行为症状；对重度痴呆患者则以加强生活照料和提高生活质量为重点。

（2）药物治疗应注意老年人特点　由于老年人的肾脏清除率和肝脏代谢功能下降，用药时应从低剂量开始，小剂量加药，且适当延长加量间期。医生需对其躯体疾病情况和所使用的各类药物的交互作用有较全面的了解，因为后者可能会进一步影响药物的结合、代谢和排泄。

（3）合并用药应明确相互作用　抗胆碱能药物不良反应在患有心血管疾病、前列腺和膀胱疾病及其他躯体疾病的老年患者中，将表现得更为严重，患者对此的耐受性也将下降。这类药物有时还会加重痴呆患者的认知缺损，并可导致意识模糊，甚至谵妄。由于老年人的血管张力下降，加上较有可能服用导致直立性低血压的药物，则跌倒及跌倒所致受伤的可能性会增加。引起中枢镇静的药物可能会影响认知功能，增加跌倒的风险，使患者由于呼吸抑制而发生睡眠呼吸暂停的机会增加。患 AD 和帕金森病的老年人，对锥体外系不良反应的易感性较高。

4. 支持治疗

重度 AD 的患者自身生活能力严重减退，常常导致患者营养不良、肺部感染、泌尿系感染，需要对症支持治疗。

（二）非药物治疗

非药物治疗包括职业训练、认知康复治疗、音乐治疗等。此外，有效的生活护理能延长患者的生命及改善患者的生活质量，并能防止压疮、肺部感染等并发症，以及摔伤、外出迷路等意外的发生。

三、病理病机述要

现代医学认为 AD 的发病机制尚未明确，目前主要有以下几种说法，分别为胆碱能学说、tau 蛋白假说、神经血管学说、氧化应激学说以及 β-淀粉样蛋白瀑布学说、脑肠轴理论（大脑和肠道微生物群之间通过脑-内脏-交感神经轴进行交流）等。AD 的大体病理表现为脑的体积缩小和重量减轻，脑沟加深、变宽，脑回萎缩，颞叶特别是海马区萎缩明显。AD 典型的病理学特征为细胞内过度磷酸化的微管相关蛋白 tau 组成的神经原纤维缠结（neurofibrillary tangles，NFT）和细胞外由 β-淀粉样肽（β-amyloid，Aβ）沉积形成的老年斑（senile plaques，SP），神经元缺失和胶质增生。这种受累神经元集中在颞叶后部、顶叶和额叶联合皮质区以及海马。AD 最突出的神经生化改变是大脑皮质和海马区乙酰胆碱水平的降低，这是由于胆碱能神经元及胆碱能投射通路的选择性缺失造成的，也是目前用于轻中度 AD 治疗的胆碱酯酶抑制剂作用的解剖基础。

中医认为，脑藏髓，主神志，智能出焉。脑为髓海，阿尔茨海默病其病理变性相当于中医中的脑髓病变。“肾主骨，生髓，上通于脑”，脑由髓聚，故又有“脑为髓海”之说。脑为“元神之府”，人的精神、意识、记忆、思维等高级神经活动均由大脑支配，其活动的物质基础是脑髓，而脑髓正是由肾精所化生。《黄帝内经精义》指出：“事物之所以不忘，赖此记性，记在何处，则在肾精。益肾生精化为髓而藏之于脑中。”因此青年时肾精充盛，则髓海有余，脑才能发挥其元神之府的功能；反之从另一方面讲，随着年龄的增长，肾中精气逐渐出现亏虚不足，会引起髓海失充，神失所养，进而出现执行功能障碍、记忆力减退等痴呆表现。

总体来说，中医学认为 AD 的病位在脑髓，与心、肝、脾、肾功能失调密切相关。年老精、气、血亏损不足，使髓海失充、脑失所养及痰浊、瘀血、毒诸邪内阻，上扰清窍，清窍受蒙，终致神明失用，痴呆遂生，乃本虚标实之候，痰、瘀、毒为标是其发病的重要病理环节。现代医学病理学特征之神经原纤维缠结和老年斑沉积，可以理解为“痰浊”、“瘀血”、“毒”。故 AD 中祛邪（涤痰、化瘀、解毒）的治法可理解为增强 Aβ 清除、解聚神经纤维缠结而发挥治疗 AD 的作用。

四、中医临证备要

AD 属于中医学的“呆证”、“癫证”、“善忘”、“痴呆”、“郁证”等范畴。以记忆障碍失用、失认、视空间能力损害、抽象思维和计算力损害为主者可拟诊为“呆证”、“善忘”、“痴呆”；以人格和行为改变为主，偏躁动者，可拟诊为“癫证”；以人格和行为改变为主，偏静默者，可拟诊为“郁证”。

本病乃本虚标实之证，临床上以虚实夹杂者多见。因而辨证当以虚实或脏腑为纲领，分清虚实，辨明主次。本虚为心肝脾肾亏虚，标实为痰、瘀、毒等病理产物盘踞脑窍。其致病因素繁多，病机较为复杂，故治疗上当分清本虚标实孰轻孰重，合理运用虚实兼顾的治法加以调理。在治疗上虚者补之，实者泻之。同时在用药上不可忽视血肉有情之品的应用。另外，移情易性，智力和功能训练与锻炼亦不可轻视。

类证辨别

1. 虚证痴呆

（1）积损正伤，髓海不足

证候特点　头晕耳鸣，怠惰思卧，智能下降，神情呆滞愚笨，记忆力减退，判断能力降低，定向力障碍，半身不遂，肢体不用，步履艰难，言语謇涩，齿枯发焦，骨软痿弱，舌瘦，质淡红，脉沉细弱，两尺无力。

治法　填精补髓，开窍醒神。

推荐方剂　七福饮。

基本处方　熟地黄15g，鹿角胶10g，龟甲胶10g，阿胶10g，紫河车10g，当归10g，人参15g，白术10g，石菖蒲10g，远志10g，杏仁10g，炙甘草6g。每日1剂，水煎服。

加减法　若头晕耳鸣，毛发枯焦较甚者，加何首乌15g、黄精15g以补肾精；若腰膝酸软明显者，加桑寄生15g、续断10g以壮腰膝；若心慌心悸，神思不敏，夜寐不安者，加酸枣仁30g、柏子仁30g、玉竹10g、茯神10g以补心养脑安神。

（2）心脾两虚

证候特点　智能减退，头晕，面色苍白或萎黄，记忆力减退，体倦思卧，神情淡漠，忧虑少欢，纳呆乏力，四肢倦怠，或神思错乱，善悲欲哭，舌质淡，苔薄白，脉细弱。

治法　健脾养心，补益气血。

推荐方剂　归脾汤加减。

基本处方　白术30g，茯苓30g，黄芪30g，人参15g，当归10g，远志10g，白芍10g，五味子5g，石菖蒲10g，丹参10g，甘草10g。每日1剂，水煎服。

加减法　情感脆弱，情绪异常者，加莲子心5g，郁金15g，茯神15g；纳呆者，加服神术散；夜寐不安者，加夜交藤15g，合欢皮10g。

2. 实证痴呆

凡心肝火旺，痰浊阻窍，气滞血瘀者，心火当清，痰滞当化，气郁应开，以冀气充血活，窍开神清。

（1）肝郁化火，上扰清窍

证候特点　健忘，心烦易怒，口苦目干，头昏头痛，筋惕肉瞤，或咽干口旱，口臭口疮，尿赤便干或面红微赤，口气臭秽、口中黏涎秽浊，烦躁不安甚则狂躁。舌质暗红，舌苔黄或黄腻，脉弦滑或弦细而数。

治法　清热泻火，镇静安神。

推荐方剂　天麻钩藤饮。

基本处方　天麻10g，钩藤10g，石决明15g，山栀10g，黄芩10g，川牛膝10g，杜仲10g，益母草10g，桑寄生10g，夜交藤10g，茯苓12g。每日1剂，水煎服。

加减法　若肝郁失疏，郁久化火，肝火扰心犯脑，症见头晕面烘目赤，口干口苦显著者，加龙胆草 10g 以泻肝胆实火；大便秘结，急躁易怒，多言，语言颠倒，躁动不安，歌笑不休，秽洁不分者，可用礞石滚痰丸加减以泻火逐痰；若口干咽燥，渴欲饮水者，加石斛 10g、麦冬 15g、天花粉 15g 以滋阴清胃止渴；夜寐不安尤显者，重用夜交藤 20g，加茯神 15g、酸枣仁 30g 以养心安神。

（2）痰湿内阻，上蒙清窍

证候特点　表情呆钝，智力衰退，或哭笑无常，喃喃自语，或终日无言，呆若木鸡，倦怠思卧，伴不思饮食，脘腹胀痛，痞满不适，口多涎沫，头重如裹，舌质淡，苔白厚腻，脉濡滑。

治法　豁痰开窍，健脾化浊。

推荐方剂　涤痰汤。

基本处方　半夏 10g，陈皮 6g，茯苓 15g，枳实 10g，竹茹 10g，制南星 10g，石菖蒲 10g，远志 10g，郁金 10g，甘草 6g，生姜 3 片。每日 1 剂，水煎服。

加减法　若脾虚明显者，重用党参 30g、白术 20g，再加黄芪 30g、山药 15g、麦芽 10g、砂仁 6g 等健脾益气、调中助运之品；若嗳气、腹胀、纳呆，加莱菔子 30g、木香 10g、枳壳 10g 以理气消胀宽中；若时时泛吐痰涎，口淡无味，舌苔厚腻较著者，加藿香 10g、白蔻仁 10g、厚朴 10g、薏苡仁 15g 等芳化利湿。

（3）瘀阻脑络，清窍失灵

证候特点　神情呆滞，智力减退，语言颠倒，善忘易惊，思维异常，行为怪僻，口干不欲饮，或肢体麻木不遂，肌肤甲错，双目晦黯。舌质黯或有瘀点瘀斑，脉细涩。

治法　活血化瘀，开窍醒脑。

推荐方剂　通窍活血汤。

基本处方　桃仁 10g，红花 10g，赤芍 15g，川芎 10g，麝香 0.3g（冲），老葱 7 枚，鲜姜 3 片，大枣 4 枚。每日 1 剂，水煎服。

加减法　如病久气血不足，加当归 10g、生地黄 15g、党参 15g、黄芪 30g 以补血益气；如久病瘀血化热，常致肝胃火逆，而见头痛、呕恶等症，应加钩藤 10g、菊花 10g、夏枯草 10g、竹茹 10g 等以清肝和胃；若见肝郁气滞者，加柴胡 15g、枳实 10g、香附 10g 以疏肝理气以行血。

（4）内生浊毒，毒损脑络

证候特点：表情呆滞，双目无神，不识事物，面色晦暗，秽浊如蒙污垢，或面红微赤，口气臭秽，口中黏涎秽浊，溲赤便干或二便失禁，肢体颤动，舌强寡语或言辞颠倒，狂躁不宁，举动不经。舌绛少苔，或舌暗或舌有瘀斑，苔厚腻、积腐或见秽浊，脉弦数或滑数。

治法　清热解毒，通络达邪。

推荐方剂　黄连解毒汤。

基本处方　黄连 9g，黄芩 6g，黄柏 6g，栀子 9g。每日 1 剂，水煎服。

加减法　若兼见情绪激动、大便秘结者，加生大黄 10g、芒硝 10g 以通腑泄热；心烦不寐、手足心热者，加生地黄 15g、百合 15g、知母 10g 以养阴清热；动而多怒、打人毁物者，合龙胆泻肝汤出入以清心肝之火；闷闷不乐、胸胁闷胀者，加柴胡 15g、郁金 10g、牡丹皮 15g、薄荷 10g 以解郁清热；头晕如蒙、舌苔厚腻者，加石菖蒲 15g、郁金 10g 以豁痰开窍；日夜颠倒、烦躁不宁者，加水牛角 10g 以清心凉血。

五、黄培新中医临证经验

由于 AD 的病因迄今不明，AD 的药物研发未有突破性进展，预料离发现具有真正意义上的有效的预防和治疗 AD 的药物为时尚远。在目前西医尚未找到真正有效的化学合成药物的情况下，黄培新一直致力于发挥中医中药在 AD 防治中的优势，他认为，中医中药治疗慢性病优于治疗急性病，毒副作用相对较小，适合于体质虚弱的老年慢性病患者长期服用。中医治疗 AD 必须重视标本兼治、中西医结合、综合治疗、动态治疗的原则。

（一）辨证论治中的扶正与祛邪

AD 的辨证往往为虚实夹杂，治疗要扶正祛邪、标本兼治。扶正要重视补脾肾，肾主骨生髓，为先天之本，脾主运化水谷精微，为后天之本。肾精不足，髓海必虚，脑髓不足使人的智力和运动功能失调，肾虚髓少脑空为发病基础。补肾宜用熟地黄、山茱萸、紫河车、龟甲胶、猪脊髓、鹿角胶等；滋肝宜用枸杞子、白芍、酸枣仁、当归、阿胶、女贞子等；健脾当用黄芪、党参、白术、茯苓等；宁心安神须用琥珀、龙齿、龙骨、牡蛎、远志、柏子仁等。根据现代药理研究，何首乌、菟丝子、五加皮、杜仲、黑芝麻、仙茅等可促进神经细胞的代谢和保持正常形态，促进大脑发育，维持和改善记忆思维，推迟大脑的衰老和萎缩；人参、灵芝、淫羊藿、怀山药、大枣、龙眼肉、鹿茸、地黄、石菖蒲、远志等能增强大脑皮层的工作能力；人参能提高脑血管氧利用率，使老人瞬时记忆广度得到改善，恢复中老年人脑功能，提高感觉运动、思维记忆功能。以上药物均可在辨证论治时选择使用。

中医理论认为，AD 的患者有症状相对平稳的平台期、症状时好时坏的波动期、症状相对增加的下滑期。这三期又是互相可以变化的。AD 的早期症状主要责之肾虚，患者症状比较单一，最常见为记忆力减退，或者伴有认知功能减退等症状，肾还具有“主水”机能，肾气对参与津液代谢的脏腑，包括肺、脾、大肠、小肠、胃、三焦、膀胱等有着促进作用，肾气还有将各脏腑形体官窍代谢后产生的浊液下输膀胱外排的作用；故肾气虚弱还会导致水液代谢失衡，进而痰饮出现、久之浊毒潴留，神明受扰，AD 早期患者注重肾虚为本的同时，也需关注兼症的有无，以明确是否采取化痰排浊、活血化瘀等治法。随着病情的发展，患者必定会有一些加重，或者是波动，病情一旦加重，AD 处于中期阶段，此时患者大多伴有痰浊、血瘀、火热等标实症状，需加用涤痰开窍、活血化瘀法。常用涤痰开窍之品有石菖蒲、远志、郁金、胆南星、半夏、瓜蒌等；活血化瘀之品有丹参、桃仁、红花、川芎、赤芍、地龙、鸡血藤等。若患者出现烦躁不安、激越状态，“诸躁狂越，皆属于火”，考虑兼有火热，需予以清热泻火法。病情进一步发展到晚期阶段，患者症状会进一步恶化，可理解为 AD 下滑期，临床表现为神惫如寐，知动失司，知觉、运动失去了自我控制，甚至二便失禁，行为失控，此为元气大败，瘀毒蒙窍，心脑失养，此期以“毒

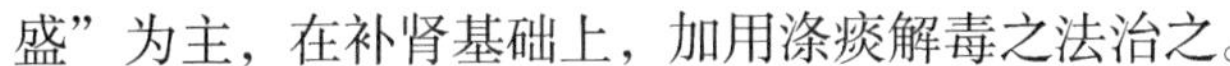

盛”为主，在补肾基础上，加用涤痰解毒之法治之。

（二）取中西医药物之所长

中西医优势互补是 AD 治疗的重要方式。西药起效相对较快，能帮助恢复或延缓记忆力衰退，但有效时间短，一停止用药就又会记忆力再度减退，属于治标；中药主要作用于患者的全身功能恢复，虽见效慢，却可以提高患者生存质量，延缓病情发展，属于治本，二者结合使用，能有效地控制疾病的发展。根据发病机制不同，AD 和血管性痴呆的中西医结合治疗有所不同。

AD 早期与 AD 中晚期治疗的侧重点不同。在轻度认知障碍（MCI）阶段和 AD 早期主要用中医中药治疗，辨证使用补益肝肾的中药。临床药理实验证明，补益肝肾中药可促进神经细胞的代谢，促进大脑的发育，维持改善记忆思维，延缓脑的萎缩和衰退，并可增强心脏功能，提高脑的供血、供氧，同时还能提高机体免疫力，增强抗病能力，延缓衰老。临床治疗以补肾活血、益智化痰开窍为主，采用生晒参、何首乌、生地黄、石菖蒲、郁金、远志、五味子、丹参为主方。还可使用银杏制剂等，银杏制剂治疗 AD 在改善认知功能方面得到了循证医学证据的支持。长期服用补肝肾中药可有效地控制疾病的发展。中、晚期主要用中西医结合治疗。西药方面以胆碱酯酶抑制剂为主，如胆碱酯酶抑制剂可以改善轻至中度 AD 患者的认知功能、日常生活能力；谷氨酸受体拮抗剂对中度及重度 AD 患者的认知、行为、功能和总体指标均有改善作用，也可供不耐受胆碱酯酶抑制剂的 AD 患者选择；另外，对于晚期重度痴呆患者，胆碱酯酶抑制剂和美金刚联合治疗耐受性良好。中医治疗主要根据临床表现予以辨证论治，如以山药、山茱萸、怀牛膝、菟丝子、龟甲胶等补肾滋阴，以鹿角胶填精补髓，以知母、黄柏、地骨皮滋阴降火，以熟地黄、山药、山茱萸、杜仲补肾，以熟附子、肉桂、鹿角胶温肾助阳，以黄芪、党参、当归、白术健脾补肾。如属心血亏虚，脉络瘀阻者，以黄芪、红参、茯神、酸枣仁、柏子仁、当归等养心益气，益志安神，以桃仁、红花、赤芍、地龙、川牛膝活血化瘀通窍。

（三）坚持中西医药物以外的综合康复治疗

药物治疗只是 AD 防治措施中的一个环节。痴呆的病因病机复杂，不能只靠一方一法取效，必须采取多种治疗手段，药物治疗与生活调护、功能锻炼等相结合。除了服药以外，还应重视患者的心理调节、智能训练、睡眠、护理等诸多方面，即给患者施以综合康复疗法，才能取得较好的疗效。痴呆患者除出现智力衰退外，常可发生情绪变化，表现为忧郁、欣快、淡漠，行为散漫或不稳定，甚至出现暴怒等冲动行为，故痴呆者除需进行必要的药物治疗、护理、营养补充、智力训练和康复运动外，心理治疗对痴呆者也是不可缺少的部分。但痴呆者由于智能全面衰退，接受心理治疗比常人存在一定的难度，必需有加倍的耐心和热情，用通俗易懂的语言反复指导，以争取患者的合作和理解，避免情绪激动、波动或忧郁。对轻度痴呆的老人，要督促患者自己料理生活，如买菜做饭、收拾房间、清理个人卫生，鼓励患者参加社会活动，安排一定时间看报、看电视，使患者与周围环境有一定接触，以分散病态思维，培养对生活的兴趣，活跃情绪，减缓精神衰退。对中、重度痴呆老人，家属要花一定时间帮助和训练患者的自理生活能力，如梳洗、进食、叠衣被、入厕，并要求其按时起床；家人或照顾者陪伴患者外出，认路、认家门；带领患者干些家务活，如擦桌子、扫地；晚饭后可让患者看一会儿电视。坚持一段时间后，有些患者生活可以基本自理。

AD 为慢性疾病，形成过程相当复杂，涉及多系统、多环节的异常，久病必虚，易产生各种合并症，故其治疗不能固守某一证型而一成不变，必须随证加减，辨证论治。

（四）AD 的常用中成药的临床应用

（1）痴复康口服液（院内制剂） 针对髓海不足、精亏髓少、痰瘀阻窍 AD 的核心病机，主要由熟地黄、山茱萸、紫河车、当归、川断、远志、石菖蒲、黄精等组成，可用于虚证 AD 患者。每次 10ml，每日 3 次，4 周为 1 个疗程。

（2）苁蓉总苷胶囊 主要成分为苁蓉总苷。功能补肾益髓，健脑益智。可用于虚证 AD 患者。每次 2 粒，每日 3 次，4 周为 1 个疗程。

（3）苏合香丸 功能芳香开窍。适用于 AD 实类证之痰浊阻窍证。每次 1 丸，每日 1 次，1 周为 1 个疗程。

（周子懿 许浩游 蔡业峰）

第二节 运动神经元病

运动神经元病是一组病因未明的选择性侵犯脊髓前角细胞、脑干后组运动神经元、皮质锥体细胞及锥体束的慢性进行性神经变性疾病。临床特征为上、下运动神经元受损的症状和体征并存，一般分为四种类型：病变上、下运动神经元损害同时存在，称为肌萎缩侧索硬化（amyotrophic lateral sclerosis，ALS）；以下运动神经元为主，称为进行性脊肌萎缩；以上运动神经元为主，称为原发性侧索硬化；以脑干后组神经元变性为主，称为进行性延髓麻痹。

一、现代医学诊断要点

（一）临床表现

1. 症状和体征

运动神经元病隐袭起病，缓慢进展，早期临床表现多样，约 75%患者从单侧上肢远端起病，首发症状常表现为手指运动不灵或握力减弱，如写字、持筷、扣纽扣等精细动作变差，伴伸腕困难，手部小肌肉如大鱼际肌、小鱼际肌、蚓状肌萎缩，逐渐向前臂、上臂及肩胛带肌发展，伸肌无力较屈肌无力明显，逐渐出现下肢无力、肢体僵硬、行走不稳等，体格检查可发现受累肢体肌无力、肌肉萎缩，伴肌束颤动，腱反射通常活跃至亢进，病理征阳性等上、下运动神经元损害表现。

延髓麻痹通常较晚出现，约 25%患者以此为首发症状，构音不清常先出现，可表现为说话缓慢费力、缺乏音量控制的痉挛性构音障碍，或鼻音重、音调低、音量小等弛缓性构音障碍，逐渐出现吞咽困难，进食呛咳，在早期进食流质较进食固体食物困难，还可出现咀嚼无力、进食时间延长、流涎，部分患者可出现强哭、强笑等假性球麻痹症状，体检可发现面肌无力，舌体运动不灵活、缓慢，舌肌萎缩、束颤，吸吮反射、下颌反射阳性。

疲乏感及体重下降也是本病常见症状。以呼吸肌无力为首发症状在本病极为罕见，大部分病例呼吸肌无力多隐袭出现，表现为胸闷、呼吸困难、咳嗽无力，甚至端坐呼吸、夜间呼吸困难等，后期因二氧化碳潴留出现晨起头痛、白天嗜睡，查体可见辅助呼吸肌做功、双肺呼吸音减弱，最终多因呼吸衰竭或并发呼吸道感染死亡。病程晚期还可出现胸锁乳突肌萎缩，患者无力转颈或抬头。约 5%患者合并额颞叶痴呆，表现为认知功能减退及人格障碍。本病不累及眼外肌及括约肌。患者可有肢体主观感觉异常如麻木、疼痛等，但无客观感觉障碍，部分患者的感觉异常可能与周围神经嵌压有关。

2. 辅助检查

（1）神经传导测定　早期远端运动潜伏期和神经传导速度通常正常，随病情发展，复合肌肉动作电位波幅可以明显降低，传导速度也可以有轻度减慢。感觉神经传导测定一般正常。当肌肉明显萎缩时，相应神经可见 F 波出现率下降，而 F 波传导速度相对正常。

（2）肌电图检查　可见肌肉呈进行性失神经表现，如纤颤电位、正锐波、束颤电位，以及慢性失神经表现：运动单位电位的时限增宽、波幅增高，通常伴有多相波增多，大力收缩时运动单位募集减少，波幅增高，严重时呈单纯相。当同一肌肉肌电图表现为进行性失神经和慢性失神经共存时，对于诊断本病价值更大。

（3）神经影像学检查　影像学检查不能提供确诊本病的依据，但有助于与其他疾病鉴别，排除结构性损害。例如，颅底、脑干、脊髓或椎管结构性病变导致上和（或）下运动神经元受累时，相应部位的 MRI 检查可以帮助鉴别诊断。在 ALS，磁共振在 T_2 加权或弥散张量序列上有时可发现锥体束走行部位的异常信号。

（二）诊断要点

诊断的基本条件如下所述。

1）病情进行性发展：通过病史、体检或电生理检查，证实临床症状或体征在一个区域内进行性发展，或从一个区域发展到其他区域。

2）临床、神经电生理或病理检查证实有下运动神经元受累的证据。

3）临床体检证实有上运动神经元受累的证据。

4）排除其他疾病。

本节主要围绕临床上最常见的肌萎缩侧索硬化进行阐述。

（三）肌萎缩侧索硬化的诊断分级

（1）临床确诊 ALS　通过临床或神经电生理检查，证实在 4 个区域中至少有 3 个区域存在上、下运动神经元同时受累的证据。

（2）临床拟诊 ALS 通过临床或神经电生理检查，证实在 4 个区域中至少有 2 个区域存在上、下运动神经元同时受累的证据。

（3）临床可能 ALS 通过临床或神经电生理检查，证实仅有 1 个区域存在上、下运动神经元同时受累的证据，或者在 2 个或以上区域仅有上运动神经元受累的证据。已经行影像学和实验室检查排除了其他疾病。

二、现代医学治疗概要

本病目前尚无有效逆转病情的药物，短期内也不可能出现治愈手段，各国指南均提倡从诊断开始全程为运动神经元病患者提供服务，改善患者生存质量，依据 2012 年 7 月中华医学会发布的《中国肌萎缩侧索硬化诊断和治疗指南》，主要治疗措施如下：

（一）药物治疗

（1）利鲁唑（riluzole） 作用机制包括稳定电压门控钠通道的非激活状态、抑制突触前谷氨酸释放、激活突触后谷氨酸受体以促进谷氨酸的摄取等，该药是目前唯一经多项临床研究证实可以在一定程度上延缓病情发展的药物，1996 年获美国药品食品监督局批准上市，用法为 50mg，每日 2 次口服。常见不良反应为疲乏和恶心，个别患者可出现转移酶升高，需注意监测肝功能。当病程晚期患者已经使用有创呼吸机辅助呼吸时，不建议继续服用。

（2）其他药物 ①依达拉奉：60mg，每日 1 次，连用 2 周，停药 2 周，随后每周 5 天，连用 2 周，停药 2 周（共 5 个循环）。②马赛替尼：4.5mg/（kg · d）具有治疗作用，3mg/（kg ·d）可能有用。③熊去氧胆酸：1g，每日 2 次，口服。④鞘内注射反义寡核苷酸（ASOs）。其他药物包括肌酸、维生素 E、辅酶 Q_{10}、碳酸锂、睫状神经营养因子、胰岛素样生长因子、拉莫三嗪等，在针对本病患者的临床研究中均未能证实有效。

（二）营养管理

1）在能够正常进食时，应均衡饮食，吞咽困难时宜进高蛋白、高热量饮食以保证营养摄入。

2）对于咀嚼和吞咽困难的患者应改变饮食质地，进食软食、半流食，少食多餐。对于肢体或颈部无力者，可调整进食姿势和用具。

3）当患者吞咽明显困难、体重下降、脱水或存在呛咳误吸风险时，应尽早行经皮内镜胃造瘘术（percutaneous endoscopic gastrostomy，PEG）。建议 PEG 应在用力肺活量（forced vital capacity，FVC）降至预计值 50%以前尽早进行，否则需要评估麻醉风险、呼吸机支持下进行。对于拒绝或无法行 PEG 者，可采用鼻胃管进食。

（三）呼吸支持

1）建议定期检查肺功能。

2）注意患者呼吸肌无力的早期表现，尽早使用双相气道正压（bi-level positive airway pressure，BiPAP）。开始无创通气的指征包括：端坐呼吸，或用力吸气鼻内压（sniff nasal pressure，SNP）<40cmH_2O，或最大吸气压力（maximal inspiratory pressure，MIP）<60cmH_2O，或夜间血氧饱和度降低，或 FVC<70%。

3）当患者咳嗽无力时，应使用吸痰器或人工辅助咳嗽，排除呼吸道分泌物。

4）当病情进展，无创通气不能维持血氧饱和度>90%，二氧化碳分压<50mmHg，或分泌物过多无法排出时，可以选择有创呼吸机辅助呼吸。

（四）综合治疗

在本病病程的不同阶段，患者可能出现如抑郁焦虑、失眠、流涎、构音障碍、交流困难、肢体痉挛、疼痛等，应根据具体情况，予针对性的指导和治疗，选择适当的药物和辅助设施，提高生活质量，加强护理，预防各种并发症。

三、病理病机述要

运动神经元病的病因和发病机制有多种假说，确切致病机制迄今未明，但目前较为集中的认识是，在遗传背景基础上的氧化应激损害和兴奋性毒性作用共同损害了运动神经元，主要影响了线粒体和细胞骨架的结构和功能。

运动神经元病归属于中医学的“痿病”范畴，结合现代医学认识，本病以虚为本，或虚实错杂，可因先天禀赋不足，后天失养，劳倦过度，饮食不节，久病失治等因而发，以致五脏虚损，或兼湿热、痰浊、瘀血等标证。总而言之，本病病性以虚为主，虚实错杂，与肝、肾、脾、肺等脏密切相关，并与湿热、痰浊、瘀血等六淫之邪及病理产物有关。

四、中医临证备要

（一）辨类证

本病发病较慢，多见于中老年期，以虚证多见，病涉肺、脾、肝、肾等脏。但是由于痿病的各种证候是在不断转化演变中的，临证之时，必须根据病情变化，灵活运用。本病如见新发起病，面黄身热，心烦口臭，考虑为实证，从阳类证论治，以湿热多见，治疗以清热燥湿通络为主；如见病程迁延，肌肉萎缩，筋惕肉瞤，喜暖畏寒，声弱息低，考虑为虚证，从阴类证论治，以肺、脾、肝、肾亏虚为主，治疗以益气扶正为主。

（二）类证辨治

1. 阳类证

湿热浸淫

证候特点　多为新近起病，肢体逐渐痿弱无力，下肢为重，或伴言语不清，吞咽困难，面黄身困，身热不扬，心烦口渴，咽干唇燥，口气秽臭，尿短赤，便干结，舌红，苔黄厚腻，脉濡数或滑数。

治法 清热燥湿，化浊通络。

推荐方剂 三仁汤合四妙散加减。

基本处方 薏苡仁 20g，扁豆 15g，滑石 20g（包煎），厚朴 10g，竹叶 10g，黄柏 10g，苍术 15g，怀牛膝 15g，茯苓 15g，陈皮 10g，秦艽 15g，甘草 5g。每日 1 剂，水煎服。

加减法 声音嘶哑、吞咽困难者可加桔梗 10g、北杏 10g、木蝴蝶 15g 以清金保肺；肢体僵硬者，可加木瓜 20g、白芍 15g 柔筋通络；若食少纳呆，可加山药 20g 以健运中焦。

2. 阴类证

（1）脾气亏虚

证候特点 渐见四肢无力，肌肉萎缩，形体瘦削，面色少华，神疲倦怠，少气懒言，语声低微，口腻纳呆，食少腹胀，尿浊而不畅，便溏不爽，舌淡，苔白腻，脉细弱；脾虚重者，可见舌体胖大，边有齿痕；若化热者，可见舌红，苔黄腻，脉滑数。

治法 益气健脾，补中强肌。

推荐方剂 补中益气汤加减。

基本处方 黄芪 30g，党参 15g，陈皮 10g，白术 15g，砂仁 5g（后下），扁豆 15g，厚朴 10g，升麻 5g，柴胡 5g，炙甘草 5g。每日 1 剂，水煎服。

加减法 口淡纳少者，加山药 15g、扁豆 15g 以健脾开胃；若脾虚湿困化热者，加薏苡仁 20g、茯苓 10g 以清热利湿；气虚明显者，加人参 15g，并重用黄芪 45～60g；口角流涎者，可加益智仁 10g、山药 20g；泄泻见阳虚者，可加补骨脂 15g、肉豆蔻 10g 等。

（2）肝肾阴虚

证候特点 肢体肌肉萎缩，尤以手部远端为主，握固无力，活动受限，甚者手呈鹰爪或猿掌，时有肌束颤动，或手握固时颤抖明显，下肢僵硬，甚者拘挛、筋惕肉瞤，耳鸣、眼花，情绪不稳，夜眠梦多，潮热颧红，口干，尿少便结，舌红，舌体萎弱、薄瘦，少苔，脉弦细。

治法 滋阴柔筋，补益肝肾。

推荐方剂 左归丸加减。

基本处方 熟地黄 20g，山药 20g，山萸肉 10g，杜仲 15g，菟丝子 15g，枸杞子 15g，牛膝 20g，鹿角霜 10g（先煎），龟甲胶 10g（烊化），木瓜 20g，甘草 5g。每日 1 剂，水煎服。

加减法 筋惕肉瞤明显者，可加羚羊骨 20g、钩藤 10g 以平肝息风；肢体挛急明显者，可加白芍 20g、熟附子 10g；舌萎语謇者，可加僵蚕 10g、白附子 10g、石菖蒲 15g 涤痰开窍通络；掌热颧红者，可加玄参 15g、知母 10g 滋阴清热。

（3）脾肾阳虚

证候特点 肢体痿软，活动乏力，肌肉瘦削，足跗微肿，喜暖畏寒，肢体不温，腰膝酸软，少气懒言，耳鸣，或伴阳痿早泄，月经量少，脘闷纳呆，小便清长，舌苔薄白，舌体淡胖，脉来沉迟而细。

治法　温肾健脾，荣血养肌。

推荐方剂　右归丸加减。

基本处方　熟地黄 20g，山药 20g，山萸肉 15g，菟丝子 15g，枸杞子 15g，鹿角霜 12g，杜仲 15g，制附子 10g，黄芪 30g，白术 15g，当归 10g，鸡血藤 15g，炙甘草 5g。每日 1 剂，水煎服。

加减法　阳衰气虚者，可加人参 15g、紫河车 10g，并重用黄芪 45～60g；腰膝酸软明显者，可加狗脊 10g、续断 10g、肉苁蓉 20g 等；口淡纳少者，可加山药 20g、扁豆 15g 健脾开胃；阳虚精滑或带浊、便溏者，加补骨脂 15g 以补肾固精；构音不清、吞咽困难可加僵蚕 10g、白附子 10g、石菖蒲 15g 以涤痰开窍通络。

3. 后期出现喘证——肺脾两虚

证候特点　肢体无力，肌肉萎缩，甚则四肢不用，皮肤干枯，面色不荣，声嘶懒言，饮水呛咳，吞咽困难，食少消瘦，自汗畏风，甚者胸闷、短气，咳唾涎沫，动辄益甚，舌淡，苔白腻，脉细弱；若化热者，可见口干咽燥，苔黄腻，脉虚数。

治法　健脾益肺，固护宗气。

推荐方剂　健脾益肺方加减。

基本处方　黄芪 30g，党参 15g，白术 15g，干姜 5g，五味子 5g，杜仲 15g，菟丝子 15g，麦冬 10g，陈皮 5g，法半夏 10g，僵蚕 5g，紫菀 10g，杏仁 10g，桔梗 10g，柴胡 5g，制马钱子 0.1g，炙甘草 5g。每日 1 剂，水煎服。

加减法　声音嘶哑者可加木蝴蝶 15g、蝉蜕 10g 以利咽开音；咯痰色黄者，可加桑白皮 15g、瓜蒌皮 15g 以清热化痰；涎多、喘咳明显者，可加射干 15g、麻黄 6g 以平喘；兼夹湿热者，可加苍术 15g、薏苡仁 20g 以清热燥湿。

五、黄培新中医临证经验

（一）审证求因，补气为先

痿证起病缓慢，病程迁延，患者体质虚弱，病多属五脏内伤，精血受损。临床一般虚证居多，或虚实错杂，实证、寒证较少。如《景岳全书·杂证谟·痿证》强调："元气败伤，则精虚不能灌溉，血虚不能营养者，亦不少矣。"《素问·太阴阳明论》指出："脾病而四肢不用，何也？"是四肢不得禀水谷气，筋骨肌肉无气以生。而痿证日久，坐卧少动，复加重气血亏虚，运行不畅，脾虚日久，气血化生乏源，胸中宗气日渐亏虚，无力司呼吸和行气血，可见气短、少气。脾主肌肉四肢，属土，肺主气司呼吸，属金，土生金，脾为肺之母，肺为脾之子，咽为肺门，肺脾母子相应，共属"太阴"经，病理上"母病及子"或"母子同病"而相互影响。脾虚日久，气血化生乏源，脾土不生肺金，母病及子而致胸中宗气日渐亏虚，无力"走息道以司呼吸"和"贯心脉以行气血"，从而呼吸和行血功能减退。故本病临床早期可见肢体乏力、肌肉萎缩、形体消瘦等脾虚之象，随病情进展可出现气短、言语不清、咳吐无力等肺气不足症候，最终多因肺不能主气司呼吸而死亡。

本病与中焦之脾、上焦之肺密切相关，以肺脾两虚为主，因此遵循“形不足者，温之以气；精不足者，补之以味”原则，治以补气为主，兼以养血益精。故依据李杲《脾胃论》中“补中益气汤”补益中焦之意，同时结合《备急千金要方》中“补肺汤”之意，精选方药，组成健脾益肺方（由黄芪、党参、白术、干姜、五味子、杜仲、菟丝子、麦冬、陈皮、法半夏、僵蚕、制马钱子、炙甘草等组成为主），着重补益肺脾肾三脏、大补元气治疗本病。经过我们 80 例临床应用初步显示，可在一定程度上改善患者神疲懒言、自汗、食少纳呆、流涎等中医症候，并延缓了改良的 ALSFRS 量表及 FVC 等指标的下降，值得进一步探讨。

当然补气并非痿证的唯一治法，《素问・痿论》“各补其荥而通俞，调其虚实，和其逆顺”，治疗上当掌握其病机特点，洞察其变化过程，从而审证求机，以证统法，方随法立，药证相符，方能辨证不谬，有的放矢。临证之时，本病还常见湿热、痰湿为患，故当配合利湿、清热、化痰、祛瘀等法，用苦寒、燥湿、辛温等药物时要注意祛邪勿伤正，时时注意护阴，补虚扶正时亦当防止恋邪助邪。如吴师机所言“气血流通即是补”。若元气亏损，气虚血滞成痿，又当补气化瘀，治疗时可酌情配合养血活血通脉之品，但破血行瘀之品亦当慎用。若因七情六欲太过而成痿者，必以调理气机为法，盖气化正常，气机畅顺，百脉皆通，其病可愈。

（二）治痿独取阳明

《黄帝内经》中最早提出“治痿独取阳明”的治疗原则，贯穿着中医辨证论治精神，至今仍对痿证治疗具有重要的指导意义，它至少包括补虚、养阴、清热三个方面。首先，阳明胃为后天之本，“治痿独取阳明”主要指补益后天，包括阳明胃和太阴脾两个方面。对中虚致痿者，虽同用补益之法，但脾胃有别：若为太阴虚寒，宜用温补脾阳之法；若为中气不足，宜用健脾益气举陷之法；若为脾阴亏虚，宜用甘凉养阴益脾之法；若为胃阴失充，宜用甘寒养阴润燥之法。

其次，“治痿独取阳明”不单指补益一法，对邪浊壅遏致痿者，虽治取中土，但应泻其有余，阳明燥热者，治以清热下法；湿热中蕴者，治以清泄湿热法。对于虚火，则有养阴清热法。朱丹溪强调“痿证”火之偏胜咎在水亏不济，提出泻南补北的原则，并创制了大补丸、大补阴丸、虎潜丸等著名方剂，为后世治痿所习用，也是目前临床上痿证辨证治疗中较成熟和公认的证型。至于阳明胃火，《石室秘录・长治法》说：“盖诸痿之证，尽属阳明胃火，胃火烁尽肾水，则骨中空虚无滋润，则不能起立矣。”治疗主张：“补水于火中，降火于水内，合胃与肾而两治之，自然骨髓增添，燔热尽散，不治痿而痿自愈。”推荐用玄参、熟地黄、山茱萸、麦冬、白菊等药治疗。“治痿独取阳明”的原则与《黄帝内经》对痿证病机的全面论述是一致的，运用中要防止简单化，不能将其等同于“独补脾胃”。

（三）延髓麻痹，中医有术

经过近年从肺脾论治结合中医综合疗法的大量探索性研究，在以言语不清、吞咽困难、流涎等症状为表现的延髓麻痹及致死性的呼吸衰竭防治方面，取得一定的经验及体会。黄培新教授经长期的临床观察及证候研究，在前人基础上，发现本病常见症状气短、言语不清、咳吐无力皆为肺气不足症候，最终多因肺不能主气司呼吸而死亡，故提出本病治疗应肺脾并重，总结形成健脾益肺方，以黄芪、党参为君，归脾肺经，补气升阳，补脾益肺；白术归脾胃经，可补益脾气，脾得健运，运化有序；干姜、紫菀温肺散寒，宣发肺气；五味子温肾敛肺气；杜仲、菟丝子温补肾阳，使中焦脾土得煦，脾阳得运，筋骨强壮；麦冬滋补肺胃之阴，免药性燥热耗伤阴津；陈皮、法半夏肃肺化痰；僵蚕宣肺利咽，开音散结；杏仁宣降肺气，合之桔梗一升一降，使气机得调，宣肺开音；柴胡宣肺升阳，引药上行；制马钱子力大专宏，可兴奋督脉；兼理气通络，避免气滞；炙甘草甘缓益气，兼调和诸药。临证应用中，常见喉中异物感、痰涎咯吐不利者，可加用厚朴、射干以降气化痰；涎液清长而腥臭者，加用益智仁、诃子、五味子、滑石；咯痰色黄稠者，加用桑白皮、金荞麦以清肺热化痰，若尚伴发热、胸闷、气促等痰热壅肺之象显著者，当急则治其标，可予清气化痰丸为方加减先泻肺热实证，待热邪祛除后，可予二陈汤合四君子汤以培土生金；由于本病为虚损痼疾，后期往往肺气虚衰、元气大伤，故治当缓图之，可配合《神农本草经》中被列为药中上品，有“轻身益气、不老延年”及现代药理证实有抗缺氧、抗氧化、神经保护作用的高原植物红景天；或者“百草之王”、“药中极品”，可“除冷痰”的名贵药材天山雪莲应用。

此外，言语不清者，可配合中医传统疗法如针灸“醒脑开窍法”、中医吐纳疗法等，辅以言语功能训练；吞咽困难者，针灸可选用百会、廉泉等穴位，辅以吞咽功能训练治疗；呼吸困难者，可中药全身熏洗、中医吐纳疗法，辅以无创或有创辅助通气；患者多合并情绪抑郁、焦虑，可给予情志调护、中医五音疗法等治疗，尽最大可能减轻患者痛苦，改善生存质量。应当建立并形成一个包括神经科、呼吸科、消化科、精神科、康复科及营养科、中医传统疗法科等多学科紧密协作的团队，尽可能从早期采取包括中医药、营养支持、吞咽及呼吸功能评估与支持、情志调护等中医综合治疗方案，控制疾病进展，维持生活能力，改善生存质量，预防并发症发生。

（四）运动神经元病常见中成药的临床运用

（1）金水宝胶囊　成分为发酵虫草菌粉。具有补益肺肾，秘精益气之功效。主治运动神经元病属肺脾两虚、肝肾阴虚者。适用于神疲乏力，声嘶语謇，久咳虚喘，神疲无力为主要表现者。口服，每次 3 粒，每日 3 次，4 周为 1 个疗程。

（2）六味地黄丸（浓缩丸）　成分为熟地黄、山茱萸、牡丹皮、茯苓、泽泻、山药等。具有滋补肝肾之功效。主治运动神经元病属脾肾阳虚者。口服，每次 8 粒，每日 3 次，4 周为 1 个疗程。

（3）龟鹿补肾胶囊　成分为菟丝子、淫羊藿、续断、锁阳、狗脊、酸枣仁、制何首乌、炙甘草、陈皮、鹿角胶、熟地黄、龟甲胶、金樱子、蜜黄芪、山药、覆盆子等。有壮筋骨，益气血，补肾之功效。主治运动神经元病属肾阳亏损者。适用于以肢体痿软，活动乏力，肌肉瘦削，足跗微肿，喜暖畏寒为主要表现者。口服，每次 2 粒，每日 3 次，4 周为 1 个疗程。

（4）黄芪注射液　成分为黄芪。有益气扶正之功效。主治运动神经元病属脾气亏虚者。适用于以四肢无力，肌肉萎缩，形体瘦削，面色少华，神疲倦怠，少气懒言，语声低微，口腻纳呆，食少腹胀为主要表现者。静脉滴注，每次 10～20ml，每日 1 次，2 周为 1 个疗程。

（5）参麦注射液　成分为红参、麦冬等。有益气固脱，养阴生津，生脉之功效。主治运动神经元病属肺脾两虚者。适用于以肢体无力，肌肉萎缩，甚则四肢不用为主要表现者。静脉滴注，每次 20～40ml，每日 1 次，2 周为 1 个疗程。

（6）生脉注射液　成分为红参、麦冬、五味子等。有益气养阴，复脉固脱之功效。主治运动神经元病属肺脾两虚者。适用于以肢体无力，肌肉萎缩，甚则四肢不用为主要表现者。静脉滴注，每次 20～40ml，每日 1 次，2 周为 1 个疗程。

（许浩游　包伯航）

第三节　多系统萎缩

多系统萎缩（multiple system atrophy，MSA）是一组成年期发病、散发性的神经系统变性疾病，临床表现为不同程度的自主神经功能障碍、对左旋多巴类药物反应不良的帕金森综合征、小脑性共济失调和锥体束征等症状。由于在起病时累及这三个系统的先后不同，所以造成的临床表现各不相同。但随着疾病的发展，最终出现这三个系统全部损害的病理和临床表现。

临床表现：成年期发病，50～60 岁多见，平均发病年龄为 54.2 岁（31～78 岁），男性发病率稍高，缓慢起病，逐渐进展。首发症状多为自主神经功能障碍、帕金森综合征和小脑性共济失调，少数患者也有以肌萎缩起病的。目前 MSA 主要分为两种临床亚型，其中以帕金森综合征为突出表现的临床亚型称为 MSA-P 型，以小脑性共济失调为突出表现者称为 MSA-C 型。

1. 自主神经功能障碍

自主神经功能障碍（autonomic dysfunction）往往是首发症状，也是最常见的症状之一。常见的临床表现有：尿失禁、尿频、尿急和尿潴留、男性勃起功能障碍、直立性低血压、吞咽困难、瞳孔大小不等和 Horner 综合征、哮喘、呼吸暂停和呼吸困难，严重时需气管切开。斑纹和手凉是自主神经功能障碍所致，有特征性。男性最早出现的症状是勃起功能障碍，女性为尿失禁。

2. 帕金森综合征

帕金森综合征（Parkinsonism）是 MSA-P 亚型的突出症状，也是其他亚型的常见症状之一。MSA 帕金森综合征的特点主要表现为运动迟缓，肌强直和震颤，双侧同时受累，但可轻重不同。抗胆碱能药物可缓解部分症状，多数对左旋多巴（L-dopa）治疗反应不佳，1/3 患者有效，但维持时间不长，且易出现异动症（dyskinesia）等不良反应。

3. 小脑性共济失调

小脑性共济失调（cerebellar ataxia）是MSA-C亚型的突出症状，也是其他MSA亚型的常见症状之一。临床表现为进行性步态和肢体共济失调，从下肢开始，以下肢的表现为突出，并有明显的构音障碍和眼球震颤等小脑性共济失调。检查可发现下肢受累较重的小脑损害体征。当合并皮质脊髓束和锥体外系症状时常掩盖小脑体征的发现。

一、现代医学诊断要点

根据成年期缓慢起病、无家族史、临床表现为逐渐进展的自主神经功能障碍、帕金森综合征和小脑性共济失调等症状及体征，应考虑本病。临床诊断可参照 2008 年修订的 Gilman 诊断标准。

1. 很可能的 MSA

成年起病（>30 岁）、散发、进行性发展，同时具有以下表现：

（1）自主神经功能障碍　尿失禁伴男性勃起功能障碍，或直立性低血压（站立 3 分钟内血压较平卧时下降≥30/15mmHg）。

（2）下列两项之一　①对左旋多巴类药物反应不良的帕金森综合征：表现为运动迟缓，伴强直、震颤或姿势反射障碍；②小脑功能障碍：步态共济失调，伴小脑性构音障碍、肢体共济失调或小脑性眼动障碍。

2. 可能的 MSA

成年起病（>30 岁）、散发、进行性发展，同时具有以下表现：

（1）下列两项之一　①帕金森综合征：运动迟缓，伴强直、震颤或姿势反射障碍；②小脑功能障碍：步态共济失调，伴小脑性构音障碍、肢体共济失调或小脑性眼动障碍。

（2）至少有 1 项提示自主神经功能障碍的表现　无其他原因解释的尿急、尿频或膀胱排空障碍，男性勃起功能障碍，或直立性低血压（但未达很可能 MSA 标准）。

（3）至少有 1 项下列表现

1）可能的 MSA-P 或 MSA-C：①巴氏征阳性，伴腱反射活跃；②喘鸣。

2）可能的 MSA-P：①进展迅速的帕金森综合征；②对左旋多巴类药物反应不良；③运动症状之后 3 年内出现姿势反射障碍；④步态共济失调、小脑性构音障碍、肢体共济失调或小脑性眼动障碍；⑤运动症状之后 5 年内出现吞咽困难；⑥MRI 显示壳核、小脑脑桥脚、脑桥或小脑萎缩；⑦FDG-PET 显示壳核、脑干或小脑低代谢。

3）可能的 MSA-C：①帕金森综合征（运动迟缓和强直）；②MRI 显示壳核、小脑脑桥脚、脑桥萎缩；③FDG-PET 显示壳核低代谢；④SPECT 或 PET 显示黑质纹状体突触前多巴胺能纤维失神经改变。

3. MSA 的支持点和不支持点

MSA 的支持点和不支持点见表 14-1。

表 14-1　MSA 诊断的支持点和不支持点

支持点	不支持点
口面部肌张力障碍	经典的搓丸样静止性震颤
不相称的颈项前屈	临床符合周围神经病
脊柱严重前屈和（或）侧屈	非药物所致的幻觉
手足挛缩	75 岁以后发病
叹气样呼吸	有共济失调或帕金森综合征家族史
严重的发音障碍	符合 DSM-Ⅳ痴呆诊断标准
严重的构音障碍	提示多发性硬化的白质损害
新发或加重的打鼾	
手足冰冷	
强哭强笑	
肌痉挛样、姿势性或动作性震颤	

注：以上诊断要点参照《神经病学第三版》。

二、现代医学治疗概要

本病目前尚无特异性治疗方法，主要是针对自主神经障碍和帕金森综合征进行对症治疗。

1. 直立性低血压

首选非药物治疗，如弹力袜、高盐饮食、夜间抬高床头等。无效者可选用药物治疗：①醋酸氟氢可的松：是自主神经功能障碍导致的慢性直立性低血压的首选药物。可口服，0.1～0.6mg/d。需注意水肿、补钾和卧位高血压。②血管 α 受体激动剂盐酸米多君，能迅速升高血压（30～60 分钟），2.5mg，每日 2～3 次，最大剂量是 40mg/d，忌睡前服用以免卧位高血压，将床头抬高 30°～45°有助于预防卧位高血压。③另外麻黄碱、非甾体抗炎药如吲哚美辛等，不推荐用于 MSA 患者的直立性低血压的常规治疗。

2. 排尿功能障碍

曲司氯铵（20mg，每日 2 次）、奥昔布宁（2.5～5mg，每日 2～3 次）、托特罗定（2mg，每日 2 次）能改善早期出现的逼尿肌痉挛症状。

3. 帕金森综合征

对疑似 MSA 的患者，左旋多巴的最大作用是与原发帕金森病鉴别，仅有少数 MSA 患者左旋多巴治疗有效，但疗效并不持久，多巴胺受体激动剂和金刚烷胺亦无显著疗效；帕罗西汀可能有助于改善患者的运动功能；双侧丘脑基底核高频刺激对少数 MSA-P 亚型患者可能有效。

三、病理病机述要

MSA 的病理学标志是在神经胶质细胞胞质内发现以 α-突触核蛋白为主要成分的嗜酸性包涵体，其他特征性病理改变还包括神经元丢失和胶质细胞增生，此改变，中医认为属于脑髓受损，出现一系列的临床表现。病变主要累及纹状体-黑质系统、橄榄-脑桥-小脑系统和脊髓的中间内、外侧细胞柱和 Onuf 核。祖国医学认为，脑髓的生成来源由三部分组成，一是源于肾中先天精气，来源于父母的先天之精。二是来源于水谷之精充养脑髓。三是脏腑之精化髓充脑。脾胃运化失常，水谷精微化生无源，脑髓失养则出现头晕、直立性低血压、晕厥等自主神经功能障碍的表现。肾为“作强之官，伎巧出焉”，肾主伎巧实质上是脑髓司运动的表现。年老体虚，或后天肾精失常，脑髓渐空，《灵枢·海论》云“髓海有余，则轻劲多力，自过其度”肢体活动灵活；反之，脑髓精血不足，“髓海不足，则脑转耳鸣，胫凌眩冒，目无所见，懈怠安卧”。气血亏虚，肝风内动，不能主持或血不濡筋，出现肢体拘紧颤动。本病属本虚，实质为肝脾肾亏虚，脑髓失养。

四、中医临证备要

根据其发病特点和临床表现，以直立性眩晕发作为主要表现归属于中医学中的“眩晕”、“厥证”范畴；以肢体颤抖为主归属于“颤证”范畴；以行走不稳为主归属“骨摇”。

（一）以自主神经系统的功能障碍为突出表现

本病类型之一，多以中气不足为主，表现为反复眩晕、晕厥，二便无力等，治疗重在补益中气。

证候特点　站立时头目晕眩，视物昏花，四肢沉软无力，倦怠懒言，食少便溏，尿频尿急，排尿无力，男性出现阳痿，舌淡苔白，脉沉弱。

治法　补中益气，涤痰开窍，息风定眩。

推荐方剂　补中益气汤加减。

基本处方　党参 10g，炙黄芪 15g，陈皮 9g，生白术 8g，炙甘草 6g，当归 10g，升麻 6g，柴胡 10g。

加减法　尿失禁、尿频、尿急、尿潴留者，加山药 20g、黄精 15g；男性伴有勃起功能障碍者，加淫羊藿；胸闷气促、吸气无力者，加人参、蛤蚧补肺益肾定喘。

（二）骨摇-以小脑症状为主

此型以肾精亏虚为主，以行走不稳为突出表现。

肾精亏虚

证候特点　头晕目眩，不耐站立，行走不稳，气短乏力，纳呆神疲，肢体倦怠，畏寒肢冷，男子阳痿，女子宫冷，尿频、夜尿次数增多，大便费力，溏结失调，甚至大小便失禁，舌质淡嫩苔白，脉沉细迟。

治法　滋阴填精，益气壮阳。

推荐方剂　龟鹿二仙胶。

基本处方　高丽参 5g 或红参 10g，鹿角胶 6～9g，龟甲胶 6～9g，枸杞子 15g，肉桂 1.5g（焗服）。

用法：先将高丽参炖 45 分钟，加枸杞子再炖 15 分钟，将鹿角胶、龟甲胶烊化（熔化），后加肉桂焗服（泡服），取汁内服。

加减法　腰膝酸软者，加怀牛膝 10g、杜仲 9g、川断 10g；大便溏薄或失禁者，加补骨脂 9g、肉豆蔻 10g；病久精亏脑髓失养，或阳虚及阴，阴虚风动所致肢体拘急颤动等虚风内动之象，可改用地黄饮子以填补肝肾，息风定痉。

中成药　金匮肾气丸：每次 8 粒，每日 3 次。适用于脾肾阳虚证。

（三）颤拘病-以帕金森样症状为主

此型患者与帕金森病患者不同，以拘症多见，颤症为突出表现的较少。辨证以阴血亏虚，筋失濡养多见。

阴血亏虚，筋失濡养

证候特点　表情呆板，以肢体拘痉、活动笨拙为主，上肢协调不能，步态拖拉，言语呆板，腰酸腿笨，大便秘结，舌偏嫩，舌苔少，脉弦细或细。

治法　滋养肝肾，濡养筋脉。

推荐方剂　连梅汤加减。

基本处方　乌梅 15g，山萸肉 10g，当归 10g，白芍 10g，熟地黄 10g，葛根 10g，黄连 3g，川芎 5g，木瓜 10g，熟附子 15g（先煎），石菖蒲 5g，炙甘草 3g。每日 1 剂，水煎服。

加减法　若兼头昏头痛者，加天麻 15g、钩藤 15g 以平肝息风；下肢无力者，加桑寄生 15g、杜仲 15g 以补肝肾、强筋骨。

五、黄培新中医临证经验

（一）自主神经系统障碍是中气不足，补气为重

本病之初，常见自主神经系统障碍，如晕厥、直立性低血压、排尿功能障碍、男性勃起功能障碍等为主要表现。认为其中气不足是关键，脑为髓之海，位于人的最高处，其气血来源于脾胃运化，精微化升，加之脾阳升清降浊之功，才能耳聪目明。若中气不足，清阳不升，脑髓失养，浊阴上扰清窍，则头昏目眩，甚至晕厥，中气不足，肾渐失温煦，肾司二便、生殖，则出现排尿无力，男性勃起功能障碍等。可从补益气血着手，气为一身之帅，气能生血行血，气充方能血盈，而血化精，精生髓，益气血以补肝肾，强筋骨，气亦有鼓舞、化阳的作用，可补肾气益肾阳，终能使脾健肾充，肝得滋养，肢体能用而得效。李东垣强调 “皆由脾胃先虚，而气不上行之所致”。脾胃气衰，不能升发阳气，故以甘温

之阳药黄芪、甘草、人参，补其中而升其阳，用量黄芪最多，甘草次之，人参又次之。以升麻、柴胡助甘温之黄芪、人参，以引元气之升。“高巅之上，唯风可到”使用风类药可引元气上行，补益脑髓。又以入脾经具有升浮之性的白术健运脾气以升清，以陈皮理气，既可助阳气之升又可散滞气。补益脾气，清阳得升，浊阴得降，则脑髓得充。

（二）小脑共济失调多见肾精亏虚

小脑共济失调为主要表现的MSA患者，临证多见步履蹒跚不稳，头颈四肢酸软乏力，头摇肢颤，活动困难，动作缓慢，更有表情木讷，语声低微难辨，言语抑扬顿挫，身倦乏力，头晕重坠，形寒肢冷，腰膝酸痛，严重者在家人搀扶下仍无法端坐，床上翻身乏术。《灵枢·根结》曰：“骨繇者，节缓而不收也。所谓骨繇者，摇故也。”即指骨节迟缓不收，肢体动摇不定，行走颠仆晃动不安之意，与该类患者的表现相吻合，故可将其归为骨摇病。杨上善曰：“少阳主筋，筋以约束骨节。骨节气弛，无所约束，故骨摇。”肾阳日损，一身元气不能充裕而渐亏，脾阳不得运化，后天肾精失养，精液耗损，筋骨失健，肾藏精主骨生髓失用，发为骨摇。其主要病机为肾精亏虚，应以血肉有情之品补益肾精，常用龟鹿二仙胶。《古今名医方论》卷4曰：“鹿得天地之阳气最全，善通督脉，足于精者，故能多淫而寿；龟得天地之阴气最厚，善通任脉，足于气者，故能伏息而寿。二物气血之属，又得造化之玄微，异类有情，竹破竹补之法也。人参为阳，补气中之怯；枸杞为阴，清神中之火。是方也，一阴一阳，无偏胜之忧；入气入血，有和平之美。由是精生而气旺，气旺而神昌，庶几龟鹿之年矣，故曰二仙。”该方主治真元虚损、精血不足证，全方阴阳气血并补，使精元不亏、气血充盈。肾藏精，主骨生髓；肾内寄元阴元阳，为先天之本。以龟鹿二仙胶补益肾，肾精充足，骨髓化生有源，骨骼得到髓的滋养，才能坚固有力。

（丘宇慧　苏巧珍）

第十五章

重症肌无力

重症肌无力（myasthenia gravis，MG）是一种主要由乙酰胆碱受体（AChR）抗体介导、细胞免疫依赖、补体共同参与，引起神经肌肉接头突触后膜处乙酰胆碱传递障碍，出现骨骼肌收缩无力的获得性自身免疫性疾病。其主要临床表现为骨骼肌无力、易疲劳，活动后加重，休息和用胆碱酯酶抑制剂后症状明显缓解或减轻。

一、现代医学诊断要点

本病患者全身骨骼肌均可受累。发病早期可单独出现眼外肌、咽喉肌或肢体肌肉无力；脑神经支配的肌肉较脊神经支配的肌肉更易受累。经常从一组肌群无力开始，逐渐累及其他肌群，直到全身肌无力。部分患者短期内出现全身肌肉收缩无力，甚至发生肌无力危象。

美国重症肌无力基金会（myasthenia gravis foundation of America，MGFA）临床分型，旨在评估疾病严重程度，指导治疗及评估预后（表 15-1）。

表 15-1　MGFA 临床分型

分型	临床表现
Ⅰ型	眼肌无力，可伴闭眼无力，其他肌群肌力正常
Ⅱ型	除眼肌外的其他肌群轻度无力，可伴眼肌无力
Ⅱa 型	主要累及四肢肌和（或）躯干肌，可有较轻的咽喉肌受累
Ⅱb 型	主要累及咽喉肌和（或）呼吸肌，可有轻度或相同的四肢肌和（或）躯干肌受累
Ⅲ型	除眼肌外的其他肌群中度无力，可伴有任何程度的眼肌无力
Ⅲa 型	主要累及四肢肌和（或）躯干肌，可有较轻的咽喉肌受累
Ⅲb 型	主要累及咽喉肌和（或）呼吸肌，可有轻度或相同的四肢肌和（或）躯干肌受累
Ⅳ型	除眼肌外的其他肌群重度无力，可伴有任何程度的眼肌无力
Ⅳa 型	主要累及四肢肌和（或）躯干肌受累，可有较轻的咽喉肌受累
Ⅳb 型	主要累及咽喉肌和（或）呼吸肌，可有轻度或相同的四肢肌和（或）躯干肌受累
Ⅴ型	气管插管，伴或不伴机械通气（除外术后常规使用）；仅鼻饲而不进行气管插管的病例为Ⅳb 型

根据临床特征，本病的初步判断当无困难，但仍需用下列检查进一步确诊。

（一）疲劳试验

使受累肌肉重复活动后症状明显加重，如持续睁眼向上方注视出现眼睑下垂，又如重复咀嚼动作30次以上则无力加重以至不能咀嚼，此为疲劳试验阳性，可帮助诊断。MG临床绝对评分标准可判断骨骼肌不耐疲劳的严重程度（表15-2）。

表15-2 MG临床绝对评分标准

检测项目	绝对评分标准				
	0分	1分	2分	3分	4分
上睑无力评分（左、右眼分别计分）	平视正前方时上睑遮挡角膜水平为"11～1点"	平视正前方时上睑遮挡角膜水平为"10～2点"	平视正前方时上睑遮挡角膜水平为"9～3点"	平视正前方时上睑遮挡角膜水平为"8～4点"	平视正前方时上睑遮挡角膜水平为"7～5点"
上睑疲劳试验评分（左、右眼分别计分）	持续睁眼向上方注视，出现眼睑下垂的时间＞60秒（以上睑遮挡角膜9～3点为标准，后同）	持续睁眼向上方注视，出现眼睑下垂的时间为31～60秒	持续睁眼向上方注视，出现眼睑下垂的时间为16～30秒	持续睁眼向上方注视，出现眼睑下垂的时间为6～15秒	持续睁眼向上方注视，出现眼睑下垂的时间为≤5秒
眼球水平活动评分（左、右眼分别计分）	同侧眼外展加内收露白毫米数之和≤2	同侧眼外展加内收露白毫米数之和为3～4	同侧眼外展加内收露白毫米数之和为5～8	同侧眼外展加内收露白毫米数之和为9～12	同侧眼外展加内收露白毫米数之和＞12
上肢疲劳试验评分（左、右侧分别计分）	双臂侧平举出现上肢疲劳时间大于120秒	双臂侧平举出现上肢疲劳时间为61～120秒	双臂侧平举出现上肢疲劳时间为31～60秒	双臂侧平举出现上肢疲劳时间为11～30秒	双臂侧平举出现上肢疲劳时间为0～10秒
下肢疲劳试验评分（左、右侧分别计分）	仰卧位及双下肢同时屈髋屈膝90次后出现下肢疲劳时间大于120秒	仰卧位及双下肢同时屈髋屈膝90次后出现下肢疲劳时间为61～120秒	仰卧位及双下肢同时屈髋屈膝90次后出现下肢疲劳时间为31～60秒	仰卧位及双下肢同时屈髋屈膝90次后出现下肢疲劳时间为11～30秒	仰卧位及双下肢同时屈髋屈膝90次后出现下肢疲劳时间为0～10秒
面肌无力评分	正常	闭目力稍差，埋睫征不全	闭目力差，埋睫征消失	闭目不能，鼓腮漏气	撅嘴不能，面具样面容
咀嚼，吞咽功能评分	正常进食	进普食后疲劳，时间延长，不影响每次进食量	进普食后疲劳，时间延长，影响每次进食量	不能进普食，只能进半流食	鼻饲管进食
呼吸肌功能评分	正常	轻微活动即出现气短	平地行走时即出现气短	静坐时即出现气短	需人工辅助呼吸

（二）新斯的明试验

使用甲基硫酸新斯的明试验时，成人肌内注射1～1.5mg，可同时肌内注射阿托品0.5mg，以消除其M型胆碱样不良反应；儿童可按0.02～0.03mg/kg剂量给药，最大用药剂量不超过1mg。注射前可参照MG临床绝对评分标准。记录1次单项肌力情况，注射后每

10 分钟记录 1 次，持续记录 60 分钟。以改善最显著时的单项绝对分数，依照公式计算相对评分作为试验结果判定值。相对评分=（试验前该项记录评分–注射后每次记录评分）/试验前该项记录评分×100%，其中＜25%为阴性，25%～60%为可疑阳性，≥60%为阳性。

（三）电生理检查

1. 低频重复电刺激

曾经应用了胆碱酯酶抑制剂的患者需停药 12～18 小时后行此项检查，但需要充分考虑病情。低频重复电刺激指采用低频（2～5Hz）超强重复电刺激神经干，在相应肌肉记录复合肌肉动作电位。常规检查的神经包括面神经、副神经、腋神经和尺神经。持续时间为 3 秒，结果判断用第 4 或 5 波与第 1 波的波幅相比较，波幅衰减 10%以上为异常，称为波幅递减。与突触前膜病变鉴别时需要进行高频重复神经刺激（10～20Hz）检测，结果判断主要依据波幅递增的程度，递增 100%以上为异常，称为波幅递增。

2. 单纤维肌电图

单纤维肌电图检查（single fiber electromyography，SFEMG）使用特殊的单纤维针电极通过测定“颤抖”（Jitter）来检测神经-肌肉传递功能，“颤抖”通常持续 15～35μs，超过 55μs 为“颤抖增宽”，如果针对一块肌肉记录的 20 个“颤抖”中有 2 个或 2 个以上大于 55μs 则为异常。检测过程中出现阻滞也判断为异常。SFEMG 并非常规的检测手段，因其敏感性较高，主要用于眼肌型 MG、临床怀疑 MG 及 RNS 未见异常的患者。

（四）血清学检查

（1）乙酰胆碱受体抗体（AChR-Ab） 为诊断 MG 自身免疫疾病的特异性抗体，约 50%～60%的单纯眼肌型 MG 患者外周血中可以检测到 AChR-Ab，约 80%～90%的全身型 MG 患者血中可以检测到 AChR-Ab。该抗体检测阴性者不能排除 MG 的诊断。由于国内多数采用 ELISA 方法检测，其结果判定需紧密结合临床。

（2）抗骨骼肌特异性受体酪氨酸激酶（抗-MuSK 抗体） 在部分 AChR-Ab 阴性的全身型 MG 患者血中可检测到抗-MuSK 抗体，其余患者可能存在某些神经肌肉接头未知抗原的抗体或因抗体水平和（或）亲和力过低而无法被现有检测手段检测到的抗体。

约 90%的全身型重症肌无力患者可能有上述两种抗体，若患者有这些抗体就能实验室确诊 MG。对于单纯眼肌型重症肌无力（ocular myasthenia gravis，OMG）患者，AChR-Ab 检测的敏感性低得多，只有约一半的患者可检测到这种抗体。极少数的 OMG 病例为抗-MuSK 抗体阳性，但针对 OMG 的大多数大型病例系列研究尚未发现抗-MuSK 抗体阳性的患者。虽然这些抗体的敏感性根据疾病类型而异（眼肌型 vs 全身型），但其诊断 MG 的特异性非常高（如 AChR 结合型抗体达 99%）。

（五）胸腺影像学检查

约 20%～25%的 MG 患者伴有胸腺瘤，约 80%的 MG 患者伴有胸腺增生，约 20%～25%

胸腺瘤患者可出现 MG 症状，纵隔 CT 的胸腺瘤检出率可达 94%。部分 MG 患者的胸腺异常需要进行胸腺增强扫描才能被发现。

二、现代医学治疗概要

（一）药物治疗

1. 胆碱酯酶抑制剂治疗

此类药物是治疗所有类型 MG 的一线药物，其通过对乙酰胆碱酯酶的可逆性抑制，使乙酰胆碱在突触处积累，改善神经肌肉接头传递，从而改善 MG 患者的症状。常用药物有溴吡斯的明、新斯的明等。

（1）溴吡斯的明　是最常用的胆碱酯酶抑制剂，是治疗所有类型 MG 的一线药物，可缓解、改善绝大部分 MG 患者的症状。溴吡斯的明应当作为 MG 患者初始治疗的首选药物，依据病情与激素及其他非激素类免疫抑制联合使用。用法：一般成年人服用溴吡斯的明的首次剂量为 60mg（儿童根据具体年龄使用），口服，3～4 次/天，全天最大剂量不超过 480mg。应根据 MG 患者对溴吡斯的明的敏感程度进行溴吡斯的明剂量的个体化应用，达到治疗目标时可逐渐减量或停药。溴吡斯的明的副作用包括恶心、流涎、腹痛、腹泻、心动过缓及出汗增多等。妊娠期使用溴吡斯的明是安全有效的。

（2）溴化新斯的明　一般口服 15～45mg，按病情调节用药次数，通常在服药后 20～45 分钟显效，可维持 2～3 小时。吞咽困难者可用甲基硫酸新斯的明 0.5～1mg 皮下或肌内注射，5～15 分钟后见效，维持 2 小时左右。

（3）甲基硫酸新斯的明　用于 MG 的诊断，肌内注射 0.5～1.0mg 后 20～30 分钟，肌力即可改善并持续 1 小时以上，可明确诊断。应同时肌内注射阿托品 0.5mg，以消除本药的 M 胆碱样不良反应。治疗 MG（用于不能口服药物的患者），每次 0.01～0.04mg/kg，或每次 0.5～1mg，根据病情决定每日注射次数。治疗 MG 危象，每次 1mg，然后每 30 分钟一次，好转后改用口服溴化新斯的明，分泌物增多时可用阿托品 0.5～1mg 肌内注射。

2. 免疫抑制剂治疗

本类药物虽然对部分患者有效，但是其过度抑制了机体的免疫力，使患者白细胞计数（WBC）降低，且出现脱发，出血性膀胱炎等副作用。因此，在应用此类药物时，应定期检查肝肾功能、血尿常规等。常用的药物有糖皮质激素、硫唑嘌呤（AZA）、环孢菌素、环磷酰胺、他克莫司等。

（1）糖皮质激素　目前仍为治疗 MG 的一线药物，可使 70%～80%的患者症状得到明显改善。主要为口服醋酸泼尼松以及甲泼尼龙。醋酸泼尼松按体重 0.5～10mg/（kg·d）清晨顿服，最大剂量不超过 100mg/d（糖皮质激素剂量换算关系为：5mg 醋酸泼尼松=4mg 甲泼尼龙），一般 2 周内起效，6～8 周效果最为显著。75%轻至中度 MG 对 200mg 泼尼松具有很好反应，以 20mg 起始，每 5～7 天递增 10mg，至目标剂量。达到治疗目标后，维持 6～

8 周后逐渐减量，每 2～4 周减 5～10mg，至 20mg 后每 4～8 周减 5mg，酌情隔日口服最低有效剂量，过快减量可致病情复发。

（2）硫唑嘌呤（AZA） 与糖皮质激素联合使用，有助于激素减量以及防止疾病复发，作为全身型 MG 及部分 OMG 的一线用药。AZA 起效较慢，多于服药后 3～6 个月起效，1～2 年后可达全效，可使 70%～90%的 MG 患者症状得到明显改善。使用方法：从小剂量开始，50mg/d，每隔 2～4 周增加 50mg，至有效治疗剂量为止[儿童按体重 1～2mg/（kg·d），成人 2～3mg/（kg·d），分 2～3 次口服]。如无严重和（或）不可耐受的不良反应，可长期服用。主要副作用包括骨髓抑制（白细胞计数减少、贫血、血小板计数减少）、肝功能损害、脱发、流感样症状及消化道症状等，多发生在启动治疗的 6 周左右。长期服用 AZA，应密切监测血常规和肝肾功能，服药第 1 个月，每周监测血常规及肝肾功能；服药后前 6 个月，应每个月监测血常规及肝肾功能；此后每 3 个月监测血常规及肝肾功能。若白细胞计数低于 4.0×10^9/L，应将 AZA 减量；若白细胞计数低于 3.0×10^9/L 或肝功能检测指标为正常值上限的 3 倍，应立即停药。

（3）他克莫司 适用于不能耐受激素和其他免疫抑制剂副作用或对其疗效差的 MG 患者，特别是 RyR 抗体阳性者。他克莫司起效快，一般 2 周左右起效，疗效呈剂量依赖性。使用方法：30mg/d，分 2 次空腹口服，或按体重 0.05～0.10mg/（kg·d）。建议：可于服药或者调整药物剂量 3～4 天后筛查血药浓度，理想血药浓度为 2～9ng/ml。主要副作用包括血糖升高、血镁降低、震颤、肝肾功损害以及罕见的骨髓抑制。

（4）环孢素 通过干扰钙调神经磷酸酶信号，抑制包括白细胞介素 2（IL-2）和 γ 干扰素在内的促炎细胞因子分泌，从而发挥免疫抑制作用。3～6 个月起效，用于对激素及 AZA 疗效差或不能耐受其副作用的患者。环孢素早期与激素联合使用，可显著改善肌无力症状，并降低血中 AChR 抗体滴度，但肾毒性较大。使用方法：按体重 2～4mg/（kg·d）口服，使用过程中应监测血浆环孢素药物浓度，推荐血药浓度为 100～150ng/ml，并根据浓度调整环孢素剂量。主要副作用包括肾功能损害、血压升高、震颤、牙龈增生、肌痛和流感样症状等，服药期间至少每个月监测血常规、肝肾功能 1 次，严密监测血压。因环孢素肾毒性较大以及和其他药物之间存在相互作用，不作为首选推荐。

（5）环磷酰胺 用于其他免疫抑制剂治疗无效的难治性及伴胸腺瘤的 MG。与激素联合使用可显著改善肌无力症状，并在 6～12 个月时使激素用量减少。使用方法：成人静脉滴注 400～800mg/周，或分 2 次口服，100mg/d，直至总量 10～20g，个别患者需要服用到 30g；儿童按体重 3～5mg/（kg·d）分 2 次口服（不大于 100mg），好转后减量，2mg/（kg·d）。儿童应慎用。副作用包括白细胞减少、脱发、恶心、呕吐、腹泻、出血性膀胱炎、骨髓抑制、致畸以及远期肿瘤风险等。每次使用前均需要复查血常规和肝肾功能。

3. 静脉注射丙种球蛋白

静脉注射丙种球蛋白主要用于病情急性进展、手术术前准备的 MG 患者，多于使用后 5～10 天起效，作用可持续 2 个月左右。每日 0.4g/kg 静脉滴注，连用 5 日为 1 个疗程，可连用 2～3 个疗程。

（二）非药物治疗

1. 胸腺手术摘除治疗

疑为胸腺瘤的MG患者应尽早行胸腺摘除手术，早期手术治疗可以降低胸腺肿瘤浸润和扩散的风险，但并非对所有施以手术的MG都有效，其远期疗效虽然较药物治疗会好一些。

2. 血浆置换

对于难治型MG患者（即胸腺切除和类固醇疗法均不能脱离人工呼吸器者）以及肌无力危象频发者，可以主张用血浆置换法，但因本治疗方法医疗成本昂贵，故不能作为常规治疗方法。

（三）危象的救治

对确定为MG危象的患者，首先应区别其属于何种类型，以便采取相应措施，如过去从无应用抗胆碱酯酶药物史，一般为肌无力危象，此时应用新斯的明可见明显效果。在危象发生之前曾有连续大量应用抗胆碱酯酶的历史，同时伴有毒蕈碱、烟碱样药物副作用，且伴有泪腺、唾液腺和气道内腺体分泌过多现象，应考虑胆碱能危象或反拗危象，上述三种类型危象在病程中并非固定不变。肌无力危象患者在病程中也可转变为胆碱能危象或反拗危象，有的病例既具有胆碱能危象的表现，也有反拗危象的特点，某些病例临床不易鉴别究竟属于何种类型的危象。故临床上，一旦MG危象确立，应立即采取有力的抢救措施。

当患者急骤发生呼吸肌无力，以致不能维持换气功能时，必须紧急抢救，首先保持呼吸道通畅，勤吸痰液，并行人工呼吸，必要时气管切开，注意稳定血压、维持营养和水电解质平衡，预防和控制感染。依据危象的性质，正确而迅速采取有效的措施。

总之，以上西医治疗MG的方法，虽然有一定的疗效，但是其也存在很多的缺陷与问题，如副作用明显并抑制自身机体的免疫力，用药周期长，且撤药后易复发或加重等。鉴于以上这些情况，中医在治疗MG上有其独特的特点和优势，中西医结合治疗可以提高本病的治疗效果，降低西药的副作用。

三、病理病机述要

现代医学认为，MG是神经肌肉接头的突触后膜乙酰胆碱受体被自身抗体攻击而引起的自身免疫性疾病，病变部位在神经-肌肉接头的突触后膜，该膜上的AChR受到损害后，受体数目减少。

中医学认为，本病病因是禀赋薄弱、正气虚乏、或反复感邪、饮食不节、劳倦内伤、七情失调等。脾主肌肉，主四肢，先天禀赋不足，脾肾气虚，加之后天饮食失节、劳欲过度等因素进一步损伤脾肾而发病。脾虚不能运化水谷精微，四肢、肌肉失于濡养而出现乏力；另因火能生土，先天肾阳不足，后天脾阳失其温煦，致脾之阳气亏虚，故出现乏力；又因肝肾同源，先天肾精不足，可使肝血亏虚，筋骨失濡，病变后期可出现腰膝酸软、步履艰难之表现，最终导致肝脾肾气血俱亏。脏器亏虚是发病的基础，与脾肾虚损尤为密切。继之，或肺虚邪侵，直伤胸腺；或脾胃虚损，而气血精微化生不足，令胸腺失养，或痰湿内生，郁久化毒，痰湿浊毒直伤胸腺；或肾阳虚亏，胸腺失于温养，或水湿无以温化而留滞局部，久郁成毒，水湿浊毒直伤胸腺；肝阴亏虚，胸腺失养，或气机不利、津血凝滞，久而痰瘀凝结，壅聚胸腺；诸脏病变累及胸腺，导致胸腺形质及功能的异常为 MG 发病的条件。胸腺气虚，防御抗邪能力减弱，易于感邪为患，痰湿浊毒壅结胸腺，久而不去，则浊毒滋生更剧，浊毒外溢，或侵淫肌腠，或毒伤脏腑，加重五脏虚损，从而导致 MG 诸症。

总之，本病病位重点在脾胃，与五脏相关，病机以脾胃虚损为本，或脾肾阳虚，或肝肾阴虚，或阴阳两虚，气血衰少，均以脾胃虚损为基础，五脏虚损为本病的基本病机。

四、中医临证备要

本病属于中医学“痿证”、“垂睑”、“睑废”、“头倾”、“大气下陷”等范畴，以眼睑无力或下垂为主者可拟诊为中医“睑废”或“睑垂”；以抬头无力为主者可拟诊为中医“头倾”；以四肢痿软无力为主者可拟诊为中医“痿证”；以呼吸肌无力出现呼吸困难为主者，如肌无力危象，则可拟诊为中医“大气下陷”等病证。

本病临床辨证绝大多数属虚，少数为虚中夹实，总以脾肾不足为本。病变部位主要在脾、肾，若禀赋不足或后天失养，损伤中焦，脾胃虚弱，日渐积损，气血生化乏源，可见胞睑下垂，四肢无力，吞咽困难等肌肉无力表现。肾藏精，主温煦，肾精充足，温煦作用得以发挥正常，肾精亏虚，气化温煦失常，气血生化原动力不足，肌肉失于营养，故导致肌肉无力。此外，临床上，眼肌型 MG 多归为阴类证，证属清阳不升。全身型 MG 患者多见于阴类证，也有部分患者表现为肝肾阴虚，归属于阳类证。

（一）辨类证

面赤身热，性急烦躁易怒，口咽干苦，舌质红，舌苔黄，脉数，以上满足 3 项或 3 项以上者为阳类证；面色晦暗无华或萎黄，性缓静卧不烦，口咽不苦，舌质淡，舌苔白，脉迟缓或沉细，以上满足 3 项或 3 项以上者为阴类证。

（二）类证辨治

1. 阴类证

（1）清阳不升（眼肌型 MG）

证候特点 眼睑下垂，朝轻暮重，少气懒言，静卧不烦，肢体无力，或吞咽困难，纳差便溏，面色萎黄，舌质淡，舌体胖，舌边有齿痕，苔薄白，脉沉细。

治法 益气升阳，调补脾胃。

推荐方剂　补中益气汤加减。

基本处方　黄芪 30g，党参 15g，白术 15g，升麻 3g，当归 10g，陈皮 10g，葛根 15g，柴胡 3g。每日 1 剂，水煎服。

加减法　腰膝酸软者加杜仲 15g、补骨脂 15g 以补肾强腰；有痰者加法半夏 10g、茯苓 15g 以化痰除湿；胸闷者加枳壳 10g、桔梗 10g 以调畅胸中气机。

中成药　补中益气丸，每次 1 丸，每日 2 次。补中益气健脾，用于脾胃虚弱，清阳不升者。

（2）气血两虚（全身型 MG）

证候特点　神疲乏力，四肢软弱无力，行动困难，心悸气短，少气懒言，面色无华，自汗，舌淡而嫩，苔薄白，脉细弱。

治法　补气养血。

推荐方剂　八珍汤加减。

基本处方　党参 15g，白术 15g，茯苓 15g，甘草 6g，当归 12g，生地黄 18g，白芍 15g，川芎 9g。每日 1 剂，水煎服。

加减法　舌黯者加丹参 15g、红花 10g 以活血化瘀；心悸者加桂枝 9g、炙甘草 15g 以补益心气；失眠者加灵芝 15g、酸枣仁 15g 以养心安神。

中成药　人参养荣丸：每次 1 丸，每日 1～2 次。益气健脾养血，用于气血两亏。

（3）脾肾阳虚（全身型 MG）

证候特点　面色晦暗无华，眼睑下垂，抬举困难，朝轻暮重，倦怠无力，畏寒肢冷，吞咽困难，视歧，腰酸膝软，小便清长，或有便溏或五更泻，舌胖淡，有齿痕，苔薄白，脉沉细软弱。

治法　温补脾肾，助阳化气。

推荐方剂　右归丸加减。

基本处方　党参 30g，制附子 9g，肉桂 3g，鹿角胶 30g（烊化），杜仲 15g，山茱萸 10g，干姜 18g，补骨脂 15g，熟地黄 30g，甘草 6g。每日 1 剂，水煎服。

加减法　便溏者，加炒白术 15g、茯苓 15g；五更泻，加吴茱萸 12g、肉豆蔻 15g；纳呆加砂仁 6g（后下）、扁豆 30g；下肢软弱，加川断 15g、牛膝 18g。

中成药　右归丸，每次 1 丸，每日 2～3 次。温肾助阳，暖脾散寒，用于脾肾阳虚者。

（4）脾肾阳虚（全身型 MG）

证候特点　四肢倦怠无力，畏寒肢冷，吞咽困难，讲话欠清，腰酸膝软，小便清长，或有便溏，舌体胖，舌质淡，苔薄白，脉沉细。

治法　温补脾肾。

推荐方剂　右归丸加减。

基本处方　制附子 12g，肉桂 3g，杜仲 12g，山茱萸 12g，山药 15g，党参 15g，黄芪 30g，鹿角胶 12g（烊化）。每日 1 剂，水煎服。

加减法　脉微者加人参 10g、炙甘草 5g 以加强补气之力；便溏者加白术 15g、茯苓 15g 以健脾利湿；易外感者加防风 6g、白术 15g 以固表。

2. 阳类证

阳类证多见于全身型 MG 肝肾阴虚证。

证候特点　眼睑垂，视物不清，或复视，目干而涩，少寐多梦，面色潮红，五心烦热，口苦口干，头晕耳鸣，四肢乏力，腰酸膝软，舌红少苔，脉细数。

治法　滋补肝肾。

推荐方剂　左归丸加减。

基本处方　熟地黄 30g，龟甲胶 12g（烊化），枸杞子 15g，山茱萸 15g，山药 15g，怀牛膝 15g，鹿角胶 15g（烊化），菟丝子 15g。每日 1 剂，水煎服。

加减法　大便干结者加火麻仁 15g、决明子 15g 以润肠通便；头晕者加天麻 10g、菊花 10g 以清热平肝。

中成药　杞菊地黄丸：功能滋肾养肝。每次 10g，每日 3 次；4 周为 1 个疗程。

五、黄培新中医临证经验

（一）辨证论治需注意的问题

诸脏虚损为 MG 的核心和关键，内生浊毒则为疾病发生发展的条件，治疗上必须以补虚益损为主导，同时兼顾解毒祛邪，才能取得理想的治疗效果。现代医学采用大剂量糖皮质激素或免疫抑制剂强力抑制机体免疫系统功能，甚至采用胸腺摘除方法治疗，着力于抗邪，以损伤正气为代价促进病情改善，因此多数患者在症状得到缓解的同时，机体免疫力下降而反复发生感染，导致病情反复发作，甚或罹患其他系统疾病。而中医立足于扶正培本，兼以祛邪。临证时需注意以下原则：

1. 顾护正气贯穿始终

本病是以正气虚损为主的疾病，因此，治疗的整个过程中要时时注意顾护正气，正气不虚则邪不得入，从而可以控制疾病的加重和复发。

2. 注重调补脾肾肝三脏

补中益气汤为治疗本病的主要方剂，但是脾之运化精微，须借肝气的升发，肾中阳气的温煦，所以治疗本病时，又须注视肝、肾，或疏肝和胃，或补气温肾。因此，在肌无力的辨治中，不必拘泥于补中益气常法，根据临床不同的证候类型审因论治，以调补脾肾肝三脏为主，在健脾时注意补肾，培补后天，兼顾先天，以达到先天充则后天实。把握其要，方能有的放矢，取得预期效果。

3. 中西医结合，辨病与辨证结合

根据本病有局部或全身肌肉疲乏无力（甚至萎缩）的主要临床表现，中医多归属“痿证”范畴，但痿证所包含的病种较多，它们各自的病因、预后和转归均不相同，需采用西医的方法明确诊断。MG 已被确证为自身免疫性疾病，在中医“健脾益气补肾活血”治则的指导下，选用对免疫功能有调节作用的中药如五爪龙、西洋参、黄芪、白术、杜仲、巴戟天、肉苁蓉、菟丝子、紫河车及当归、桃仁、红花、赤芍等，方选补中益气汤、金匮肾气丸及血府逐瘀汤等，在辨病的基础上，再予以辨证论治和加减用药，可望取得更好的临床疗效。

4. 妙用活血化瘀药

久病入络，久病必瘀。本病一般病程较长，脾气虚弱日久，气血生化乏源，气血亏虚，气虚运血无力，可致血瘀阻滞脉络。我们长期在临床中观察到，MG 患者既有脾虚气弱，血虚失濡的临床表现，又有唇舌黯淡，舌底脉络迂曲，脉细涩，实验室检查血液流变学指标异常等血瘀征象，在辨证论治的基础上，运用活血法选用活血化瘀药，可以获得良效。

（二）MG 的中医内调及外治

治疗手段丰富多样是中医治疗 MG 鲜明特色之一。中医治疗本病，不仅采用中药复方汤剂。对急重症患者也常规采用黄芪、参麦、参附、参芪扶正等注射液以提高疗效；或在口服汤药的同时，常常配合院内自制剂（复方北芪口服液）或补中益气丸等成药：有的并用针灸、火罐、点穴疗法、推拿按摩、穴位埋线等非药物治疗；对病情已趋稳定的Ⅱb 患者及病情较轻的Ⅰ型和Ⅱa 型患者，则常配合气功及太极拳等体育疗法；为促进病情恢复。还常采用药膳治疗。以黄芪、山药、大枣等炖牛肉或牛筋等。

（三）MG 的中药用药特色

（1）重用补益药　MG 病情顽固、病程漫长，以虚为本。久虚不复而致损，补益药寻常剂量一般效果不佳。峻剂使用方能起效。通常黄芪用量均在 60g 以上，甚者每剂可达 300g；党参日用量在 30～45g 之间，甚可用达 60g；常并用太子参 20～30g 以强化其力。此外，还常使用淫羊藿温肾扶阳（常用量 20～30g），补阴血的鸡血藤常用量在 45～60g，儿童适减。MG 治疗重在补脾，总体宜甘温滋养，不宜苦寒辛燥；宜升举调畅，不宜泻利破气；宜醒脾运中，不宜腻补峻补。同时既要注意扶正培本，还要防止邪从内生。当邪从内生后，还应兼顾邪气的性质，依据不同病种和病期进行辨证，切不可一味以“虚损”辨治，助邪作祟。

（2）使用峻烈药　MG 病情顽固而重，仅用作用平和的补益药见效缓慢，在辨证治疗原则指导下配用作用峻烈之品如附子、川乌、草乌、马钱子、麻黄、细辛等可提高疗效。

（3）使用血肉有情之品　MG 患者脾肾及胸腺等诸脏易损而难复，配以血肉有情之品促进受累脏器的愈合修复，可以提高临床治愈率，常用如冬虫夏草、鹿茸、紫河车、龟甲、海参等。

（4）兼用具有解毒的中药　“毒”在 MG 的发生发展中扮演了重要角色，故擅用解毒药亦是中医治疗 MG 的特色之一。常用药如土茯苓、虎杖等。从现代药理机制来看，上述药物均具有良好的抑制细胞或体液免疫，促进机体免疫系统功能回归正常之作用。

（5）重视综合调节　中医认为，MG 病机复杂，涉及多个脏器、多个环节，故应以中药为主要手段从多方面、多环节进行综合调节，如补虚、益损、解毒、散结等，而核心的治疗扶正补虚，则因病变涉及脾肾肝肺诸脏，病损有气、阴、阳亏虚之不同，用药上每补脾、温肾、养肝、益肺之品兼用，益气、扶阳、养阴药同施，唯视病机的重点不同而用药有所择重而已。

（四）MG 中成药的临床运用

（1）杞菊地黄丸　功能滋肾养肝。主治 MG 属于肝肾阴虚证者。每次 10g，每日 3 次；4 周为 1 个疗程。

（2）归脾丸　功能益气养血，健脾补心。主治 MG 属于气血两虚证者。每次 10g，每日 3 次；4 周为 1 个疗程。

（3）补中益气丸　功能补中益气，升阳举陷。主治 MG 属于脾胃虚损证者。每次 10g，每日 3 次；4 周为 1 个疗程。

（4）金匮肾气丸　功能补肾助阳。主治 MG 属于脾肾阳虚证者。每次 10g，每日 3 次；4 周为 1 个疗程。

（5）黄芪注射液　功能补益气血。主治 MG 属于脾胃虚损证者。每次 20～40ml 加入氯化钠注射液或 5%葡萄糖注射液 250ml 中静脉滴注，每日 1 次；2 周为 1 个疗程。

（6）参麦注射液　功能补益气阴。主治 MG 属于气血两虚证者。每次 40ml 加入 5%葡萄糖注射液 250ml 中静脉滴注，每日 1 次；2 周为 1 个疗程。

（7）参芪扶正注射液　功能益气扶正。主治 MG 属于脾胃虚损证者，也用于 MG 危象者。每次 250ml 静脉滴注，每日 1 次；15 天为 1 个疗程。

（五）中医药减轻激素及免疫抑制剂的副作用

肾上腺糖皮质激素可能通过抑制免疫系统而对 MG 起治疗作用，且是目前治疗 MG 的主要手段之一，但用药方法仍无统一规范。无论是大剂量冲击，亦或小剂量维持，甚至是无限期给药及周期性给药，均可能出现一些不良反应和并发症。因此，辨证论治，合理使用中药以防治激素的副作用，就显得非常重要。

1）在足量或大量冲击阶段常会引起医源性肾上腺皮质功能亢进。患者可出现口干咽燥，手足心热，头晕耳鸣，或气短乏力、烦躁、夜不能眠等症状，属于中医阴虚内热或气阴两虚的症状，治疗上应配合使用滋阴清热、益气补阴或滋阴清火的法则，采用知柏地黄丸，也可用二至丸或生脉散等。中药可选择沙参、石斛、竹叶、麦冬、天冬、黄柏、知母、西洋参等辨证加入治疗方中。

2）在激素减量时，患者可出现激素撤减综合征。表现为腰酸腿软，头晕耳鸣，食欲不振，疲乏无力，小便清长，舌质淡嫩或有齿痕，脉沉细或细缓。此种表现属于中医之肾气虚、肾阳虚或脾肾两虚，要采用益气温阳或补肾温阳之法。若属脾肾两虚以气虚为主者，则用补中益气汤，若阳虚为主，则用真武汤与金匮肾气丸合方加减，或在原治疗方剂上加菟丝子、淫羊藿、锁阳、肉苁蓉、补骨脂、黄芪、人参或党参、太子参等。

3）激素减至维持阶段时，患者可出现腰膝酸软、疲乏无力、畏寒怕冷，甚至水肿、夜尿增多等脾阳不振、脾肾双亏的现象，此时应着重温肾补脾，用右归丸合补中益气汤，或金匮肾气丸合补中益气汤，或用右归丸加红参、黄芪；也可以选择黄芪、人参、白术、熟地黄、肉苁蓉、补骨脂、仙茅、巴戟天等加入原治疗方中。

（六）中医药在 MG 危象的抢救

MG 危象是 MG 死亡的常见原因。患者如果急骤发生延髓支配肌肉和呼吸肌严重无力，出现呼吸麻痹，以致不能维持换气功能时，即为危象，发生危象如不及时抢救可危及患者生命。出现危象时单纯使用中医难以缓解症状或阻止疾病发展，中西医结合，发挥中医药在 MG 危象抢救中的作用，对提高抢救成功率非常关键。

1）认清病因病机。"气脱者喘、汗，导致阴阳离决"，MG 危象病机涉及肾气损、脾气虚、心气衰，急以培补脾肾、扶正纳气为主，肃肺化痰为辅。用药可选人参、淡附子、煅龙骨、蛤蚧尾、熟地黄、沉香、紫河车、煅牡蛎、黑锡丹、猴枣散、鲜竹沥、生姜汁等。

2）如患者神志不清，容易出现闭证或脱证。脱证时可予参麦注射液 20ml 加入 50%葡萄糖注射液 40ml 中静脉滴注；或参附注射液 20ml 加入 50%葡萄糖注射液 40ml 中静脉滴注，同时鼻饲苏合香丸。闭证时可予醒脑静注射液 20ml 加入 50%葡萄糖注射液 40ml 中静脉滴注，同时鼻饲安宫牛黄丸；若呼吸道分泌物增多而不易排出，可选用鲜竹沥或生姜汁调匀鼻饲或服用。

3）为了防止感冒和感染等导致本病复发或使病情加重，可采用中药或平时服玉屏风散、胎盘片或黄芪等代茶饮。

（蔡业峰　周子懿　许浩游）

第十六章

精神障碍

第一节　睡眠障碍

睡眠障碍是指因各种原因引起人体睡眠和觉醒机制失常，导致睡眠不足或睡眠过多为主要表现的疾病。随着人们工作节奏加快，睡眠障碍发病率不断升高，其中，失眠(insomnia)是最常见的类型。本节仅讨论失眠，失眠是指尽管有合适的睡眠机会和睡眠环境，依然对睡眠时间和（或）质量感到不满足，并且影响日间社会功能的一种主观体验。主要症状表现为入睡困难（入睡潜伏期超过30分钟）、睡眠维持障碍（整夜觉醒次数≥2次）、早醒、睡眠质量下降和总睡眠时间减少（通常少于 6.5 小时），同时伴有日间功能障碍。失眠引起的日间功能障碍主要包括疲劳、情绪低落或激惹、躯体不适、认知障碍等。失眠根据病程分为：短期失眠（病程<3个月）和慢性失眠（病程≥3个月）。有些患者失眠症状反复出现，应按照每次出现失眠持续的时间来判定是否属于慢性失眠。

一、现代医学诊断要点

失眠是一种主观体验，不应单纯依靠睡眠时间来判断是否存在失眠。部分人群虽然睡眠时间较短（如短睡眠者），但没有主观睡眠质量下降，也不存在日间功能损害，因此不能视为失眠。失眠常伴随其他健康问题，有时很难确定二者之间的因果关系，无论属于"原发性"还是"继发性"，均需要针对失眠本身进行独立的临床干预，防止症状迁延或反复。本节讨论不划分原发性失眠、继发性失眠以及各种亚型，仅根据病程简述慢性失眠与短期失眠的诊断要点。

（一）慢性失眠的诊断标准

慢性失眠的诊断标准必须同时符合1）～6）项标准。

1）存在以下一种或者多种睡眠异常症状（患者自述或者照料者观察到）：①入睡困难；②睡眠维持困难；③比期望的起床时间更早醒来；④在适当的时间不愿意上床睡觉。

2）存在以下一种或者多种与失眠相关的日间症状（患者自述，或者照料者观察到）：①疲劳或全身不适感；②注意力不集中或记忆障碍；③社交、家庭、职业或学业等功能损害；④情绪易烦躁或易激动；⑤日间思睡；⑥行为问题（比如：多动、冲动或攻击性）；⑦精力和体力下降；⑧易发生错误与事故；⑨过度关注睡眠问题或对睡眠质量不满意。

3）睡眠异常症状和相关的日间症状不能单纯用没有合适的睡眠时间或不恰当的睡眠环境来解释。

4）睡眠异常症状和相关的日间症状至少每周出现3次。

5）睡眠异常症状和相关的日间症状持续至少3个月。

6）睡眠和觉醒困难不能被其他类型的睡眠障碍更好地解释。

（二）短期失眠的诊断标准

符合慢性失眠第1）～6）条标准，但病程不足3个月和（或）相关症状出现的频率未达到每周3次。

以上诊断要点参照《中国成人失眠诊断与治疗指南（2017版）》。

二、现代医学治疗概要

西医的治疗包括非药物治疗与药物治疗。非药物治疗主要包括认知行为治疗（cognitive behavioral therapy for insomnia，CBT-Ⅰ）和物理治疗。目前临床治疗失眠的药物，主要包括苯二氮䓬类受体激动剂（benzodiazepine receptor agonists，BZRAs）、褪黑素受体激动剂和具有催眠效应的抗抑郁药物。药物治疗的关键在于把握获益与风险的平衡，同时要兼顾药物获取的容易程度、经济负担以及患者主观意愿上的依从性。选择干预药物时需要考虑症状的针对性、既往用药反应、患者一般状况、与当前用药的相互作用、药物不良反应以及其他的现患疾病。需要注意，部分药物说明书中的主要适应证并不适用于失眠的治疗，比如某些抗抑郁剂和镇静类抗精神病药物，但是这些药物具备治疗失眠的临床证据，可以参照推荐意见进行个体化的治疗。抗组胺药物（如苯海拉明）、普通褪黑素以及缬草提取物等非处方药虽然具有催眠作用，但是现有的临床研究证据有限，不宜作为治疗普通成人失眠的常规用药。

（一）非药物治疗

1. 认知行为治疗

认知行为治疗（CBT-Ⅰ）能够有效纠正失眠患者错误的睡眠认知与不恰当的行为因素，有利于消除心理生理性高觉醒，增强入睡驱动力，重建正确的睡眠觉醒认知模式，持续改善失眠患者的临床症状，且没有不良反应。药物治疗失眠的短期疗效已经被临床试验所证实。

2. 物理治疗

物理治疗如光照疗法、经颅磁刺激、生物反馈治疗、经颅微电流刺激疗法等，以及饮食疗法、芳香疗法、按摩、顺势疗法等仅作为可选择的补充治疗方式。

（二）药物治疗

1. 苯二氮䓬类受体激动剂

苯二氮䓬类受体激动剂（BZRAs）：分为苯二氮䓬类药物（benzodiazepine drugs，BZDs）和非苯二氮䓬类药物（non-benzodiazepine drugs，non-BZDs）。

（1）non-BZDs　20世纪80年代以来，以唑吡坦（zolpidem）和右佐匹克隆（eszopiclone）为代表的non-BZDs先后应用于失眠的临床治疗，它们对γ-氨基丁酸受体A上的x1亚基选择性激动，主要发挥催眠作用，不良反应较BZDs轻，已经逐步成为治疗失眠的临床常用药物。唑吡坦、右佐匹克隆和佐匹克隆属于快速起效的催眠药物，能够诱导睡眠始发，治疗入睡困难和睡眠维持障碍。扎来普隆的半衰期较短，仅适用于治疗入睡困难。虽然non-BZDs具有与BZDs类似的催眠疗效，但是由于non-BZDs半衰期相对较短，次日残余效应被最大限度地降低，一般不产生日间困倦，产生药物依赖的风险较传统BZDs低，治疗失眠安全、有效，无严重药物不良反应。需要注意，non-BZDs有可能会在突然停药后发生一过性的失眠反弹。

（2）BZDs　于20世纪60年代开始使用，可非选择性激动γ-氨基丁酸受体A上不同的γ亚基，具有镇静、催眠、抗焦虑、肌肉松弛和抗惊厥的药理作用。国内常用于治疗失眠的BZDs包括阿普唑仑、劳拉西泮和地西泮。BZDs药物可以改善失眠患者的入睡困难，增加总睡眠时间，不良反应包括日间困倦、头昏、肌张力减低、跌倒、认知功能减退等。持续使用BZDs后，在停药时可能会出现戒断症状和反跳性失眠。对于有物质滥用史的失眠患者需要考虑到潜在的药物滥用风险。肝肾功能损害、重症肌无力、中重度阻塞性睡眠呼吸暂停综合征（obstructivesleep apnea，OSA）以及重度通气功能障碍患者禁用BZDs。

2. 褪黑素和褪黑素受体激动剂

褪黑素参与调节睡眠觉醒周期，可以改善时差变化所致睡眠觉醒障碍、睡眠觉醒时相延迟障碍等昼夜节律失调性睡眠觉醒障碍，但使用普通褪黑素治疗失眠尚无一致性结论，故不推荐将普通褪黑素作为催眠药物使用。褪黑素受体激动剂雷美替胺（ramelteon）属于褪黑素MT1和MT2受体激动剂，能够缩短睡眠潜伏期、提高睡眠效率、增加总睡眠时间，可用于治疗以入睡困难为主诉的失眠以及昼夜节律失调性睡眠觉醒障碍。雷美替胺对于合并睡眠呼吸障碍的失眠患者安全有效，由于没有药物依赖性，也不会产生戒断症状，故已获准长期治疗失眠。阿戈美拉汀既是褪黑素受体激动剂也是5-羟色胺2C受体拮抗剂，因此具有抗抑郁和催眠双重作用，能够改善抑郁障碍相关的失眠，缩短睡眠潜伏期，增加睡眠连续。褪黑素受体激动剂可以作为不能耐受前述催眠药物的患者和已经发生药物依赖患者的替代治疗。

3. 抗抑郁药物

部分抗抑郁药具有催眠镇静作用，在失眠伴随抑郁、焦虑心境时应用较为有效。

（1）三环类抗抑郁药物　小剂量的多塞平（3～6mg/d）因有特定的抗组胺机制，可以改善成年和老年慢性失眠患者的睡眠状况，具有临床耐受性良好，无戒断效应的特点，近年已作为治疗失眠的推荐药物之一。阿米替林能够缩短入睡潜伏期、减少睡眠中觉醒、增加睡眠时间、提高睡眠效率，但其同时减少慢波睡眠和快速眼动睡眠，不良反应多（如抗胆碱能作用引起的口干、心率加快、排尿困难等），因此，老年患者和心功能不全患者慎用，不作为治疗失眠的首选药物。

（2）曲唑酮　小剂量曲唑酮（25～150mg/d）具有镇静催眠效果，可改善入睡困难，增强睡眠连续性，可以用于治疗失眠和催眠药物停药后的失眠反弹。

（3）米氮平　小剂量米氮平（3.75～15.00mg/d）能缓解失眠症状，适合睡眠表浅和早醒的失眠患者。

（4）选择性 5-羟色胺再摄取抑制剂（selective serotonin reuptake inhibitor，SSRI）　虽无明确催眠作用，但可以通过治疗抑郁和焦虑障碍而改善失眠症状。部分 SSRI 能够延长睡眠潜伏期，增加睡眠中的觉醒，减少睡眠时间和睡眠效率，减少慢波睡眠，多用于治疗共病抑郁症状的失眠患者；SSRI 可能增加周期性肢体运动，某些患者在服用时甚至可能加重其失眠症状。因此，一般建议 SSRI 在白天服用。

（5）选择性 5-羟色胺和去甲肾上腺素再摄取抑制剂　包括文拉法辛和度洛西汀等可通过治疗抑郁和焦虑障碍而改善失眠症状，更适用于疼痛伴随失眠的患者，不足之处与 SSRI 相似。

（6）抗抑郁药物与 BZRAs 联合应用　慢性失眠常与抑郁症状同时存在，部分 SSRI 与短效 BZRAs（如唑吡坦、右佐匹克隆）联用，可以快速缓解失眠症状，提高生活质量，同时协同改善抑郁和焦虑症状。

常用失眠治疗药物的用法用量和主要适应证参见表 16-1。

表 16-1　常用失眠治疗药物的用法用量和主要适应证

药物	半衰期	成年人用法用量	主要适应证
地西泮	20～50 小时	5～10mg，睡前口服	入睡困难或睡眠维持障碍
三唑仑	1.5～5.5 小时	0.25～0.50mg，睡前口服	入睡困难
咪哒唑仑	1.5～2.5 小时	7.5～15.0mg，睡前口服	入睡困难
艾司唑仑	10～24 小时	1～2mg，睡前口服	入睡困难或睡眠维持障碍
阿普唑仑	12～15 小时	0.4～0.8mg，睡前口服	入睡困难或睡眠维持障碍
劳拉西泮	10～20 小时	1～4mg，睡前口服	入睡困难或睡眠维持障碍
氯硝西泮	26～49 小时	2～4mg，睡前口服	睡眠维持障碍
氟西泮	30～100 小时	15～30mg，睡前口服	睡眠维持障碍
硝西泮	8～36 小时	5～10mg，睡前口服	睡眠维持障碍
唑吡坦	0.7～3.5 小时	10mg，睡前口服	入睡困难或睡眠维持障碍
佐匹克隆	约 5 小时	7.5mg，睡前口服	入睡困难或睡眠维持障碍
右佐匹克隆	4～6 小时	1～3mg，睡前口服	入睡困难或睡眠维持障碍
扎来普隆	约 1 小时	5～10mg，睡前口服	入睡困难
雷美尔通	1～2.6 小时	4～32mg，睡前口服	入睡困难或睡眠维持障碍
阿戈美拉汀	1～2 小时	25～50mg，睡前口服	合并抑郁症状的失眠

三、病理病机述要

现代医学对失眠的病理生理机制的理解尚很肤浅，即便是背景较为单纯的原发性失眠也是如此，但近年的证据表明失眠的发生可能涉及下丘脑-垂体-肾上腺（HPA）轴功能亢奋[主要表现在下丘脑室旁核分泌的促肾上腺素释放激素（CRH）和肾上腺分泌的皮质醇明显增加]，褪黑素（melatonin，MT）系统功能下降、炎症因子增加等。

中医理论认为，本病病因病机为七情内伤、饮食失宜、劳倦体虚、痰瘀蒙阻、年迈久病等导致气血阴阳失和，脏腑功能失调，阴阳不交，阳不入阴而致神明被扰，神不安舍。而情绪刺激、熬夜倒班、饮食不节、妇女绝经、手术等常为诱因。

失眠基本病机为营卫失和，阳不入阴，阴阳失调。病性有虚实之分。实证者，多因情志不遂，肝失条达，气郁不舒，郁而化火，或肝阴不足，肝阳上亢，扰动脑神，魂不入肝，心神不宁；或因思虑太过，所求不得，肝气被郁，脾运失健，聚湿生痰；或因久嗜酒肉肥甘多湿之品，湿聚为痰，痰火交蒸，上聚脑窍，扰乱神明，神不守舍，导致不寐；或因饮食不节，肠胃受伤，宿食停滞，酿为痰热，壅遏于中，痰热上扰，胃气不和，波及脑神；或因情绪过度紧张，突受惊恐，气血逆乱，气滞血瘀，心脑神明失养也致不寐。虚证属阴血不足，心脑失其所养，多因脾失化源，肝失藏血，肾失藏精，心失藏神，胆气虚怯，脑海空虚所致，临床特点为体质瘦弱，面色无华，神疲懒言，惊悸健忘；还有因为阳气虚衰，振升无力，以致阴阳不接，阴不敛潜而致失眠。另一特殊类型的失眠，见于多产多孕、绝经期或有子宫切除病史的妇女，此多因肝肾失调，冲任不足所致。

总的来说，中医是以阴阳学说的整体观来解释人体内稳态，正如《黄帝内经》所载的“阴平阳秘，精神乃治”就是对人体内稳态的高度概括。人类正常的生活状态为“昼精夜寐”，《灵枢》中表示“壮者之气血盛，其肌肉滑……不失其常，故昼精而夜寐”，其中，“昼精”泛指人们日间具有良好的精神与精力，其体力、思维、情绪及感知觉等，能够开展正常的生活劳作；“夜寐”主要为夜间良好的睡眠状态，具体包括全身放松、感知觉消退及意识减弱。因此，现代医学失眠的主要有夜间睡眠质量不佳、日间精力不充足等一系列表现，正是中医理论中的“昼不精，夜不寐”的状态。中医典籍中有大量相关记载，《不居集》所记录的愤怒不寐、烦热不寐、怔忡不寐便为其具体类型，《景岳全书·不寐》所述“心虚则神不守舍……以致终夜不寐，及忽寐忽醒……”均为本病证的症状表现。

失眠的中医病机——阳不入阴可从三个角度考虑：一为阳气的多少，或阳热旺盛，不能入阴，导致阴阳不交，或阳气衰弱，不能涵养心神；二则阴液是否充足，阴液充足才能潜敛阳气；三则阳气与阴气交汇是否出现问题，酉时至子时阴气盛而卫入营、子时至卯时阳气生而卫出表，营卫相合，心肾相交才能阴阳调和。“阴阳”的动态平衡跟现代医学“下丘脑-垂体-肾上腺”这三者之间的互动构成了HPA轴的病理生理机制几乎是一一对应的。

四、中医临证备要

失眠在中医学中的病名为“不寐”，《黄帝内经》将失眠描述为“不得眠”、“不得瞑”、“不得卧”，并言：“卫气不得入于阴，常留于阳。留于阳则阳气满，阳气满则阳跷盛；不得入于阴，则阴气虚，故目不瞑矣。”

（一）辨阴阳偏衰

在论治失眠过程中，应当考虑患者阴阳盛衰，把握患者阴阳偏盛偏衰情况辨证施治，若因阳热亢盛，惊扰神明，当清火安神；若因阳气不足，心神失养，当补阳以涵养心神；若阴血不足，不得潜敛阳气，当滋阴补血；若属阴阳不交，当交通心肾，调和营卫。总的来说，失眠当从调和阴阳论治，可根据阴阳偏盛、偏衰及调和营卫辨证治疗。

（二）类证辨治

1. 阳证不寐

（1）肝火扰心

证候特点　不寐，性情急躁易怒，不思饮食，口渴喜饮，目赤口苦，小便黄赤，大便秘结，舌红，苔黄，脉弦而数。

治法　疏肝泻火，清脑安神。

推荐方剂　龙胆泻肝汤。

基本处方　龙胆草 6g，黄芩 9g，栀子 9g，泽泻 12g，车前子 9g，当归 3g，生地黄 9g，柴胡 6g，生甘草 6g，每日 1 剂，水煎服。

加减法　惊惕不安者加茯神 10g、龙骨 15g、牡蛎 15g 以镇惊定志，安神入眠；胸闷胁胀，善太息者，加郁金 6g、香附 6g 以疏肝解郁。若心火偏亢，火热惊扰神明，可用朱砂安神丸加减以清心泻火，宁心安神。

中成药　朱砂安神丸、加味逍遥丸等。

（2）脾胃失和

证候特点　不寐，胸闷嗳气，脘腹不适而不寐，恶心呕吐，大便不爽，腹痛，舌苔黄腻或黄燥，脉象弦滑或滑数。

治法　和胃化滞，升阳安神。

推荐方剂　半夏秫米汤或保和丸。

基本处方　法半夏 9g，秫米 30g。每日 1 剂，水煎服。

加减法　若宿食积滞较甚，而见嗳腐吞酸，脘腹胀痛者，饮食停滞所致失眠者，加服保和丸以加强消食导滞，和中安神之功。若脾胃失和所致痰热内扰，方用黄连温胆汤加减清以化痰热，宁心安神。

中成药　保和丸等。

（3）阴虚火旺

证候特点　心烦难以入睡，恶梦纷纭，甚至彻夜难眠，五心烦热，潮热盗汗，头晕耳鸣，口燥咽干，精神萎靡，健忘，腰膝酸软，男子遗精，女子月经不调，舌红少苔，脉细数。

治法　滋阴潜阳，安定心神。

推荐方剂　天王补心丹合黄连阿胶汤加减。

基本处方　生地黄 15g，黄连 6g，阿胶 10g（烊化），白芍 10g，天冬 15g，麦冬 15g，玄参 10g，丹参 10g，当归 10g，茯神 15g，五味子 10g，远志 10g，柏子仁 15g，酸枣仁 15g，每日 1 剂，水煎服。

加减法　心火甚者，加连翘、竹茹清热安神；热盛伤津少便秘者，加知母、制首乌、夜交藤养阴血以安神；心烦不寐，彻夜不眠者，加朱砂 0.5g（冲服），或加灵磁石、生龙骨、生牡蛎以重镇安神；虚烦不寐者，可用酸枣仁汤治疗；心烦心悸较重，男子梦遗失精者加肉桂、山茱萸。

中成药　养心安神口服液（院内制剂）、天王补心丹、枣仁安神胶囊、乌灵胶囊等。

2. 阴证不寐

（1）心脾两虚

证候特点　不易入睡，或睡中梦多，易醒且再难入睡，兼见心悸健忘，头晕目眩，乏力，肢倦神疲，饮食无味，面色少华，舌质淡，苔薄白，脉细弱。

治法　补益心脾，养血安神。

推荐方剂　归脾汤。

基本处方　党参 15g，黄芪 20g，白术 10g，茯神 10g，炒酸枣仁 20g，龙眼肉 10g，木香 6g，甘草 6g，当归 12g，远志 10g，生姜 3g，大枣 10 枚，每日 1 剂，水煎服。

加减法　若不寐较重，加五味子、合欢花、夜交藤、柏子仁以助养心安神，或加生龙骨、生牡蛎以镇静安神；若血虚较甚，加熟地黄、白芍、阿胶以补血充脑；若脘闷纳呆，舌苔厚腻者，加半夏、陈皮、茯苓、厚朴以健脾理气化痰。

中成药　柏子养心丸、人参归脾丸、归脾丸、枣仁安神胶囊等。

（2）心胆气虚

证候特点　不寐多梦，易于惊醒，胆怯心悸，遇事善惊，气短倦怠，小便清长，舌淡，脉弦细。

治法　益胆镇惊，安神定志。

推荐方剂　安神定志丸。

基本处方　人参 10g，茯苓 12g，茯神 12g，远志 10g，石菖蒲 9g，生龙齿 30g（先煎），每日 1 剂，水煎服。

加减法　若血虚阳浮，虚烦不寐者，宜用酸枣仁汤；如病情较重，可二方合用；若心悸较甚者，前方基础上加生牡蛎以加强镇静安神之力；若气短自汗者，加党参、五味子以益气养阴；心悸心烦者，加知母、连翘、牡丹皮以清热养心安神。

中成药　人参归脾丸、安神定志丸等。

五、黄培新中医临证经验

（一）阴阳分型论治不寐

黄培新教授以《黄帝内经》营卫阴阳理论为中心，归纳证候规律，抓住患者主要的症状，以阴阳分型论治不寐。不寐的症候复杂多样，夜间症状大体可分为入寐困难、寐而易醒、醒后不能再寐、时寐时醒以及早醒等，而在日间，患者可表现为精神疲惫，少气乏力等症状，但亦可无任何精神疲倦的表现。黄培新教授常常根据患者这些不同症状表现的侧重对失眠进行分型论治，他认为，入睡困难为突出症状者多为阴虚有热，阳偏亢而属阳证，而以早醒、易醒为突出症状者多为气虚，阳偏衰而属阴证，而根据不寐患者日间是否疲倦又可分为虚证和实证，只要抓住阴阳的两个大方向，再结合舌脉辨证，脏腑辨证，即可较为准确地处方用药。《黄帝内经》言："善诊者，察色按脉，先别阴阳。"黄培新教授对不寐的阴阳分治，是在对前人治疗不寐理论总结的基础上进行融会贯通而得出，具有执简驭繁的辨治特点。

1. 阳证不寐的证治探讨

难以入睡是患者的最重要主诉，不管是实证或虚证，几乎都有此症状，然而轻重程度有所不同，肝郁化火、阴虚火旺、心火炽盛等证型难入眠的症状尤甚，甚则彻夜难眠，并常伴心烦意乱，而日间常无明显疲态。临床上最为多见的为阴虚火旺及肝郁化火证，黄培新教授尤其重视阴虚在入寐困难症状的病机作用，《灵枢·邪客》指出："卫气独卫其外，行于阳，不得入于阴。行于阳则阳气盛，阳气盛则阳跷陷，不得入于阴，阴虚，故目不瞑。"

心为火脏，与火邪同气相求，故火热最易扰心，而心主神明，是不寐病的最主要病位，火热扰及神明，则心烦意乱，目不得瞑。火热为阳邪，若火热夜扰心神，则本为阴盛之时而阳反盛，卫气浮动，不得入于营阴，阳气不得潜藏而辗转反侧，入寐困难。卫阳通过阳跷脉、阴跷脉昼行于阳，夜行于阴，卫阳昼夜循行出入阴阳之间协调平衡，寤寐才能正常。若虚火扰心者，多为肾阴不足，相火妄动，浮阳上扰与心火相合，两阳相合则心火益甚；肾水不足，又难济心火，心火独亢于上，难以下降温煦肾水，最终导致心肾不交，水火失于既济，心烦不寐的症状。

因此，临证既要镇降其上亢之浮阳并清心除烦，又要滋养其真阴以宁心安神。治疗此证，黄培新教授常常遣以交泰丸的配伍，黄连清心火而除烦热，少以肉桂引火归原并暖下焦寒冷之肾水，使肾水上腾以济心火，心火下降则水火既济，心肾相交而神安得寐。阴虚则血中有热，营阴难以潜藏卫气，故用牡丹皮、栀子、生地黄清营凉血，血气和则神自安，《灵枢·营卫生会》言："血者，神气也。"其中栀子尤善清心火而除烦，为治疗入寐困难而烦乱的良药，与黄连配伍则增强清心火之力，牡丹皮和栀子亦是清心除烦的重要药对。此外，尚需配伍盐山萸肉滋补肝肾阴精，合鳖甲、生地黄则加强滋阴潜阳的功效，龙齿镇惊安神并平肝潜阳，香附疏肝解郁，行血中之气则营卫通畅，再合甘麦大枣汤养心安神。

若伴有肝郁者，则合以四逆散去枳实，配以合欢皮解郁安神。肝血虚者则可加酸枣仁，补心肝之血而宁心安神。见肝之病，知肝传脾，故肝郁脾虚之证又尤为多见。肝主疏泄，脾胃为气机升降的枢纽，肝脾之病对气机的影响尤为明显，而脾胃受到克伐，则运化失司，常产生痰、饮、湿等病理产物进一步阻滞气机，气机的升降出入受到了影响，营卫生化及卫气的循行出入同样受到影响，自然夜不能寐。故黄培新教授还常用疏肝理脾之法调理中焦气机，除四逆散外，尚常用瓜蒌薤白汤宽胸理气和祛痰。

2. 阴证不寐的证治探讨

多梦易醒，或时寐时醒，或早醒等症状为阴证不寐的突出表现，常伴有日间精神疲倦、乏力，而入睡困难的症状可不明显，黄培新教授认为，这些均为患者虚的病机表现。虚可为气虚，血虚，气血两虚，阴虚及阳虚等。不论是气、阳的不足还是血、阴的亏虚，均可导致卫气不能潜藏。

《景岳全书·不寐》曰："无邪而不寐者，必营血之不足也。营主血，血虚则无以养心，心虚则神不守舍。"营阴不足，则卫阳难以潜藏，阳易浮动，则多梦易醒、早醒。而营卫循行及出入的正常，不仅有赖于营阴的充足，同样依赖于卫气的充盛。阳气能充养精神，《素问·生气通天论》谓之"阳气者，精则养神"，阳气充盛自秘，与阴气相互维系，精神才能得养，"阴平阳秘，精神乃治"。倘若阳气不足，则会导致气虚阳浮，阳衰不能自秘，亦可导致卫气不入于阴，浮动在外产生多梦易醒、时寐时醒、早醒等症状。而此类不寐患者，日间常表现的精神疲倦、乏力，甚至腰膝酸软、便溏等症状，均为一派气虚阳虚之象。

黄培新教授认为，阴证不寐脾肾两虚多见，因脾胃为营卫气血生化之源，且土者生万物，土居中央以灌四旁，土旺则五脏六腑才得以被濡养，故有脾胃为后天之本的说法。肾为先天之本，与后天之本相互滋生，相互促进，先天温养激发后天，后天补充培育先天，故脾肾虚损之证常常并见。治疗此证，则当脾肾同治，黄教授常以香砂六君子汤或陈夏六君子汤为基础以健运脾胃，配以石菖蒲、天麻醒脾祛痰开窍，其中石菖蒲有化湿开胃，开窍豁痰益智之功，可治疗劳心过度，心神失养之失眠、多梦、心悸；补肾则加山萸肉、淫羊藿补肾阴肾阳；最后合甘麦大枣汤濡养心脾而养心安神。

此外，治疗此类症状，黄培新教授善用中成药对患者进行择时治疗，即根据人一日之间的阴阳消长变化、卫气的升降出入，予以晨间服用补中益气丸以益气升阳，助卫阳出而寤，晚间服用知柏地黄丸以滋补真阴清虚火而除烦，助阴气盛而潜藏卫阳则寐，如此则能调整昼夜节律，昼精而夜瞑。

（二）重视不寐的情志因素

黄培新教授临证诊治不寐，除基于阴阳类证辨治思路以外，还特别重视患者的情志因素，失眠可导致精神心理疾病，精神心理因素亦可导致失眠，二者常相互影响，形成恶性循环，如失眠的患者常常都会担心失眠本身，睡前已事先担心今晚会失眠的结果，心烦焦虑是不寐患者的常见症状。在为患者诊治时，黄培新教授还特别注意对患者心理的疏导，让他们放松情绪，消除对失眠的恐惧；常常询问患者家庭、工作是否有不顺心的事情，工作上对自己是否过分高要求等，若有家属陪同，还会叮嘱家属对患者多些关心，尽量让患者心情舒畅；倘若患者对自己要求严格，则会告诫患者凡事尽力而为，不必追求最好的结果，诸如此等；鼓励患者在失眠的治疗上，要有信心和耐心，不可操之过急；此外，尚应叮嘱患者主动调整作息，睡前情绪安宁，心情平静，不要把过去及第二天的事放在心上，避免人为地昼夜节律颠倒。临床上还应四诊合参，知犯何逆，随证治之，虚者补之，实者泄之。

（三）不寐的论治男女有别

黄培新教授根据男女生理特性的不同，在临床诊治不寐的过程中，形成不同的问诊思路以及对应的治疗法则。众所周知，男女有别，其生理特质导致其对不同疾病的易感性有所不同，黄培新教授尤擅抓住不同疾病的流行病学特征，对其深入剖析，内化成自己的临床诊疗思路，巧妙而又准确，大大提高了临床诊疗效率。

1. 女性不寐的论治

他通过多年的临床经验总结，认为女性睡眠障碍患者，多与神经内分泌紊乱有关。中医对妇女患病后睡眠特点的概述，最早见于《金匮要略》中："妇人病，饮食如故，烦热不得卧，而反倚息者，何也？此名转胞不得溺也。"女子失眠临床上多见有月经不调、更年期综合征、心理精神性疾病如焦虑，抑郁等原发病证，均与体内激素代谢紊乱有关，这和女性的生理特点密切相关。女子以肝为先天，以血为本，女子一生经历的孕产、哺乳均与血有关，尤其是每月的月经来潮，使女子的生理有别于男子，更容易导致气血失调，与西医学相参，则表现为神经内分泌的紊乱，出现紧张、焦虑、抑郁等情绪。女性更年期睡眠障碍是由于女性卵巢功能逐渐衰退，雌激素分泌逐渐减少，垂体促性腺激素增多，造成神经内分泌的一时性失调，下丘脑-垂体-卵巢轴反馈系统失调和自主神经系统功能紊乱所致，多发生在45～50岁。黄培新教授认为，更年期妇女不寐是阴血亏虚，天癸竭所致，该群体失眠的常见证型为阴虚火旺、肝郁脾虚，其中以精血亏虚为本，故治疗上应当滋肝肾之阴精，调补阴血为要，兼以清上焦之浮火，疏肝理脾。他常常在辨证论治的基础上选用甘麦大枣汤、四逆散、丹栀逍遥散、知柏地黄丸等加减治之。在中药治疗的基础上，黄教授常联用维生素E、维生素B_{12}、谷维素辅助治疗更年期综合征，这个西药处方是20世纪六七十年代临床上治疗更年期综合征的常用处方，黄教授评价现在治疗更年期综合征的药物五花八门，但这个处方来得简单，价格便宜，副作用小，不仅能让患者获益，还减轻患者经济负担，何乐而不为。

对于育龄期的不寐女性，黄教授临证须问清患者的月经情况，因为月经不调是导致女性睡眠障碍的常见继发性因素，治疗此类睡眠障碍患者当调理月经为要。女子与男子最大的生理区别，大概就是这月行一次的经血了，女子月经受冲、任、督、带脉的调节，与肝脾肾三脏及气血的充盈密切相关。女子行经消耗精血，精血常亏，阴血下注，故心肝血虚，是女子经期及经后睡眠障碍的常见病机；经前则是冲任气血充盈、胞宫成熟的过程，多表现为瘀滞不通之候，气机容易郁结，亦易导致心烦不寐。黄培新教授认为女子行经前后脏腑气血变动明显，经前经后病机迥异，当有所区别，治法上总归调和气血，疏肝理脾。处方在辨证论治的基础上，常以四逆散、甘麦大枣汤合方加减并用，而针对患者经前经后的不同，黄培新教授还常常以中成药逍遥丸联合归脾丸的周期疗法调理患者的月经情况，即经前服逍遥丸，经后服归脾丸，疗程为两个周期以上，此二药副作用小，对女性月经调理十分有益，黄培新教授常嘱咐月经尚在的患者对此两药常服无妨。此二药的妙用在于服用的时间，经前气血壅滞于胞宫，当以通为要，宜服逍遥丸，血脉通畅，月经到来时经血下行亦顺畅；行经后，血脉空虚，心脾气血不足，则当补益心脾，化生气血，则精充气足而神旺。

2. 男性不寐的论治

而男性的失眠，黄培新教授认为，除原发性失眠之外，常见的继发性病因有前列腺疾病，慢性疲劳综合征等，这些慢性疾病在男性群体中发病率高，又常常不被重视，殊不知这类疾病与睡眠障碍的发生常常如影随形，故临床上诊治男性失眠障碍患者，应关注患者这些慢性病的情况，积极治疗原发病。

前列腺增生、慢性前列腺炎是男性中老年人的常见慢性疾病，有资料显示约近 50%的男性在一生中的某个时期会受到慢性前列腺炎的影响，其主要症状表现为尿频、尿急、夜尿增多等，虽然并不会对生命产生威胁，但生活质量会受到明显的影响，其中频繁的睡眠中断以及伴随的焦虑紧张情绪是影响睡眠质量的重要因素，而精神神经症状在慢性前列腺炎中的表现尤为明显。男性失眠患者前来就诊时，黄培新教授常常都会询问是否有前列腺相关疾病病史，询问夜尿次数。中医认为，肾虚湿热瘀阻是慢性前列腺炎及前列腺增生症的核心病机，肾虚也往往是导致不寐的中医病因之一，湿热瘀阻则气机不畅，亦为影响营卫之气运行而导致失眠的因素。现代医学认为，前列腺增生症会导致尿频、尿急、夜尿增多，使睡眠中断，影响睡眠维持状态，而且，患者对疾病本身的担心也会导致焦虑情绪引发失眠；此外，慢性炎症的炎性因子的升高亦参与失眠的发病机制。所以，黄培新教授治疗男性睡眠障碍伴有前列腺增生患者，注重对原发病前列腺疾病的治疗，在辨证论治的基础上，加用前列通胶囊及新癀片，缓解患者的前列腺症状，如此睡眠障碍才有转机。

慢性疲劳综合征是影响现代人的常见疾病，由于现代社会环境竞争激烈，生活节奏加快，特别是在事业上更专注的男士，容易患上慢性疲劳综合征。慢性疲劳综合征是排除各种疾病后，疲劳持续 6 个月以上，出现以下症状中至少四项的疾病，包括短期记忆力减退或者注意力不能集中、咽痛、淋巴结痛、肌肉酸痛、不伴有红肿的关节疼痛、新发头痛、睡眠后精力不能恢复、体力或脑力劳动后连续 24 小时身体不适。慢性疲劳综合征病因不明，但往往具有睡眠障碍症状及精神心理症状，其睡眠障碍特点为入睡困难，睡眠效率低如睡眠维持困难、多觉醒、早醒，醒后无轻松感，白天过度嗜睡等。黄培新教授认为，这种睡眠障碍症状属于心脾肾之虚证，治疗上就是补气，健运脾胃，使后天生化有源，而且还要补肾精，培补一身之元阴元阳，肾阳充足则一身阳气才能旺盛。本证候的辨证论治大体可参照“不寐的同病异治”中的阴证不寐进行，并可联合补中益气丸升提阳气，心脑得养则神明可安。

（四）不寐的中成药治疗

（1）柏子养心丸　主要成分为柏子仁、白茯神、酸枣仁、生地黄、当归身、五味子等。具养心安神，补肾滋阴之效。适用于营血不足，心肾失调所致的阴证不寐。水蜜丸每次 6g，每日分2次服。

（2）枣仁安神胶囊　主要成分为丹参、酸枣仁、五味子。具补心安神之效。适用于各种辨证类型之不寐。每次4～5粒，每日1次，临睡前温开水服用。

（3）天王补心丹　主要成分为人参、丹参、玄参、茯苓、远志、桔梗、五味子、当归身、天冬、麦冬、柏子仁、酸枣仁、生地黄等。具有滋阴养血，补心安神之功效。适用于阳证不寐。蜜丸每次9g，口服，每日2次。

（4）归脾丸　主要成分为黄芪、龙眼肉、酸枣仁、人参、木香等。具有益气补血，健脾养心之功。适用于阴证不寐。蜜丸每次9g，空腹服，每次1丸，温开水送下，每日3次。

（5）七叶神安片　主要成分为三七叶总皂苷，具益气安神之功效。适用于各种辨证类型之不寐。每次50～100mg，每日3次，饭后服。

（6）安神补脑液　主要成分为鹿茸、何首乌、淫羊藿、干姜、甘草、大枣、维生素B_1等。具有生精补髓，益气养血，强脑安神之功效。用于肾精不足、气血两亏所致的不寐；神经衰弱症见上述证候者。每次10ml，口服，每日2次。

（蔡业峰　周子懿）

第二节　焦虑状态

焦虑（anxiety）通常是一种处于应激状态时的正常情绪反应，表现为内心紧张不安、预感到似乎要发生某种不利情况，属于人体防御性的心理反应，多数不需要处理。焦虑障碍即焦虑症，是一类疾病诊断，症状持续、痛苦，严重影响患者日常功能，并导致异常行为，需要治疗。焦虑状态是一组症状综合征，表现为个体有与处境不相符的情绪体验，可伴睡眠困难。属病理性，一般需要医学处理。与神经系统疾病伴发的通常为焦虑状态。

主要临床表现包括以下几点：

1）心理症状：过度担心的心理体验和感受是焦虑的核心症状。

2）躯体症状：是反应性的交感神经兴奋引起的躯体症状。其表现多种多样，但缺少证明疾病的阳性体征和证据。呼吸系统、心血管系统、神经系统、泌尿生殖系统以及皮肤血管反应性症状较常见。

3）行为表现：为情绪表达和躯体运动症状等外在行为学表现。如表情紧张、双眉紧锁、坐立不安、小动作多（抓耳挠腮、搓手、弹指、踢腿）、姿势僵硬、奔跑呼叫、注意力不集中、思绪不清，或警觉性增高、情绪易激动等，极度焦虑患者还可出现回避行为。

一、现代医学诊断要点

神经系统疾病伴发焦虑的诊断主要依据临床表现，结合汉密尔顿焦虑量表等相关评分。原发病基础上出现焦虑症的心理体验、自主神经系统兴奋的躯体化症状及运动行为表现是诊断核心，焦虑量表评分达到焦虑标准有助于诊断。

一次发作中，患者必须在至少数周（通常为 6 个月）内大多数时间存在焦虑的症状，这些症状通常应包含以下要素。恐慌（为将来的不幸烦恼，感到“忐忑不安”，注意困难等）；运动性紧张（坐卧不安、紧张性头痛、颤抖、无法放松）；自主神经活动亢进（头重脚轻、出汗、心动过速或呼吸急促、上腹不适、头晕、口干等）。

本病需要注意鉴别诊断，焦虑的躯体症状表现多样，涉及各个系统，详细的客观检查可排除器质性疾病，或难以用现有的器质性疾病来解释其躯体症状。另外，许多药物的长期和过量应用可出现典型的焦虑障碍，如拟交感药物、阿片类药物、激素、镇静催眠药和抗精神病药物等，可根据其服药史和对药物反应的特点来进行判断。

二、现代医学治疗概要

（一）心理治疗

本病最常用的心理治疗包括认知治疗、行为治疗或认知-行为治疗等。心理治疗的关键是增强支持因素，减少不利因素，处理焦虑反应引起的各种心身反应问题。

（二）药物治疗

治疗焦虑的药物常分为以下几种类型：

1. 苯二氮䓬类药物（又称为安定类药物）

（1）优点　①见效快，多在 30～60 分钟内起效；②抗焦虑效果肯定；③价格一般比较便宜。

（2）缺点　①临时使用，不适合长期大量使用；②容易产生依赖。

（3）常用药物　劳拉西泮（罗拉），佳静安定（又名阿普唑仑），奥沙西泮片（又名优菲），这三个药物属于中效的安定类药物，抗焦虑效果好，镇静作用相对偏弱。其实所有的安定类药物都可以抗焦虑，只是副作用还有效果各不相同，以上三个药较为常用。

（4）如何使用安定类药物

1）断服药原则：焦虑严重时临时口服，不长期大量服用。

2）小剂量原则：小剂量管用就不用大剂量。

3）定期换药的原则：如果是病情需要长期服用安定类药物抗焦虑，3～4 周就换另一种安定类药物，可以有效地避免依赖的产生。注意换药时，原来的药慢慢减，新加上的药慢慢加，两种药物交叉服用一段时间后，再撤掉原来的药物，新加上的药物加到治疗量。如果患者年龄偏大，服药剂量不大，疗效较好时，也可以不换药，只要安定类药物服用的剂量不增加，在正常范围内，疗效不减弱，就可以认为没有产生依赖性。如果停用安定类药物，请慢慢减量至停药，不可突然停药，否则极易引起停药反应，加重病情。

2. 抗抑郁药

抗抑郁药能够从根本上改善焦虑，因为焦虑的病因与脑内神经递质的变化紧密相关，而抗抑郁药可以改善脑内神经递质的不平衡，从而缓解焦虑，从根本上治疗焦虑。

常用药物：①SSRI 类的：帕罗西汀，艾司西酞普兰；②SNRI 类的：文拉法新，度洛西汀。

（1）优点 ①抗焦虑效果肯定；②从根本上改善焦虑；③无成瘾性，适合长期服用。

（2）缺点 ①焦虑效果见效慢，2～3 周后起效，可以同时短期合用安定类药物。②价格偏贵。

具体使用哪种药物，根据病情，身体情况，经济等情况综合考虑。

（3）抗抑郁药物使用的注意事项

1）在服药初期可能会加重焦虑，一般在 2 周后消失，注意开始服药时剂量小一点，慢慢加量，焦虑明显的话，可以加用安定类药物缓解焦虑。

2）症状缓解后，建议服药 1 年左右，停药以及加量请与医生协商，不要自行调整药物治疗方案。

3）服药期间会出现副作用，注意和医生保持联系，不要慌张，一般来说 2 周后副作用大多会消失，因为身体已经适应了。如果副作用患者不能耐受，请与医生联系，调整治疗方案。

4）精神科药物有个体化差异，即不同的患者，即使诊断一样，年龄、性别一样，体质也差不多，对药物治疗的效果会有明显的差异，起效的药物剂量、药物的副作用也会用很大的差异，患者在服药的时候，出现问题及时解决，不要害怕药物的副作用。

（4）常用的抗抑郁药

1）艾司西酞普兰：抗焦虑效果不错，副作用小是其优点，适合老年人以及有心血管疾病的患者使用，但价格较高。

2）帕罗西汀片：商品名赛乐特，乐友等，常用剂量为 20～60mg/d，单次服用即可，抗焦虑效果卓著，是治疗五种焦虑障碍的首选药。需要注意的是，该药副作用稍大，有一定的镇静作用，有些患者会出现一过性的高血压，高血压患者需要监测血压。

3）文拉法新：有缓释制剂也有速释制剂，有国产的也有进口的。该药为双受体作用的药物，抗抑郁抗焦虑效果好。注意有可能在服药初期焦虑会加重，一般持续两周大多消失。

4）度洛西汀：有缓释制剂也有速释制剂，有国产的也有进口的，同样也是双受体作用原理的药物，而且在双受体的作用程度上有其优点。抗抑郁抗焦虑效果较好。

此外，舍曲林、氟西汀，常常作为第二梯队的药物来使用。

3. 丁螺环酮，坦度螺酮

丁螺环酮，坦度螺酮属于 5-HT-1A 受体激动剂，对广泛性焦虑效果好，无依赖性，缺点是见效慢，2～3 周见效，如果患者先服用过安定类药物的话，效果多不理想。可以与抗抑郁药合并使用。

4. 其他药物

1）急性焦虑发作时可以考虑服用普萘洛尔（心得安）10～20mg，临时服用，能够改善症状。

2）三环类药物：如氯米帕明，阿米替林等，药效不错，价格也较便宜，但是副作用偏大，已经不是首选药了。

3）黛力新：是一种抗精神病药物和一种抗抑郁药的混合品。对失眠或严重不安的病例，建议减少服药量或在急性期加服轻度镇静剂。

三、病理病机述要

现代医学认为焦虑状态产生主要跟神经递质相关：焦虑与 5-HT、NA、多巴胺和 γ-氨基丁酸等神经递质有关，其中 5-HT 增高与焦虑的关系最为密切。中医学认为：胆对人体的精神活动具有判断决定的功能，肝之功能需依赖胆的决断方能正常运行，胆之决断功能正常，情志才能舒畅，反之则会情志抑郁。此外，少阳枢机不利，易致肝失调达，阳气得不到疏泄，使人善怒。病因病机主要体现在心-肝-肾轴上，肝郁气滞是病机关键，气血不足、阴虚火旺是病理转归。

四、中医临证备要

中医学中并无“焦虑状态”之病名，但其临床表现变化多端，历代有很多关于类似焦虑症状疾病的记载，综合概括来说，其临床表现主要为：烦躁易怒，善恐易惊，坐卧不安，胸闷喜太息，胁肋胀满，失眠健忘，心悸怔忡，五心烦热，颧红盗汗，肢体麻木震颤，口苦，口干咽燥，纳差等诸多症状。历代医家所阐述的郁病与现代医学所讲的焦虑症在病因、病机方面有着相似的地方，认为焦虑症属于情志疾病，可以将其归属于中医“郁病”的范畴，古代文献中记载的“不寐”、“心悸”、“怔忡”、“惊恐”、“卑惵”、“奔豚”、“脏躁”、“百合病”、“灯笼病”等疾病都与本病有着密切的关系。

（一）辨类证

面赤身热，性急烦躁易怒，口咽干苦，舌质红，舌苔黄，脉数，以上满足 3 项或 3 项以上者为阳类证；面唇晦暗，性缓静卧不烦，口咽不苦，舌质淡，舌苔白，脉迟缓或沉细，以上满足 3 项或 3 项以上者为阴类证。

（二）类证辨治

1. 阳类证

（1）肝郁气滞

证候特点 烦躁不安，精神抑郁，情绪不宁，胸胁作胀或脘痞，口干口苦，嗳气频作，善太息，夜寐不安，月经不调；舌质淡，苔薄白，脉弦。

治法 疏肝和胃，理气解郁。

推荐方剂 柴胡疏肝散或四七汤加减。

基本处方 柴胡 15g，香附 12g，枳壳 10g，陈皮 15g，川芎 10g，芍药 10g，甘草 5g。

加减法 气郁化火者，可加山栀子 10g、牡丹皮 15g；肝气犯胃，胃失和降，而见嗳气频作，胃脘不适者，可加旋覆花 10g、赭石 30g 以和胃降逆；肝气乘脾而见腹胀、腹泻、腹痛者，可加苍术 15g、厚朴 15g、茯苓 30g 以健脾化湿，理气止痛。

（2）痰火扰心

证候特点 表现为惊恐不安，伴性急多言，甚则躁狂，头昏、头痛，口苦，舌红，苔黄厚腻，脉弦滑数。

治法 清心豁痰。

推荐方剂 黄连温胆汤加减。

基本处方 黄连 10g，竹茹 10g，枳实 9g，半夏 9g，橘红 10g，茯苓 10g，生姜 3 片，甘草 6g。

加减法 热势较甚、口苦、便秘者，加龙胆草、大黄泻热通腑；肝火犯胃而见胁肋疼痛、口苦、嘈杂吞酸、嗳气呕吐者，可用黄连、吴茱萸（即左金丸）清肝泻火，降逆止呕；肝火上炎而见头痛、目赤者，加菊花、钩藤、刺蒺藜清热平肝。

2. 阴类证

（1）肝郁脾虚

证候特点 静卧，情绪低落，兴趣索然，神思不聚，善忘，忧愁善感，时有太息，胸胁胀满，脘痞嗳气，纳呆，消瘦，稍事活动便觉倦怠，大便时溏时干，或咽中不适，舌苔薄白，脉弦细或弦滑。

治法 疏肝健脾，化痰散结。

推荐方剂 逍遥散加减。

基本处方 柴胡 15g，当归 15g，白芍 15g，茯苓 15g，白术 15g，薄荷 5g（后下），甘草 5g。每日 1 剂，水煎服。

加减法 若化热见口干苦，便秘者，可加牡丹皮 15g、栀子 10g 以清热化火。

（2）心脾两虚

证候特点 善思多虑不解，胸闷心悸，神疲，失眠，健忘，面色萎黄，头晕，神疲倦怠，易自汗，纳谷不化，便溏，舌质淡苔白，脉细。

治法 健脾养心，补益气血。

推荐方剂 归脾丸加减。

基本处方 党参 10g，黄芪 18g，白术 10g，茯神 10g，炒酸枣仁 18g，龙眼肉 10g，木香 6g，甘草 6g，当归 12g，远志 10g，生姜 3g，大枣 10 枚。每日 1 剂，水煎服。

加减法 若心失所养，则加甘麦大枣汤养心安神；若心悸较甚者，前方基础上加生牡蛎 30g（先煎）以加强镇静安神之力。

（3）肝肾两虚

证候特点 情绪抑郁，精神不振，多虑，悲哀，眩晕耳鸣，目干畏光，视物昏花，卧则难寐，时伴心悸，易于惊醒。偏阴虚者：急躁易怒，腰膝酸软，男子精少或早泄，女子经少或经闭，形体消瘦，时或虚烦，午后颧红，舌红少津，脉细弦。偏阳虚者：声低息短，少气懒言，身重，畏寒，肢冷，面色青白，爪甲隐隐泛青，口吐清水，饮食无味，满口津液，不思水饮，或喝热饮，腰膝痠软，二便自利，舌青滑，或浅黄润滑，脉浮空或细数无力。

治法　滋养肝肾，或温补肝肾。

推荐方剂　偏阴虚者：六味地黄丸加减；偏阳虚者：四逆汤加减。

基本处方　偏阴虚者：熟地黄 30g，山药 30g，山萸肉 20g，茯苓 15g，泽泻 15g，牡丹皮 10g；偏阳虚者：熟附子 15g（先煎），干姜 15g，炙甘草 20g。每日 1 剂，水煎服。

加减法　若肝阴虚甚，可加一贯煎滋养肝阴；若阴虚化火，可加知母 15g、黄柏 10g 清虚热。

（三）对症治疗

气滞血瘀

证候特点　情绪低落，眠差，面色暗晦，舌暗，女性患者可见月经不调，血色暗有血块。形体消瘦，常合并子宫肌瘤、乳腺增生、卵巢囊肿等疾病，舌质青紫，或有瘀点瘀斑，脉沉迟或促、结、代。

治法　疏肝解郁，活血化瘀。

推荐方剂　血府逐瘀汤加减。

基本处方　生地黄 15g，桃仁 10g，红花 5g，炙甘草 5g，枳壳 10g，柴胡 15g，川芎 10g，牛膝 15g，牡丹皮 10g。每日 1 剂，水煎服。

加减法　若血瘀甚，可加莪术 15g、赤芍 15g 以加强活血化瘀之功；若胁痛，可加延胡索 15g、佛手 10g 以行气止痛。

（四）其他治疗

中成药

（1）逍遥丸　功能疏肝健脾，养血调经，主治郁证属肝郁脾虚者，每次 8 丸，每日 3 次。4 周为 1 个疗程。

（2）归脾丸　益气健脾，养血安神，主治郁证属心脾两虚者，用温开水送服，每次 6g，每日 3 次。4 周为 1 个疗程。

（3）血府逐瘀口服液　活血化瘀，行气止痛，主治郁证属冲任虚寒，瘀血阻滞者，每次 1 支，每日 3 次。4 周为 1 个疗程。

（4）六味地黄丸　滋阴补肾，主治郁证属肝肾两虚者，用温开水送服，每次 8 粒，每日 3 次。4 周为 1 个疗程。

五、黄培新中医临证经验

（一）阳虚是焦虑状态贯穿全程的病因

（1）阳虚则神失所养　《素问·上古天真论》中记载：“上古之人，其知道者，法于阴阳，和于术数，食饮有节，起居有常，不妄作劳……度百岁乃去。”黄培新教授认为，现代人往往起居无常，加之过食生冷，失于调摄，阳气受损，“阳气者，精则养神”，《灵枢·经脉》云：“肾足少阴之脉……气不足则善恐，心惕惕如人将捕之。”《医理真传·杂问》曰：怔忡起于何因？“此心阳不足，为阴邪所干也。阳虚之人，心阳日亏，易为阴邪所侮。”阳气亏虚，神失所养，故焦虑症患者表现为易受惊吓、紧张等惊悸不安表现。《景岳全书·不寐》中云：“盖寐本乎阴，神其主也，神安则寐，神不安则不寐。”阳气虚则阳不入阴而致患者入睡困难，夜寐不安。人以阳气为本，阳气的推动、鼓舞是生命活动得以正常进行的动力，无论精神意识、思维活动，还是脏腑气化、肢体运动，都与阳气功能密不可分。《类经图翼·大宝论》中指出：“凡万物之生由乎阳，万物之死亦由乎阳。非阳能死物也，阳来则生，阳去则死矣。”由此可知阳气对于生命活动至关重要，焦虑症发病与肾、心、肝三者之阳气密切相关。

（2）温肾填精是焦虑障碍治疗的重要环节　肾阳为一身阳气之根本，张介宾主张心病从肾治，“所以上不宁者，未有不由乎下，心气虚者，未有不陈因乎精”。焦虑障碍患者多素体肾阳不足，且病程较长，久病及肾，肾精暗耗，精不化气，肾阳更虚。因此，对焦虑障碍的治疗，除了养心安神外，还要重视培补肾精肾阳，使心肾交通，化源不断。肾阴肾阳以肾精为基础，肾阴肾阳亦称为元阴元阳，“阴平阳秘，精神乃治”，肾阴阳之平衡是神志活动正常之根本。

（3）温通心阳是焦虑状态治疗的关键步骤　心为藏神之脏，君主之官，生之本，五脏六腑之大主，故情志所伤，首伤心神，导致脏腑气机紊乱。心藏神，以血为养，以阳气为用。而焦虑症患者的精神、情绪、行为的变化都可以用心之火用不足、神机虚馁阐释之。从临床来看，焦虑障碍患者年龄多为20～40岁，除惊恐不安外，多伴有心悸怔忡，气短乏力，睡眠障碍等心神失养的证候，因此焦虑障碍的治疗当以温通心阳为本。心阳畅达则气血流通，则神得其温养，各宅其位，则诸证自除。

（二）肝郁是焦虑状态的重要病因，疏肝解郁是治疗的重要环节

气郁为本，以肝气郁结为核心，累及中焦脾胃。《黄帝内经》曰：“愁忧者，气闭塞而不行。”而叶天士也指出：“不知情志之郁，由于隐情曲意不伸，故气之升降开阖枢机不利。”说明长期情志不遂、忧思过度必致气机郁滞，升降失常，气机郁滞是情志不畅的重要病机。《丹溪心法·六郁》提出：“气血冲和，万病不生：一有怫郁，诸病生焉。”说明气机郁滞，日久不畅，可变生诸多病症，影响着疾病的发生发展。

黄培新教授认为肝气郁结是焦虑障碍发生的主要原因，贯穿焦虑障碍的全程。《黄帝内经》中有记载：肝的主要生理功能是主疏泄和主藏血。《临证指南医案·木乘土》指出“肝为风木之脏”，《格致余论·阳有余阴不足论》提出：“司疏泄者肝也。”肝的疏泄功能反映肝为刚脏、主升主动的生理特点，是调畅全身气机，推动血和津液运行的一个重要环节，主要表现在调畅气机、促进脾胃运化功能、调畅情志3个方面。肝的疏泄功能正常，则气机调畅，经络通利，脏腑、器官等的活动正常。总之，七情之病多责之肝，虽然中医有“心主神明”之说，但情志活动与肝主疏泄的功能密不可分。肝失

疏泄可致情志活动异常，而强烈或持久的情志异常亦可引起肝失疏泄致肝气郁结，二者交互影响。

（三）温肾益精，解郁通阳是焦虑状态治疗的关键因素

清末著名伤寒学家郑钦安在前人的理论基础上，认为“人生立命全在坎中一阳”，强调元阳在人体生命活动中的重要性，并创立了火神派，著《医理真传》、《医法圆通》、《伤寒恒论》，认为：“阳统乎阴，阳者阴之主也，阳气流通，阴气无滞。”说明在阴阳消长互根的过程中，阳主阴从，阳气是人生立命的关键和根本。这种阳主阴从的思想为我们治疗郁证提供了重要的临床价值。对于阳虚患者，遣方用药之时，黄培新教授注重温肾益精，顾护阳气，避免使用苦寒或伤胃之品，以免因误用、过用、滥用药物而损伤中焦脾胃，常用淫羊藿、菟丝子等温阳之品。

1. 淫羊藿

淫羊藿归肾、肝经，具有补肾壮阳的功效。淫羊藿成分众多，包括黄酮、淫羊藿苷、多糖、木酯素等成分。现代研究发现淫羊藿抗焦虑抑郁的有效成分为淫羊藿苷。淫羊藿苷可以提高单胺类神经递质水平，调节兴奋性氨基酸的平衡，调节抑制性氨基酸的平衡。淫羊藿苷能显著降低 SAMP10 小鼠大脑皮质谷氨酸、谷氨酰胺和 γ-氨基丁酸的水平（$P<0.01$），并能显著降低多巴胺（dopamine，DA）、去甲肾上腺素（noradrenaline，NA）、5-羟色胺（5-hydroxytryptamine，5-HT）水平，改善 SAMP10 小鼠的学习记忆能力。实验发现，大鼠在经过慢性不可预知温和应激之后，大鼠皮层、海马、纹状体内 NA、DA 和 5-HT 含量显著降低，而在给予淫羊藿苷及氟西汀干预之后，可以显著性增加大鼠皮层、海马、纹状体内 NA、DA 和 5-HT 浓度，这表明淫羊藿苷改善焦虑抑郁症的作用机制可能与调节脑内单胺类神经递质水平相关。

2. 菟丝子

菟丝子性平，味辛甘，归肾、肝、脾经，具有补肾益精、养肝明目、固精缩尿、安胎止泻的功效。实验证实，菟丝子提取物能明显改善失眠模型大鼠的学习记忆能力，显著升高血清中 5-HT 含量，降低血清中 DA 的含量，菟丝子提取物改善失眠大鼠的睡眠机制可能与调节单胺类神经递质有关。菟丝子对下丘脑-垂体-性腺轴功能有多方面的作用，它能促进下丘脑-垂体促性腺功能，提高垂体对促性腺激素释放激素的反应性，促进卵泡发育，对血浆黄体生成素（luteinizing hormone，LH）水平虽无明显影响，但能增强卵巢人绒毛膜促性腺激素（human chorionic gonadotropin，HCG）/LH 受体数目与功能；菟丝子及菟丝子黄酮可明显增加幼年雄鼠睾丸及附睾质量；并发现其本身具有类雌激素样活性。菟丝子属于补益肝肾的中药，菟丝子有效成分菟丝子黄酮对心理应激导致的卵巢内分泌功能降低具有明显的调节作用，它能够显著提高心理应激大鼠雌二醇（estradiol，E_2）、孕酮（progesterone，P）的水平，同时也能提高垂体 LH 的水平，下丘脑 β-内啡肽（β-endorphin，β-EP）的水平，但并不影响垂体促卵泡素（follicle stimulating hormone，FSH）水平。本研究发现心理应激大鼠海马-下丘脑-垂体 E 受体及卵巢 LH 受体水平下降，而卵巢 FSH 受体水平升高，菟丝

子黄酮能上调模型大鼠海马-下丘脑-垂体E受体及卵巢LH受体的表达。

（蔡业峰 李世勇）

第三节 抑郁状态

抑郁（depression）是一种负性情绪，以情绪低落为主要表现。持续时间短，为正常心理反应，多数不需要处理。抑郁障碍即抑郁症，是一类疾病诊断，是由各种原因引起、以显著且持久的情绪低落为主要临床特征的一类心境障碍，影响社会功能。抑郁状态是一组症状综合征，以显著抑郁心境为主要特征，丧失兴趣或愉快感，表现有情绪、行为和躯体症状，一般为病理性，持续时间略长，需要医学处理。神经系统疾病伴发的抑郁，泛指患者在各种神经系统疾病中或疾病后所表现出来的情绪低落及兴趣丧失，通常为抑郁状态。

本病主要临床表现：

1）核心症状：主要包括情绪低落、兴趣缺乏和乐趣丧失。三个核心症状是相互联系、互为因果的。可以同时出现三个核心症状，也可只表现其中一种或者两种以上核心症状。

2）心理症状：主要包括焦虑、自罪自责、精神病性症状（妄想或幻觉）、认知症状、自杀观念或行为等。

3）躯体症状：主要表现为睡眠障碍、食欲紊乱、性功能减退及非特异性躯体症状。

一、现代医学诊断要点

（一）诊断标准

本病诊断参照《精神障碍诊断与统计手册（第五版）》（DSM-5）、《中国精神障碍分类与诊断标准》（第三版）抑郁症诊断标准，包括症状标准、严重程度标准、病程标准和排除标准，需符合此4项诊断才能成立。

1. 症状标准

以心境低落为主要特征，在此期间至少有下述症状的四项：

1）对日常活动丧失兴趣，无愉快感。

2）精力明显减退，无原因的持续疲乏感。

3）精神运动性迟滞或激越。

4）自我评价过低，或自责，或有内疚感，可达妄想程度。

5）联想困难，或自觉思考能力显著下降。

6）反复出现想死的念头，或有自杀行为。

7）失眠或早醒或睡眠过多。

8）食欲不振，或体重明显减轻。

9）性欲明显减退。

2. 严重程度标准

根据抑郁症评定量表评定，精神障碍至少造成下述情况之一：
1）社会功能受损。
2）给本人造成痛苦或不良后果。

3. 排除标准

1）不符合脑器质性精神障碍、躯体疾病与精神活性物质和非依赖性物质所致精神障碍。

2）可存在某些分裂性症状，但不符合精神分裂症的诊断标准，若同时符合精神分裂症的诊断标准，鉴别诊断可参考分裂情感性精神病的诊断标准。

4. 病程标准

病程至少持续两周。

（二）鉴别诊断

（1）躯体疾病所致的抑郁　某些疾病如脑卒中、甲状腺功能减退、多发性硬化、帕金森病等，可以引起人体的神经系统生理功能发生变化，从而导致抑郁的发生。诊断以病史、实验室检查或躯体检查为基础，如果可以断定这种器质性的改变与抑郁的关系，诊断为躯体疾病所致的精神障碍（器质性精神障碍）是最为适当的。

（2）精神活性物质所致的抑郁　与精神活性物质所致的抑郁鉴别并没有太大困难，只需要详细地询问病史，并且确定因果关系即可。比如，如果患者有酗酒或吸毒史，在戒断期间出现了抑郁症状，就可以诊断为精神活性物质所致的精神障碍。

（3）精神分裂症　第一，如果患者主客观不统一，出现幻觉、妄想，感觉到客观上并不存在的事物（精神分裂症最常见的幻觉是幻听），或者坚信自己经历过某一并未发生过的事情，其患有精神分裂症的可能性就较大。第二，如果患者用悲伤的语调描述快乐的事情，或者用高兴的语气和表情讲述悲伤的事情，就要考虑有精神分裂症的可能性。第三，抑郁症患者，虽然发病后情绪低落，反复自责，但是他的人格一般不会发生变化。如果一个平时对自己要求严格，循规蹈矩的人突然不修边幅，说话毫无逻辑，信口开河，并且干一些“出格”的事情，说明他的人格发生了变化，就要考虑精神分裂症的可能性。第四，精神分裂症的患者一般没有自知力，并不认为自己属于病态。抑郁症的患者存在一定的自知力，但其自知力并不完整，患者的抑郁症状越严重，其自知力也越薄弱，随着症状的缓解，自知力也会逐渐恢复。因此自知力也是判断疾病严重程度的一个标准。

二、现代医学治疗概要

在对原发疾病的有效治疗基础上针对抑郁症状进行治疗，心理治疗和药物治疗同样重要。

（一）心理治疗

心理治疗主要是通过解释、鼓励、支持、安慰、提高认知功能等方法，涉及内容包括认知行为、精神分析、人际关系和婚姻家庭等方面，这些需要患者家属及亲友共同配合来进行。

（二）药物治疗

目前临床上一线的抗抑郁药主要包括选择性5-羟色胺再摄取抑制剂（SSRI，代表药物氟西汀、帕罗西汀、舍曲林、氟伏沙明、西酞普兰和艾司西酞普兰）、5-羟色胺和去甲肾上腺素再摄取抑制剂（SNRI，代表药物文拉法辛和度洛西汀）、去甲肾上腺素和特异性5-羟色胺能抗抑郁药（NaSSA，代表药物米氮平）等。

（1）帕罗西汀片　适用于抑郁症。亦可治疗强迫症、惊恐障碍或社交焦虑障碍。用法用量：

1）抑郁症，每次20mg，每日1次。

2）治疗强迫症，开始剂量为每日20mg，依病情逐渐以每周增加10mg为阶梯递增，治疗剂量范围为每日20～60mg，分次口服。

3）惊恐障碍与社交焦虑障碍，开始剂量为每日10mg，依病情逐渐以每周增加10mg为阶梯递增，治疗剂量范围为每日20～50mg，分次口服。

不良反应：轻微而短暂。常见的有轻度口干、恶心、厌食、便秘、头痛、震颤、乏力、失眠和性功能障碍。偶见神经性水肿、荨麻疹、直立性低血压。

（2）文拉法辛　适用于各种类型抑郁症，包括伴有焦虑的抑郁症及广泛性焦虑症。用法用量：起始推荐剂量为75mg/d，每日1次。如有必要，可递增剂量至最大为225mg/d（间隔时间不少于4天。每次增加75mg/d）。

1）肝功能损伤患者的起始剂量降低50%，个别患者需进行剂量个体化。

2）肾功能损伤患者，每天给药总量降低25%～50%。

3）老年患者按个体化给药，增加用药剂量时应格外注意。如果用文拉法辛治疗6周以上，建议逐渐停药，所需的时间不少于2周。

用药须知：该缓释胶囊应在每日相同的时间与食物同时服用，每日1次，用水送服。注意不得将其弄碎、嚼碎后服用或化在水中服用。

不良反应：胃肠道不适（恶心、口干、厌食、便秘和呕吐）、中枢神经系统异常（眩晕、嗜睡、梦境怪异、失眠和紧张）、视觉异常、打哈欠、出汗和性功能异常（阳痿、射精异常、性欲降低）。偶见不良反应为：无力、气胀、震颤、激动、腹泻、鼻炎。不良反应多在治疗的初始阶段发生，随着治疗的进行，这些症状逐渐减轻。文拉法辛没有明显的药物依赖倾向。

（3）米氮平　适用于抑郁症。用法用量：口服，可随水吞服，不要咀嚼。

1）成人治疗：起始剂量为每日1次，每次15mg（1片），而后逐步加大剂量以达最佳疗效，有效口服剂量通常为每日15～45mg（1～3片）。

2）有肝肾功能损伤的患者，米氮平的清除能力下降，因而这类患者用药时，应予以注意。米氮平的半衰期为20～40小时，因而用药可以每天1次，于睡觉前服下效果更佳。也可分服，早晚各1次。患者应持续服药，最好在症状完全消失4～6个月后再停药。合适的剂量在2～4周内就会有显著疗效。如效果不明显，可将剂量增加，直至最大剂量，如加量后2～4周内仍无显著疗效，应立即停止用药。

不良反应：食欲增加，体重增加，嗜睡，镇静，通常发生在服药后的前几周（注意，此时减少剂量并不能减轻副作用，反而会影响其抗抑郁效果）。

（4）艾司西酞普兰片 适用于抑郁症及伴有或不伴有广场恐怖症的惊恐障碍。用法：口服，可以与食物同服。用量：抑郁症，每日1次。常用剂量为每日10mg，根据患者的个体反应，每日最大剂量可以增加至20mg。通常2～4周即可获得抗抑郁疗效。症状缓解后，应持续治疗至少6个月以巩固疗效。

1）伴有或不伴有广场恐怖症的惊恐障碍：每日1次。建议起始剂量为每日5mg，持续1周后增加至每日10mg。根据患者的个体反应，剂量还可以继续增加至最大剂量每日20mg。治疗约3个月可取得最佳疗效。疗程一般持续数月。

2）老年患者（＞65岁）：推荐以上述常规起始剂量的半量（5mg）开始治疗，每日最大剂量不应超过10mg。

3）儿童和青少年（＜18岁）：本品不适用于儿童和18岁以下的青少年。

4）肾功能降低者：轻中度肾功能降低者不需要调整剂量，严重肾功能降低的患者慎用。

5）肝脏功能降低者：建议起始剂量每日5mg，持续治疗2周。根据患者的个体反应，剂量可以增加至每日10mg。建议对肝功能严重降低的患者需谨慎增加剂量。

不良反应：常见不良反应有食欲减退、体重增加、激越、焦虑不安、神经过敏、惊恐发作、失眠嗜睡等。

三、病理病机述要

现代医学研究显示，“单胺假说”主导了重性抑郁障碍（major depressive disorder，MDD）病理生理机制的观点，慢性应激导致MDD患者的下丘脑-垂体-肾上腺（HPA）功能亢进从而使皮质醇（一种糖皮质激素）水平慢性升高，这在伴有精神病性症状的MDD患者中更为常见。生理状态下，较低水平的皮质醇通常与皮质和边缘系统等脑区相互作用，以促进情绪和认知调节。越来越多的研究证据表明，慢性应激和炎症所致HPA功能障碍及炎症因子水平紊乱参与了MDD的病理生理，但是其下游机制尚未明确。近年来，神经蛋白p11被认为与MDD的发病及抗抑郁机制相关，而又有研究发现应激和炎症可以影响p11表达，这可能为慢性应激和炎症如何参与MDD的病理生理提供了一些证据。

《丹溪心法·六郁》云：“气血冲和，万病不生，一有怫郁，诸病生焉。故人身诸病，多生于郁。”故中医学认为情志不畅、气机郁滞、气血失和是各种情志内伤疾病的重要原因。内因多为体质素弱，加上情志刺激，肝郁抑脾，饮食不足，生化乏源，日久必气血不足，心脾失养，或心病及肾，心肾阴虚。《诸病源候论》中有“结气病者，忧思所生也。心有所存，神有所止，气留而不行，故结于内”的论述。《素问·脉要精微论》指出“头者，精明之府”。古人已经认识到脑髓是精神智慧产生之处，故精神神志方面疾病不但在心，也为髓海之疾。《素问·调经论》“血之与气并走于上”。这里的“上”即为脑髓，治疗脑病或脑神病可以从调理髓海入手。现代中医学者们也有人指出郁病临床上以虚为主或虚实夹杂，其中肾虚是一个不容忽视的问题，若年老体弱，肝肾渐亏，或抑郁症日久不愈，损及于肾，精髓化生不足，元神脑府失养，神机运转不利，脑功能得不到正常发挥则“脑转耳鸣，胫酸眩冒，目无所见，懈怠安卧”（《灵枢·海论》），总之病位主要在脑、肾，病性是精髓不足，病机是肾精不足，元神失养或见肾虚先天不足影响肝、脾、肺、心诸脏腑的功能和整体气机以及水液代谢及气血运行。

四、中医临证备要

抑郁状态属中医学郁证范畴，是以心情抑郁、情绪不宁、胸部满闷、胁肋胀痛或易怒易哭或咽中如有异物梗塞等症为主要临床表现的一类病证，中医学对郁证具有较为系统的理论认识和丰富的诊治经验，在抑郁症防治中发挥积极作用，尤其是对轻中度抑郁及抑郁症巩固治疗可发挥重要作用。

（一）辨类证

面赤身热，性急烦躁易怒，口咽干苦，舌质红，舌苔黄，脉数，以上满足 3 项或 3 项以上者为阳类证；面唇晦暗，性缓静卧不烦，情绪低落，口咽不苦，舌质淡，舌苔白，脉迟缓或沉细，以上满足 3 项或 3 项以上者为阴类证。

（二）类证辨治

1. 阳类证-气郁化火

证候特点　性情急躁易怒，胸胁胀满，口苦而干，或头痛，目赤，耳鸣，或嘈杂吞酸，大便秘结，舌质红，苔黄，脉弦数。

治法　疏肝解郁，清肝泻火。

推荐方剂　丹栀逍遥散。

基本处方　当归 12g，白芍 12g，柴胡 12g，白术 12g，茯苓 10g，炙甘草 6g，牡丹皮 12g，栀子 12g。每日 1 剂，水煎服。

加减法　热势较重，口苦、大便秘结者，可加龙胆草、生大黄（后下）泻热通腑；肝火犯胃而见胁肋疼痛、口苦、嘈杂吞酸、嗳气、呕吐者，可加黄连、吴茱萸，清肝泻火，降逆止呕；肝火上炎而见头痛、目赤、耳鸣者，加菊花、钩藤（后下）、刺蒺藜清热平肝。

2. 阴类证

（1）肝郁脾虚

证候特点　精神抑郁，胸部闷塞，胁肋胀满，思虑过度，多疑善忧，善太息，纳呆，消瘦，稍事活动便觉倦怠，脘痞嗳气，大便时溏时干，或有咽中不适如有异物梗阻，舌苔薄白，脉弦细，或弦滑。

治法　疏肝健脾，化痰散结。

推荐方剂　逍遥散合半夏厚朴汤加减。

基本处方　柴胡 12g，当归 12g，白芍 12g，白术 12g，炙甘草 6g，法半夏 12g，厚朴 12g，茯苓 15g，生姜 9g，苏叶 6g。每日 1 剂，水煎服。

加减法　女性闭经者，加当归 15g、红花 6g、川芎 6g 以活血通络；失眠者，加合欢藤、茯神各 15g；胸膈窒闷者，加苏梗 9g 以宽胸理气。

（2）心胆气虚

证候特点　抑郁善忧，情绪不宁，胆怯恐惧，心中惕惕不安，自卑绝望，难以决断，或伴失眠多梦，易于惊醒，心悸气短，面色㿠白，舌质淡，苔薄白，脉沉细或细而无力。

治法　益气镇惊，安神定志。

推荐方剂　安神定志丸加减。

基本处方　人参 9g，茯苓 12g，茯神 12g，远志 10g，石菖蒲 9g，龙齿 30g（先煎），当归 12g，白芍 12g，白术 12g。每日 1 剂，水煎服。

加减法　躁扰失眠者，加酸枣仁 20g、茯神 15g、磁石 15g（先煎）；心惊胆怯者，加珍珠母 15g（先煎）、牡蛎 20g（先煎）以镇惊安神。

（3）心肾不交

证候特点　情绪低落，心绪不宁，形体消瘦，足膝酸软，手足心热，口干津少，或见盗汗，入睡难，早醒，多梦，心悸，健忘，舌红或黯红，脉细数。

治法　滋阴清心，养脑安神。

推荐方剂　黄连阿胶汤合交泰丸加减。

基本处方　黄连 9g，阿胶 12g（烊化），黄芩 10g，白芍 18g，磁石 15g（先煎），鸡子黄 2 枚，肉桂 3g，黄柏 10g，陈皮 6g，白术 6g，柏子仁 15g，酸枣仁 15g。每日 1 剂，水煎服。

加减法　如肝阳偏亢，头痛、眩晕，可加钩藤 15g（后下）、菊花 15g、白蒺藜 10g、石决明 10g（先煎）以平肝潜阳；如虚热较甚，低热，手足心热，可加知母 12g、白薇 10g、麦冬 10g 以清虚热；月经不调者，可加香附 9g、泽兰 10g、益母草 10g 以活血调经。

（4）心脾两虚

证候特点　多思善虑，头晕神疲，心悸胆怯，失眠，健忘，纳差，倦怠乏力，面色无华，舌质淡，苔薄白，脉细缓。

治法　养心健脾，补益气血。

推荐方剂　归脾汤加减。

基本处方　白术 30g，茯苓 30g，党参 15g，炙黄芪 30g，龙眼肉 30g，酸枣仁 15g，木香 9g，当归 10g，远志 10g，大枣 5 枚，甘草 9g。每日 1 剂，水煎服。

加减法　心胸郁闷不舒，情志不畅者，加郁金 10g、绿萼梅 9g、佛手 10g 以理气开郁；食欲不振者，加砂仁 10g（后下）、焦三仙各 15g 以健脾开胃。

（5）肾虚肝郁

证候特点　情绪低落，烦躁兼见兴趣索然、神思不聚、善忘，忧愁善感，胁肋胀痛，时有太息，腰酸背痛，性欲低下，脉沉细弱或沉弦。

治法　益肾调气，解郁安神。

推荐方剂　颐脑解郁方加减。

基本处方　北刺五加20g，五味子20g，郁金20g，合欢皮15g，柴胡12g，栀子15g，白芍12g，生甘草6g。每日1剂，水煎服。

加减法　偏于阳虚，阳痿、畏寒肢冷、小便清长者，可加用右归丸；如有早泄、滑精、尿失禁者，可加益智仁15g、桑螵蛸10g、覆盆子15g以温肾固摄；气短乏力，可加党参15g、太子参15g以益气。

（三）中医五行音乐疗法

（1）肝郁脾虚证　角调式乐曲，有疏肝之功；配合宫调式乐曲，可入脾，以健脾气，助运化，二者合用以达到疏肝健脾，理气化痰之功。每日治疗1次，每次30分钟，共治疗20次结束。

（2）肝郁气滞证　角调式乐曲构成了大地回春，万物萌生，生机盎然的旋律，曲调亲切爽朗，具有“木”之特性，可入肝疏肝；若患者有实证表现，亦可选用徵调而泄肝。每日治疗1次，每次30分钟，共治疗20次结束。

（3）心脾两虚证　宫调式乐曲，风格悠扬沉静，淳厚庄重，如“土”般宽厚结实，可入脾以健脾养血；和（或）徵调式乐曲，入心养心。每日治疗1次，每次30分钟，共治疗20次结束。

（4）肾虚肝郁证　羽调式乐曲，可入肾；角调式乐曲，具有“木”之特性，可入肝疏肝。二者合用以滋肾阴，疏肝郁。每日治疗1次，每次30分钟，共治疗20次结束。

（5）肝胆湿热证　角调式乐曲，曲调亲切爽朗，有疏肝之功，可清热疏肝，祛湿解郁。每日治疗1次，每次30分钟，共治疗20次结束。

五、黄培新中医临证经验

（一）肾脏阳气亏虚是抑郁症的发病基础

中医学认为，肾藏精，主“志”，为“作强之官”，出“伎巧”。而肾藏精生髓充脑是神志活动产生的物质基础，肾志是对神志活动的高度概括，作强和伎巧是肾的功能在神志活动中的具体体现。肾脏阳气充足则载精上行养脑，使脑髓充盈，表现出精力旺盛、思维敏捷、自信心强、意志坚定、动作迅速。如《中医大辞典·基础理论分册》云：“肾气盛则精神健旺，筋骨强劲，动作敏捷。”反之则出现困乏倦怠、精力减少、意志消沉、脑力衰退、精神匮乏、能力降低、技能下降等症状，而这些症状正是抑郁症的典型表现。另外，肾藏元阳（气），为一身阳气之根本。元阳（气）可通过调控心阳来保障神志的正常活动。《黄帝内经》云：“君火以明，相火以位。”张景岳进一步提出：“主于心者，为神明之主，故曰君火以明；出于肾者，为发生之根，故曰相火以位。”张氏既强调了心之君火对精神活动的主宰调节作用，又突出了相火与君火的关系。由于君火根于相火，所以“相火以位”对“君火以明”非常重要。故景岳又说：“明即位之神，无明则神无由以著；

位即明之本，无位则光焰何以以生，故君火之变化于无穷，总赖此相火之载根于有。”这些论述提示，只有肾阳充足，心阳才能推动和鼓舞人的精神活动，使人精神振奋，神采奕奕，思维敏捷。如果肾阳不足则心阳亏虚，出现兴趣减退、精神萎顿、神疲乏力、思维迟缓等精神不振的症状。此外，元气元阳亏虚，脾就得不到温煦而运化功能减弱、痰饮内停，出现食欲下降、体重减轻、思维迟缓；肝气得不到资助而升发无力，出现抑郁善叹息。由此可见，肾阳不足不仅可直接导致神志活动下降，还可通过影响心、肝、脾的功能进而影响神志的发生和表达，与抑郁症的发生有密切关系，因而是抑郁症的发病基础。

（二）温阳开郁法治疗郁病要点

黄培新教授认为，温阳开郁使用温阳补肾法是关键与核心。但是，由于抑郁障碍患者往往会伴有心火、肝火、胃火胃热等病机和相应症状，如何温阳而不助（心肝胃）邪火？一是要温而不燥，二是要配合清热去火或养阴清热的药物来监制温阳药。温肾扶阳，但不可过于温燥，以防燥伤真阴，宜在温阳基础上，佐入补肾阴、填肾精之品，以使阳气化生有源，即为“阴中求阳”之意。阴阳俱虚者调补阴阳，用药有所侧重；兼气滞、血瘀、痰湿，应依邪气之不同而治之。老年病之虚实夹杂者，当以补虚泻实治之，做到补而不偏，攻而不伤，补中有泻，泻中寓补。补肾温阳药常选巴戟天、淫羊藿、肉苁蓉这样温而不燥之品，也常常要配合山萸肉、何首乌这样的温补肾精之品，由于抑郁障碍的病机不仅仅是肾阳不足，也还往往同时兼有心肝火旺，胃热便秘，胃肠胀满的胃热症候群，温阳开郁法也常常与清心肝热，清胃肠热的黄连、黄芩、大黄、栀子合用。

（三）中药在郁病中的临床运用

1. 柴胡

柴胡疏肝解郁，为治疗郁病之要药。其治疗郁病是由其自身的药性特点决定的。

一是柴胡性微寒。《医方论·越鞠丸》的越鞠丸方解曰：“凡郁病必先气病，气得疏通，郁于何有？”可见郁病初起以气滞为主，气郁日久而化火，临床见心烦、口干、口苦，舌苔厚腻而黄，脉见弦滑。治疗当佐以清热泻火之品，柴胡性微寒，而非大寒，既可清肝之热，又不损脾胃之阳。

二是柴胡归肝、胆经。《神农本草经·草部》谓柴胡“味苦平，主心腹，去肠胃中结气，饮食积聚，寒热邪气，推陈致新”，柴胡气香质轻，具有清轻升发疏泄之性，退热极好，最善于疏散少阳半表半里之邪，条达肝气而解郁，主要用于邪在少阳，寒热往来，阳气下陷，胸胁胀满，肝气郁结等证。

三是柴胡味苦辛。苦味药具有泻下、燥湿与坚阴的作用。在郁病治疗中其意有二。一方面苦味药“泻下”，泄肠腹中热，使三焦畅通，气机通畅，治疗中焦实热上扰，热盛心烦。另一方面指苦能燥湿，经常用于治疗寒湿或者湿热性病患。朱丹溪提出“气血痰火食湿六郁”，其中停食而生湿，聚湿而生痰，三者皆与湿相关。再者苦味入心，能清心火，郁病心火亢盛而见的心烦等症。辛，发散，有行气、行血的作用，郁病日久，气滞、血瘀、痰结，辛能行气、行血，使气血通畅，诸郁自除。辛、苦类药物长期应用，皆有损耗阴精之弊，柴胡亦有耗气伤阴之说，而使有些医家在郁病的治疗中主张不用。

现代研究表明，柴胡在抑郁症的治疗中疗效是有科学证据的。柴胡抗抑郁作用可能与其增高海马 pMAP-2 蛋白和 mRNA 表达水平相关。柴胡能够明显上调大鼠脑源性神经营养因子（brain-derived neuotrophic factor，BDNF）的表达而达到治疗抑郁症的目的。其抗抑郁活性机制可能与其调控脑中枢作用、免疫与抗氧化作用及内分泌作用机制有关。抑郁症模型大鼠 HPA 轴功能亢进，柴胡通过改善 HPA 功能，进而降低大鼠血清 ACTH 和血浆皮质醇的浓度是其治疗抑郁症的机制之一，柴胡疏肝散可缩短原发性抑郁症患者脑干听觉诱发电位（BAEP）和视觉诱发电位（VEP）潜伏期，从而缓解抑郁症状，可能与其抑制大脑组织海马区 ChAT 蛋白和 mRNA 表达、降低大脑海马区 AChE 活性和蛋白表达有关。所以，无论从柴胡中药本身还是其单方、类方，其治疗抑郁症是有依据的，柴胡是临床治疗抑郁症之要药。

2. 巴戟天

巴戟天味甘、辛，性微温。归肾、肝经。补肾阳，强筋骨，祛风湿。《本草经疏》曰："巴戟天，主大风邪气，及头面游风者，风力阳邪，势多走上，《经》曰，邪之所凑，其气必虚，巴戟天性能补助元阳，而兼散邪，况真元得补，邪安所留，此所以愈大风邪气也。主阴痿不起，强筋骨，安五脏，补中增志益气者，是脾、肾二经得所养，而诸虚自愈矣。其能疗少腹及阴中引痛，下气，并补五劳，益精，利男子者，五脏之劳，肾为之主，下气则火降，火降则水升，阴阳互宅，精神内守，故主肾气滋长，元阳益盛，诸虚为病者，不求其退而退矣。"《本草新编》曰："夫命门火衰，则脾胃寒虚，即不能大进饮食。用附子、肉桂以温命门，未免过于太热，何如用巴戟天之甘温，补其火，而又不烁其水之为妙耶。或问巴戟天近人止用于丸散之中，不识亦可用于汤剂中耶?曰：巴戟天正汤剂之妙药，温而不热，健脾开胃，既益元阳，复填阴水，真接续之利器，有近效而又有速功。"

中药巴戟天具有补肾壮阳、强筋骨、祛风湿之功效。研究人员经初筛发现，巴戟天能增加利血平化小鼠脑内降低的单胺递质含量，同时改善利血平引起的一系列体征变化，提示巴戟天可能有抗抑郁作用。通过测试中药巴戟天提取物对小鼠自发活动、中枢兴奋作用；用小鼠悬尾和大、小鼠强迫游泳等抑郁模型评价药物的抗抑郁作用；利用 5-HTP 诱导小鼠甩头、APO 诱导小鼠刻板、育亨宾致死小鼠等实验，初步解析药物作用的神经药理机制。结果巴戟天提取物在不影响小鼠自发活动的剂量下显著缩短了小鼠悬尾和大、小鼠强迫游泳等抑郁模型的不动时间，同时可以显著降低 APO 诱导的小鼠刻板行为次数，但所有提取物对育亨宾对小鼠的致死作用没有显著影响，结论得出中药巴戟天主要通过作用于 5-羟色胺神经系统来发挥其抗抑郁作用，部分提取物对多巴胺神经系统也有作用。现代药理学对巴戟天的抗抑郁疗效的发现与研究与黄培新教授的频繁使用淫羊藿、巴戟天、肉苁蓉等温肾益精之品殊途同归。

（蔡业峰　李世勇）

第十七章

神经系统危重症

第一节　颅内压增高

颅内压增高（increased intracranial pressure）是神经外科常见的临床病理综合征，是颅脑损伤、脑肿瘤、脑出血、脑积水和颅内炎症等所共有征象，由于上述疾病使颅腔内容物体积增加，导致颅内压（intracranial pressure，ICP）（脑室压力）持续＞15mmHg（2.00kPa）以上，从而引起如头痛、呕吐、视力障碍及视盘水肿等一系列临床表现时，称为颅内压增高综合征。颅内压增高依据起病缓急分为急性颅内压增高和慢性颅内压增高。颅内血肿、脑挫裂伤、急性脑水肿导致急性颅内压增高，表现为进行性意识障碍、剧烈头痛、恶心呕吐等症状；因慢性硬膜下血肿、脑积水等原因致颅内压增高则表现为头痛、呕吐、视盘水肿的慢性颅内压增高三联征。

一、现代医学诊断要点

颅内压增高属于临床危急重症，早期诊断、及时控制其进展非常重要，为患者取得抢救的黄金时机尤为关键。颅内压增高是指颅脑损伤、脑肿瘤、脑血管病、脑积水、脑梗死及颅内炎症等病理损害发展至一定阶段，使颅腔内容物体积增加，导致颅内压持续超过正常上限，从而引起的相应综合征。可以通过有创颅内压监测、腰穿测压来诊断颅内压增高，也可通过临床、影像、其他无创脑功能监测等间接征象诊断颅内压增高。

1. 腰椎穿刺脑脊液压力测定

腰椎穿刺脑脊液压力测定是最常用的颅内压监测技术，正常颅内压是指正常人在水平侧卧位时经腰椎穿刺所测得的压力，一般成人为 60～180mmH_2O，儿童为 50～100mmH_2O，如果脑脊液压力超过 200mmH_2O，即被认为有颅内压增高。

2. 颅内压增高症候群监测

颅内压增高时，最常见的症状是头痛、恶心和呕吐，有时还会出现复视和强迫头位；最常见的体征是意识障碍、瞳孔改变、视盘水肿、眼球外展不全和颈抵抗等；最常见的生命体征变化包括血压增高、心率减慢和呼吸减慢。这些临床症候群的监测十分简便易行，但须注意每一个体对颅内压增高的耐受有所不同。

3. 有创颅内压监测

腰椎穿刺脑脊液压力测定是最常用的颅内压监测技术，但这一检查有发生脑疝的风险，且不能做到实时监测，故不能作为常规的颅内压监测手段。有创颅内压监测是将压力传感器的一端与颅内相通，另一端与监护仪相连，从而实现实时监测技术。这一技术按测压部位不同分为脑室内、脑实质内、硬膜下和硬膜外压力监测，其中以脑室内压力监测最为准确。

4. 无创颅内压监测

无创颅内压监测技术很多，但多因准确性和可靠性不够而未能普及。目前，经颅多普勒超声（transcranial Doppler，TCD）通过参数和血流变化，神经影像学检查通过脑形态变化均可推断颅内压情况。脑血流量（cerebral blood flow，CBF）与颅内压密切相关，临床上可通过 TCD 参数和血流频谱变化推测颅内压。TCD 常规检测的参数包括：收缩期峰值血流速度（systolic velocity，Vs）、舒张末期血流速度（diastolic velocity，Vd）、平均血流速度（mean velocity，Vm）和搏动指数（pulsatility index，PI）。OH =（Vs–Vd）/Vm，主要反映血管阻力变化。当颅内压增高时，TCD 最早出现的参数变化是 Vd 下降和 Vm 下降；随后 Vs 下降，PI 增高，且颅内压越高 PI 增高越明显。颅内压增高时的 TCD 血流频谱变化首先表现为典型的“三峰形”频谱消失，收缩峰变得高而尖，S_1（收缩期高峰）与 S_2（收缩期高峰后的血管重搏波峰）融合，舒张期前切迹加深。当颅内压与舒张压接近时，舒张期血流信号消失；当颅内压高于舒张压时，出现“振荡波”，即血流收缩期正向，舒张期反向。当颅内压继续增高时，出现“钉子波”，进而脑血流信号消失。TCD 监测颅内压的优点是：床旁操作简便易行，检查时间短暂，可重复性良好，通过连续监测可获得有价值的信息，并很少受药物因素影响。其缺点是：监测结果不够敏感、精确；部分患者声窗不穿透或穿透不良，使操作无法进行；参数变化受血压、心率、呼吸、二氧化碳分压、血细胞比容和脑血管自身调节机制等多种因素影响，使参数分析更加复杂多变。此外，TCD 对操作者要求较高，需要娴熟的操作技术和丰富的临床经验。

脑形态变化与颅内压密切相关，而神经影像学检查是最直接的脑形态显像。头颅 CT 检查可快速提供颅内压增高信息，如脑组织水肿、脑沟和脑裂变窄、脑室变小、中线结构移位和脑疝形成等，头颅 CT 检查时间短暂，故可作为 1CP 监测的首选神经影像项目。头颅 MRI 检查与头颅 CT 检查相比，颅内压增高的信息更多、更准确、更可靠，但因检查时间相对较长，不适合具有意外风险的重症患者。

二、现代医学治疗概要

颅内压增高治疗目标分为两部分：①降低颅内压或阻止颅内压进一步增高，即针对颅内压进行治疗，目标值为颅内压＜15mmHg（2.00kPa）；②改善脑灌注和脑氧合，即针对脑代谢进行治疗，脑灌注压目标为 70～120mmHg（9.35～16.00kPa）。颅内压增高治疗的具体措施包括病因治疗镇静、调控血压、脱水利尿、手术减压和治疗性低温等。

（一）病因治疗

应积极针对颅内压增高的病因进行治疗，如闭塞血管（动脉或静脉）的再通、颅内占位病变的清除和颅内感染的控制等。

（二）抬高头位

此为常规的物理降颅内压方法。理论上头抬高正中位有利于脑静脉回流，从而脑血流容积减少，颅内压下降。通常头位抬高目标为 15°～30°，但须维持脑灌注压＞70mmHg。更为理想的头位抬高角度须根据颅内压监测结果确定。

（三）镇静

镇静可解除患者对抗束缚、对抗机械通气等引起的胸腔内压和颈静脉压增高，从而阻止颅内压进一步增高。镇静还可解除患者因焦虑和恐惧引起的交感神经功能亢进，从而降低颅内压。

（四）调控血压

血压、颅内压与脑灌注压三者间有着密切的相关性。调控血压的目的为在颅内压增高情况下合理维持脑灌注压。当脑灌注压＞120mmHg 和颅内压＞20mmHg 时，推荐短效抗高血压药物，如拉贝洛尔、尼卡地平静脉泵注，并根据血压目标值调整剂量，通过降低血压使脑灌注压维持在 120mmHg 以下。当脑灌注压＜70mmHg 和颅内压＞20mmHg 时，推荐短效血管收缩药如多巴胺，其通过提高平均动脉血压维持脑灌注压在 70mmHg 以上，从而抵消缺氧引起的脑血管扩张，使脑血管收缩，脑血流容积减少和颅内压下降。

（五）脱水利尿

1）20%甘露醇：为最常用的渗透性利尿剂，脑疝时每次 1.0g/kg，用药间隔时间缩短到 2 小时。药物减量视颅内压和病情变化而定。其主要作用为提高血浆渗透压，使脑组织和脑脊液水分向血管内转移；提高肾小管内渗透压，使水分自肾脏排出；从而减轻脑水肿、缩小脑组织容积、降低颅内压。

2）呋塞米（速尿）、布美他尼、乙酰唑胺（醋氮酰胺）：均为常用的非渗透性利尿剂。乙酰唑胺除利尿作用外，还有抑制脑室脉络丛的碳酸酐酶作用，从而减少脑脊液分泌，是最适合脑脊液分泌过多的慢性颅内压增高的治疗手段。

（六）糖皮质激素

糖皮质激素具有稳定细胞膜、保护和修复血脑屏障、降低毛细血管通透性等作用，对脑水肿，尤其是血管源性脑水肿有效。常用的糖皮质激素有：氟美松、甲泼尼龙。

（七）降温/低温

体温的下降可使脑代谢率下降，脑耗氧下降、脑血流量减少，从而达到降颅内压的作用。

（八）降低脑氧代谢率

通过药理性昏迷作用降低脑氧代谢率，从而控制颅内压。常用的药物有戊巴比妥。治疗目标为 EEG 监测呈暴发抑制模式或颅内压下降。

（九）手术减压

紧急手术减压治疗可迅速降低颅内压，避免脑疝发生或纠正脑疝。手术降颅内压的措施包括：部分颅骨切除减压术、部分脑组织切除减压术、脑室穿刺引流术等。

三、病理病机述要

颅内压是指脑组织、脑脊液和脑血流在颅内所产生的压力，成人正常颅内压为 60～180mmH_2O（1mmH_2O=0.0098kPa），儿童为 50～100mmH_2O。颅内其中之一的体积增大时，必须有其他的内容物的体积缩减来代偿。一般情况下，当颅腔内容物体积增加超过 5%时，颅内压开始增高。颅内压增高后可引起一系列病理生理学变化，包括：

1）脑血流量的降低、脑缺血：在颅内压升高的代偿期内，颅内压升高，脑灌注压（CPP）下降，脑血管自动调节功能的存在，可使脑血管扩张和脑血管阻力下降使脑血流量保持稳定；颅内压继续升高至失代偿期，一般在 CPP 持续低于 50mmHg（1mmHg=0.133kPa）后，脑血管自动调节功能失效，脑血流量下降，造成脑缺血。

2）脑移位、脑疝：颅内压增高可造成脑组织移位，移位脑组织挤入生理或病理性孔道后出现脑疝。

3）脑水肿：颅内压增高后造成脑组织代谢和血流改变，出现脑水肿。

4）库欣反应：颅内压增高后可出现脉搏减慢，呼吸节律减慢，血压升高改变。

5）胃肠功能紊乱及消化道出血：颅内压增高引起下丘脑神经调节功能紊乱，应激性溃疡发生率升高。

6）神经源性肺水肿：颅内压增高可导致神经源性肺水肿发生率升高。

与颅内压增高相关的病机论述，早在《素问·调经论》就有记载：“孙络水溢，则经有留血。”明代王肯堂《证治准绳》指出“瘀则生水”，“瘀则液外渗，则成水也”。清代唐宗海的《血证论》中记载“瘀血既久，化为痰水”，“血病不离水，水病不离血”。

颅内压增高是脑对各种有害刺激（如创伤、感染、缺血缺氧、肿瘤等）的继发性反应，而这些有害刺激均会导致脑部气机不畅，气滞血瘀，瘀于脑络，继而络脉痹阻，津血流行不畅，血滞留而为瘀，津外渗而为水，水瘀交结阻于脑络。肝肾亏虚是颅脑水瘀证形成的根本原因，肝肾不足，水不涵木，肝阳上亢，亢极生风，内风旋动，引动心火，风火相煽，夹痰火上冲，气血上奔，内风夹邪上扰，脑损伤，或脑络瘀塞不通，或络破血溢，或阻滞气机聚集成瘤。瘀血是首要的病理基础，痰浊、水饮是继发的病理因素，水瘀交结阻于脑络是脑水肿的病机。

因此，颅脑水瘀是颅内压增高的核心病机，是气血运行失调，导致瘀血停滞于脑脉或血溢于脑，最终瘀血内留，水津外渗，水瘀互结于脑内，出现神明失主、肢体失用、七窍失司等临床表现的一类脑病。

综上所述，脑水肿是颅内压增高的关键病理改变，是过多的水分积聚在脑细胞内或细胞外间隙，由脑微循环障碍引起，以血脑屏障结构功能损害和脑细胞能量代谢障碍为基础。微循环障碍为瘀，细胞内或细胞外的水分过多积聚为痰浊、水饮。综上，无论何种原因导致的脑水肿，病机离不开瘀、痰浊、水饮交结于脑府。

四、中医临证备要

中医历代古籍中没有对颅内压增高进行系统记载，根据引起颅内压增高的原发病及颅内压增高所引起的继发性症状，当属于中医学“中风”、“真头痛”、“痫病”、“脑瘤”等范畴。按病因分，若脑血管病所致的颅内压增高，可归为中医的“真头痛”、“中风”范畴；若颅内肿瘤所致的颅内压增高，可归为“脑瘤”范畴；若中枢神经系统感染所致的颅内压增高，可按照“温病”辨病思路。

类证辨治

颅内压增高涉及多种中医病证，临床证候错综复杂，病机多为虚实夹杂。黄老师将现代医学对脑水肿的病因学的认识和中医临证经验相结合，认为颅内压增高的中医证治根据寒热虚实可分为两大类：实证者多为肝胆湿热证、肝阳亢盛证或兼有腑气不通，病脏在肝肾，常见于脑出血急性期、颅内感染、脑外伤早期等，标实症状突出，治宜急则治其标，当以祛邪为主；虚证者多为气虚血瘀证和脾肾亏虚、浊邪蒙窍证，病脏在脾肾，常见于脑血管意外恢复期及后遗症期，脑炎后遗症、继发性癫痫、脑外伤后综合征，多为虚实夹杂，邪实未清而内虚已现，治宜扶正祛邪为主。

1. 实类证

（1）肝胆湿热

证候特点　患者头痛如劈，头昏脑涨，或有高热，目赤面红，烦躁，口干口渴，恶心呕吐，小便黄赤，大便干结，舌红苔黄腻，脉弦或弦数。

治法　清肝利湿。

推荐方剂　龙胆泻肝汤加减。

基本处方　龙胆草 6g，黄芩 10g，栀子 5g，水牛角 10g（先煎），柴胡 15g，生地黄 15g，白茅根 30g，车前子 10g，茵陈 10g，益母草 30g，牡丹皮 15g，通草 10g，甘草 5g，当归 5g，泽泻 15g，人工牛黄粉 2g。每日 1 剂，水煎服。

加减法 夹有痰热者，加天竺黄、竹沥以清化痰热，高热者加生石膏以清热泻火。

中成药 清开灵注射液/口服液、醒脑静注射液、羚羊角口服液、益脑脉口服液/胶囊（院内制剂）。高热神昏伴抽搐者，用安宫牛黄丸半丸口服，每日 2 次，以醒脑开窍；或紫雪丹 3g 口服，每日 2 次，以清热解毒，止痉开窍。

（2）肝阳亢盛

证候特点 以剧烈头痛、频繁呕吐为突出表现，且有身热，肢厥，口角抽动，四肢抽搐，双眼凝视，眼球震颤，神昏，舌绛红，脉细数。

治法 清热平肝息风。

推荐方剂 羚角钩藤汤、镇肝熄风汤、天麻钩藤饮等。

基本处方 羚羊骨 15g（先煎），水牛角 15g（先煎），钩藤 10g（后下），山栀子 10g，菊花 15g，生地黄 20g，白芍 15g，石决明 15g，生牡蛎 10g（先煎），浙贝母 15g，竹茹 10g，白茅根 30g，人工牛黄粉 2g，牛膝 10g，益母草 20g。每日 1 剂，水煎服。

加减法 伴有便干便秘者，加生大黄以清热通腑；若症见神识恍惚、迷蒙者，为风火上扰清窍，由中经络向中脏腑转化，配合鼻饲牛黄清心丸或安宫牛黄丸以开窍醒神；若风火之邪夹血上逆，加用凉血降逆之品以引血下行。

中成药 同肝胆湿热证。

（3）腑气不通

证候特点 脑水肿兼有口气秽臭，烦躁、谵语、意识不清等神志异常者。

治法 通腑泻浊醒神。

推荐方剂 大柴胡汤、大承气汤、小承气汤、星蒌承气汤、增液承气汤等。

基本处方 生大黄 10g，厚朴 15g，枳实 10g，瓜蒌仁 15g，胆南星 10g，虎杖 15g，牛膝 10g，人工牛黄粉 2g，毛冬青 15g，益母草 30g，甘草 5g。每日 1 剂，水煎服。

加减法 热象明显者，加栀子、黄芩以清热泻火；年老体弱津亏者，加生地黄、麦冬、玄参以增液行舟。另外，注意通腑泻浊法可有引血下行之效，与活血化瘀法相辅相成，相得益彰，因此，通腑泻浊基本处方多与活血利水药物如益母草、毛冬青等相伍为用。

中成药 通腑醒神胶囊（院内制剂）可清热通腑、涤痰醒脑。运用时需注意通下不宜太过，一经泻下，即行减量，维持日大便 1～3 次为宜。

2. 虚类证

（1）气虚血瘀

证候特点 气短音微，面色㿠白，全身乏力，头晕或头痛不甚，震颤或瘫痪，口角流涎，自汗出，心悸便溏，手足肿胀。舌质淡暗，舌苔薄白或白腻，脉沉细、细缓或弦细。此证常见于脑血管病恢复期及后遗症期、脑肿瘤、颅内感染日久迁延者。

治法 益气活血化瘀。

推荐方剂 补阳还五汤加减。

基本处方 黄芪 30g，人参 10g，白术 15g，当归 10g，地龙 15g，川芎 10g，赤芍 15g，毛冬青 15g，红花 5g，淫羊藿 15g，牛膝 10g，炙甘草 5g，大枣 15g。每日 1 剂，水煎服。

加减法 方中黄芪宜量大，可从小剂量开始，逐渐增至 120g，恐其性温过升，可酌加知母、天花粉凉润之品以制之；痰象明显者，加陈皮、法半夏等燥湿化痰。言语不利者，加远志、石菖蒲、郁金以祛痰利窍；心悸、喘息者，加桂枝、炙甘草以温经通阳；肢体麻木者，加木瓜、伸筋草、防己以舒筋活络；上肢偏废者，加桂枝以通络；下肢瘫软乏力者，加续断、桑寄生、杜仲、牛膝以强壮筋骨；小便失禁者，加桑螵蛸、益智仁以温肾固涩；血瘀重者，加莪术、水蛭、鸡血藤等破血通络之品。此外，临证时，视脾肾亏虚的程度适当加用补脾益肾之品：例如，健脾益气选用黄芪、人参（党参、红参）、西洋参、五爪龙、太子参、白术、茯苓，补肾选用龟甲胶、鹿角胶、肉苁蓉、淫羊藿；如遇瘀血甚者，活血通脉首选川芎、赤芍、毛冬青、乳香、没药、当归、川红花、全蝎、地龙等。

中成药　川芎嗪注射液、疏血通注射液、西黄丸、脑脉Ⅰ号（院内制剂）。

（2）脾肾亏虚，水浊蒙窍

证候特点　面色萎黄，肢体倦怠，少气懒言，头痛或头晕不甚，发热或不发热，呕吐，肢体浮肿，或伴有肢体瘫痪，小便不利，大便溏薄，舌淡红，苔白，脉浮。

治法　健脾活血利水，温阳化气。

推荐方剂　五苓散加减。

基本处方　泽泻 30g，茯苓 20g，猪苓 20g，白术 20g，桂枝 10g，陈皮 10g，肉桂 1.5g（焗服），砂仁 5g（后下）。每日 1 剂，水煎服。

加减法　若血瘀重者，加鸡血藤、当归以养血活血；若脾肾阳虚明显者，加人参、制附片以益气温肾助阳。

中成药　金匮肾气丸、黄芪注射液有健脾补肾之功效，可考虑使用。

五、黄培新中医临证经验

黄培新教授基于历代医家的思想，通过反复临床实践，他提出，颅内压增高所导致的脑水肿乃水瘀积聚于颅内，瘀阻经脉，气血瘀滞，水湿不运，痰湿、水浊内生，水邪为患，脑髓失养；邪气以瘀血、痰、水浊为果、为标。根据现代医学的认识，颅内压增高病理改变是过多的水分积聚在脑细胞内或细胞外间隙，它由脑微循环障碍引起，以血脑屏障结构功能损害和脑细胞能量代谢障碍为基础。综上分析，微循环障碍为“瘀”，细胞内或细胞外的水分过多积聚为“痰饮”、“水浊”。治疗上，需注意病理产物，若临证以标实为主，采用清热平肝利湿法；若临证以本虚为主，采用益气活血通脉，配合通腑泻浊醒神法、温阳利水法。

（一）古方今用，颅内压增高常用方剂的运用经验

1. 龙胆泻肝汤

龙胆泻肝汤源自《医方集解》，亦见于李东垣《兰室秘藏》及《东垣试效方》，为“苦寒直折、寒凉攻下”的代表方剂之一，具有泻肝胆实火、清下焦湿热之功效。黄培新教授经过多年临证实践，总结归纳了颅内压增高的中医临证思考关键点，他认为，颅内压增高多以六淫、七情等为诱因，以气机逆乱为始动，导致津液输布失常，湿邪内蕴成湿热，气血运行

不畅，湿热与血瘀相互胶结，清阳不升，浊阴不降所致，故在龙胆泻肝汤原方基础上巧妙化裁，治疗颅内感染、脑出血急性期所致的颅内压增高之实火实热证突出者，每获良效。

现代药理研究表明，龙胆泻肝汤组方中的有效成分栀子苷可明显改善脑水肿模型大鼠脑组织病理形态，降低大鼠脑含水量；黄芩苷可降低脑缺血再灌注损伤大鼠脑水肿含水量，柴胡皂苷 a 可以降低创伤性脑水肿模型大鼠脑含水量。

2. 五苓散

黄培新教授特别擅于古方新用，五苓散是中医临床家喻户晓的名方，源自张仲景的《伤寒杂病论》，以利水著名，基本水饮为患的疾病均能见它的身影，它由桂枝、茯苓、泽泻、猪苓、白术五味药组成。方中主药是淡渗利水的茯苓、猪苓、泽泻；白术则以健脾为主，脾健则水湿运化，津液传输正常，从而水湿不停聚于体内。桂枝温阳益气，能助膀胱气化，膀胱气化则水自行。黄老师认为，急性颅内压增高（如大面积脑梗死）的中医病机为机体阴阳失调，脏腑功能紊乱，导致气滞血瘀，脉络阻滞而猝发，血脉瘀阻必然水肿，“血不利则为水”；若慢性颅内压增高者（如颅内感染慢性期、脑肿瘤等）病程较长，久病成瘀，怪病多痰，病机为痰瘀积聚于脑窍，或化为水浊，或化为肿块。临证用五苓散加减温阳活血利水，可起到利水消肿之效。此外，“利小便不通阳非正治也”，需佐以通阳之品助膀胱腑之气化，温阳之品以壮火制水，开肺经以通调水道，蒸化三焦以行水，取“病痰饮者当以温药和之”之义。

黄培新教授认为，五苓散堪称为中药中的利尿剂，却又不等同于西药一般的利尿剂。目前临床上广泛使用的各种利尿剂，在减轻水肿、利尿的同时，基本都会产生不良反应，最常见的是水、电解质紊乱，肾功能损害等。而五苓散经过临床及动物实验的考验，不仅其显著的利尿作用得到了认可，而且利水的同时未出现明显的电解质紊乱或肾功能损害。五苓散从古应用至今，其疗效显著并无明显副作用早已被古代医家发现，在古医籍中亦是有迹可循的。从现代药理的角度来说，五苓散每单味药都有利尿作用，且作用机制不一，但也有很多证据证明五苓散复方的利尿作用明显强于任何单独的一味药，而且它维持的利尿时间长。更重要的是，五苓散对水、电解质代谢起到调整作用，能提高渗透压的调定点。因此，五苓散对脑水肿的治疗起到平衡作用，防止脑耗盐综合征或利尿剂应用后的电解质紊乱，保持患者内环境的平衡，达到既能利水又能维持水、电解平衡的目的，有利于患者整体机能恢复。

黄老师通过反复临床实践并根据目前药理研究推断，五苓散具有渗湿利尿作用，既可以减少脑脊液的产生，又增加了脑脊液的吸收，从而降低了颅内压，对颅内压增高伴有脑积水者有良好的疗效。他将此方拓展应用于治疗颅内压增高合并脑水肿属实证者。黄老师临床运用五苓散尽量保留了仲景用量比例，仲景方中泽泻的用量是最大的，最小的是桂枝，茯苓、白术、猪苓用量基本相等，大致比例是泽泻：茯苓：猪苓：白术：桂枝=5：3：3：3：2，他强调，倘若颠倒使用仲景方中的药量比例的话，其利尿作用会大打折扣。

（二）颅内压增高的核心环节为“水瘀”、“水浊”等浊邪上蒙清窍

黄培新教授认为，颅内压增高伴脑水肿者，其病机的核心环节为“水瘀”、“水浊”等

浊邪上蒙清窍，若腑气不通，中焦气机受阻，邪出无门，易致惊厥、躁狂、气急等变证，使病情更为复杂。临证对于实证者可采用通腑泻浊醒神法缓解脑水肿。及时通下一可直折肝气之暴逆，釜底抽薪，“以下为清”，顺降气血，迅速截断病势演变，以达到平抑肝风痰火上逆之势的效果；二可荡涤积热，使邪有出路，浊邪不能上蒙清窍；三可急下存阴，以防阴劫于内，阳脱于外。此法宜在急性颅内压增高伴有脑水肿时应用。

颅内压增高迁延日久，如造成大面积脑梗死，中医病机为机体阴阳失调，脏腑功能紊乱，导致气滞血瘀，脉络阻滞而猝发，血脉瘀阻必然水肿，“血不利则为水”。颅内感染慢性期、脑肿瘤的病程较长，久病成瘀，怪病多痰，病机为痰瘀积聚于脑窍，或化为水浊，或化为肿块。临证用活血利水法配合西药利尿剂使用，可起到协调加强利水消肿之效。此外，“利小便不通阳非正治也”，需佐以通阳之品助膀胱腑之气化，温阳之品以壮火制水，开肺经以通调水道，蒸化三焦以行水，取“病痰饮者当以温药和之”之义。

（三）治疗颅内压增高的常用中成药的临床运用

1. 清开灵注射液

本品有胆酸、水牛角、珍珠母、栀子、板蓝根、金银花、黄芩等主要成分。具清热解毒，化痰通络，醒神开窍之功效，适用于颅内压增高热毒内盛所致的高热不退，烦躁不安，头痛呕吐者。将本品20～40ml，以10%葡萄糖注射液200ml或氯化钠注射液100ml稀释后静脉滴注，每日1次，7天为1个疗程。

2. 醒脑静注射液

本品以麝香、郁金、冰片、栀子为主要成分，辅料为聚山梨酯80、氯化钠。具有清热解毒，凉血活血，开窍醒脑之功效。适用于颅内压增高伴高热、意识障碍、头痛呕恶、昏迷抽搐者，虚证者慎用。将本品 10～20ml 加入 5%～10%葡萄糖注射液或氯化钠注射液250～500ml中稀释后静脉滴注，每日1次，7～10天为1个疗程。

3. 羚羊角口服液

本品主要成分为羚羊角，具有平肝息风、清肝明目、散血解毒等功效。适用于颅内压增高伴发热、神昏痉厥、惊痫抽搐者，以及肝火上炎所致头痛目赤、头晕目眩等症。每次5～10ml，口服，每日2次，7～14天为1个疗程。

4. 脑脉Ⅱ号口服液（院内制剂）

本品以地龙、天竺黄、水牛角、虎杖等中药为主要成分，具有清肝息风，涤痰通络等功效。适用于颅内压增高之肝火痰热上扰清窍，症见头痛、呕吐痰涎、语言不利、瘫痪等。每次10～20ml，口服，每日3次，7～14天为1个疗程。

（周子懿　蔡业峰）

第二节　昏　　迷

意识障碍和昏迷是患者对外界刺激的反应减低甚至无反应的状态，通常伴运动与感觉功能缺失，仅保留自主神经功能。

昏迷包括意识内容障碍和觉醒障碍两个方面。因此，从广义来讲，当患者出现意识模糊、精神错乱、谵妄状态这些意识内容障碍和嗜睡、昏睡、意识丧失等觉醒障碍时都可泛称为昏迷。而狭义的昏迷则是指最严重的意识障碍，也就是指患者处于一种意识持续中断或完全丧失的状态。这是本节重点讨论的内容。

一、现代医学诊断要点

（一）昏迷的临床分级

（1）浅昏迷　仅对强烈痛觉刺激才能引起肢体做些简单的防御回避反应，眼睑多半开。对语言、声音、强光等刺激均无反应，无自发性语言，自发性动作也极少。脑干的生理反射如瞳孔对光反射、角膜反射，以及吞咽、咳嗽及眶上压痛等反射等均正常存在。血压、脉搏、呼吸等生命体征多无明显改变。

（2）中度昏迷　对强烈疼痛刺激的防御反应、角膜与瞳孔对光等反射均减弱，眼球无转动，大小便失禁或潴留，呼吸、脉搏、血压也有改变。

（3）深昏迷　对外界一切刺激包括强烈的痛觉刺激都无反应，各种深、浅反射包括角膜、瞳孔对光等反射均消失，病理反射也多消失。瞳孔散大，大小便多失禁，偶有潴留，四肢肌肉松软张力低。血压可下降，伴脉搏细弱、呼吸不规律等不同程度的生命体征障碍。

（二）诊断要点

1. 意识障碍的特点

（1）发病急缓　急骤发生的意识障碍多为意外原因所致，如中毒、外伤、低血糖等，也可见于慢性疾病急性并发症，如高血压动脉硬化引起的急性脑卒中，冠心病导致的Adams-Stokes综合征等；渐进加重的意识障碍多见于中毒性或代谢性脑病、中枢神经系统感染等，在意识障碍前患者多有原发病症状，如慢性肺、肝、肾病和糖尿病等，原发病随着意识障碍加重而加重。

（2）意识障碍过程　如意识障碍波动性大，时轻时重，以中毒性或代谢性脑病居多；头部创伤可有意识障碍，如清醒后再度陷入昏迷应考虑硬膜外血肿的可能。

（3）意识障碍发生前或发生时的伴随症状　如发热、头痛、呕吐、呕血、咯血、黄疸、血压变化、癫痫发作、尿便异常、心悸和气短等，应注意这些症状与意识障碍的先后顺序。

2. 既往健康状况

既往健康状况包括心、肝、肺、肾等内脏慢性疾病，以及糖尿病、高血压和类似的意识障碍史等。

3. 服药史

平时的镇静安眠药或精神药物用药史与剂量，糖尿病患者注射胰岛素或口服降糖药的剂量和时间等。

4. 环境及现场特点

1）季节：冬季要考虑一氧化碳中毒，夏季要想到中暑。

2）晨起发现患者意识障碍，应想到一氧化碳中毒、服毒或低血糖昏迷的可能。

3）在公共场所发病的患者多为急骤发病，如癫痫、脑血管病和 Adams-Stokes 综合征等。

4）注意可能发生脑创伤的病史和环境条件。

5）患者周围的药瓶、未服完的药片、呕吐物，应收集并进行化验。

（三）病位诊断

1. 幕上病变

幕上病变引起的昏迷，病程早期病史及症状、体征常提示半球病变，典型表现为轻偏瘫及偏身感觉缺失，优势半球病变（通常是左侧）常有失语症，非优势半球病变出现忽视综合征。如病变扩展（多由于脑水肿）可因对侧半球受压或向下压迫间脑出现嗜睡，进而昏睡进展为昏迷，临床症状常不对称。随颅内压由嘴侧向尾侧加重，丘脑、中脑、脑桥和延髓相继受累，神经系统检查显示功能缺损逐渐向低位解剖水平发展。这种阶段性连续受损强烈支持幕上病变伴发小脑幕下行疝，常提示需外科治疗。一旦病变水平达到脑桥，不可避免地出现致命性后果；对成人而言，如病变发展到中脑水平，即使无严重神经系统损害，患者存活率也会显著降低。若幕上病变经小脑幕引起颞叶钩回疝，压力直接作用于脑干上端，可出现动眼神经麻痹及中脑受压体征，如意识丧失前出现同侧瞳孔散大及眼球内收受限。随着颞叶钩回疝进行性加重出现意识障碍，迅速导致中脑完全受累，典型表现为同侧瞳孔扩大、光反射消失，在动眼神经受累早期进行手术治疗可能使症状缓解。

2. 幕下病变

突发昏迷伴局灶性脑干受损体征强烈支持幕下病变。神经系统检查瞳孔功能及眼外肌活动是最有帮助的特征，若不对称的异常更有意义。局灶性中脑病变出现瞳孔功能丧失，瞳孔中等大小（直径约 5mm），光反射消失；针尖样瞳孔见于脑桥出血，在脑桥梗死以及小脑出血或梗死引起脑桥受压时少见。双眼向病灶侧同向凝视受限或凝视偏瘫侧，或分离性眼运动如核间性眼肌麻痹（眼球运动选择性受损）时高度提示幕下病变。运动反应通常对区分幕上与幕下病变无帮助。幕下病变的通气类型异常多变，可为共济失调性或叹息样。由于幕上占位病变引起的脑疝综合征以广泛脑干功能障碍为特征，与原发性幕下病变难以区别，但病史可能提供某些证据。

3. 弥漫性脑病

弥漫性脑病导致的昏迷也称为代谢性昏迷，包括代谢障碍如低血糖和药物中毒等，以及引起弥漫性脑损伤的其他疾病，如脑膜炎、蛛网膜下腔出血（subarachnoid hemorrhage，SAH）和痫性发作。

弥漫性脑病的临床表现与占位性病变明显不同，通常无偏瘫偏身感觉缺失或失语等局灶性神经体征。除了SAH的部分病例，通常无突发的意识丧失，病史常表现一段时间进行性嗜睡或谵妄，之后逐渐进入昏睡或昏迷。神经系统检查显示对称性改变支持昏迷为代谢性，肝性脑病、低血糖及高渗性非酮症性高血糖通常不伴局灶性体征特别是偏瘫，但瘫痪可从一侧到另侧交替出现；在昏迷前出现扑翼样震颤、肌阵挛和震颤是提示代谢性脑病的重要线索。对称性去皮质或去脑强直发作见于肝性、尿毒症性、缺氧性和低血糖性昏迷，以及镇静药引起的昏迷。患者表现为脑干功能损伤，但瞳孔对光反射正常也是代谢性脑病的特征性表现。虽然在小脑幕切迹疝早期亦可见昏迷伴瞳孔对光反射正常但通常伴不对称性神经体征如瘫痪。引起对光反射异常的少见的代谢性昏迷包括氨鲁米特过量、大剂量巴比妥类中毒伴呼吸暂停和低血压、急性低氧血症、体温过低等；抗胆碱能药中毒可见瞳孔散大；阿片类过量可见针尖样瞳孔，但瞳孔对光反射完全消失不常见。代谢性昏迷的呼吸类型可有极大的差异，动脉血气分析和 pH 测定可为建立病因学诊断提供进一步的依据。

检查瞳孔大小与对光反射、眼球反射性运动及对疼痛刺激的运动反应等有助于区分脑功能障碍或昏迷，是局部结构性病变或弥散性（代谢性）病变所致幕上结构性病变，通常以规律的方式引起脑损伤，逐渐向下累及较低的解剖部位，导致脑功能障碍，代谢性昏迷患者则不存在这种定位表现，检查时可见散在的与神经解剖不一致的发现。镇静剂过量时瞳孔光反射保存，但可见呼吸抑制、眼肌麻痹、面部肌张力弛缓、对疼痛刺激无反应等脑干功能抑制症状。幕上占位性病变可引起下位脑干功能障碍，但在影响下位脑干中枢前通常先损伤调节瞳孔光反射的中脑嘴端结构。

（四）常见疾病

1. 中枢神经系统局灶性病变

根据病史、症状、局灶性体征和影像学检查所见。

（1）脑外伤 硬膜下或硬膜外血肿、颅内出血、脑或脑干挫裂伤、弥漫性轴索损伤。

（2）颅内感染 脑脓肿（细菌性、真菌性、弓形虫性等），脑干脓肿，局灶性脑炎（单纯性疱疹），重症脑囊虫病。

（3）脑卒中 脑出血、（大面积）脑梗死、脑桥出血、小脑出血、脑干梗死和小脑梗死等。

（4）脑肿瘤 原发性或转移性，特别是大的或多发性病变，或伴明显的脑水肿。

2. 中枢神经系统变性病

无症状，查体无局灶性体征，影像学检查经常正常或无诊断意义，或有相应的病变指征。

（1）外伤 弥漫性神经系统损伤、颅内压增高、外伤性蛛网膜下腔出血。

（2）颅内感染 各种原因脑（脊）膜炎（尤其细菌性）、病毒性脑炎、乙型脑炎、脑炎。
（3）脑血管疾病 自发性蛛网膜下腔出血、高血压脑病。
（4）癫痫发作 惊厥性或非惊厥性全面性强直-阵挛发作、癫痫持续状态。

3. 系统性疾病

如肝性脑病、肺性脑病、尿毒症、糖尿病性昏迷、高渗高血糖性昏迷、低血糖昏迷、甲状腺危象、垂体性昏迷、黏液性水肿昏迷、低钠血症和 Addison 病危象等。

4. 代谢性/中毒性疾病

1）低氧血症、全心肌缺血、高碳酸血症、高山性昏迷等。
2）低血糖、高血糖、酮症酸中毒。
3）电解质紊乱：如低钠血症、高钠血症、高钙血症。
4）肝衰竭。
5）肾衰竭。
6）甲状腺疾病：甲状腺危象、黏液性水肿昏迷。
7）体温过低。
8）物理性损害：中暑、触电、淹溺、一氧化碳中毒等。
9）药物和毒素：如酒精、麻醉药及巴比妥盐、苯二氮䓬类及其他镇静剂和抗焦虑药、抗抑郁药、吩噻嗪类及其他抗精神病药、抗癫痫药、多种违禁药物、农药中毒、化学品中毒、动物或植物毒素中毒。

（五）鉴别诊断

（1）睡眠 是暂时生理性意识丧失，可轻易唤醒是与昏迷的区别。须注意与长期睡眠剥夺、酒精中毒后状态或中枢神经系统抑制剂导致的过度睡眠鉴别。

（2）闭锁综合征 四肢瘫，不能讲话，貌似意识障碍，但眼球垂直运动保留可示意诊断线索是患者存在自发睁眼，能按指令上视。

（3）无动性缄默症 患者不能说话或有断续字词，交流明显减少，不能自发运动，刺激可有运动。意识不清或部分保留，是丘脑、基底核、双侧扣带回或第三脑室后部（脑干上部网状上行激活系统）不完全受损所致，皮质完好。

（4）去皮层综合征（持续植物状态） 患者无皮质功能体征，有睡眠与觉醒周期，不能认知外界环境。去皮质强直发作若伴锥体束征有助于与无动性缄默症鉴别。

（5）非抽搐性癫痫状态 复杂部分性癫痫状态或失神发作状态较常见，应避免误诊。

（6）精神性无反应 患者对疼痛或有害刺激无反应，表现清醒或入睡，但缺少意识反应。反射性反应正常（如眼球追踪运动）提示意识清醒。患者常强烈抗拒睁眼和查体，提示严重精神障碍，偶可为诈病的表现。

（7）其他 包括老年人短暂性无应答，如特发性复发性昏睡，假性或癔症性昏迷，植物性抑郁，紧张症等。

二、现代医学治疗概要

昏迷作为严重的意识障碍，不论病因如何，通常代表许多疾病危重期，可致命并使原发病加重。对昏迷患者的治疗，需要一支高素质医生指导的训练有素的护理团队，在未确诊前即及时采取必要的治疗措施，诊断与治疗同步进行。

昏迷的处理原则是：①尽力维持生命体征；②进行周密的检查，确定意识障碍的病因；③避免内脏尤其脑的进一步损害；④在脑缺血、缺氧或低血糖等已发生急性不可逆损害的病例，昏迷常为多种病因相互作用的结果，无特效治疗，支持疗法至关重要。

（一）生命支持与脑保护

生命支持是脑保护的基础，呼吸、循环功能和内环境稳定关系到脑氧、脑血流和脑代谢的稳定。因此，脑保护必须从生命支持开始，并贯穿始终。

（1）呼吸功能支持　包括改善低氧血症，保证脑组织供氧；血氧饱和度（SpO_2）维持在95%以上，动脉氧分压（PaO_2）维持在80mmHg以上；纠正高碳酸血症，防止脑缺血加重；呼气末CO_2（$ETCO_2$）或动脉二氧化碳分压（$PaCO_2$）维持在正常范围内。呼吸功能支持的主要手段是：建立人工气道、吸入氧气、湿化雾化和机械通气。

（2）循环功能支持　包括稳定动脉血压，保证脑组织供血：平均动脉压维持在60～90mmHg。平均动脉压过低的调控包括血容量补充（晶体液、血浆、血浆代用品等）和应用血管活性药物（多巴胺、多巴酚丁胺、去甲肾上腺素）。平均动脉压过高的调控包括控制液体入量和应用血管扩张药物（硝普钠、拉贝洛尔、乌拉地尔等）。此外，还须稳定心功能，包括纠正心功能不全和心律失常。

（3）内环境稳态　减少细胞新陈代谢紊乱所致的脑损伤。具体措施包括：维持液体出入量平衡，调控电解质、pH在正常范围，纠正酸中毒时，须多次、小量（每次30～50ml）、缓慢静脉滴注碳酸氢钠溶液，以免细胞内酸中毒进一步加重；控制血糖在8.3～11.1mmol/L，必要时静脉泵注胰岛素，但须避免低血糖发生。

（二）降温/低温与脑保护

降低体温，可使脑细胞代谢率和脑耗氧量下降，从而减轻脑损伤。体温控制目标为常温/低温（核心体温32～35℃），降温/低温技术包括具有温度反馈调控系统的体表降温和血管内降温。核心体温监测部位通常选择膀胱或直肠。脑损伤后降温/低温开始时间越早越好。诱导时间越短越好（数小时），维持（数天）越平稳越好，恢复常温速度越慢越好（每24～48小时升高1℃）。在整个降温/低温过程中处理好寒战和并发症。

（三）降颅内压与脑保护

控制颅内高压，可减轻继发性脑损伤。降颅内压目标为脑室压＜20mmHg。颅内压增高治疗的具体措施包括病因治疗、镇静、控制血压、脱水利尿、手术减压和治疗性低温等。

1. 抬高头位

抬高头位是常规的物理降颅压方法。通常头位抬高目标为15°～30°，但须维持脑灌注压＞70mmHg，更为理想的头位抬高角度须根据颅内压监测结果确定。

2. 镇静

镇静可解除患者对抗束缚、对抗机械通气等引起的胸腔内压和颈静脉压增高，从而阻止颅内压进一步增高。镇静还可解除患者因焦虑和恐惧引起的交感神经功能亢进（心动过速、血压增高、脑代谢率增高和脑血流增加），从而降低颅内压。丙泊酚是一可选择的半衰期很短的镇静剂，常规剂量为0.3～4mg/（kg·h），静脉泵注；用药前须做好呼吸支持和循环支持准备，用药后须对镇静效果进行评估。

3. 调控血压

调控血压的目的在于颅内压增高情况下合理维持脑灌注压。当脑灌注压＞120mmHg和颅内压＞20mmHg时，推荐短效抗高血压药物，如拉贝洛尔50mg加入0.9%氯化钠注射液10ml中，缓慢静脉推注，必要时每5分钟重复一次，直至血压下降（30分钟内总量不超过200mg）；尼卡地平0.5μg/（kg·min），静脉泵注，并根据血压目标值调整剂量（慎用硝普钠，因其可引起脑血管扩张，加重颅内压增高），通过降低血压使脑灌注压维持在120mmHg以下。当脑灌注压＜70mmHg和颅内压＞20mmHg时，推荐短效血管收缩药物，如多巴胺2～10μg/（kg·min），通过提高平均动脉血压维持脑灌注压在70mmHg以上，从而抵消缺氧引起的脑血管扩张，使脑血管收缩、脑血流容积减少和颅内压下降。

4. 脱水利尿

（1）渗透性利尿剂　主要作用为提高血浆渗透压，使脑组织和脑脊液水分向血管内转移；提高肾小管内渗透压，使水分自肾脏排出，从而减轻脑水肿、缩小脑组织容积、降低颅内压，但渗透性利尿剂使用不当可并发重要脏器损伤，如充血性心力衰竭，低血容量休克，急性肾小管坏死和水电解质失衡等，故要求用药时加强监测，并将血浆渗透压维持在300～320mmol/L。最常用的渗透性利尿剂是20%甘露醇，初始剂量为1.0g/kg，静脉快速输注，以后每次0.25～0.5g/kg，每4～6小时1次。脑疝时每次1.0g/kg，用药间隔时间缩短到2小时。药物减量视颅内压和病情变化而定。

（2）非渗透性利尿剂　主要作用为抑制肾小管对氯离子和钠离子的再吸收，随着离子的排出而水分丢失，从而引起利尿、脱水和降颅压作用。该类药物利尿作用强，易引起水、电解质失衡，常用的非渗透性利尿剂有：①呋塞米（速尿）：静脉输注10～40mg，每日2～4次；②布美他尼：静脉输注，从0.5～1mg起始，必要时每隔2～3小时重复1次，最大剂量每日10mg。

（四）神经保护药物与脑保护

神经保护药物的单药治疗在多个临床前研究中得到证实，但临床研究结果发现获益不多。目前推荐有益无害的神经保护剂均可使用，并采用“鸡尾酒”疗法。临床常用的神经保护药：中枢神经抑制剂、钙离子拮抗剂、自由基清除剂（抗氧化剂）、镁剂、糖皮质激素等。

（五）高压氧与脑保护

在 3 个大气压下，吸入纯氧是吸入空气提高血氧分压的 21 倍，氧的弥散增强。因此，高压氧（hyperbaric oxygen，HBO）可迅速、大幅度地提高血氧分压，增加血氧含量。当毛细血管氧弥散率和弥散距离增加时，全身各组织器官缺氧迅速改善。应在生命体征平稳后尽早开始 HBO 治疗。HBO 治疗的加压速度为每分钟 0.003MPa，压力高度为 0.2～0.25MPa。HBO 治疗的高压氧舱停留时间为每次数小时，1 次/日，连续 5～10 次。

三、病理病机述要

现在医学认为意识的维持是通过脑桥中部以上的脑干上行网状激活系统及其投射至双侧丘脑的纤维以及双侧大脑半球的正常功能实现的，因此，累及网状激活系统或双侧大脑半球的病变均可导致昏迷。近代神经解剖生理学研究发现，网状结构位于脑干的中轴部位，由各种大小不等的散在的神经元组成；此外，广泛弥漫的中枢整合机构即大脑皮质损害也可引起意识水平低下或昏迷。

祖国医学认为神昏为病，乃心脑受扰而发。心藏神，主神明，神志活动为心所司。脑为元神之府，是清窍之所在，脏腑清阳之气，均会于此而出于五官，不论外感时疫，热毒内攻，或内伤疾病阴阳气血逆乱，浊邪上扰，皆可导致清窍闭塞，神明失守，而发为神昏。

四、中医临证备要

（一）辨证要点

1. 辨闭脱

闭证：属于实证，患者昏迷后表现为牙关紧闭、口噤不开、手指握固、二便闭塞等症状。

脱证：属于虚证，患者昏迷后表现为目合口张、手撒遗尿、二便失禁、肢体松软等症状。

2. 明兼夹

神昏当明兼湿兼瘀之别。邪毒内陷心包之神昏，常伴有高热、谵语、烦躁抽搐，或斑疹衄血，舌红绛而脉滑数；痰浊蒙蔽清窍之神昏，多呈似清非清，时清时昏之状态，咳逆喘促，痰涎壅盛，身热而多不高，舌腻而垢浊，脉濡而数；阳明燥结之神昏，以谵语烦躁为主，日晡潮热，腹满而痛，舌黄而燥，脉沉实；瘀热交阻之神昏，症见谵昏如狂，少腹满硬急痛，唇爪青紫，舌绛，脉沉而涩。他如湿热上蒸和肝阳暴张之神昏，则有黄疸日深，斑疹衄血或卒中偏瘫，肝风内动等特点。若突然大汗，面白，肢体厥冷，脉微欲绝，神识不清者，当为脱证之神昏。

3. 审外感及内伤

神昏之病因，有外感内伤之分，热陷心营、腑实燥结和瘀热交阻之神昏，多属温热病的逆传变证；喘促痰盛和肝阳暴张之神昏，多属内伤杂病演变发展之急候；湿热上蒸之神昏，既可发于外感，也可见于内伤杂病之变证。不论外感、内伤之神昏，其病必犯心、脑，致清窍闭塞或神明失守。

（二）急救处理

1. 处理原则

（1）分主次　即分辨神昏不同证候中，何者为导致神昏的证候特点，何者为非证候特点，这对指导选方用药十分重要。感受温热邪毒所致的神昏，高热乃是证候特点，高热一退，神昏即解；喘促痰蒙之神昏，痰涎壅盛为其证候特点，痰浊一去，则神昏必去。

（2）审标本　治神昏之要，祛除导致神昏之主要病因，就可达到治其本而缓其标急之危。如腑实燥结之神昏，其主要病机为邪热与胃肠糟粕相结，导致实热上扰于心，以攻下通腑为先，使腑气得通，则神昏必解。

2. 急救处理

（1）一般措施　入抢救室，氧疗，开通静脉通路。

（2）开放气道　仰卧头去枕，将头处于仰头举颏位；呼吸道堵塞严重者，当气管插管以机械通气辅助呼吸。

（3）醒脑开窍　醒脑静注射液 20ml 加入 250ml 10%葡萄糖注射液中，静脉滴注。

（4）清热解毒开窍　清开灵注射液 20～120ml 加入 250ml 10%葡萄糖注射液中，静脉滴注；或安宫牛黄丸 1 丸，每日 2～3 次，口服或鼻饲。

（5）益气养阴固脱　生脉注射液 20～40ml 静脉推注，1～2 小时 1 次，直到脱离厥脱状态；或生脉注射液 100ml 加入 10%葡萄糖注射液中稀释，静脉滴注，每日 2 次；或选用参麦注射液，用法与生脉注射液同。

（6）益气回阳固脱　参附注射液 20～40ml 静脉推注，1～2 小时 1 次，直到脱离厥脱状态。

（三）类证辨治

1. 阳类证

（1）热陷心营

证候特点　神昏，常伴有高热、谵语、烦躁抽搐，或斑疹衄血。舌红绛，苔黄燥，脉滑数或细数。

治法　清心开窍，泻热护阴。

推荐方剂　清营汤加减。

基本处方　水牛角 3g，生地黄 15g，玄参 12g，竹叶心 12g，麦冬 12g，丹参 15g，川黄连 9g，金银花 9g，连翘 9g。每日 1 剂，水煎服。

中成药　病重者加服安宫牛黄丸 1 丸；深昏者，加服至宝丹，每服 1 丸，每日 4～6 次，灌服或鼻饲。醒脑静注射液 20ml，用 5%葡萄糖注射液或 0.9%氯化钠注射液 250ml 稀释后静脉滴注，每日 1～2 次。

（2）湿热痰蒙

证候特点　神昏，多呈似清非清，时清时昏之状态，咳逆喘促，痰涎壅盛，身热而多不高。舌腻而垢浊，脉濡而数。

治法　豁痰开窍，化湿清热。

推荐方剂　菖蒲郁金汤加味。

基本处方　石菖蒲 9g，栀子 9g，鲜竹叶 9g，牡丹皮 9g，郁金 6g，连翘 6g，灯心草 6g，木通 4.5g，竹沥 15g，玉枢丹 1.5g。每日 1 剂，水煎服。

中成药　若偏于热重者，可送服至宝丹；如湿邪较甚者，可加用苏合香丸；兼动风抽搐者，加服紫雪丹。醒脑静注射液 20ml，用 5%葡萄糖注射液或 0.9%氯化钠注射液 250ml 稀释后静脉滴注，每日 1～2 次。

（3）阳明腑实

证候特点　神昏，以谵语烦躁为主，日晡潮热，腹满而痛。舌黄而燥，脉沉实。

治法　攻积通下。

推荐方剂　大承气汤加减。

基本处方　生大黄 12g，芒硝 12g，枳实 12g，厚朴 9g。每日 1 剂，水煎服。

加减法　若阳明腑实兼邪闭心包者，改用牛黄承气汤（《温病条辨》）；高热昏狂，烦渴大热等气分证明显者，改用白虎承气汤（《通俗伤寒论》）；若兼见神倦少气，口舌干燥，脉虚者，加甘草、人参、当归、玄参、生地黄、麦冬以补气阴；若津枯便燥者，用增液承气汤（《温病条辨》）。

中成药　若见神昏谵语，狂躁不安者，配用紫雪丹。醒脑静注射液 20ml，用 5%葡萄糖注射液或 0.9%氯化钠注射液 250ml 稀释后静脉滴注，每日 1～2 次。

（4）瘀热阻窍

证候特点　周身灼热，神志不清，或谵妄，或下焦蓄血，其人如狂，少腹硬满急痛，大便秘结，或自利酱粪；热入血室，狂不止，或神志时清时乱，壮热，口烦渴，舌紫绛而润或舌质深绛，脉沉涩。

治法　清热凉血，化瘀开窍。

推荐方剂　犀角清络饮加减。

基本处方　水牛角 30g，生地黄 1.5g，赤芍 10g，牡丹皮 10g，连翘 9g，桃仁 9g，生姜汁 15ml（冲服），竹沥 15ml（冲服），石菖蒲 6g，白茅根 15g，灯心草 12g。每日 1 剂，水煎服。

加减法　若阳明腑实兼邪闭心包者，改用牛黄承气汤（《温病条辨》）；高热昏狂，烦渴大热等气分证明显者，改用白虎承气汤（《通俗伤寒论》）；若兼见神倦少气，口舌干燥，脉虚者，加甘草、人参、当归、玄参、生地黄、麦冬以补气阴；若津枯便燥者，用增液承气汤（《温病条辨》）。

中成药　若见神昏谵语，狂躁不安者，配用紫雪丹。醒脑静注射液 20ml，用 5%葡萄糖注射液或 0.9%氯化钠注射液 250ml 稀释后静脉滴注，每日 1～2 次。

（5）肝阳暴亢

证候特点　突然昏倒，不省人事，牙关紧闭，口噤不开，两手握固，大小便闭，肢体强痉，还可兼有面赤身热，气粗口臭，躁扰不宁。舌苔黄腻，脉弦滑而数等症。

治法　凉肝息风，涤痰开窍。

推荐方剂　羚角钩藤汤加减。

基本处方　羚角粉 3g，桑叶 12g，川贝母 9g，生地黄 15g，钩藤 12g，滁菊花 12g，竹茹 9g，茯神 12g。每日 1 剂，水煎服。

加减法　痰盛者可加竹沥、胆南星，或用竹沥水鼻饲，每次 30～50ml，间隔 4～6 小时 1 次。若阳闭证兼有抽搐者可加全蝎、蜈蚣；兼呕血者酌加水牛角、牡丹皮、竹茹、鲜生地黄、白茅根等品。

中成药　病重者加服安宫牛黄丸 1 丸，灌服或鼻饲。醒脑静注射液 20ml，用 5%葡萄糖注射液或 0.9%氯化钠注射液 250ml 稀释后静脉滴注，每日 1～2 次。

2. 阴类证

痰浊蒙蔽清窍

证候特点　昏不识人，面色晦滞，喉有痰声，胸闷腹胀，食欲减退，静卧不烦，舌苔白腻，脉沉滑或濡缓。

治法　化痰开窍。

推荐方剂　涤痰汤加减。

基本处方　陈皮 15g，清半夏 12g，茯苓 15g，枳实 9g，竹茹 9g，石菖蒲 9g，胆南星 9g，人参 12g，姜汁 15ml。每日 1 剂，水煎服。

加减法　热象明显者，加黄芩 9g、黄连 9g。

中成药　如湿邪较甚者，可加用苏合香丸。

3. 脱证

（1）亡阴

证候特点　神志昏迷，面红身热，汗出，唇舌干红，脉虚数。

治法　救阴敛阳。

推荐方剂　生脉散加减。

基本处方　人参 15g，麦冬 15g，五味子 12g。每日 1 剂，水煎服。

加减法　冷汗淋漓、四肢厥冷、脉微欲绝者，加附子。

中成药　生脉注射液 50ml 加入 5%葡萄糖注射液 250ml 中，静脉滴注。

（2）亡阳

证候特点　昏愦不语，呼吸微弱，面色苍白，四肢厥冷，大汗淋漓，二便失禁，口唇青紫，唇色淡，脉微欲绝。

治法　回阳救逆。

推荐方剂　参附汤加减。

基本处方　人参 30g，熟附子 15g。每日 1 剂，水煎，分 2～3 次服。

加减法　口唇紫绀、手脚指甲色青者，加干姜、肉桂、五味子。

中成药　参附注射液 30～60ml 加入 5%葡萄糖注射液 250ml 中，静脉滴注，每日 1 次。

五、黄培新中医临证经验

（一）审明病因病机

黄培新教授认为：神昏之病因，有外感与内伤之分，发于外感者，多因四时变化，六淫过极，风、火、痰实邪内闭或感疫疠之气，温毒邪热炽盛，热邪干扰上焦包络而出现神志改变；或由于外伤脑络损伤，导致气血逆乱，周流不畅，瘀血闭阻于脑窍，脑之神明失其奉养。由于内伤者多因平素饮食不节，嗜食肥甘，痰湿内盛或素体痰盛，感受热邪，热毒炽盛，内陷心营与痰胶结而蒙蔽心包；或劳倦内伤，脏腑亏虚；或肝阳素旺，横逆伐脾，脾运失司，内生痰浊；或痰郁化热，肝火夹痰火，横窜经络，蒙蔽清窍；或五志过极，心火暴盛，暴怒伤肝，肝阳暴动，引动心火，风火相煽，气热郁逆，气血并走于上，心神被扰。或脾肾阳虚，湿浊内阻，清阳不升，浊气上逆，清窍被蒙。

（二）辨阳类昏迷与阴类昏迷

黄培新教授认为：昏迷出现之后，首先必须分辨阴阳。阳类昏迷者，以火热之邪为主，症见两手握固，牙关紧闭，呼吸气粗，面赤舌苔黄腻，脉弦数。治用清热开窍法，取凉开之剂，如安宫牛黄丸、至宝丹、紫雪丹、神犀丹以及牛黄清心丸之类。并根据不同的偏重而予以适当的调整；热入血室，有谵语如狂之象，用陶氏小柴胡汤去参、枣，加生地黄、桃仁、牡丹皮等；湿热证经水适来，壮热口渴，神昏谵语，胸腹痛或舌无苔，脉滑数，邪入营分，宜大剂水牛角、紫草、茜草、连翘、石菖蒲、赤芍、丹参之属；瘀阻甚者，用承气汤加当归尾、桃仁等；若热蓄下焦，少腹硬满，神志如狂者，用桃核承气汤。

阴类昏迷者，以寒湿痰浊为主，症见两手握固，牙关紧闭，喉中痰声响鸣，静而不烦，面白舌苔白滑，脉沉细。治用芳香开窍法，取温开之剂，如苏合香丸、通关散之类。此外，如因脾阳肾阳虚衰所致昏迷者，当温补脾阳肾阳，以恢复体内调节、运化水湿的功能，泻下体内已成之湿浊，使邪有出路。见昏迷伴发身体浮肿，尿闭者，当配合利水消肿法。泻下药与补益药的比例，当视其具体病情而定。湿浊盛而寒象不明显者，可适当加重泻下药的分量，但应注意患者的年龄、体质，掌握好分寸。

再者，脱证之中，又当分辨阴脱（亡阴）与阳脱（亡阳）。

阴脱证，以津血衰脱为主，当属阳类昏迷，当用生脉散之类；若见舌红绛无苔，口反不渴，甚则舌体枯萎，神昏及惊厥动风，亦病下焦，真阴亏耗，当咸寒增液，酸甘化阴，宜加减复脉汤。若亡阴失水，虚风内动者宜选用三甲复脉汤或大定风珠加减使用。

阳脱证，以阳气衰脱为主，当属阴类昏迷，治疗当用参附汤之类；若系温病所致，常多见营血阴津已虚，故在治疗时所用姜桂附，必具亡阳寒盛之证方可应用。如亡阳证虽具但无寒盛，脉象兼数、舌质红赤者，为邪热尚存之征，切不可滥用姜桂附等辛温燥烈之品，治法仍当宜养阴和阳，益气固脱。

（三）辨析痰热虚实之偏重

1. 辨痰

痰之为病尤为广泛，性质多端，病及多脏，而在昏迷急症中主要常与风火相兼为患。如风痰内闭则卒然昏晕厥仆，痰涎壅盛。痰火扰心则见神昏谵语、面赤烦躁不安。痰热郁肺可见喘急气粗、胸中烦热。因痰浊蒙蔽而致神昏者，多见于湿热病，轻者为湿热郁蒸气分，气分湿热上蒙清窍。症见身热不扬，神志昏蒙，时明时昧，呼之能应，时有谵语，舌苔浊腻，脉濡数。重者为湿热酿痰或热甚灼津为痰，阻闭心包，症见神志由朦胧渐至昏迷，始而呼之能应，旋即昏迷不知，舌质红绛、苔黄腻。如湿痰偏盛，宜用辛温芳香之品以化痰浊，开清窍，切忌过用苦寒，以免损伤脾胃。如痰浊与湿热并重者，宜用芳香、清凉之剂，以化痰、清热、开窍。忌过用辛燥之品，以防助热。

2. 辨虚实

昏迷有虚有实，凡昏迷发作急骤，伴见高热谵语，面赤，痰多，脉滑数者，多属实证；由于外伤或术后病理性产物痰浊、瘀血、邪热蕴结成毒，以致出现血涩气滞，浊气上扬，蒙蔽心神之危象，也为实证。外伤后血虚气弱，瘀热日盛，伤阴耗血，造成临床上多脏器功能障碍的虚损性变化，或在危重病后期所发生昏迷，伴见面色苍白，肢体厥冷，大汗不止，脉微细欲绝者，多属虚证。

（蔡业峰　吴光亮　周子懿）

第三节　呼吸肌麻痹

呼吸肌麻痹（respiratory myoparalysis）是多种疾病使呼吸肌或支配呼吸肌的脊髓、周围神经、神经-肌肉接头处受累，引起呼吸肌驱动力下降或呼吸肌无力，导致通气功能障碍，造成机体缺氧与二氧化碳潴留，甚至呼吸衰竭的临床综合征，是神经科常见的危急重症之一。通气功能障碍，临床表现为呼吸困难、发绀、抽搐、精神异常甚至昏迷，动脉血气分析显示 $PaCO_2$ 增高和 PaO_2 降低，即急性高碳酸血症性呼吸衰竭（Ⅱ型呼吸衰竭）。导致呼吸肌麻痹的原发病众多，涉及脑、脊髓受累的中枢神经系统疾病，或周围神经、神经-肌肉接头和肌肉受累的周围神经系统疾病。

一、现代医学诊断要点

当神经肌肉疾病患者有明显呼吸困难及胸式呼吸、腹式呼吸运动减弱或消失，辅助呼吸肌活动增强等临床表现，并有相应血气分析支持时，一般诊断不难。应强调的是临床医生对有可能发生呼吸肌麻痹的神经肌肉疾病患者，应及时观察其通气功能，以免遗漏对慢性疾病隐性呼吸功能障碍的发现，或贻误对急性疾病突发呼吸肌麻痹的抢救。反之，对不明原因或难以解释呼吸困难的患者，应想到呼吸肌麻痹的可能。已确认为呼吸肌麻痹的患者，除先予以救治外，也应及时对病因进行鉴别，以期及早针对病因治疗。

中枢神经性呼吸肌麻痹导致呼吸泵衰竭的诊断依据为：中枢神经系统疾病诊断明确；呼吸驱动力下降和呼吸节律失控并存，表现为与脑解剖结构损伤相关的呼吸频率、节律和幅度变化；PaO_2＜60mmHg 和（或）$PaCO_2$＞50mmHg。

周围神经性呼吸泵衰竭的诊断依据为：脊髓、周围神经系统疾病诊断明确；呼吸肌收缩力减弱突出，即高呼吸频率和低潮气量(呼吸浅快)；PaO_2＜60mmHg 和 $PaCO_2$＞50mmHg；肺活量＜55%预测值和（或）＜1500ml；常伴误吸/窒息、细菌性肺炎和肺不张等并发症。

二、现代医学治疗概要

中枢神经性呼吸泵衰竭的治疗原则是及时建立人工气道和机械通气辅助呼吸，避免呼吸骤停或更严重的酸碱失衡和电解质紊乱。

神经源性肺水肿的治疗原则包括：积极治疗原发疾病；降低颅内压；减轻肺水肿（甲泼尼龙等肾上腺皮质激素类药物治疗）；利尿减轻心脏前负荷；高流量吸氧或机械通气；清除呼吸道分泌物，保持气道通畅。

周围神经性呼吸肌麻痹导致的呼吸泵衰竭的治疗原则：除了原发疾病治疗外，最重要的措施是尽早建立人工气道，必要时机械通气辅助呼吸。对急性期轻症患者可选择无创呼吸机辅助呼吸，重症患者直接选择气管插管（或气管切开）和有创呼吸机辅助呼吸。

三、病理病机述要

呼吸肌麻痹分为中枢神经源性和周围神经源性。中枢神经源性的机制是支配呼吸肌运动的中枢不能正常产生神经冲动，使呼吸运动减弱。其临床特征为呼吸频率和潮气量降低，由此引起呼吸性酸中毒和低氧血症。此外，中枢神经性呼吸泵衰竭可与神经源性肺水肿并存。病理学研究发现：严重脑损伤迅速死亡的患者几乎均有肺水肿，即神经源性肺水肿，其呼吸衰竭的特点是低氧血症程度超过高碳酸血症。周围神经源性的机制是支配呼吸肌运动的神经不能正常传导神经冲动，使呼吸肌收缩力减弱通气不足。周围神经性呼吸肌麻痹患者的肺实质多正常，呼吸肌收缩力减弱导致的通气功能障碍表现为高呼吸频率和低潮气量。轻症患者可通过呼吸频率增快保持通气量稳定，重症患者经机械通气治疗而通气量很快得到改善。但是，如果患者未能及早改善通气，则可因咳嗽无力和排痰不畅而引起气道阻塞、误吸或窒息、细菌性肺炎、肺不张等并发症，致使换气功能障碍，出现低氧血症和代谢性酸中毒。

本病病因为素体脾胃虚弱，或内伤虚损，久病成虚，中气受损，则受纳、运化、输布的功能失常，肢体筋脉失于濡养而致痿；或素体肾精亏虚，或因房劳太过精损难复；或因劳役太过耗损阴精，筋脉失其营养，而产生痿证；或其他病证渐及于肾，亦可致肝肾不足而致痿。就其病位而言，主要责之于脾肾，重点在脾，或为脾虚中气不足，或肾气不足，或命门火衰或兼而有之。

脾主运化，脾虚失运，影响水谷精微吸收，进而精、气、血生化不足；脾主四肢，脾虚致肌肉失去津液营养则痿软无力；肺主气，司呼吸，脾虚水液不化，聚湿生痰影响及肺，失其宣降而痰嗽喘咳。其标在肺，其本在脾。肾为先天之本，脾为后天之本。肾水有赖于脾气及脾阳协助，脾虚则肾水失助，出现肾不纳气。

四、中医临证备要

导致呼吸肌麻痹的原发病众多，涉及脑、脊髓受累的中枢神经系统疾病，或周围神经、神经-肌肉接头和肌肉受累的周围神经系统疾病，患者除了通气功能障碍所致症状以外，多合并有肢体无力、肌肉萎缩、感觉障碍等不同症状，中医学归属于“痿证”、“大气下陷”、“麻木”等范畴。病位在脾肾。

肝脾肾虚损乃此病之病因病机，故临证均属于阴类证，常见证型为大气下陷，命门火衰，脾虚湿滞。

（一）大气下陷

证候特点 呼吸困难，汗出频频，咳痰无力或不能，吞咽困难，构音困难，颈软头倾，唇甲紫绀，全身无力，重者不能平卧，甚至俯仰难合，不能自持，精神烦躁，呼吸急促，张口抬肩，危重期则呼吸微弱表浅，意识障碍，舌质淡或暗，体胖大或有齿痕，苔薄白或少苔或黄厚腻，脉沉细或沉细尺弱。

治法 益气回阳升陷。

推荐方剂 升陷汤加减。

基本处方 生黄芪30g，知母10g，柴胡9g，桔梗9g，升麻6g，丹参15g，山药15g，山萸肉15g，益智仁15g，葛根15g，红参15g，熟附子15g（先煎）。每日1剂，水煎服。

加减法 若兼气分郁结可加乳香、没药，流通经络之气血，不耗伤气血。至于破气降气之药，绝不宜用。若大气下陷兼阴虚不纳气作喘者，其呼、吸皆觉困难，其脉象微弱无力，或略数，治以山药、山萸肉、玄参等滋阴纳气，黄芪补气升提，加桂枝降逆升陷。《神农本草经》谓桂枝主“吐吸”，桂枝能升大气兼能降逆气，用于此证甚为适宜。若有遗尿甚则小便失禁者，可加入乌药、桑螵蛸、巴戟天温肾固摄；大便失禁者加炒白术、莲子肉健脾止泻；若汗出量多必伤气阴，可加用麦冬、五味子与人参相配，合方生脉饮之意，益气滋阴敛汗，也可加煅龙骨、煅牡蛎，与方中山萸肉共奏补肾收敛固涩之效。

中成药 黄芪注射液、参芪扶正注射液、补中益气丸、贞芪扶正颗粒、十全大补丸等。

（二）命门火衰

证候特点 呼吸困难，动则气喘，四肢倦怠无力，畏寒肢冷，吞咽困难，小便清长，或浮肿少尿，大便溏，或完谷不化，舌淡胖，苔薄白或白滑，脉沉迟无力或脉沉细。

治法　益气健脾，温补命门真阴真阳。

推荐方剂　右归丸合补中益气汤加减。

基本处方　黄芪 30g，炒白术 15g，山药 15g，熟地黄 15g，白芍 12g，川芎 10g，升麻 5g，陈皮 5g，仙茅 15g，淫羊藿 15g，鹿角胶 10g（烊化），山萸肉 15g，当归 10g，肉桂 3g，制附子 15g（先煎），炙甘草 10g。每日 1 剂，水煎服。

加减法　若气虚明显，脉微弱者，可加红参/高丽参大补元气；舌暗，麻木，血瘀血虚明显者，加用鸡血藤、红花养血活血通络；心悸、心律不齐者加桂枝补益心气；便溏者甚，去当归，加茯苓健脾利湿。

中成药　复方北芪口服液（院内制剂）、补中益气丸、右归丸、金匮肾气丸、龟鹿补肾丸、参附注射液等。

（三）脾虚湿滞

证候特点　呼吸困难，声低气怯，面色萎黄，神疲乏力，肢体倦怠，甚则四肢痿软无力，吞咽困难，并兼见纳呆、腹胀，甚则腹部冷痛，大便溏，舌淡红，苔白腻，脉沉。

治法　温阳散寒，健脾除湿。

推荐方剂　附子理中汤合苓桂术甘汤加减。

基本处方　制附子 15g（先煎），干姜 15g，炒白术 30，党参 30g，桂枝 15g，茯苓 30g，炙甘草 10g。每日 1 剂，水煎服。

加减法　脾虚食滞，可加用神曲、山楂、莱菔子、陈皮以理气健脾消食：若脾气虚甚者，加用黄芪 20g；若脾虚湿困，水溢肌肤，症见面目浮肿，小便不利，可加用车前子、泽泻、猪苓以利水渗湿消肿；若是中气亏虚，稍动则见汗出气短，且低热，乏力甚者，可用补中益气汤。

中成药　黄芪注射液、参附注射液、复方北芪口服液、附子理中丸、健脾丸等。

五、黄培新中医临证经验

（一）温补脾肾治疗中枢神经性呼吸泵衰竭，培土生金治疗周围神经性呼吸泵衰竭

黄培新教授采用的中西合璧、“病-证-症”结合的诊疗模式是以西医的发病机制、病理生理过程、西医诊断为基础，首先明确疾病的发病机制及疾病的本质，然后再根据中医理论中的阴阳表里、寒热虚实进行归类辨证，接着再确立总体的治则治法，同时根据伴随症状加减用药。通过这种中西医结合的“病-证-症”结合模式，可以清晰了解疾病的预后与转归，客观分析中医治疗的切入点在哪里，做到心中有数，有所为而有所不为。

呼吸泵衰竭病位在与呼吸运动相关的中枢神经系统的多个解剖结构：包括脊髓（高颈段脊髓前角）、延髓、桥脑、中脑、间脑、大脑皮质，黄培新教授认为脊髓、脑干、大脑

控制呼吸肌运动功能、骨骼肌运动功能的为“元神”，大脑皮质控制高级神经功能的乃中医学理论中的“神明”，由于呼吸肌驱动力下降所致的呼吸泵衰竭，早期高级神经功能不受影响，若病情进展，才继发引起“神明”受损。中枢神经性呼吸泵衰竭病理机制为脑干、大脑皮质与呼吸相关的部位受损，脑为髓海，髓海不足，责于肾精肾阳亏虚，脾为后天之本，故黄培新教授用脾肾双补、温补脾肾法治疗中枢神经性呼吸泵衰竭。若呼吸泵衰竭病位是在脊神经根以下的部位，包括脊神经根、神经-肌肉接头和肌肉，而使呼吸肌收缩力减弱，导致呼吸肌泵衰竭，重点责之于脾胃，为脾胃虚损，湿浊或湿热内生所致，治疗以培土生金法为主。因此，他在明确诊断前，从不盲目单纯给予中医治疗，当未明确本病病位前，根据中医理论，本症乃胸中大气下陷，可予升陷汤加减。

（二）升陷汤治疗各类神经系统疾病所致呼吸肌泵衰竭的临床运用

现代医学对于各种原因所致的中枢性或周围性呼吸泵衰竭患者，治疗方法不外乎建立人工气道、呼吸机辅助通气，但仍有不足之处，如呼吸机相关性肺炎，脱机困难等。黄培新教授认为此类疾病，均乃“胸中大气下陷”，即宗气生成不足，虚而下陷，失其司呼吸之职。胸中大气组成有三：吸入的自然界清气、脾胃运化的水谷清气、肾中元气。现代医学虽能通过呼吸机提供足够的自然界之清气，但人体内在的水谷之气与元气不足，常常不能脱机。中医治疗重在补充内在的水谷之气与元气，从而继承张锡纯经验，在升陷汤基础上，创“补元升陷汤”以改善呼吸肌功能，达到减少呼吸机使用时间，控制呼吸机相关肺炎的目的。组方为：黄芪 30g，知母 10g，升麻 5g，柴胡 5g，桔梗 5g，红参 15g，山萸肉 10g，熟附子 15g（先煎）。黄培新教授在临床上运用补元升陷汤治疗各种神经科疾病导致的中枢性或周围性呼吸肌麻痹需机械辅助通气及难以撤机者：如脑干出血/梗死，格林-巴利综合征、急性上升性脊髓炎、延髓病变、高颈段脊髓病变、重症肌无力、多发性肌炎或皮肌炎、运动神经元病、多系统萎缩等，效果满意。

升陷汤方出自《医学衷中参西录》，由名医张锡纯所创，乃治大气下陷证的代表方剂，“治胸中大气下陷，气短不足以息。或努力呼吸，有似乎喘。或气息将停，危在顷刻……其脉象沉迟微弱，关前尤甚。其剧者，或六脉不全，或参伍不调”。原方组成为：生黄芪 18g，知母 9g，柴胡 4.5g，桔梗 4.5g，升麻 3g。升陷汤以黄芪为主，因黄芪既善补气，又善升气，唯其性稍热，故以知母之凉润者济之。柴胡为少阳之药，能引大气之陷者自左上升；升麻为阳明之药，能引大气之陷者自右上升；桔梗为药中之舟楫，能载诸药之力上达胸中，故用之为向导也。黄培新教授认为，至其气分虚极者，酌加人参，所以培气之本也；或更加山萸肉，所以防气之涣也。至若少腹下坠或更作疼，其人之大气直陷至九渊，必需升麻之大力者以升提之，故又加升麻五分或倍作二钱也。方中之用意如此，至随时加减，尤在临证者之善变通耳。

治疗此病，世人多投以李东垣之补中益气汤，黄培新教授则认为本病虽与脾虚有关，但又与东垣所论之一般中气不足不同。临床发现本病患者大多伴有胸闷气短、大便稀溏、脉象沉弱。据张锡纯之“大气”学说，辨大气下陷证，要点在于“气短”与“脉象沉迟微弱”，“气短不足以息，或努力呼吸，有似乎喘，或气息将停，危在顷刻”，“脉象沉迟微弱，关前尤甚，或六脉不全，或参伍不调”。故“气虚下陷”是其主要矛盾，治用张氏之升陷汤加减。

黄培新教授强调，本病临证时，需仔细观察患者症状，细心分析，若心肺阳虚，大气又下陷者，其人畏寒凉，胸中满闷，且时常短气，以升陷汤化裁，佐以干姜、桂枝等；若大气下陷，痰湿壅阻，以升陷汤合二陈汤加减，佐以姜半夏、茯苓、陈皮、金荞麦、浮海石等；若大气下陷，心肺气阴两虚者，以升陷汤合生脉散化裁，佐以党参、麦冬、五味子等；气分虚极者，酌加人参或太子参，以培气之本，或加山萸肉，以收敛气分之耗散，使升者不至复陷。临证者可善变通，灵活加减。

（周子懿　蔡业峰）

参考文献

北京中医药学会脑病专业委员会. 2018. 多发性硬化/视神经脊髓炎中医临床诊疗规范. 首都医科大学学报，39（6）：833-835.

陈鸿雁，杨德超，汤硕玉，等. 2017. 论柴胡在抑郁症治疗中的应用. 中华中医药杂志，32（12）：5299-5302.

方邦江，李志军，李银平，等. 2018. 中国急性缺血性脑卒中中西医急诊诊治专家共识. 中华危重病急救医学，30（3）：193-197.

姜雄，何前松. 2016. 况时祥从“毒”论治重症肌无力的临床经验介绍. 江苏中医药，48（8）：19-21.

康玉春，贾竑晓，尹冬青，等. 2014. 对王彦恒老中医温阳开郁法治疗抑郁障碍实践的几点思考. 中华中医药学刊，32（8）：1949-1951.

柯江维，王建红，赵宏. 2006. 菟丝子黄酮对心理应激雌性大鼠海马-下丘脑-垂体-卵巢轴性激素受体的影响. 中草药，（1）：90-92.

李龙龙，周亚兰，高丽娟，等. 2020. 补肾药抗抑郁的研究进展. 中医研究，33（8）：73-77.

刘海云，宋渺渺，肖爱娇. 2018. 菟丝子提取物对失眠大鼠学习记忆能力及神经递质的影响. 江西中医药，49（9）：60-62.

卢明，杜宝新，郭建文，等. 2006. 对中风病急性期以阴阳辨证代替传统九型辨证的可行性临床验证. 广州中医药大学学报，23（4）：279-281.

马旭霞. 2020. 应激、炎症、p11 与抑郁症关系的研究进展. 东南大学学报（医学版），39（5）：673-678.

邱仕君. 2000. 邓铁涛教授对多发性硬化的辨治经验. 新中医，32（8）：9-10.

张聪，卢慧勤，胡楚璇，等. 2018. 淫羊藿苷对慢性不可预知温和刺激诱导的大鼠抑郁行为和神经递质水平的影响. 中国药学杂志，53（15）：1280-1284.

张梦颖，曾常茜. 2019. 中药对多发性硬化症的保护作用. 中国合理用药探索，16（7）：173-175.

张祥钦，姜永军. 2020. 缺血性卒中炎症免疫反应机制及炎症免疫调节的研究现状. 中风与神经疾病杂志，37（10）：946-948.

郑国庆，王小同，黄培新. 2006. 论中风乃杂合之病必须用杂合之药. 中医杂志，47（3）：172-174.

郑娜，王奇，尹琳琳. 2017. 补肾中药治疗多发性硬化的研究进展. 中华中医药学刊，35（3）：573-575.

中国免疫学会神经免疫学分会，中华医学会神经病学会神经免疫学组. 2012. 重症肌无力诊断和治疗中国专家共识. 中国神经免疫学和神经病学杂志，19（6）：401-408.

中国中医科学院广安门医院. 2016. 基于个体化的广泛性焦虑障碍中医临床实践指南. 世界睡眠医学杂志，3（2）：80-94.

中华医学会神经病学分会，中华医学会神经病学分会脑血管病学组. 2015. 中国脑小血管病诊治共识. 中华神经科杂志，48（10）：838-844.

中华医学会神经病学分会，中华医学会神经病学分会脑血管病学组. 2018. 中国急性缺血性脑卒中诊治指南 2018. 中华神经科杂志，51（9）：666-682.

中华医学会神经病学分会，中华医学会神经病学分会脑血管病学组. 2019. 中国脑出血诊治指南（2019）. 中华神经科杂志，52（12）：994-1005.

中华医学会神经病学分会，中华医学会神经病学分会神经肌肉病学组，中华医学会神经病学分会肌电图与临床神经电生理学组. 2016. 中国特发性面神经麻痹诊治指南. 中华神经科杂志，49（2）：84-86.

中华医学会神经病学分会，中华医学会神经病学分会周围神经病协作组，中华医学会神经病学分会肌电图与临床神经电生理学组，等. 2020. 中国亚急性联合变性诊治共识. 中华神经科杂志，53（4）：269-273.

周子懿，王立新. 2020. 脑水肿中医证治探讨. 中华中医药杂志，35（2）：760-763.

Albert M S，DeKosky S T，Dickson D，et al. 2011. The diagnosis of mild cognitive impairment due to Alzheimer's disease：recommendations from the National Institute on Aging-Alzheimer's Association workgroups on diagnostic guidelines for Alzheimer's disease. Alzheimers Dement，7（3）：270-279.

Baugh R F，Basura G J，Ishii LE，et al. 2013. Clinical practice guideline：Bell's palsy. Otolaryngol Head and Neck Surgery，149（5）：656-663.

Dubois B，Feldman H H，Jacova C，et al. 2007. Research criteria for the diagnosis of Alzheimer's disease：revising the NINCDS-ADRDA criteria. The Lance Neurology，6（8）：734-746.

Dubois B，Feldman H H，Jacova C，et al. 2014. Advancing research diagnostic criteria for Alzheimer's disease：the IWG-2 criteria. The Lancet Neurology，13（6）：614-629.

McKhann G，Drachman D，Folstein M，et al. 1984. Clinical diagnosis of Alzheimer's disease：report of the NINCDS-ADRDA Work Group under the auspices of department of health and human services task force on Alzheimer's disease. Neurology，34（7）：939-944.

McKhann G M，Knopman D S，Chertkow H，et al. 2011. The diagnosis of dementia due to Alzheimer's disease：recommendations from the National Institute on Aging-Alzheimer's Association workgroups on diagnostic guidelines for Alzheimer's disease. Alzheimers Dement，7（3）：263-269.

Sperling R A，Aisen P S，Beckett L A，et al. 2011. Toward defining the preclinical stages of Alzheimer's disease：recommendations from the National Institute on Aging-Alzheimer's Association workgroups on diagnostic guidelines for Alzheimer's disease. Alzheimer's Dement，7（3）：280-292.